Giovanni Maio

Mittelpunkt Mensch:
Ethik in der Medizin

Giovanni Maio

Mittelpunkt Mensch: Ethik in der Medizin

Ein Lehrbuch

Mit einem Geleitwort von
Wilhelm Vossenkuhl

Mit 39 kommentierten Patientengeschichten

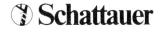

Univ.-Prof. Dr. med. Giovanni Maio, M.A. (phil.)
Lehrstuhl für Medizinethik
Institut für Ethik und Geschichte der Medizin
Albert-Ludwigs-Universität Freiburg
Stefan-Meier-Straße 26
79104 Freiburg
maio@ethik.uni-freiburg.de

Bibliografische Information der Deutschen Nationalbibliothek
Die Deutsche Nationalbibliothek verzeichnet diese Publikation in der Deutschen Nationalbibliografie; detaillierte bibliografische Daten sind im Internet über http://dnb.d-nb.de abrufbar.

Besonderer Hinweis:
In diesem Buch sind eingetragene Warenzeichen (geschützte Warennamen) nicht besonders kenntlich gemacht. Es kann also aus dem Fehlen eines entsprechenden Hinweises nicht geschlossen werden, dass es sich um einen freien Warennamen handelt.
Das Werk mit allen seinen Teilen ist urheberrechtlich geschützt. Jede Verwertung außerhalb der Bestimmungen des Urheberrechtsgesetzes ist ohne schriftliche Zustimmung des Verlages unzulässig und strafbar. Kein Teil des Werkes darf in irgendeiner Form ohne schriftliche Genehmigung des Verlages reproduziert werden.

© 1. korrigierter Nachdruck der 1. Auflage 2012 by Schattauer GmbH,
Hölderlinstraße 3, 70174 Stuttgart, Germany
E-Mail: info@schattauer.de
Internet: www.schattauer.de
Printed in Germany

Lektorat: Volker Drüke, Münster, und Dr. Cathrin Nielsen, lektoratphilosophie.de, Frankfurt am Main
Umschlagabbildungen: Vienna – Herodotus © Renáta Sedmáková – www.Fotolia.com; intensive care unit monitor © iStockphoto.com/Thomas Acop
Umschlaggestaltung: martin zech design, Bremen
Satz: am-productions GmbH, Wiesloch
Druck und Einband: AZ Druck und Datentechnik GmbH, Kempten/Allgäu

ISBN 978-3-7945-2448-8

Zum Geleit

Medizin und Ethik sind praktische Wissenschaften im Dienst der Menschen. Sie sollen jeweils das Ihre dazu tun, dass die Menschen in ihrer Welt gut leben können. Was aber genau »gutes Leben« bedeutet und wie es überhaupt möglich ist, das beantworten Medizin und Ethik jeweils mit unterschiedlichen Kompetenzen. Die Medizin kann helfen, wenn es um Leben und Tod, um Gesundheit und Krankheit geht, aber soll sie das auch in jedem einzelnen Fall? Muss es nicht Grenzen diesseits von dem geben, was machbar ist? Und was kann demgegenüber die Ethik? Kann sie überhaupt in medizinischen Angelegenheiten helfen? Giovanni Maio beantwortet genau diese Fragen. Er zeigt, bei welchen Problemen und Nöten ethische Hilfe in der Medizin unverzichtbar ist und wie die Ethik sowohl Patienten und Patientinnen als auch Ärzten und Ärztinnen bei ihren folgenreichen Entscheidungen helfen kann. Es geht dabei zum einen darum, was ein gutes Leben ausmacht, zum anderen um die sehr konkreten Fragen des Lebens und Sterbens. Sie treten dank der biomedizinischen Forschung und Technologie lange vor der Geburt eines Menschen auf – beim embryonalen Leben, ja schon vor der Empfängnis bei den umstrittenen Gentests. Sie enden bei der immer schwieriger gewordenen Frage, wie wir Menschen in Würde sterben können. Dazwischen liegt eine Fülle von Problemen, die entweder – wie etwa die ärztliche Hilfe beim Suizid Schwerkranker – das Selbstverständnis der Ärzteschaft berühren oder – wie die Sterbehilfe und die Forschung mit embryonalen Stammzellen – das Selbstverständnis des Menschen betreffen. Maio erläutert argumentativ nüchtern und undogmatisch, mit großem medizinischen Sachverstand und mit ebenso großer Übersicht über die philosophischen und ethischen Quellen, welche Lösungen es für jene Probleme gibt. Er will nicht belehren, sondern uns dabei helfen, dass wir uns ein eigenes Urteil bilden können. Maio nimmt immer wieder Fallbeispiele aus dem klinischen Alltag zu Hilfe, um die ethischen Probleme aus dem Abstrakten ins Konkrete zu führen. Er argumentiert dabei aber nie kasuistisch und gibt sich nicht mit Einzellösungen zufrieden. Er will bei allen Einzelproblemen die Gesamtperspektive des guten

Lebens nicht aus dem Auge verlieren. Deswegen hebt sich seine Art zu fragen und zu antworten wohltuend von vielen vergleichbaren Büchern ab. Gerade dieser kompromisslose Anspruch, an das Gute des menschlichen Lebens zu denken, wird den Leserinnen und Lesern dieses Buches dabei helfen, sich zu orientieren und inmitten der drängenden ethischen Probleme zurechtzufinden.

Prof. Dr. phil. Wilhelm Vossenkuhl

Vorwort

Dieses Buch ist erwachsen aus einer langjährigen Lehrtätigkeit als Medizinethiker an den Universitäten Zürich, Aachen, Lübeck und Freiburg. Es ist zugleich das Resultat einer über zehnjährigen Praxis der klinischen Ethikberatung. Zahlreiche Impulse verdanke ich den Studierenden, die mich in den Ethik-Vorlesungen mit ihren interessierten Fragen und Kommentaren immer wieder aufs Neue inspiriert haben. Von ihnen habe ich viel gelernt, und mit diesem Buch möchte ich gerade den Studierenden etwas zurückgeben.

Das Buch ist für Studierende der Medizin, aber auch für Studierende der Philosophie und der Theologie geschrieben und zugleich für all diejenigen, die sich im Bereich der Medizinethik fortbilden oder einen Überblick über medizinethische Problemfelder und die Inhalte einer modernen Medizinethik gewinnen möchten. Besonderes Anliegen ist es, die Relevanz der Theorie für den praktischen Umgang mit Patienten zu verdeutlichen. Bei allem Praxisbezug ist das Buch in der Grundüberzeugung geschrieben worden, dass praktische Probleme ohne eine Reflexion auf ethische Theorien und Begriffe nicht angemessen geklärt werden können. Daher wird der Theorie viel Raum gegeben und zugleich ein direkter konkreter Praxisbezug hergestellt. Diese besondere Praxisnähe ergibt sich aus der ausführlichen Erörterung einer Vielzahl von Patientengeschichten, mit deren klinischem Konfliktpotenzial ich in den meisten Fällen persönlich konfrontiert gewesen bin. Diese reellen Patientengeschichten bieten einen lebensnahen Einblick in die Komplexität medizinethischer Konfliktsituationen.

Ohne die Unterstützung vieler Menschen wäre das vorliegende Buch nicht möglich gewesen. Daher ist es mir ein wichtiges Anliegen, all den Menschen zu danken, die an seiner Entstehung maßgeblich mitgewirkt haben. Dies gilt allen voran für meine Familie, die so viel Verständnis für meine Begeisterung für dieses Buch aufgebracht hat. Und dies gilt in besonderer Weise für meine ethischen und philosophischen Lehrer Prof. Dr. Dietrich von Engelhardt und Prof. Dr. Jan Peter Beckmann, denen ich in Dankbarkeit verbunden bin. Sie haben mich in meinen Lehrjahren geprägt, prägen mich auch heute und haben mir zahlreiche Impulse gegeben, die Eingang in dieses Buch gefunden haben. Dass Prof. Beckmann in einer unermüdlichen und so selbstlosen Akribie eine kritische Durchsicht des Manuskripts vorgenommen und zahlreiche Anregungen gegeben hat, ist mir von unschätzbarem Wert gewesen. Dafür danke ich sehr. Mit Nachdruck danken möchte ich meinen geschätzten Kollegen Dr. Joachim Boldt und Dr. Oliver Müller, mit denen ich stets gerne in einem fachlichen Austausch gewesen bin und die einige Kapitel kritisch durchgeschaut und viele Anregungen gegeben haben. Mein besonderer und überaus herzlicher Dank geht an meine Kollegin Dr. Claudia Bozzaro; sie hat sich in den gesamten Text so intensiv eingedacht, dass allein durch ihre kritische und kenntnisreiche Durchsicht der Text an vielen Stellen deutlich verbessert werden konnte. Die Besprechung des Manuskripts mit ihr hat mir immer große Freude bereitet. Vor dem Verlagslektorat hat Herr Dr. Peter Steinkamp eine Vorlektorierung vorgenommen, für die ich ebenfalls herzlich danken möchte. Herr Raphael Rauh hat sich für ein finales Korrekturlesen so sehr verdient gemacht, dass es Zeit ist, ihm auch offiziell für diesen großen Einsatz zu danken. Ein ganz besonderer Dank geht an Dr. Cathrin Nielsen; sie hat sich als philosophische Lektorin so sehr für dieses Buch engagiert, dass es geradezu eine Untertreibung ist, sie hier nur als Lektorin aufzuführen. Sie hat sich in das Buch eingedacht, viele Hinweise gegeben und konkrete Vorschläge gemacht, die weit über das hinausgehen, was man von einem Lektorat erwarten kann. Für dieses außergewöhnlich verdienstvolle Lektorat möchte ich herzlichst danken. Sehr verdient hat sich Volker Drüke um das Manuskript gemacht. Mit seinem finalen Lektorat konnte das Buch die Form gewinnen, die es jetzt glücklicherweise haben kann. Er hat mit Akribie, Ausdauer und besonderem persönlichen Engagement viel für das Buch getan und sich in besonderer Weise verdient gemacht. Es ist mir wichtig, ihm auch an dieser Stelle meinen herzlichen Dank für die wunderbare Zusammenarbeit auszusprechen.

Dass Prof. Dr. Wilhelm Vossenkuhl ein Geleitwort zu meinem Buch geschrieben hat, erfüllt mich mit großer Freude, und ich danke ihm sehr herzlich für die große Aufgeschlossenheit für dieses Buch; besonders danke ich für die feinsinnige Erspürung des persönlichen Anliegens, das sich hinter dem Buch verbirgt. Mit besonderer Betonung sei dem Schattauer Verlag gedankt, Herrn Dieter Bergemann, Herrn Jan Haaf und allen freundlichen Mitarbeiterinnen des Verlags, allen voran Frau Alina Piasny, die das Buch mit großer Begeisterung und Ausdauer betreut hat. Das Gesamtlektorat wurde von Frau Dr. Petra Mülker in vorbildlicher Weise geleitet, und ich danke sehr für all den wertvollen Austausch, den wir bei der Herstellung des Buches hatten. Ich habe die Zusammenarbeit mit dem

Schattauer Verlag sehr geschätzt und freue mich, dass das Buch in diesem Verlag erscheinen kann. Ein ganz herzlicher und nachdrücklicher Dank geht an Herrn Dr. Wulf Bertram, der als verlegerischer Geschäftsführer die Aufnahme eines medizinethischen Lehrbuchs in das Verlagsprogramm mit Überzeugung, Geduld und mit persönlichem Engagement möglich gemacht hat. Seine vielfältigen Vorschläge aus der breiten verlegerischen Erfahrung haben sehr zur Qualität des Buches beigetragen, und mir liegt daran, für dieses außergewöhnliche verlegerische Engagement ganz ausdrücklich zu danken. Möge dieses Buch eine neue Grundlage für einen weiteren Austausch mit allen Schattauer-Lesern sein.

Freiburg, im Herbst 2011
Giovanni Maio

Inhalt

Wozu Ethik in der Medizin? 1
Ethik als Wissenschaft der Moral 2
Medizin als praktische Wissenschaft 3
Handeln am Menschen setzt moralische Urteile voraus 5

I. Philosophische Grundlagen 11

1 Grundbegriffe ethischer Urteilsbildung 13
1.1 Handlung 13
1.2 Urteil 15
1.3 Norm 16
1.4 Wert 17
1.5 Prinzip 20
1.6 Theorie 20

2 Die Pflichtenethik Kants 23
2.1 Der gute Wille 23
2.2 Pflichtgemäßes Handeln und Handeln aus Pflicht 24
2.3 Der kategorische Imperativ 27
2.4 Autonomie nach Kant 33

3 Utilitaristische Ethik 37
3.1 Grundcharakteristika des Utilitarismus 37
3.2 Werttheorie des Utilitarismus 41
3.3 Schwachstellen des Utilitarismus 43
3.4 Grenzen des Antagonismus von Pflichtenethik
    und Konsequenzialismus 44

4	**Tugendethik**	47
4.1	Die platonischen Tugenden	50
4.2	Die aristotelischen Tugenden	58
4.3	Die Tugend- und Glückslehre Epikurs	64
4.4	Die Tugendlehre der Stoa	67
4.5	Die Tugendlehre des Thomas von Aquin	73
4.6	Die Medizin und die Tugend des Wohlwollens	76
4.7	Grenzen der Tugendethik	78

II. Historische Grundlagen … 83

5	**Was ist Medizin? Ein Blick in die Geschichte**	85
5.1	Das Konzept der Medizin in der Antike	86
5.2	Der sterbende Patient in der griechischen Medizin der Antike	92
5.3	Der Hippokratische Eid	94
5.4	Wandel der Konzeptionen von Medizin in der Neuzeit	101
5.5	Wandel der Konzeptionen von Medizin seit dem 18. Jahrhundert	107
5.6	Geschichte des Arztbildes	111

III. Ethik in der Begegnung von Arzt und Patient … 117

6	**Medizinethische Prinzipien**	119
6.1	Das Prinzip der Autonomie	120
6.2	Das Prinzip des Nicht-Schadens	123
6.3	Das Prinzip der Fürsorge	125
6.4	Das Prinzip der Gerechtigkeit	130
6.5	Weitere medizinethische Methoden	138
7	**Die Arzt-Patient-Beziehung und das Prinzip der Autonomie**	143
7.1	Das aufklärende Gespräch als Vertrauensgrundlage	143
7.2	Wann ist die Einwilligung des Patienten auch autonom?	144
8	**Das Spannungsfeld zwischen Autonomie und Fürsorge**	151
8.1	Exemplarische Patientengeschichten	151
8.2	Der ärztliche Paternalismus	156
9	**Die Beziehung zum anderen als Voraussetzung der Autonomie**	165
9.1	Verstehenlernen als Grundverpflichtung	166
9.2	Der dialogische Charakter der Autonomie	168
9.3	Autonomie als Bestandteil einer Vertrauensbeziehung	168

10	**Das Spannungsfeld zwischen Patientenwünschen und den Zielen der Medizin**	171
10.1	Grenze des Patientenwunsches	171
10.2	Grenze des ärztlich Verantwortbaren	175
11	**Ethische Grundlagen der Schweigepflicht**	179
11.1	Kollision mit dem Wohl des Patienten	181
11.2	Kollision mit den Interessen Dritter	182
12	**Ethik in der Psychiatrie**	185
12.1	Zur Problematik des Zwangs in der Psychiatrie	186
12.2	Zur Relevanz der Freiheit in der Psychiatrie	188
12.3	Gefahr des Missbrauchs der Psychiatrie	189
12.4	Der Zwang als Ultima Ratio	189
12.5	Relevanz der Grundhaltung zum Patienten	190

IV. Spezialthemen der Ethik in der Medizin ... 199

13	**Forschung mit Embryonen und Stammzellforschung**	201
13.1	Der Embryo in der Geschichte	202
13.2	Der Embryo als Mensch?	206
13.3	Der Embryo als Nicht-Mensch?	210
13.4	Argumente für die Verwendung von Embryonen zur Stammzellforschung	213
13.5	Der Import von Stammzelllinien und der Vorwurf der »Doppelmoral«	217
14	**Pränataldiagnostik und Schwangerschaftsabbruch**	221
14.1	Ethik der Pränataldiagnostik	223
14.2	Schwangerschaftsabbruch	225
15	**Präimplantationsdiagnostik**	231
15.1	Zeugung auf Probe als Kernproblem	232
15.2	Vermeidung eines Schwangerschaftsabbruchs?	234
15.3	Das Argument der schiefen Ebene	236
15.4	Gefahr der Entsolidarisierung	237
16	**Ethik der Reproduktionsmedizin**	241
16.1	Das Ziel der assistierten Reproduktion	242
16.2	Die Mittel der assistierten Reproduktion	244
16.3	Der selektive Fetozid als problematische Folge	247
16.4	Spezielle ethische Probleme	248

17	**Prädiktive Gendiagnostik**	257
17.1	Prädiktive Medizin und das Prinzip der Autonomie	259
17.2	Recht auf Nichtwissen	259
17.3	Moralisierung von Krankheit	260
17.4	Spezialfall: Gendiagnostik bei Minderjährigen	261
18	**Ethik in der Kinder- und Jugendmedizin**	**267**
18.1	Grundüberlegungen zu einer kindorientierten Ethik	269
18.2	Bedeutung und Grenze der Therapieverweigerung des Kindes	270
18.3	Was ist das Wohl des Kindes?	273
18.4	Grenze der Verfügungsmacht der Eltern	275
19	**Transplantationsmedizin**	**281**
19.1	Der Hirntod als der Tod des Menschen?	282
19.2	Welche Art der Einwilligung?	284
19.3	Welche Verteilung von Organen ist gerecht?	285
20	**Forschung am Menschen**	**291**
20.1	Was ist ein Experiment am Menschen?	292
20.2	Geschichte der Forschung am Menschen	294
20.3	Der ethische Grundkonflikt bei der Forschung am Menschen	298
20.4	Das Prinzip der Freiwilligkeit	299
20.5	Forschung an nicht einwilligungsfähigen Patienten	300
20.6	Forschung an Minderjährigen	302
21	**Medizin und Ökonomie**	**307**
21.1	Was ist eine notwendige Maßnahme?	309
21.2	Effizienz: Verhältnismäßigkeit von Nutzen und Kosten	311
21.3	Was ist eine ethisch illegitime Rationierung?	314
21.4	Ökonomie und Ethik: Gemeinsamkeiten und Trennendes	314
22	**Enhancement und wunscherfüllende Medizin**	**321**
22.1	Enhancement-Ansätze in der Medizin	322
22.2	Enhancement und die Frage der Selbstbestimmung	323
22.3	Die Rolle der Medizin	325
22.4	Was ist eine Verbesserung des Menschen?	326
22.5	Ästhetische Chirurgie als Enhancement	328
22.6	Effizienzsteigerung als gutes Ziel für den Menschen?	330

V. Ethik am Ende des Lebens 335

23	Sterbehilfe 337
23.1	Formen der Sterbehilfe 338
23.2	Ethische Überlegungen zur Patientenverfügung 351
23.3	Das Problemfeld der aktiven Sterbehilfe 356
23.4	Epilog: Was könnte ein gutes Sterben sein? 366

VI. Abschluss 373

24	Das Menschenbild als Grundlage einer Ethik der Medizin 375
24.1	Beherrschende Menschenbilder in der modernen Medizin 376
24.2	Gegenentwurf für eine zukunftsweisende Medizin 384

Schluss: Quo vadis, Medizin? 391
Industrialisierung der Medizin – Helfen nach Vorgaben 391
Medizin als authentische Sorge um den ganzen Menschen 394

Zitatnachweise 397

Personenverzeichnis 399

Sachverzeichnis 405

Verzeichnisse

Patientengeschichten

Patientengeschichte 1: Intubationsverzicht auf Wunsch der Angehörigen? 6
Patientengeschichte 2: Einrichtung einer Betreuung bei Magersucht? 125
Patientengeschichte 3: PEG-Sonde bei 98-jähriger Patientin mit Exsikkose? . . . 129
Patientengeschichte 4: Intensivtherapie ohne Lebenswillen? 135
Patientengeschichte 5: Ablehnung der Beatmung bei Querschnittslähmung? . . . 151
Patientengeschichte 6: PEG-Sonde bei sich sträubender Patientin? 154
Patientengeschichte 7: Verzicht auf eine kurative Operation? 161
Patientengeschichte 8: Verstümmelnde Operation auf Wunsch? 172
Patientengeschichte 9: Lebensgefährliche Operation? 175
Patientengeschichte 10: Schweigepflicht oder Pflicht zur Lebensrettung? 181
Patientengeschichte 11: Zwangsunterbringung bei Minderjährigem? 191
Patientengeschichte 12: Ablehnung einer HIV-Therapie bei Schizophrenie 192
Patientengeschichte 13: Therapieverweigerung bei Schizophrenie 194
Patientengeschichte 14: Psychochirurgie im Interesse der Patientin? 195
Patientengeschichte 15: Schwangerschaftsabbruch
bei Wachstumsretardierung? 221
Patientengeschichte 16: Schwangerschaftsabbruch
bei notwendiger Chemotherapie? 228
Patientengeschichte 17: Präimplantationsdiagnostik
statt Schwangerschaftsabbruch? (Lübecker Fall) 231
Patientengeschichte 18: Eizellspende 251
Patientengeschichte 19: Gentest auf BRCA1/2-Gen (Mammakarzinom) 257
Patientengeschichte 20: Kontrazeption bei Minderjährigen
ohne Wissen der Eltern? 268
Patientengeschichte 21: Ablehnung einer Organtransplantation
durch Minderjährige (Fall Hannah Jones) 272
Patientengeschichte 22: Experimentelle Hirnstamm-Implantation
bei gehörlosem Kind? 274

Patientengeschichte 23: Schwerstgeschädigtes Neugeborenes 275
Patientengeschichte 24: Verweigerung einer effektiven Behandlung
durch die Eltern. 276
Patientengeschichte 25: Verhinderung der Pubertät im Interesse
des Kindes? (Fall Ashley) 277
Patientengeschichte 26: Aufnahme eines Kindes mit Missbildungen
in die Warteliste? 285
Patientengeschichte 27: Studie oder Heilversuch? 291
Patientengeschichte 28: Täuschung bei klinischer Studie? 299
Patientengeschichte 29: Teure Medikamente für alle? 312
Patientengeschichte 30: Wachstumshormone bei kleinwüchsigen,
aber gesunden Kindern? 323
Patientengeschichte 31: Extubation mit Todesfolge? 338
Patientengeschichte 32: Passive Sterbehilfe statt Operation? 342
Patientengeschichte 33: Assistierter Suizid (Fall Julius Hackethal) ... 346
Patientengeschichte 34: Therapieabbruch nach hypoxischem Hirnschaden? ... 350
Patientengeschichte 35: Patientenverfügung und Abbruch der Sondennahrung ... 351
Patientengeschichte 36: Lebensfroher Demenz-Patient mit Patientenverfügung ... 354
Patientengeschichte 37: Dialyse und Tracheotomie trotz Patientenverfügung? ... 355
Patientengeschichte 38: Aktive Sterbehilfe bei amyotropher Lateralsklerose?
(Fall Diane Pretty) 357
Patientengeschichte 39: Aktive Sterbehilfe bei Gesichtstumor?
(Fall Chantal Sébire) 360

Abbildungen

Abb. 4-1: Die Kardinaltugenden bei Platon (*Politeia/Phaidros*) 54
Abb. 6-1: Grundformen der Gerechtigkeit 132
Abb. 8-1: Schematische Übersicht der verschiedenen Paternalismusformen,
nach Joel Feinberg 158

Tabellen

Tab. 1-1: Kategorien von Werten 18
Tab. 1-2: Wertphilosophie von Heinrich Rickert 19
Tab. 2-1: Moralität und Legalität bei Kant 26
Tab. 2-2: Die Vierergruppe der Pflichten (nach Kants *Grundlegung
zur Metaphysik der Sitten*) 32

Tab. 2-3: Gesamtschau der Pflichten (nach Kant) 33
Tab. 4-1: Die Haupttugenden und ein (nicht umfassendes) Beispiel ihrer
möglichen Unterteilungen 58
Tab. 4-2: Die Tugenden der Seele nach Aristoteles 59
Tab. 4-3: Beispiele für ethische Tugenden als die »Mitte«
(nach Aristoteles' *Nikomachischer Ethik*) 61
Tab. 4-4: Sittlich relevante und sittlich indifferente Güter in der Stoa 71
Tab. 4-5: Gegenüberstellung Tugendethik und Sollensethik 79
Tab. 5-1: Übersicht der Humoralpathologie der griechischen
und römischen Antike 88
Tab. 6-1: Pflichtentheoretische Unterscheidung der Pflicht
zum Nicht-Schaden von der Fürsorgepflicht 126
Tab. 18-1: Kindorientierte Ethik im Vergleich zur Erwachsenenethik 270
Tab. 23-1: Unterscheidung zwischen passiver und aktiver Sterbehilfe 344

Übersichten

Übersicht 1: Katalog der ärztlichen Tugenden 78
Übersicht 2: Schematische Einteilung der Schadensarten 124
Übersicht 3: Unterscheidung des Prinzips des Nicht-Schadens
vom Prinzip der Fürsorge 127
Übersicht 4: Die Elemente der aufgeklärten Einwilligung 145
Übersicht 5: Kernbestand von Zielen der Medizin 174
Übersicht 6: Rechtliche Grundlagen des Schwangerschaftsabbruchs 226
Übersicht 7: Bedingungen der Straffreiheit bei aktiver Sterbehilfe
in den Niederlanden 359

Medizinethische Dokumente

Dokument 1: Hippokratischer Eid 98
Dokument 2: Genfer Ärztegelöbnis des Weltärztebundes (1948) 100
Dokument 3: Einbecker Empfehlungen der Deutschen Gesellschaft
für Medizinrecht zu den Grenzen ärztlicher Behandlungspflicht
bei schwerstgeschädigten Neugeborenen (Revidierte Fassung von 1992) 278
Dokument 4: Der Nürnberger Kodex von 1947 298

Wozu Ethik in der Medizin?

Ethik in der Medizin – das ist schon von den Begriffen her eine Verbindung von philosophischem Denken mit konkreter Praxis. Eine solche Verbindung ist verheißungsvoll, weil die Praxis sich erhoffen kann, Orientierung zu erhalten. Und Orientierung tut Not, wenn man sich die öffentlichen Debatten um Gentests an Embryonen, um Patientenverfügungen, um Ressourcenallokation im Gesundheitswesen anschaut. Allerorten ist ethische Expertise gefragt, und es ist ein großer Fortschritt, dass Ethik in der Medizin für die Bundesrepublik als Teil des Querschnittsbereichs Geschichte, Theorie und Ethik der Medizin und für die Schweiz und Österreich in ähnlich wegweisender Form mittlerweile fester Bestandteil des Curriculums an den medizinischen Fakultäten geworden ist. Aber damit Ethik in der Medizin wirklich das leisten kann, was von ihr erwartet wird, muss sie sich ihren Aufgaben in einer tiefgreifenden und nachhaltigen Weise stellen. Eine reine Aufzählung von Nutzen und Risiken neuer Technologien oder die Suche nach pragmatischen Lösungen hat mit Ethik nur wenig zu tun. Vor allem dann nicht, wenn sich die Medizin, die es mit dem *Menschen* und nicht nur mit seinem Körper zu tun hat, in den Fängen einer so grundsätzlichen anthropologischen Verunsicherung befindet, wie es gegenwärtig der Fall ist. Nicht nur werfen die Biowissenschaften einen Blick auf den Menschen, der ihn zunehmend aus seinen lebensweltlichen Bezügen herauslöst; auch die Zersplitterung in medizinisch-naturwissenschaftliche Einzeldisziplinen führt im Verbund mit den neuen technologischen Errungenschaften immer mehr von der Frage nach dem Menschen als Ganzem ab.

Ethik in der Medizin ist ein faszinierendes Gebiet, weil man damit die Medizin zurückführen kann zu den wesentlichen *Grundfragen des Menschseins*, aber dieses Faszinosum kann nur bewahrt werden, wenn man die Medizin, die sich in ihrem Machbarkeitsstreben bis an die Grenzen der conditio humana vorwagt, auch grundlegend zu hinterfragen lernt. Die Medizin verweist wie kaum eine andere Disziplin durch ihr Befasstsein mit den Grenzsituationen Geburt, Krankheit und Tod unweigerlich auf diese Grundfragen. Albert Schweitzer hat einmal gesagt: »Nachdenklich machen ist die tiefste Art zu begeistern« (Schweitzer 2000, S. 379), und dies trifft für die Ethik in der Medizin in besonderer Weise zu. Nur wenn es gelingt, nachdenklich zu machen, wird man dem Potenzial, das die Ethik in der Medizin in sich birgt, gerecht.

Um das Nachdenklichmachen zu erreichen, greift dieses Buch den reichen Fundus ethischer Reflexion auf, der in der Geschichte des Denkens vorliegt, und bringt ihn in Verbindung mit den konkreten Entscheidungskonflikten, die sich aus der aktuellen Entwicklung der modernen Medizin ergeben. Damit wird einer Tendenz zur Enthistorisierung entgegengearbeitet, die zweifellos für die gegenwärtige ethische Verunsicherung mit verantwortlich ist. Dabei soll der praktische Handlungskontext der modernen Medizin zwar steter Bezugspunkt für die ethischen Erörterungen sein; für eine fundierte Medizinethik ist es jedoch unverzichtbar, die praktischen Entscheidungsnöte jeweils an grundlegende Fragestellungen und damit an philosophisch-ethische Theorien rückzubinden. Durch eine solche Verbindung von medizinischer Praxis und Philosophie kann zuletzt eine Art Koordinatensystem des Denkens entstehen, das sich für schwierige Entscheidungen im medizinischen Alltag als hilfreich erweisen kann: Man stößt auf die Konflikte der Praxis nicht mehr ganz unvorbereitet.

Ethik als Wissenschaft der Moral

Die Ethik fragt in einer systematischen Weise nach dem theoretischen Fundament der Moral, sie geht moralischen Aussagen auf den Grund, indem sie diese reflektierend hinterfragt. Es geht dabei darum, die Bewertungsmaßstäbe herauszuarbeiten, die einer moralischen Auffassung zugrunde liegen. Zu den Bedingungen eines adäquaten Reflexionsprozesses gehört die Offenheit für verschiedene Wertsysteme, wobei eine absolute Offenheit nicht möglich ist, da es bei jeder Begründung einer Moral etwas geben muss, was man voraussetzt – ganz ohne Voraussetzungen lässt sich keine Ethik formulieren. Die wesentliche Leistung der Ethik jedoch liegt im kritischen Hinterfragen aller Aussagen und in der kritischen Beleuchtung der jeweiligen Hintergrundannahmen. Entscheidende Aufgabe ist somit die Reflexion von Denkmustern und Bewertungskriterien – mit dem Ziel, moralische Bewertungen und Entscheidungen klarer zu machen.

Nehmen wir als Beispiel die Frage, ob es ethisch legitim sein kann, Gentests an Embryonen vorzunehmen, oder die Frage, ob sich die Beihilfe zum Suizid moralisch vertreten lässt. Beide Fragen können nicht beantwortet werden, wenn man nicht darüber nachdenkt, welche Aufgabe die Medizin als Medizin hat. Sie bleiben aber vor allem dann unbeantwortbar, wenn man nicht zuvor danach gefragt hat, was ein gutes Leben ist und was für ein Selbstverständnis von Menschsein wir voraussetzen, wenn wir dafür oder dagegen sind. Ohne eine anthropologische Reflexion würde die Ethik nicht auskommen, verweisen doch die allermeisten medizinethischen Fragen geradezu zwangsläufig auf die Frage nach dem Menschenbild (vgl. Kap. 24).

■ **Fazit:** Die Ethik ist eine Disziplin des systematischen Nachdenkens über das Gute und als solche seit jeher eine Teildisziplin der Philosophie. Ethik in der Medizin versucht, das systematisch-philosophische Denken in einen direkten Bezug zum konkreten Handlungs- und Reflexionsfeld der Medizin zu bringen. Durch eine solche Verbindung von Philosophie und Medizin kann mehr Klarheit darüber geschaffen werden, unter welchen Umständen und Voraussetzungen man wohlbegründet von einer guten Handlung oder einer guten Haltung in der Medizin sprechen kann.

Medizin als praktische Wissenschaft

Dass gerade die Medizin ein ethisches Reflektieren notwendig macht, liegt vor allem daran, dass Medizin mehr ist als eine angewandte Naturwissenschaft. Medizin verweist auf den Menschen, der behandelt werden soll, ja Medizin konstituiert sich erst über den Menschen, für den sie letzten Endes betrieben wird. Wenn aber nun Medizin eine Praxis im Dienste des Menschen ist, so zeigt sich, dass eine Medizin, die die Reflexion auf den Menschen nicht in sich tief verankert hat, im Grunde gar keine Medizin sein kann. Versteht man nun Ethik als eine Disziplin, die nach dem Guten für den Menschen fragt, so wird deutlich, dass das ethische Denken für die Medizin nicht einfach das fakultativ Hinzukommende sein kann. Vielmehr ist die ethische Grundreflexion integraler Bestandteil dessen, was Medizin als solche ausmacht (Maio 2007). Dieser Zusammenhang ist seit der zweiten Hälfte des 19. Jahrhunderts aus dem Blick geraten, als sich durch das wirkmächtige Erstarken der Naturwissenschaften die Auffassung verankerte, dass man allein über die Kenntnis der naturwissenschaftlichen Gesetzlichkeiten eine Einsicht in das gewinnen könnte, was für den Menschen und selbst für den kranken Menschen gut sei. Die Medizin wurde zunehmend als angewandte Naturwissenschaft verstanden, und man übersah dabei, dass sich die Frage nach dem Guten gerade nicht eo ipso aus der Beschreibung von Naturgesetzlichkeiten, also von Fakten, ableiten lässt. Die Naturwissenschaft kann die Frage nach dem Wie klären, für die Frage nach dem Warum, dem Sinnvollen, ja dem Sinn muss sie ihre Unzuständigkeit eingestehen. Wer die naturwissenschaftliche Seite der Medizin kritisiert, übersieht die unbezweifelbaren Erfolge der Medizin, die nur durch dieses naturwissenschaftliche Denken möglich geworden sind. Die Medizin jedoch allein als eine angewandte Naturwissenschaft zu betrachten, ist wiederum eine unzulässige Reduzierung auf die Kenntnis von Fakten. Diese Reduktion ist deshalb unzulässig, weil man bei einer solchen Interpretation übersehen würde, dass die Medizin zwar naturwissenschaftliche Erkenntnisse anwendet, ihr Selbstverständnis aber nicht allein im Erkennen aufgehen kann. Denn sie erkennt nicht primär um des Erkennens willen, sondern um helfen zu können. Diese praktische Zwecksetzung ist es, welche die Basis der Medizin ausmacht. Medizin lässt sich daher begreifen als eine **praktische Wissenschaft**. Im Angesicht dieser praktischen Ausrichtung der Medizin wird klar, dass die naturwissenschaftliche Methode zwar ein wichtiges Instrument und Hilfsmittel der Medizin ist, ohne die sie oft gar nicht handlungsfähig sein könnte. Damit die naturwissenschaftlichen Erkenntnisse sich aber tatsächlich heilsam auf den Menschen auswirken, bedarf es bei jeder Anwendung dieser Erkenntnisse eines zusätzlichen Blicks auf die Welt, auf den Menschen. Eine gute Medizin kann nur realisiert werden in der Verknüpfung von solider Naturwissenschaft und der Einsicht in das, was für den Menschen gut ist. Der österreichische Philosoph Ludwig Wittgenstein (1889–1951), dessen Position ansonsten eher ethikskeptisch war, hat dies in seinem *Tractatus logico-philosophicus* (1918) treffend auf den Punkt gebracht: »Wir fühlen, dass selbst, wenn alle möglichen wissenschaftlichen Fragen beantwortet sind, unsere Lebensprobleme noch gar nicht berührt sind.« (Nr. 6.52)

Für eine Ethik in der Medizin ist es also nicht allein wichtig, Fakten zu kennen; man muss zugleich erkennen, was wichtig für den Menschen ist. Medizin hat es unweigerlich mit den Grenzsituationen des menschlichen Lebens zu tun, und eine Ethik in der Medizin wird letzten Endes darauf angewiesen sein, über Geburt, Krankheit und Tod und deren Bedeutung für den Menschen nachzudenken. Ethik in der Medizin hat es mit den »Lebensproblemen« zu tun, in dem Sinne, dass sie die letzten Fragen aufwirft, jene Fragen also, die sich stellen, wenn wir alle Fakten gesammelt haben und dann fragen: Was bedeutet das nun für uns und für das menschliche Leben als Ganzes?

■ **Fazit:** Medizin ist eine praktische Wissenschaft, die darauf angewiesen ist, zusätzlich zur naturwissenschaftlichen Erklärung des menschlichen Organismus einen Begriff des Guten als Grundlage ihrer praktischen Ausübung reflektiert zu haben. Zur Bestimmung dieses Guten bedarf es einer ethischen Reflexion, die nicht nur fakultativ zum ärztlichen Handeln hinzukommt, sondern integraler Bestandteil der Medizin ist. Diese Reflexion ist letztlich auf die Bedeutung von Geburt, Krankheit und Tod für den Menschen gerichtet.

Handeln am Menschen setzt moralische Urteile voraus

Dass jedes Handeln in der Medizin mehr voraussetzt als ein rein naturwissenschaftliches Wissen, sei an einem alltäglichen klinischen Beispiel verdeutlicht, etwa der Frage nach der Behandlung einer Lungenentzündung. Natürlich lernt man im Medizinstudium, wie Lungenentzündungen effektiv behandelt werden können, dazu gibt es verschiedene medizinisch-naturwissenschaftliche Disziplinen. Nun kann man alle Lehrinhalte dieser Disziplinen perfekt beherrschen, doch ab dem Moment, da wir es mit einem konkreten Patienten zu tun haben, können wir aus diesem Wissen nicht automatisch ableiten, was wir tun sollen. Zwar läge es nahe, eine Lungenentzündung nach all dem Gelernten mit diesem oder jenem Antibiotikum zu behandeln. Doch die Frage, ob diese Behandlung tatsächlich sinnvoll ist, lässt sich nicht aus der Mikrobiologie oder der Pharmakologie ableiten, weil diese Frage letzten Endes auf ein moralisches Urteil verweist. Die Frage der sinnvollen Behandlung lässt sich allein mit Bezug auf den konkreten Patienten beantworten: seine lebensgeschichtlich gewachsenen Bezüge, seinen sozialen Kontext und sein individuelles Selbstverständnis auch und gerade bezüglich des Krankwerdens, Alterns und je eigenen Sterbens. Zur Beantwortung der Indikationsfrage bedarf es damit zugleich einer grundlegenden Reflexion über die Sinnhaftigkeit ärztlichen Tuns und damit auch über das Selbstverständnis der Medizin. In welchem Kontext agiert das spezifische Können der Medizin, auf wen richtet sie es, »wer« ist dieser Angesprochene über die vorliegenden Fakten seines biologischen Funktionszusammenhangs hinaus, und was müsste eine ihm in seiner spezifischen Not zur Seite stehende »Heilkunst« alles umfassen? Ein Handeln am Menschen durch einen anderen Menschen, in unserem Fall den Arzt, setzt moralische Urteile voraus, und zwar aus dem einfachen Grund, weil Arzt und Patient nicht im wissenschaftlichen Schema von (beobachtendem) Subjekt und (beobachtetem) Objekt aufgehen, sondern sich als Menschen mit einer eigenen Geschichte, einer eigenen Konzeption des guten Lebens und im Angesicht einer gemeinsamen und verbindenden conditio humana gegenüberstehen. Eine algorithmische Anwendung von Therapieschemata ohne Berücksichtigung grundlegender Fragen wie der nach dem guten Leben, dem guten Sterben oder dem guten Sein wird sich demnach als kurzsichtig erweisen. Dies lässt sich an folgender Krankengeschichte erläutern, die Anlass für eine klinische Ethikberatung war:

Patientengeschichte (1)

Intubationsverzicht auf Wunsch der Angehörigen?

Eine 83-jährige Patientin wird nach einer Synkope (Kollaps) zu Hause durch den Notarzt reanimiert und in die Notaufnahme der Klinik gebracht. Eine Koronarangiographie zeigt eine schwere koronare Verengung, die eine zweifache Stentimplantation nötig macht. Im Anschluss an die Herz-OP erfolgt die Übernahme auf die Intensivstation. Der Kreislauf der Patientin kann schnell stabilisiert und die Patientin extubiert werden. Im weiteren Verlauf wird die Patientin wacher, kommt zu Bewusstsein und wird bei guter neurologischer Prognose auf die Tagesstation verlegt. Dort entwickelt sie jedoch nach vier Tagen eine schwere Lungenentzündung, die eine Rückverlegung auf die Intensivstation erforderlich macht. Die Patientin ist nicht mehr ansprechbar, dennoch wird der Zustand als stabil bezeichnet. Aus ärztlicher Sicht ist von einer guten Prognose auszugehen, sofern die Lungenentzündung behandelt wird. Dazu ist eine erneute künstliche Beatmung notwendig. Trotz des hohen Alters der Patientin und ihrer Krankheitsgeschichte geht man von ärztlicher Seite davon aus, dass die Patientin nach einer mehrtägigen Beatmung und antibiotischen Therapie sich so weit erholen könnte, dass sie nach Hause entlassen werden und mit guter Lebensqualität weiterleben könnte.

Die Angehörigen der Patientin weisen jedoch darauf hin, dass eine Weiterbehandlung nicht dem Willen der Patientin entspräche, und bitten deshalb, keine künstliche Beatmung mehr vorzunehmen. Die Patientin hatte vor Jahren eine Patientenverfügung verfasst, in der es heißt, sie wolle im Fall eines »unheilbaren Leidens [...] nicht mit künstlichen Mitteln am Leben gehalten« werden. In der Verfügung gibt sie weiter an, dass man sie sterben lassen solle, wenn keine »vernünftige Aussicht« auf ihre Genesung bestehe oder sie »schweres Leiden« erleben müsse und ihr eine »bewusste Existenz« nicht mehr möglich sei.

Die Angehörigen geben zu bedenken, dass die Patientin bereits in früheren Jahren auf besonders belastende medizinische Maßnahmen verzichtet habe. So sei sie bereits wegen Brustkrebs und Darmkrebs operiert worden und habe in beiden Fällen eine chemotherapeutische Behandlung kategorisch abgelehnt, auch wenn dies mit der Aussicht auf Heilung verbunden gewesen war. Obwohl sie vor der Einlieferung in die Klinik zunehmend schwächer wurde, habe sie sich nicht in klinische Behandlung begeben wollen. Auch die Einsetzung eines Herzschrittmachers habe sie in früherer Zeit explizit abgelehnt. Ihre Grundeinstellung, so die Angehörigen, bestehe darin, auf medizinische Interventionen so weit wie möglich zu verzichten und das Sterben im Falle des Falles anzunehmen. Aus Sicht der Angehörigen würde man der Patientin nicht durch eine intensivmedizinische Weiterbehandlung, sondern allein durch eine Verlegung auf eine Palliativstation oder in ein Hospiz gerecht werden.

Kommentar

Ob hier eine Intubation angezeigt ist oder nicht, lässt sich nicht allein aus der Beschreibung des Röntgenbildes und aus den Kenntnissen der Pharmakologie und Mikrobiologie ableiten, sondern nur im Rekurs auf ethische Maßstäbe festlegen. Die ethische Frage lautet hier, ob man der Patientin gerecht wird, wenn man sie sterben lässt. Die Angehörigen verweisen darauf, dass das Sterbenlassen dem Willen der Patientin entspräche. Doch wie ist mit dieser Einschätzung umzugehen? Hilfreich kann hier die Patientenverfügung sein, doch die von der Patientin genannten Voraussetzungen für einen Therapieverzicht (unheilbares Leiden, das keine bewusste Existenz mehr ermöglicht) sind in der jetzigen Situation nicht eindeutig erfüllt. Auch der Rekurs auf die allgemeinen Wertmaßstäbe der Patientin, wie sie von den Angehörigen geschildert werden, ist wichtig. Offensichtlich steht sie der Schulmedizin kritisch gegenüber und hat in der Vergangenheit viele sinnvolle Maßnahmen abgelehnt. Es tauchen jedoch Zweifel auf, ob diese ablehnende Haltung auch in der gegenwärtig konkreten Situation angenommen werden kann. So verweist das Behandlungsteam darauf, dass die Patientin in der Phase nach der Operation, in der sie ansprechbar war, nach übereinstimmender Einschätzung nicht zu erkennen gab, dass sie mit dem bisherigen Verlauf der Behandlung nicht einverstanden sei oder sich keine weitere Behandlung wünsche.

― Patientengeschichte (1) ―

Ausgang der Patientengeschichte

Das Gespräch zwischen den Angehörigen und dem Behandlungsteam führte zunächst zu keinem Konsens. Das neue Betreuungsgesetz sieht in einer solchen Situation widerstreitender Auffassungen zwischen Team und Angehörigen vor, dass das Betreuungsgericht entscheidet (s. Kap. 23.2). Gleichwohl erschien allen Beteiligten der Gang zum Gericht nicht die beste Lösung. Daher fand ein weiteres großes Gespräch zwischen den Angehörigen und dem Team einschließlich der gesamten Leitung statt, in dem sich herauskristallisierte, dass sich bereits ein positiver Behandlungsverlauf abzeichnete. Im Hinblick auf diesen guten Verlauf entschied man sich dafür, zunächst die Behandlung fortzusetzen, aber jedwede Eskalation der Therapie zu vermeiden.

Die beschriebene Patientengeschichte macht auf eindrückliche Weise deutlich, dass selbst dann, wenn alle naturwissenschaftlichen Fakten vorliegen (eindeutige Diagnose, eindeutige Therapieoption, recht klare Prognose), Ratlosigkeit herrschen kann. Die Ratlosigkeit hat damit zu tun, dass genuin ethische Fragen eben nicht durch zweckrationales Denken beantwortet werden können. Sie können vielmehr nur dann beantwortet werden, wenn der Gesichtspunkt des Allgemeinen und Abstrakten (die Krankheit, die Therapie, die Prognose) verlassen und der Blick statt auf das Therapieschema auf die Einzigartigkeit und Unverwechselbarkeit des Kosmos Patient gerichtet wird. Gerade diese unabdingbar notwendige Berücksichtigung der Unverwechselbarkeit eines jeden Menschen kann sich jedoch im klinischen Alltag als schwierig erweisen. Das hat damit zu tun, dass die Klinik als Prozesseinheit grundsätzlich zweckrational strukturiert ist und man daher kreative Strategien entwickeln muss, wenn man diese vorherrschende Zweckrationalität durchbrechen will. Das Problem der modernen Medizin besteht ja gerade darin, dass sich die prozesstechnisch notwendige Zweckrationalität in der Grundhaltung der Behandler so sehr verselbstständigt hat, dass oft gar nicht realisiert wird, wie notwendig es ist, dieses etablierte Denken zu durchbrechen. Wenn die Internalisierung des Zweckrationalen dazu führt, dass die alltäglichen moralischen Intuitionen von einem vorherrschend naturwissenschaftlich und zunehmend auch ökonomisch geprägten Denken getragen werden (s. Schlusskapitel), so wird deutlich, wie wichtig es für eine Ethik in der Medizin ist, Abstand zu gewinnen zur scheinbaren Selbstverständlichkeit des Bestehenden.

▪ **Fazit:** Ethik lässt sich beschreiben als philosophisch-wissenschaftliche Reflexion auf die Grundlagen des guten Denkens und Handelns. Durch den Prozess der Systematisierung und die Arbeit daran, Kriterien zu entwickeln, anhand derer man zwischen vertretbaren und nicht-vertretbaren Denk- und Handlungsmustern unterscheiden kann, bietet die Ethik die Chance, Orientierungshilfe in Entscheidungssituationen zu geben, in denen die alltäglichen moralischen Intuitionen nicht mehr weiterhelfen. Neben der Moralphilosophie liefert auch die Moraltheologie eine solche systematisierende Grundreflexion. Der Ethik in der Medizin geht es um das Nachdenken über das Gute im konkreten Denk- und Handlungskontext der Medizin und um eine Interpretation dieses Guten unter Berücksichtigung der praktischen Situationslagen. Medizinethik lässt sich auf praktische Problemfelder der Medizin ein und versucht, mit moralphilosophischen Methoden diese Problemfelder im Hinblick auf die ihnen zugrunde liegenden Wertkonflikte verstehbarer zu machen und dadurch zu klären.

Literatur

Maio, Giovanni: Medizin im Umbruch. Ethisch-anthropologische Grundfragen zu den Paradigmen der modernen Medizin. Zeitschrift für medizinische Ethik 2007; 53: 229–252.

Schweitzer, Albert: Werke aus dem Nachlaß. Die Weltanschauung der Ehrfurcht vor dem Leben: Kulturphilosophie III. München: Beck 2000.

Wittgenstein, Ludwig: Tractatus logico-philosophicus. Frankfurt a. M.: Suhrkamp 1999.

Weiterführende Literatur

Anselm, Reiner, u. Ulrich H. J. Körtner (Hrsg): Streitfall Biomedizin. Göttingen: Vandenhoeck & Ruprecht 2003.

Arn, Christof, u. Tatjana Weidmann-Hügle (Hrsg): Ethik für Fachpersonen. Basel: Schwabe 2009.

Beckmann, Jan P. (Hrsg): Fragen und Probleme einer medizinischen Ethik. Berlin: De Gruyter 1995.

Beckmann, Jan P.: Ethische Herausforderungen der modernen Medizin. Freiburg: Alber 2009.

Böhme, Gernot: Ethik leiblicher Existenz. Frankfurt a. M.: Suhrkamp 2008.

Düwell, Marcus, u. Klaus Steigleder (Hrsg): Bioethik. Eine Einführung. Frankfurt a. M.: Suhrkamp 2003.

Engelhardt, Dietrich von, u. Heinrich Schipperges: Die inneren Verbindungen zwischen Philosophie und Medizin im 20. Jahrhundert. Darmstadt: Wissenschaftliche Buchgesellschaft 1980.

Fischer, Johannes: Medizin- und bioethische Perspektiven. Zürich: Theologischer Verlag 2002.

Frey, Christopher: Konfliktfelder des Lebens. Göttingen: Vandenhoeck & Ruprecht 1998.

Irrgang, Bernhard: Einführung in die Bioethik. München: Wilhelm Fink 2005.

Mieth, Dietmar: Was wollen wir können? Ethik im Zeitalter der Biotechnik. Freiburg: Herder 2002.

Pöltner, Günther: Grundkurs Medizin-Ethik. Wien: Facultas 2006.

Rasmussen, Lisa: Ethics Expertise: History, Contemporary Perspectives, and Applications (Philosophy and Medicine). Dordrecht: Springer Netherlands 2010.

Ritschl, Dietrich: Zur Theorie und Ethik der Medizin. Philosophische und theologische Anmerkungen. Neukirchen-Vluyn: Neukirchener 2004.

Schockenhoff, Eberhard: Ethik des Lebens. Grundlagen und neue Herausforderungen. Freiburg: Herder 2009.

Vossenkuhl, Wilhelm: Die Möglichkeit des Guten. Ethik im 21. Jahrhundert. München: Beck 2006.

Walter, James J., u. Thomas A. Shannon: Contemporary issues in bioethics. Lanham: Rowman & Littlefield 2005.

I. Philosophische Grundlagen

1 Grundbegriffe ethischer Urteilsbildung

1.1	Handlung	13
1.2	Urteil	15
1.3	Norm	16
1.4	Wert	17
1.5	Prinzip	20
1.6	Theorie	20
	Literatur	21

»Moral predigen ist leicht, Moral begründen schwer.«
Arthur Schopenhauer

Ein besonderes Problem in ethischen Diskussionen besteht darin, dass die Teilnehmer sich häufig auf unterschiedlichen Reflexionsebenen bewegen, ohne sich über diese Tatsache im Klaren zu sein. Dies führt nicht selten dazu, dass Missverständnisse entstehen, die bei einer strikten Unterscheidung der verschiedenen Denkebenen vermieden werden könnten. Daher ist es wichtig, auf einige Grundbegriffe ethischen Argumentierens kursorisch einzugehen und dabei die unterschiedlichen Ebenen, von denen aus reflektiert wird, auseinanderzuhalten.

1.1 Handlung

Das ethische Reflektieren bezieht sich in den meisten Fällen zunächst einmal auf konkrete Handlungen. Was aber ist überhaupt eine Handlung? Von Handlung kann erst gesprochen werden, wenn etwas bewusst vollzogen und zugleich auf bestimmte Ziele hin oder mit einer bestimmten Motivation vorgenommen wird. **Handlungen** setzen also Bewusstsein und

Intentionalität voraus. Diese Intentionalität (Absicht) ist allerdings hier so zu verstehen, dass auch unbewusste Handlungen als Handlungen gezählt werden, weil ihnen ja durchaus eine Absicht zugrunde liegt – allerdings eine Absicht, die z. B. durch professionelle Hilfe erst bewusst gemacht werden muss. Gleiches gilt für Handlungen, die in der Routine vorgenommen werden. Auch solche vorbewussten Handlungen gelten als Handlungen und müssen daher ethisch verantwortet werden.

Damit unterscheiden sie sich mehr oder weniger eindeutig von Geschehnissen, Widerfahrnissen, Ereignissen und auch vom schlichten Tun. Ein Handeln liegt also genau dann nicht vor, wenn eine Intentionalität fehlt, wie z. B. beim Ausrutschen oder Gähnen. Zentral für die Definition des Handelns ist nicht die Aktion selbst, sondern sind die Bewusstheit und die Intendiertheit, mit der etwas getan oder unterlassen wird.

Nun gibt es diverse weitere Unterscheidungsmöglichkeiten. Man kann unter dem Begriff des Handelns sowohl das aktive Tun fassen als auch das (aktive) **Unterlassen**, sofern diese intendiert sind. Daraus würde folgen, dass auch das Unterlassen ein Handeln sein kann, sofern das Unterlassen bewusst (wissentlich) und intendiert (willentlich) erfolgt. Alternativ wäre aber auch eine Aufteilung in Handeln und Unterlassen möglich (Birnbacher 1995); nach dieser Einteilung wäre das Unterlassen die Nichtvornahme einer Handlung. Nicht jedes Nicht-Tun ist wiederum ein Unterlassen, denn damit man von Unterlassen sprechen kann, muss die grundsätzliche Möglichkeit bestehen, dass das Subjekt die unterlassene Handlung auch hätte vollziehen können. So lässt sich beispielsweise nicht vom Unterlassen einer Lebensrettung sprechen, wenn die Lebensrettung gar nicht möglich gewesen wäre. Unterlassen meint also, dass man etwas, was man hätte tun können, nicht tut, und zwar unabhängig davon, ob dieses Nicht-Tun bewusst und auch intendiert erfolgt. Wenn man sich für das Unterlassen hingegen wissentlich und auch willentlich entscheidet, wenn man also bewusst und mit Absicht etwas *nicht tut*, dann kann nicht mehr von Unterlassen, sondern dann muss speziell von **Zulassen** gesprochen werden. Denken wir an das oben geschilderte Patientenbeispiel (S. 6): Verzichtete man bei der beschriebenen Patientin mit der Lungenentzündung auf eine Intubation und weitere Behandlung, so wäre diese Vorgehensweise nicht nur ein Unterlassen, sondern speziell ein Zulassen, und zwar ein Zulassen des Todes der Patientin. Nicht jede Unterlassung, die zum Tode führt, ist hingegen ein Zulassen; verzichtet man z. B. auf eine Behandlung, weil man die Diagnose oder den Ernst der Lage verkannt hat, so liegt ein Unterlassen vor, nicht jedoch ein Zulassen. Diese Unterscheidung wird uns in der Diskussion der Sterbehilfe (s. Kap. 23) wieder begegnen.

1.2
Urteil

Die Handlung ist also der Bezugspunkt, an dem die ethische Reflexion einsetzt. Denkt man über bestimmte Handlungen ethisch nach, so stößt man zuerst auf die Ebene des moralischen Urteils. Auf dieser Ebene wird eine (erste) Bewertung der Handlung vorgenommen; man wird ethisch danach fragen, nach welchen Kriterien ge-urteilt wird. Es gibt dabei unterschiedliche Bewertungsmöglichkeiten, die sich an unterschiedlichen Gegensatzpaaren verdeutlichen lassen. So kann man einerseits zwischen richtig und falsch werten, andererseits aber auch zwischen gut und schlecht. Die Unterscheidung zwischen **richtig und falsch** bezieht sich dabei auf ein bereits festgelegtes Ziel, auf festgelegte Normen (wie z. B. ein Gesetz) oder aber auf bestimmte positive Folgen.[1] So wäre ein Handeln allein nach den Buchstaben des Gesetzes ein Handeln in Bezug auf richtig und falsch (vgl. »Legalität« bei Kant, s. Kap. 2), nicht jedoch in Bezug auf gut und schlecht (vgl. »Moralität« bei Kant) – auch wenn es Überlappungen zwischen diesen beiden Urteilsformen gibt. Zentral für das Handeln nach der Unterscheidung von richtig und falsch ist der Gesichtspunkt der Zweckrationalität; es geht hier also vor allem um Klugheitsfragen, somit um die Frage, mit welchen Mitteln man einen vorgegebenen Zweck erreichen kann. Man spricht daher auch von zweckrationalem Denken.

Wenn wir nun nicht mehr von richtig und falsch, sondern von **gut und schlecht** sprechen, so verlassen wir den Bereich des Zweckrationalen und kommen in den Bereich des Sittlichen. Zur Bestimmung des Sittlichen gibt es mehrere Möglichkeiten, auf die in Kapitel 2–4 ausführlich eingegangen wird. Die Reflexion auf das Urteil über gut und schlecht nimmt nicht nur die Mittel in den Blick, sondern macht in gleicher Weise die verfolgte Zielsetzung kenntlich und hinterfragt sie kritisch.

Nimmt man die beiden Gegensatzpaare zusammen, so lässt sich feststellen, dass sie nicht immer kongruent sind. Es gibt zahlreiche Handlungen, die zwar moralisch wertvoll sein mögen, weil sie aus einer moralischen Grundhaltung heraus erfolgen, die aber objektiv gesehen als falsch bewertet werden müssen. Gerade in der Erziehung von Kindern kommt es häufig vor, dass man aus moralisch hochstehenden Motiven dennoch das objektiv Falsche tut. Andererseits gibt es unmoralische Handlungen, denen also beispielsweise ein selbstsüchtiges Motiv zugrunde liegt, die sich objektiv

---

1 Einige Ethiker möchten die Verwendung des Gegensatzpaares richtig und falsch allein auf das technische oder Kunsthandeln beschränkt sehen (vgl. Rhonheimer 2001).

gesehen als richtige Handlungen erweisen können. Man denke hier, so ein kantisches Beispiel, an eine Spende, die – selbst wenn sie nur aus einer egoistischen Gefallsucht getätigt wird (weil sie in der Zeitung veröffentlicht wird) – rein zweckrational richtig sein kann, insofern sie einem gemeinnützigen Zweck zugute kommt. Hier würde die fehlende moralische Motivation nichts an der guten Folge der Handlung ändern.

Die Urteile lassen sich auch noch in einer anderen Form klassifizieren. So kann man auf der obersten Ebene grundsätzlich zwischen **Werturteilen** und **Sachurteilen** unterscheiden. Während sich die Sachurteile auf Fakten beziehen, bleibt das Werturteil auf normative Aussagen bezogen. Nun gibt es auch innerhalb der Werturteile zwei Kategorien. Auf der einen Seite stehen die **präskriptiven Urteile** (Verpflichtungsurteile), also Urteile, die eine Sollensaufforderung enthalten; bekanntestes Beispiel hierfür sind die Zehn Gebote des Alten Testaments. Auf der anderen Seite stehen die **deskriptiven Urteile** (beschreibende Urteile); diese sind nicht mit einer Aufforderung verbunden, sondern mit der Beschreibung einer Norm. Beispiel: Während das Gebot »Du sollst kein falsches Zeugnis geben« ein präskriptives Urteil darstellt, handelt es sich bei der Aussage »Lügen gilt in den meisten Kulturen als eine schlechte Sache« um ein deskriptives Urteil. Diese Unterscheidung ist insofern relevant, als es der Ethik als Disziplin der Reflexion vor allem um die deskriptive Ebene und deren Hinterfragung geht. Verpflichtungsurteile werden im Bereich der Ethik-Wissenschaft eher vermieden, da sie gerade im Hinblick auf den Aufforderungscharakter weniger auf das reflexive Moment als vielmehr auf das performative Moment ausgerichtet sind.

1.3 Norm

Bereits bei der Unterscheidung zwischen richtig und falsch haben wir die Normen erwähnt, weil ein Urteil bestimmte Normen unweigerlich voraussetzt. Nun gibt es ganz verschiedene Normen: Rechtsnormen, moralische Normen, sachbezogene Normen (z. B. Normierungen nach DIN = Deutsche Industrie-Norm) und andere mehr. Ursprünglich stammt der Begriff vom lateinischen Wort *norma*, was so viel wie Maßstab oder Richtschnur bedeutet. Die moralischen Normen enthalten verallgemeinerte Anweisungen (z. B. »Du sollst den Patienten immer aufklären!«). Normen stellen also spezifische und auf eine bestimmte Situation bezogene Regeln dar, die zu beachten sind, sie sind eine Art Vorschrift. Bei einer bestehenden Norm wird erwartet, dass das Verhalten sich nach dieser ausrichtet. Bei den juristischen Normen sind es institutionalisierte Sanktionen, die dafür sorgen, dass diese eingehalten werden; bei moralischen Normen hingegen wird die Einhaltung dieser Normen durch »weichere« Sanktionen reklamiert, wie z. B. durch soziale Ächtung, durch Tadel oder durch explizite oder auch nur implizite Kritik.

Normen bilden die Grundlagen für moralische und rechtliche Urteile (»Weil Du den Patienten immer aufklären sollst, ist eine Behandlung ohne aufgeklärte Einwilligung unmoralisch.«). Die Urteile beziehen sich zwar auf Einzelhandlungen; bei den ihnen zugrunde liegenden Normen handelt es sich jedoch um abstrakte Maßstäbe, die sich jeweils an einen bestimmten Typus von Handlungen richten. Normen sind Maßstäbe für bestimmte Handlungen, die, eben weil sie Normen sind, einen Geltungsanspruch besitzen (denken wir als Beispiel an die Normen, die im Hippokratischen Eid verankert sind; s. Kap. 5.3). Die Normen haben die Funktion, die Verwirklichung der Werte zu ermöglichen, d. h., sie beziehen sich vornehmlich auf die Art und Weise, wie Werte realisiert werden sollen. Normen sind Vorschriften, durch die einem gewissermaßen die Mittel an die Hand gegeben werden, einen Wert zu achten. Was aber nun das gute Ziel sein soll, dem dieses Mittel dient, kann nur der Wert selbst aussagen, nicht die Norm.

1.4
Wert

Normen sind bezogen auf Werte, die über die Normen verwirklicht werden sollen. Von Werten im philosophischen Sinn sprechen wir erst seit dem 19. Jahrhundert; zuvor verwendete man den in der Antike geprägten Begriff des Guten. Werte drücken allgemeine Zielvorstellungen über das Gute aus. Wir verbinden mit ihnen einen Gehalt, der hoch geschätzt und dessen Hochschätzung durch entsprechende Empfindungen und Umgangsweisen auch zum Ausdruck gebracht wird. Werte sind explizite oder auch nur implizite Setzungen des Menschen, die »weder Produkte noch Ursachen, sondern Gegenstände unseres Fühlens sind« (Spaemann 2002, S. 148). Mit dem Wert ist also unweigerlich eine positive Erlebnisqualität verbunden. Ferner ist ein Wert, auch wenn er sich auf Gegenstände oder auf Phänomene der Erfahrung bezieht, immer als eine Größe zu verstehen, die der Welt der Ideen entstammt und nicht der Welt der Empirie. Das bedeutet, dass Werte aus sich heraus bestehen und nicht auf etwas anderes bezogen werden müssen, um zu gelten. »Das Gute nämlich leuchtet durch sich selbst«, schreibt Cicero in *De officiis* (I 30). Werte sind also das, was um seiner selbst willen geschätzt wird, es sind Größen, die sich uns zeigen, ohne dass wir sie immer genau definieren können. Denken wir in Analogie dazu an den Versuch, die Farbe Gelb zu definieren: Obwohl eine solche Definition nicht möglich sein wird, wissen wir alle, was Gelb ist, wenn wir etwas als Gelb wahrnehmen, weil es sich uns als Gelb zeigt.

Werte können sich auf ganz unterschiedliche Bereiche beziehen. Wenn wir von Werten sprechen, meinen wir in der Regel nicht Gebrauchswerte, da diese sekundäre Werte sind, also Werte, die nicht für sich wertvoll sind, sondern nur in Bezug auf ein anderes Gut. Vielmehr ist mit Wert im üblichen Sinne ein immaterieller Wert gemeint, ein Wert also, der sich auf ein Gut von ideellem Gehalt bezieht. Die klassischen ideellen Güter sind das Wahre, Schöne und Gute. Dementsprechend lassen sich die ideellen Werte aufteilen in geistige oder logische Werte (bezogen auf das Wahre), ästhetische Werte (bezogen auf das Schöne) und ethische Werte (bezogen auf das Gute) (s. Tab. 1-1).

Bleiben wir nun bei den ethischen Werten. Wenn wir von einem ethischen Wert sprechen, so meinen wir, dass dem Wertinhalt eine normative Bedeutung zukommt und dass er verwirklicht werden sollte. Ein ethischer Wert ist also eine Art Aufruf, die Aufforderung, etwas Bestimmtes zu tun oder eine ganz bestimmte Haltung einzunehmen. Man kann den Werten folglich einen ihnen inhärenten Geltungsanspruch zuschreiben. Aus den Werten gewinnt der Mensch Orientierung in Bezug auf das zu Tuende, zu Denkende, das Seinsollende.

Die **stoische Philosophie** hat eine interessante Differenzierung des ethischen Wertbegriffs vorgenommen. So kennt die Stoa den Wert einerseits als das an sich Hochgeschätzte, wie z. B. den Wert der Gesundheit oder den Wert des Lebendigen. Diese Werte gelten unabhängig vom Beurteiler. Dem

Tab. 1-1 Kategorien von Werten (nach Unterholzner 2000)

Wertinhalt	Beispiele
Materielle Werte	Besitz
Ideelle Werte	
Geistige Werte	Plausibilität, Kohärenz
Ethische Werte	Respekt, Achtsamkeit, Rücksicht
Ästhetische Werte	Schönheit, Harmonie
Soziale Werte	Gleichheit, Friede, Ansehen
Religiöse Werte	Heil, ewiges Leben, Seligkeit

1.4 Wert

gegenüber steht für den Stoiker der Wert als das, was von einem sachkundigen Prüfer als Hochzuschätzendes eingestuft wird. Bei diesem »Schätzwert des sachkundigen Prüfers« richtet sich der Wert also nach dem Urteil eines erfahrenen und qualifizierten Kenners, der verschiedene Werte und Unwerte in Relation zueinander zu bringen vermag (vgl. Forschner 1998). Der Neukantianer **Heinrich Rickert** (1863–1936) hat die Philosophie an sich als »kritische Wertwissenschaft« bezeichnet und Werte wie folgt beschrieben: »Werte sind keine Wirklichkeiten, weder physische noch psychische. Ihr Wesen besteht in ihrer Geltung, nicht in ihrer Tatsächlichkeit.« (Rickert 1919, S. 89; s. Tab. 1-2).

Von besonderer Bedeutung ist in diesem Zusammenhang die materiale Wertethik von **Max Scheler** (1874–1928). Scheler geht grundsätzlich von der anschaulichen Gegebenheit der Werte aus (s. o.); sie werden nicht empirisch aus bestimmten Eigenschaften ermittelt, sondern bestehen a priori und können ohne Erfahrung erkannt werden. Werte können für Scheler nicht bewiesen, sondern lediglich erschlossen werden, und zwar durch das Moment des Wertfühlens, einem Fühlen, das in sich evident ist und nicht – rational oder empirisch – belegt zu werden braucht. Damit liegt ein Gegenentwurf zur formalistischen Ethik Kants vor.

Für den Kommunitaristen **Charles Taylor** (geb. 1931) sind Werte bezogen auf die grundlegende Frage nach dem Selbstverständnis des Menschen (Taylor 1988). Werte sind demnach keine Inhalte, die wir uns aussuchen können, sondern Inhalte, die bereits existieren, d. h. die in einer bestimmten Kultur und Sprache mit enthalten sind. Weil diese Werte immer schon da sind, können wir uns ihnen nicht entziehen. Genau das unterscheidet Werte als »starke Wertungen« von Wünschen und Präferenzen, die man als »schwache Wertungen« bezeichnen kann. Nur Letztere können wir wählen, Erstere finden wir vor. Ohne das Vorfinden starker Wertun-

Tab. 1-2 Wertphilosophie von Heinrich Rickert

Wert-gebiet	Korrespondierender Wert	Korrespondierendes Gut	Korrespondierendes Verhalten
Logik	Wahrheit	Wissenschaft	Urteilen
Ästhetik	Schönheit	Kunst	Betrachten
Mystik	Unpersönliche Heiligkeit	Das All-Eine	Preisen
Ethik	Sittlichkeit	Gemeinschaft	Handeln
Erotik	Glücksgemeinschaft	Liebesgemeinschaft	Zuneigung
Religion	Persönliche Heiligkeit	Götterwelt	Frommsein

gen, so Taylor, würden wir zerbrechen und als Personen nicht existieren können.

1.5 Prinzip

Die nächste, den Werten und Normen übergeordnete Abstraktionsebene ist die Prinzipienebene. Prinzipien können verstanden werden als übergeordnete Normen. Während sich eine Norm meist auf eine konkrete Situation oder Handlung bezieht, die durch sie geregelt wird, stellt das Prinzip eine allgemeinere Ebene dar, die mehrere Normen umfasst. Ein Beispiel: Die Norm, aufrichtig sein zu müssen, basiert zwar auf der Geltung des Prinzips der Autonomie des Menschen, aber diese Norm kann sich genauso auf andere Prinzipien beziehen, wie z. B. auf das Prinzip der Fürsorge. Aus dem Prinzip der Autonomie wiederum lässt sich eine Vielzahl weiterer Normen ableiten. Prinzipien stellen also übergeordnete Normen dar, die zugleich in eine bestimmte Systematik gebracht worden sind. Prinzipien unterscheidet man nach inhaltlichen und formalen Gesichtspunkten. Der von Kant formulierte **kategorische Imperativ** beispielsweise (vgl. Kap. 2.3) ist als ein formales Prinzip zu verstehen, aus dem zahlreiche inhaltliche Prinzipien abgeleitet werden können. Ein anderes formales Prinzip stellt die **Goldene Regel** dar, die ihren Ursprung in der Antike hat; ein drittes Beispiel für ein Formalprinzip wäre das **Diskursprinzip**, das erst im 20. Jahrhundert, vor allem von Jürgen Habermas, etabliert wurde. Alle diese Prinzipien geben also mehr die *Form* der Bewertung an als einen konkreten Inhalt. Inhaltliche Prinzipien hingegen sind – bezogen auf die Medizinethik – beispielsweise das Prinzip der Autonomie, der Fürsorge, der Gerechtigkeit und des Nicht-Schadens (vgl. Kap. 6). Andere Beispiele sind das Prinzip der Menschenwürde, das Prinzip der Verantwortung oder das Prinzip der Anerkennung, um nur einige zu nennen.

1.6 Theorie

Die Frage nach dem jeweils berührten ethischen Prinzip ist für die Lösung medizinethischer Problemstellungen sehr wichtig und hilfreich. Dennoch kann die ethische Analyse hier nicht stehen bleiben, denn mit der Benennung eines Prinzips allein ist noch nichts über dessen Geltung gesagt. Daher setzt die ethische Argumentation eigentlich erst an diesem Punkt ein, indem sie nach der Begründbarkeit bestimmter Bezugnahmen fragt. Die Prinzipienebene ist also einer weiteren Ebene untergeordnet, die das Prinzip wiederum in ein bestimmtes Koordinatensystem setzt. Dieses Koordinatensystem besteht aus ethischen Theorien, mit denen die Prinzipien begründet werden können. Es gibt eine Reihe unterschiedlicher ethischer Begründungstheorien, die in diesem Lehrbuch freilich nicht alle behandelt werden können. Wir beschränken uns daher auf Theorien, die für die medizinethischen Konfliktfelder besonders relevant sind. Wie der Ausdruck schon sagt, besteht der Unterschied dieser Theorien nicht darin, dass unterschiedliche Normen vorausgesetzt werden, sondern darin, dass die jeweiligen Normen auf unterschiedliche Weise begründet werden. Es geht hier also weniger um inhaltliche als vielmehr um formale Unterschiede. Die am weitesten verbreitete Unterteilung ethischer Begründungstheorien ist die Unterscheidung zwischen sogenannten deontologischen (von griechisch »deon«: die Pflicht, das Gesollte) und sogenannten konsequenzialistischen Theorien. Beide Theorien sind neuzeitlicher Herkunft. Eine aus der Antike stammende und für unsere Zeit wieder relevant gewordene ethische Theorie stellt die Tugendethik dar. Mit diesen drei entscheidenden Theorien beschäftigen sich die folgenden Kapitel.

Literatur

Beckmann, Jan P.: Ethik in der Medizin in Aus- und Weiterbildung aus der Sicht der Philosophie. Ethik in der Medizin 2006; 18: 369–373.
Birnbacher, Dieter: Tun und Unterlassen. Reclam: Ditzingen 1995.
Cicero: De officiis. Vom pflichtgemäßen Handeln. Düsseldorf: Artemis Winkler 2008.
Forschner, Maximilian: Das Gute und die Güter. Zur stoischen Begründung des Wertvollen. In: Über das Handeln im Einklang mit der Natur. Grundlagen ethischer Verständigung. Darmstadt: Wissenschaftliche Buchgesellschaft 1998; 31–49.
Rhonheimer, Martin: Die Perspektive der Moral. Berlin: Akademie-Verlag 2001.
Rickert, Heinrich: Kulturwissenschaft und Naturwissenschaft. Tübingen: Mohr 1910.
Spaemann, Robert: Grenzen. Zur ethischen Dimension des Handelns. München: Klett 2002.
Taylor, Charles: Negative Freiheit? Zur Ethik des neuzeitlichen Individualismus. Frankfurt a. M.: Suhrkamp 1988.
Unterholzner, Bert (Hrsg): Grundfragen philosophischer Ethik. Donauwörth: Auer-Verlag 2000.

2 Die Pflichtenethik Kants

2.1	Der gute Wille	23
2.2	Pflichtgemäßes Handeln und Handeln aus Pflicht	24
2.3	Der kategorische Imperativ	27
2.4	Autonomie nach Kant	33
	Literatur	35

Eine für die heutigen ethischen Diskussionen besonders einflussreiche und ihre Entstehungszeit revolutionierende Ethikkonzeption stellt die Pflichtenethik Kants dar. Ihr Grundanliegen ist es, einen Handlungsgrundsatz zu finden, der für alle Menschen und zu allen Zeiten Gültigkeit beanspruchen kann. Es geht Kant also um eine allgemeingültige Begründung ethischer Aussagen. Für einen solchen Grundsatz scheidet laut Kant jede Rechtfertigung aus, die sich aus der Welt der Erfahrung ableitet, da die Erfahrung sich auf zufällige Gegebenheiten stützt, die nicht dem Verallgemeinerungsgrundsatz entsprechen. In gleicher Weise scheide eine Begründung aus den subjektiven Wünschen des Menschen aus, weil auch das »Begehrungsvermögen« zufällig und partikular sei und somit nicht tauglich zur Bestimmung des Sittlichen sein könne. Kant lehnt daher eine Begründung ethischer Aussagen aus Erfahrung oder Neigung ab und kommt zu der Schlussfolgerung, dass eine solche Begründung allein über die Vernunft erfolgen kann. Für ihn stellt allein die Vernunft diejenige Begründungsebene dar, die allen Menschen gemeinsam und die zugleich unveränderlich ist, sodass über die Vernunft jedwede Partikularität und Zufälligkeit ausgeklammert werden kann und man nur über die Vernunft zu verallgemeinerbaren Grundsätzen gelangt.

2.1 Der gute Wille

Ein Schlüsselsatz der kantischen Pflichtenethik findet sich am Anfang des Haupttextes der *Grundlegung zur Metaphysik der Sitten* und lautet: »Es ist überall nichts in der Welt, ja überhaupt auch außer derselben zu denken möglich, was ohne Einschränkung für gut könnte gehalten werden, als allein ein guter Wille.« (AA IV, S. 939) Damit möchte Kant zum Ausdruck bringen, dass die moralische Ordnung nur über den guten Willen erreicht werden kann. Für Kant ist der Wille jedoch nicht einfach dadurch gut, dass er etwas Gutes bewirkt. An sich gut ist der Wille erst, wenn das Wollen selbst gut ist. So schreibt er in der *Grundlegung*:

> »Der Wille ist nicht durch das, was er bewirkt, oder ausrichtet, nicht durch seine Tauglichkeit zur Erreichung irgend eines vorgesetzten Zweckes, sondern allein durch das Wollen, d. i. an sich, gut, und, für sich selbst betrachtet, ohne Vergleich weit höher zu schätzen, als alles, was durch ihn zu Gunsten irgend einer Neigung, ja, wenn man will, der Summe der Neigungen, nur immer zu Stande gebracht werden könnte.« (AA IV, S. 394)

Diese Rückbindung des Guten an den guten Willen ist das Besondere der kantischen Ethik. Damit bindet Kant das Gute gerade nicht an die Folgen einer Handlung, und auch nicht an die Ziele, die verfolgt werden. Dass allein der gute Wille uneingeschränkt gut ist, versucht Kant in Kontrastierung zu den – wie er es nennt – Natur- und Glücksgaben zu veranschaulichen. So zeigt er auf, dass der Mensch seine Naturgaben, also seine ihm mitgegebenen Talente (wie z. B. Talente des Geistes oder Eigenschaften des Temperaments), sowohl zum Guten als auch zum Schlechten verwenden kann. Klugheit lässt sich eben nicht nur für die Einsicht nutzen, sondern auch für einen perfekten Raubüberfall. Gleiches gilt für die Glücksgaben, zu denen Kant »Macht, Reichtum, Ehre, Gesundheit, Wohlbefinden und Zufriedenheit mit seinem Zustand« zählt. Auch diese Gaben sind nicht zwingend gut, da sie sowohl zu guten als auch zu schlechten Zwecken verwendet werden können. Nicht also die Talente und Temperamente sind uneingeschränkt gut, sondern allein der gute Wille. Wann aber ist der Wille tatsächlich ein guter Wille? Wovon hängt das ab? Für Kant ist die Antwort klar: Allein durch das Wollen ist der gute Wille gut. Entscheidend ist also der Bestimmungsgrund, d. h. die dem Willen zugrunde liegenden Reflexionsmomente. Und hier kommt die Vernunft wieder ins Spiel.

2.2
Pflichtgemäßes Handeln und Handeln aus Pflicht

Wie wichtig der Bestimmungsgrund der moralischen Bewertung für Kant ist, zeigt sich an seiner grundlegenden Unterscheidung zwischen einem pflichtgemäßen Handeln und einem Handeln aus Pflicht. Pflichtgemäßes

2.2 Pflichtgemäßes Handeln und Handeln aus Pflicht

Handeln wäre ein Handeln, das zwar äußerlich »richtig« sein mag (vgl. Kap. 1.1.2), das aber per se kein moralisches Handeln darstellen muss. Sittliches Handeln hingegen wäre das Handeln erst, wenn es nicht pflichtgemäß, sondern aus Pflicht vollzogen wird:

> »Eine Handlung aus Pflicht hat ihren moralischen Wert nicht in der Absicht, welche dadurch erreicht werden soll, sondern in der Maxime, nach der sie beschlossen wird, hängt also nicht von der Wirklichkeit des Gegenstandes der Handlung ab, sondern blos von dem Princip des Wollens, nach welchem die Handlung unangesehen aller Gegenstände des Begehrungsvermögens geschehen ist.« (AA IV, S. 399 f.)

Kant veranschaulicht dies am Beispiel eines Kaufmanns, der sich an die Preise hält und seine Kunden ehrlich bedient. Für Kant ist ein solches Verhalten zweifelsohne legal, d. h., es entspricht den äußeren Gesetzen; ob es aber auch sittlich wertvoll, also moralisch ist, lässt sich aus der Handlung selbst nicht ablesen. So ist es denkbar, dass der Kaufmann sich nicht aus sittlichem Bewusstsein, sondern allein aus egoistischen Gründen oder aus Klugheitserwägungen so verhält, da er weiß, dass er nur auf diese Weise seine Kunden langfristig binden kann. Wäre die Kundenbindung der eigentliche Bestimmungsgrund, so wäre das Verhalten des Kaufmanns kein sittliches, sondern lediglich ein legales Verhalten und zugleich ein Verhalten aus Neigung, solange der persönliche Vorteil als Bewegungsgrund im Mittelpunkt steht. Und genau hier erfolgt die Unterscheidung zwischen pflichtgemäßem Verhalten und Verhalten aus Pflicht. Ein pflichtgemäßes Handeln folgt allein der Legalität; es ist ein äußerlich richtiges Handeln, das aber nicht automatisch ein moralisch hochstehendes Handeln sein muss. Moralisch hochstehend ist ein Handeln erst, wenn es nicht nur pflichtgemäß, sondern aus Pflicht vollzogen wird. Ein Handeln aus Pflicht ist ein Handeln, das nicht der Legalität, sondern der Moralität folgt. Kant hat diese Unterscheidung, die gerade für viele medizinethische Problemfelder relevant ist, in der *Metaphysik der Sitten* so zusammengefasst:

> »Man nennt die bloße Übereinstimmung oder Nichtübereinstimmung einer Handlung mit dem Gesetze, ohne Rücksicht auf die Triebfeder derselben, die Legalität (Gesetzmäßigkeit); diejenige aber, in welcher die Idee der Pflicht aus dem Gesetze zugleich die Triebfeder der Handlung ist, die Moralität (Sittlichkeit) derselben.« (AA VI, S. 219)

Ein Handeln, das der Moralität folgt, ist ein Handeln aus Pflicht. Schon dieser Terminus bringt zum Ausdruck, dass es nicht dem subjektiven Belieben des Einzelnen überlassen werden kann, was moralisches Handeln ist. Vielmehr liegt das Handeln aus Pflicht genau dann vor, wenn dem Willen eine Maxime, also ein subjektives Prinzip des Wollens respektive eine oberste Handlungsregel zugrunde liegt, von der sich sagen lässt, dass sie von persönlichen Vorlieben frei und widerspruchsfrei verallgemeinerbar ist. Eine Handlung aus Pflicht muss sich also an Maximen orientieren, die ihrerseits kritisch zu prüfen sind. Ob ein pflichtgemäßes und damit sittlich nicht relevantes Handeln oder aber ein Handeln aus Pflicht und damit ein sittliches Handeln vorliegt, hängt einzig und allein davon ab, welche Maxime dem Handeln zugrunde liegt (Tab. 2-1).

Was für eine Maxime taugt aber dazu, als Grundlage sittlichen Handelns (also eines Handelns aus Pflicht) zu genügen? Diese Frage verweist auf den Unterschied zwischen dem rein subjektiven Grundsatz, der Maxime, und einem objektiven Grundsatz, der von Kant auch als »praktisches Gesetz« oder »Sittengesetz« bezeichnet wird. Um das moralische Gesetz oder Sittengesetz, das nicht in der materiellen Welt vorkommt, sondern nur gedacht werden kann, näher zu bestimmen, unterscheidet Kant zwischen zwei Imperativen (objektiven Grundsätzen), dem hypothetischen und dem kategorischen Imperativ. Der **hypothetische Imperativ** enthält eine Handlungsanleitung, durch die ein bestimmtes Ziel erreicht werden soll; es geht also um eine reine Zweck-Mittel-Relation. Ein solcher Imperativ kann für Kant nicht uneingeschränkt gut sein, weil »der moralische Wert der Handlung nicht in der Wirkung, die daraus erwartet wird, also auch nicht in irgend einem Princip der Handlung, welches seinen Bewegungsgrund von dieser erwarteten Wirkung zu entlehnen bedarf« (AA IV, S. 401) liegen kann. Wenn ein moralisches Gesetz unbedingte – und nicht nur relative – Gültigkeit beanspruchen soll, so muss es unabhängig von partikularen und individuellen Zielvorstellungen aus sich selbst überzeugend und allein um seiner selbst willen akzeptabel sein. Ein solches uneingeschränkt gültiges Gesetz lässt sich nach Kant nicht material, also inhaltlich, sondern allein *formal* bestimmen (vgl. Kap. 1.1). Zur Bestimmung eines solchen Gesetzes hat Kant den **kategorischen Imperativ** formuliert, der deswegen Imperativ heißt, weil er eine unbedingte Verpflichtung darstellt, die mit einer »Nöti-

Tab. 2-1 Moralität und Legalität bei Kant

	Moralität	Legalität
Einstellung	Handlung aus Pflicht	Pflichtgemäße Handlung
Qualität der Handlung	Moralisch wertvoll	Nur gesetzmäßig
Überprüfbarkeit	Nach der inneren Maxime	Nach der äußeren Übereinstimmung mit dem Gesetz
Triebfeder	Sittlichkeit	Eigenliebe/Klugheit

gung« des Menschen einhergeht, also einen absoluten Sollensanspruch formuliert.

2.3 Der kategorische Imperativ

Das Besondere an Kants kategorischem Imperativ besteht darin, dass die mit ihm verbundene absolute Verbindlichkeit nicht aus einer externen Instanz resultiert, sondern aus der praktischen Vernunft des Menschen selbst, da der Mensch mithilfe der vernunftgeleiteten Abstraktion vom eigenen Begehrungsvermögen dazu befähigt ist, allgemein gesetzgebend zu sein. Gerade darin, dass sich der Mensch das Sittengesetz geben kann, manifestiert sich die Autonomie (griechisch für »Selbstgesetzlichkeit«) des Menschen, seine Freiheit, aber auch seine Würde. Mit dem kategorischen Imperativ geht es Kant also um die Selbstbindung des Menschen an das Sittengesetz als Ausdruck seiner Autonomie als vernunftbegabtes Wesen.

Der kategorische Imperativ wird in der *Grundlegung zur Metaphysik der Sitten*, aber auch in der *Kritik der praktischen Vernunft* an verschiedenen Stellen und in verschiedenen Formulierungen verwendet. Die Grundformel oder »allgemeine Formel« des kategorischen Imperativs lautet: »Handle nur nach derjenigen Maxime, durch die du zugleich wollen kannst, daß sie ein allgemeines Gesetz werde.« (AA IV, S. 421) Hier liegt der Schwerpunkt also auf der Überprüfung der Maximen durch die Universalisierung.

Die Grundformel hat mehrere Unterformeln:
- **Naturgesetzformel**: »Handle so, als ob die Maxime deiner Handlung durch deinen Willen zum allgemeinen Naturgesetze werden sollte.« (AA IV, S. 421) Der Fokus der Naturgesetzformel liegt somit auf einer Analogie des guten Willens zum allgemeinen Gesetz, wie es sich in der Natur finden lässt.
- **Selbstzweckformel**: »Handle so, daß du die Menschheit, sowohl in deiner Person, als in der Person eines jeden andern, jederzeit zugleich als Zweck, niemals bloß als Mittel brauchest.« (AA IV, S. 429) Der Selbstzweckformel liegt die Überzeugung vom absoluten Wert einer jeden Person als Zweck an sich selbst zugrunde.
- **Formel des Reiches der Zwecke**: »Handle nach Maximen eines allgemein gesetzgebenden Gliedes zu einem bloß möglichen Reiche der Zwecke, in seiner vollen Kraft, weil es kategorisch gebietend ist.« (AA IV, S. 439) Mit dieser Formel rekurriert Kant wieder auf den Begriff der Auto-

nomie und der Unterwerfung des Menschen unter das Sittengesetz (Reich der Zwecke), ähnlich der Unterwerfung der Natur unter das Naturgesetz (analog dazu: Reich der Natur).

Wir wollen uns im Folgenden exemplarisch vor allem auf die Grundformel respektive allgemeine Formel konzentrieren. Aus der Grundformel des kategorischen Imperativs wird mehreres deutlich:
- Der kategorische Imperativ ist ein rein formales Überprüfungsverfahren, ein Gedankenexperiment also, das nicht inhaltlich spezifiziert ist, d. h., er enthält keine Werttheorie, außer der Annahme, dass der Mensch selbst Wert an sich ist und keinen Preis hat.
- Kant geht es nicht um die Bewertung von Handlungen, sondern um die Bewertung von Maximen, also um Regeln, die sich der Mensch selbst setzt.
- Bei der Prüfung der Geeignetheit einer Maxime für das Sittengesetz sind für Kant nicht die Folgewirkungen der Regeln das Entscheidende. Es geht ihm allein um die Beschaffenheit des Prinzips, nach dem gehandelt wird, und nicht um die Antizipation der Folgen, die aus etwaigen Handlungen oder Regeln resultieren. Genau das unterscheidet seinen Ansatz grundlegend vom Utilitarismus.
- Die zentrale Bedingung für eine solche Maxime ist die Forderung, dass die Maxime die Form der widerspruchsfreien Allgemeinheit des Gesetzes haben muss. Das heißt, sie *muss* gedacht werden können, und sie darf nicht *nicht* gewollt werden dürfen. Damit taugt nur jene Maxime für das Sittengesetz, die für alle, d. h. für den Handelnden wie für den Betroffenen gleichermaßen, vernünftigerweise gedacht/gewollt werden kann. Wenn eine Maxime in ihrer Verallgemeinerung nicht *gedacht* werden kann, führt sie sich ad absurdum. Wenn eine Maxime in ihrer Verallgemeinerung nicht *gewollt* werden kann, dann bedeutet das, dass die Maxime in ihrer Verallgemeinerung unweigerlich Implikationen mit sich brächte, die der Akteur nicht wollen kann. Kant führt hierzu vier Beispiele an (s. Tab. 2-2): die Verurteilung des Suizids, die Ablehnung eines lügenhaften Versprechens beim Geldausleihen, die Ablehnung der Vernachlässigung der Förderung natürlicher Anlagen und die Ablehnung des Unwillens, Notleidenden zu helfen (AA IV, S. 421 ff.).

Das zweite Beispiel des lügenhaften Versprechens eignet sich gut, um Kants Grundidee zu verdeutlichen: Würde man das lügenhafte Versprechen verallgemeinern und sich im Gedankenexperiment vorstellen, es gäbe ein Gesetz, wonach sich jeder eines lügenhaften Versprechens bedienen dürfte, so würde man damit letztlich den Sinn des lügenhaften

2.3 Der kategorische Imperativ

Versprechens konterkarieren. Machte man nämlich das Lügen zur Regel, wäre das Grundvertrauen in die Wahrhaftigkeit generell zerstört. Damit würde ein Zustand erreicht, in dem man den Zweck des lügenhaften Versprechens gar nicht mehr erreichen könnte.[2] Kant drückt das so aus:

> »Denn die Allgemeinheit eines Gesetzes, daß jeder, nachdem er in Noth zu sein glaubt, versprechen könne, was ihm einfällt, mit dem Vorsatz, es nicht zu halten, würde das Versprechen und den Zweck, den man damit haben mag, selbst unmöglich machen, indem niemand glauben würde, daß ihm was versprochen sei, sondern über alle solche Äußerung, als eitles Vorgeben, lachen würde.« (AA IV, S. 422)

Es muss hier nochmals betont werden, dass es Kant nicht um die Antizipation der Folgen eines generellen lügenhaften Versprechens geht; nicht die Auswirkungen sind für ihn relevant, sondern die Frage, ob man eine solche verallgemeinerte Maxime widerspruchsfrei wollen kann. Die sittliche Verwerflichkeit des lügenhaften Versprechens ergibt sich für Kant nicht daraus, dass es verheerende Folgen hätte, sondern allein daraus, dass man sich mit der Maxime, sein Versprechen nicht halten zu wollen, in Widersprüche begäbe. Denn das Versprechen ist eine Selbstbindung, das lügenhafte Versprechen hingegen die Verneinung dieser Bindung. Stellte man sich nun ein Naturgesetz vor, das das lügenhafte Versprechen zur Regel machte, so wäre jede Bindung zugleich eine Nicht-Bindung, was einen eindeutigen logischen Widerspruch bedeutete.

Von besonderer Relevanz, nicht nur für dieses Beispiel, sondern für zahlreiche Beispiele, namentlich aus der Medizinethik, ist die zweite Unterformel, die **Selbstzweckformel**. Das Verbot zu lügen könnte auch aus der Selbstzweckformel abgeleitet werden, weil ab dem Moment, da jemand bewusst belogen wird, dieser Mensch »bloß als Mittel« gebraucht und nicht als Zweck (an sich) betrachtet wird, denn er würde selbst keinesfalls in ein bewusstes Belogenwerden einwilligen. Mit Kant gesagt, würde »der, den ich durch ein solches Versprechen zu meinen Absichten brauchen will, [...] unmöglich in meine Art, gegen ihn zu verfahren, einstimmen« (AA IV, S. 429f.). Damit ist gemeint, dass ein Mensch, dessen Handeln einen anderen Menschen nicht als Zweck an sich betrachtet, letzten Endes von Maximen geleitet ist, denen ein partikulares und gerade nicht verallge-

---

[2] Inwiefern sich diese Konsequenz zwingend ergibt, inwiefern hieraus tatsächlich vollkommene Pflichten entstehen und inwiefern der kategorische Imperativ überhaupt ohne Folgenorientierung auskommen kann, ist insbesondere von Dieter Birnbacher kritisch hinterfragt worden (vgl. Birnbacher 2003, S. 141 ff.). Auf diese möglichen Inkonsistenzen bei Kant kann hier nicht näher eingegangen werden.

meinerbares Begehrungsvermögen zugrunde liegt. Ab dem Moment also, da Menschen nicht als Zweck an sich, sondern als Zweck für fremde persönliche Interessen (z. B. Vorteile aus der Lüge) betrachtet werden, kann der Bestimmungsgrund für ein solches Handeln kein sittlicher mehr sein.

Mit der Selbstzweckformel führt Kant nach der formalen Grundformel nun ein materiales Element ein. Das materiale Element besteht darin, dass er dem Menschen einen unbedingten inneren Wert zuspricht. Gerade weil jeder Mensch einen inneren Wert hat, kann in sittlicher Hinsicht nur nach Maximen gehandelt werden, die von jedem (vernünftigen) Menschen geteilt werden. Die Selbstzweckformel enthält also einerseits eine Unterlassungspflicht, nämlich die Pflicht zur Unterlassung der Instrumentalisierung eines anderen Menschen, und zugleich eine positive Pflicht, nämlich die Pflicht zur Anerkennung des inneren Wertes eines jeden Menschen als Teil der Menschheit. Grundlegend ist hierfür die Vorstellung, dass der Mensch als sittliches Wesen niemals einen Preis haben kann, dass also sein Wert ein innerer Wert ist, der sich einer Verrechnung mit anderen Werten grundsätzlich entzieht. Der Mensch ist Zweck an sich und steht damit in elementarer Gleichheit mit allen Menschen. Das bedeutet, dass kein Mensch das Recht hat, diese elementare Gleichheit der grundsätzlichen Selbstzweck- und damit Subjekthaftigkeit eines jeden Menschen anzutasten.

Pflichten nach dem kategorischen Imperativ

Aus dem kategorischen Imperativ leitet Kant, wie wir bereits in Ansätzen gesehen haben, verschiedene Pflichten ab, die in seinen oben erwähnten vier Beispielen (S. 28) anschaulich dargelegt werden. Die von Kant in eine Struktur gebrachten Pflichten sind die Pflichten gegen sich selbst und die Pflichten gegen andere (s. näher Höffe 2004). Dabei haben die Pflichten gegen sich selbst den Vorrang vor den Pflichten gegen andere. Die Pflichten gegen Gott lässt er bewusst außen vor. Innerhalb dieser Pflichten nimmt Kant eine weitere Unterscheidung vor, indem er sie in vollkommene Pflichten und unvollkommene Pflichten unterteilt. Die **unvollkommenen Pflichten**, d. h. jene Pflichten, welche auf Maximen beruhen, die zwar als allgemeine Gesetze gedacht, aber nicht widerspruchsfrei gewollt werden können, nennt Kant auch »weite« Pflichten, weil sie nicht genau bestimmt werden können und damit der Ermessensgrundlage des Einzelnen überlassen werden. Kant bezeichnet die unvollkommenen Pflichten an verschiedenen Stellen nicht von ungefähr als »Tugendpflichten«. Ein zweites und zentrales Charakteristikum der unvollkommenen Pflichten liegt darin, dass sie nicht bedingungslos befolgt werden müssen.

2.3 Der kategorische Imperativ

Zwar gelten die unvollkommenen Pflichten kategorisch, d.h., sie sind nicht aus einem anderen Prinzip abzuleiten als aus dem kategorischen Imperativ, aber es obliegt der Urteilskraft des Einzelnen, inwieweit diese Pflichten erfüllt werden müssen. Es erscheint Kant nicht legitim, andere Menschen mit Gewalt zur Befolgung der unvollkommenen Pflichten zu zwingen.

Ein Beispiel für diese unvollkommenen Pflichten – und zwar aus dem Bereich der Pflichten gegen sich selbst – ist die Pflicht, seine Talente nicht verkümmern zu lassen. Für Kant ist es kein logischer Widerspruch, die Maxime, seine Talente *nicht* zu befördern, zu verallgemeinern. Aber als vernünftiges Wesen kann der Mensch diese Verallgemeinerung nicht wollen, weil er als ein solches unweigerlich danach streben wird, all seine Fähigkeiten so gut wie möglich zu entfalten, um sie den verschiedensten Zwecken dienstbar machen zu können. Mit der Klassifizierung der Pflicht zur Beförderung der eigenen Talente als unvollkommene Pflicht ist der Mensch aber nicht gezwungen, sich in jeder Situation der Förderung seiner Talente zu verschreiben, sondern kann durchaus auch anderen Zielen zwischendurch den Vorrang geben. Insofern ist die kantische Ethik nicht so rigoros, wie sie oft dargestellt wird. Das zweite Beispiel für die unvollkommenen Pflichten – diesmal als Pflichten gegen die anderen gedacht – ist die Pflicht, anderen in Not zu helfen. Wir werden auf diese Pflicht in Kapitel 6.3 näher zu sprechen kommen, wenn es um das Prinzip der Fürsorge in der Medizin geht.

Die **vollkommenen Pflichten** nennt Kant auch »enge« Pflichten und zugleich negative Pflichten. Es sind damit also Verbote (oder Unterlassungspflichten) gemeint, und zwar konkret umschriebene Verbote, die genau bestimmt werden können. Das Besondere an den vollkommenen Pflichten ist die Tatsache, dass sie unter *allen* Umständen zu berücksichtigen sind. Das hängt für Kant damit zusammen, dass die Maximen, die diesen Pflichten widersprechen, nicht nur nicht gewollt, sondern überhaupt nicht gedacht werden können. Zu den vollkommenen Pflichten zählt Kant das Verbot der Selbsttötung als Pflicht gegen sich selbst und das Verbot des lügenhaften Versprechens als Pflicht gegen andere. Das unbedingte Verbot der Selbsttötung begründet Kant in zweifacher Weise. Die erste Begründung rekurriert auf das Instrumentalisierungsverbot. Der Mensch behandle sich wie eine bloße Sache, wenn er sich selbst umbringe, er mache sich zum Objekt und verstoße damit gegen die Pflichten gegen sich selbst:

»[S]o wird […] nach dem Begriffe der notwendigen Pflicht gegen sich selbst, derjenige, der mit Selbstmorde umgeht, sich fragen, ob seine Handlung mit der Idee der Menschheit, als Zwecks an sich selbst, zusammen bestehen könne. Wenn er, um einem beschwerlichen Zustande zu entfliehen, sich selbst zerstört, so bedient er sich einer Person bloß als eines Mittels zu Erhaltung eines erträglichen Zustandes bis zu Ende des Lebens. Der Mensch ist aber keine Sache, mithin nicht etwas, das bloß als Mittel gebraucht werden kann, sondern muß bei allen seinen Handlungen jederzeit als Zweck an sich selbst betrachtet werden. Also kann ich über den Menschen in meiner Person nichts disponieren […].« (AA IV, S. 429)

Und in seiner Vorlesung über Ethik heißt es: »Der Mensch kann über sich selbst nicht disponieren, weil er keine Sache ist. Der Mensch ist nicht Eigentum von sich selbst. Das ist eine Kontradiktion. […] Wäre er aber nun ein Eigentum von sich selbst, so wäre er eine Sache, über die er Eigentum haben kann.« Die zweite Begründung hebt auf die Inkonsistenz des Wollens ab. Für Kant ist es unlogisch, Autonomie zu wollen und zugleich die Zerstörung der Bedingung ihrer Möglichkeit ins Auge zu fassen, weil man damit in einem Wollen zugleich etwas und sein Gegenteil will: »Der Persönlichkeit kann der Mensch sich nicht entäußern, so lange von Pflichten die Rede ist, folglich so lange er lebt, und es ist ein Widerspruch, die Befugniß zu haben, sich aller Verbindlichkeiten zu entziehen.« (AA VI, S. 422) Im Gegensatz zu den unvollkommenen Pflichten ist es demnach erlaubt, zur Einhaltung der vollkommenen Pflichten sogar Zwang anzuwenden, denn diese Pflichten gelten als obligatorische Pflichten, »deren Ausübung als etwas Geschuldetes verlangt wird« (Schroeter 1995, S. 113; s. Tab. 2-2 und Tab. 2-3).

Tab. 2-2 Die Vierergruppe der Pflichten (nach Kants *Grundlegung zur Metaphysik der Sitten*)

	Vollkommene Pflichten	**Unvollkommene Pflichten**
Pflichten gegen sich selbst	Verbot der Selbsttötung	Förderung der eigenen Talente
Pflichten gegen andere	Verbot des lügenhaften Versprechens	Hilfeleistung in Not

Tab. 2-3 Gesamtschau der Pflichten (nach Kant)

Pflichten gegen sich selbst	Pflicht gegen andere
1. Pflicht zur Selbsterhaltung	1. Pflicht der Achtung der Würde des Menschen
Verbot des Selbstmordes Verbot der Selbstverstümmlung Verbot der Völlerei	Verbot der üblen Nachrede Verbot des Hochmuts Gebot der Freundschaft
2. Pflicht zur Wahrheit	2. Pflicht zu Dankbarkeit, Mitleid, Wohltätigkeit
	Verbot von Schadenfreude und Neid
3. Pflicht zur Selbstachtung	3. Pflicht zum Gehorsam
Verbot der falschen Demut (Kriecherei) Verbot der Vernachlässigung seiner selbst (Geiz)	bezogen auf Rechtspflichten
4. Pflicht zur moralischen Selbsterkenntnis	4. Pflicht zur Tierliebe
	als Ausdruck der Menschlichkeit

2.4
Autonomie nach Kant

Zusammenfassend lässt sich festhalten, dass für Kant allein der gute Wille uneingeschränkt gut ist. Gut ist dieser Wille genau dann, wenn er nicht die Neigungen zum Bestimmungsgrund hat. Denn die Neigungen sind für Kant lediglich Ausdruck des Ursache-Wirkungs-Prinzips der Natur und nicht Ausdruck von Freiheit. Indem die Neigungen den Menschen an die Gesetze der physischen Natur binden, machen sie ihn zum »Sklaven« fremder Gesetze, die nicht Resultat seiner Freiheit, sondern Resultat seiner Natur sind. Da der Mensch aber vernunftbegabt ist, hat er die Möglichkeit, nicht allein seiner Natur zu folgen, sondern sich von ihr freizumachen, um damit die Freiheit zu erlangen, dem Sittengesetz zu gehorchen. Das Sich-Binden an das Gesetz des vernünftig Guten (Sittengesetz) ist für Kant keine Einschränkung, sondern – im Gegenteil – Ausdruck der Freiheit des Menschen.

In dieser Hinsicht unterscheidet sich die Autonomievorstellung Kants grundlegend von der gängigen Verwendungsweise des Autonomiebegriffs in der Bioethik. Autonomie ist für Kant nicht die Ausrichtung an den persönlichen Vorlieben, im Gegenteil: Die autonome Selbstsetzung ergibt sich für ihn gerade aus dem *Absehen* von den eigenen Wünschen und dem Befolgen des Sittengesetzes. Das Befolgen des Sittengesetzes (gemäß dem kategorischen Imperativ) stellt einen universalistischen Standpunkt dar und keine subjektive Einstellung. Freiheit ist für Kant also das Sich-verpflichtet-Wissen und das Sich-zwingen-Können zum (objektiv) Guten. So schreibt er in der *Grundlegung zur Metaphysik der Sitten* dezidiert: »Pflicht ist die Nothwendigkeit einer Handlung aus Achtung fürs Gesetz.« (AA IV, S. 400) Das Sich-Ausrichten auf die persönlichen Vorlieben hingegen wäre für Kant nicht Autonomie, sondern reine Willkür und damit Heteronomie. Das bringt er in der *Kritik der praktischen Vernunft* auch wörtlich zur Sprache, indem er den vierten Lehrsatz wie folgt beginnt: »Die Autonomie des Willens ist das alleinige Princip aller moralischen Gesetze und der ihnen gemäßen Pflichten; alle Heteronomie der Willkür gründet dagegen nicht allein gar keine Verbindlichkeit, sondern ist vielmehr dem Princip derselben und der Sittlichkeit des Willens entgegen.« (AA V, S. 033) Hieraus wird deutlich, dass Kants Begründung der Moral sich nicht nur von den konsequenzialistischen Ethiktheorien, sondern auch von der noch zu behandelnden aristotelischen Ethik der Eudaimonia grundlegend unterscheidet, da auch die Ausrichtung an der Glückseligkeit für ihn nicht der Bestimmungsgrund des praktischen Gesetzes sein kann. Es sind eben nicht die Folgen und auch nicht das Glück, was für das Sittliche relevant ist. Vielmehr ist für Kant die Autonomie – verstanden als Selbstgesetzgebung – der Grundbegriff und das oberste Prinzip der Ethik. Das bringt er im *Opus postumum* prägnant auf den Punkt, wenn er sagt: »Alle Philosophie ist [...] Autonomie.« (AA XXI, S. 106)

Der obige Hinweis auf den grundlegenden Unterschied zwischen der Autonomievorstellung Kants und der gängigen Verwendungsweise des Autonomiebegriffs innerhalb der Bioethik deutet bereits darauf hin, dass es nicht einfach ist, die Auffassung, »alle Philosophie sei Autonomie« mit all ihren Konsequenzen umstandslos für die gegenwärtige medizinische Praxis fruchtbar zu machen. Um Kant heute als Gewährsmann für eine Ethik in der Medizin heranzuziehen, muss man entweder große Teile seiner Philosophie ausblenden[3] oder aber sich eingestehen, dass die gegenwärtigen Entwicklungen auf wissenschaftlicher, technologischer, gesellschaftlicher und (gleichsam gebündelt) medizinischer Ebene sich von dem

---

3 Es handelt sich dabei vor allem um die grundsätzliche Problematik zwischen theoretischem und praktischem Selbstverständnis bei Kant. So wird auch selten hinterfragt, wie sich eigentlich Kants theoretische und seine praktische Philosophie in dieser Hinsicht zueinander verhalten, so z. B. hinsichtlich der Frage, wie sich Kant zu der Instrumentalisierung des Körpers verhalten würde, dessen Wissenschaft er eindeutig der theoretischen Vernunft bzw. dem Reich der Natur zuordnet (vgl. dazu Wiesing 2005).

geistigen Grundgerüst einer an der Autonomie qua Selbstbindung ausgerichteten praktischen Vernunft grundlegend entfernen. Dies muss nicht zwingend kritisch bewertet werden, weist aber auf mögliche begründungstheoretische Probleme hin. Wenn es heute zu den demokratischen Grundwerten gehört, ein uneingeschränktes Selbstverfügungsrecht zu haben, dessen Spielraum biotechnologisch ausgebaut werden kann, kommt darin ein menschliches Selbstverständnis zum Zuge, dessen Vokabular im Grunde in Widerspruch zu seiner eigenen Geschichte gerät: Der Begriff »Autonomie« und der bei Kant eng mit diesem korrespondierende Begriff der »Würde« erweisen sich trotz ihres universalen Anspruches als versehr- und aushöhlbar. Dennoch bietet Kants praktische Philosophie noch immer maßgebliche Anknüpfungspunkte, vor allem, was die Begründungsfähigkeit einzelner medizinethischer Überlegungen betrifft. Wir werden in verschiedenen Kapiteln darauf zurückkommen (z. B. Kap. 13 oder Kap. 20).

Literatur

Birnbacher, Dieter: Analytische Einführung in die Ethik. Berlin: De Gruyter 2003.
Höffe, Otfried: Immanuel Kant. München: Beck 2004.
Kant, Immanuel: Kant's Gesammelte Schriften, hrsg. von der Preußischen Akademie der Wissenschaften, Berlin 1900 ff (AA).
Kant, Immanuel: Grundlegung zur Metaphysik der Sitten (AA IV).
Kant, Immanuel: Kritik der praktischen Vernunft (AA V).
Kant, Immanuel: Die Metaphysik der Sitten (AA VI).
Kant, Immanuel: Opus postumum (AA XXI).
Kersting, Wolfgang: Der kategorische Imperativ, die vollkommenen und die unvollkommenen Pflichten. Zeitschrift für philosophische Forschung 1983; 37: 404–421.
Quante, Michael: »Menschenwürde und personale Autonomie«. Demokratische Werte im Kontext der Lebenswissenschaften. Hamburg 2010.
Schroeter, François: Tugend und Moraltheorie. Zeitschrift für philosophische Forschung 1995; 49: 104–123.
Schwemmer, Oswald: Der kategorische Imperativ bei Kant. In: Philosophie der Praxis. Frankfurt a. M: Suhrkamp 1980; 132–166.
Wiesing, Urban: Immanuel Kant, seine Philosophie und die Medizin. In: Volker Gerhardt (Hrsg): Kant im Streit der Fakultäten. Berlin, New York: De Gruyter 2005; 84–116.

3 Utilitaristische Ethik

3.1	Grundcharakteristika des Utilitarismus	37
3.1.1	Folgenorientierung	38
3.1.2	Nutzen	38
3.1.3	Summenkalkulation	39
3.1.4	Universalismus	39
3.1.5	Empirie	40
3.2	Werttheorie des Utilitarismus	41
3.3	Schwachstellen des Utilitarismus	43
3.4	Grenzen des Antagonismus von Pflichtenethik und Konsequenzialismus	44
	Literatur	46

3.1 Grundcharakteristika des Utilitarismus

Im Gegensatz zu einem deontologischen Zugang machen die konsequenzialistischen Theorien die *Folgen* einer Handlung zum vorrangigen bzw. einzigen Maßstab. Die Bedenklichkeit einer Handlung resultiert für die Konsequenzialisten nicht aus der Beschaffenheit der Handlung selbst und auch nicht aus der ihr zugrunde liegenden Motivation, sondern aus der Bewertung der Auswirkungen, die der Handlung zugeschrieben werden können. Zu den konsequenzialistischen Begründungstheorien zählt neben den teleologischen Ethiken und – mit Abstrichen – der Verantwortungsethik vor allem der Utilitarismus. Der Begriff »Utilitarismus« ist dabei dem englischen Terminus *utility* entlehnt. Im Deutschen wird er daher oft als »Nützlichkeitsethik« bezeichnet, doch dies trifft den Kerngehalt nicht ganz. Denn *utility* ist im Englischen mehr als nur Nützlichkeit; in dem Begriff steckt zugleich der Aspekt des »Geeignetseins« bzw. der Zweckmäßigkeit. Da es sich beim Utilitarismus um eine nach wie vor – insbesondere im angelsächsischen Raum – einflussreiche Begründungstheorie handelt, soll er hier (in Anlehnung an Höffe 2003) kurz erläutert werden. Im Folgenden seien zunächst die zentralen Charakteristika des Utilitarismus benannt.

3.1.1
Folgenorientierung

Das zentrale Element des Utilitarismus ist – wie dargelegt – seine Ausrichtung an den Folgen. Der Utilitarismus unterscheidet sich von anderen Begründungstheorien dadurch, dass für ihn lediglich die Folge, nicht aber die Absicht (oder Maxime) und nicht die Handlung per se ausschlaggebend ist. Ob eine gute Folge durch ein Tun oder durch ein Unterlassen hervorgerufen wird, ist einerlei. Es ist aber auch einerlei, ob aus Eigennutz oder aus humanitären Motiven gehandelt wird: Allein die objektive Folge macht das Gute aus. Eine gute Tat ist also dann eine gute Tat, wenn das Ergebnis – von einem externen Beobachterstandpunkt aus – stimmt, und nicht etwa, wenn der Handelnde anderen Menschen etwas Gutes will oder von einer altruistischen Grundhaltung getragen wird. Der Utilitarismus bewertet also nicht den Handelnden (dies wäre eher das Charakteristikum der Tugendethik), sondern nur die Handlung, und auch diese allein unter dem Gesichtspunkt der aus ihr resultierenden Wirkungen. Die Orientierung an den Folgen wirft freilich die Frage auf, welche Folgen denn relevant sein sollen. Hier müsste man differenzieren, ob man mit Folgen allein die tatsächlichen Folgen meint oder ob auch die bloß beabsichtigten Folgen eine Rolle spielen sollen, ganz zu schweigen von der Frage, ob neben den tatsächlichen auch die nur wahrscheinlichen Folgen von moralischer Bedeutung sein sollen.

3.1.2
Nutzen

Die Frage, was inhaltlich als eine relevante gute Folge gilt, führt uns zum zweiten zentralen Charakteristikum des Utilitarismus: seine Orientierung am Nutzen, daher ja der Name. Nur solche Folgen sind relevant, die einen Nutzen generieren. Nun gibt es verschiedene Möglichkeiten, diesen Nutzen genauer zu bestimmen. Für den sogenannten hedonistischen Utilitarismus, wie er vor allem in seiner Anfangsphase kennzeichnend war, gilt als positiver Nutzen das Glück der Mehrheit der Menschen. Bekannt ist ja die Kurzformel des Utilitarismus, die da lautet: »Das größte Glück der größten Zahl«, eine Formel, die der Begründer des Utilitarismus, der Jurist und Sozialreformer Jeremy Bentham (1748–1832), in seiner Schrift *Nutzen der Gerechtigkeit* von 1789 formuliert. Spätere Varianten des Utilitarismus haben diese Nutzenkategorie weiter ausdifferenziert. Eine rezente Form des Utilitarismus ist der Präferenzutilitarismus (nach dem australischen Philosophen Peter Singer), der an der Stelle des Glücks die Erfüllung der individuellen Präferenzen als positive Folge formuliert hat (zu Singer: s. auch Kap. 23.3.2).

3.1.3
Summenkalkulation

Ein drittes Charakteristikum des Utilitarismus ist die Summenkalkulation als moralisches Kriterium. An die Stelle der *phronesis* (praktische Klugheit) oder gar der *sophia* (Weisheit) tritt beim Utilitarismus das rationale Aufrechnen von Glückswerten; zentrales Instrumentarium der Definition des Guten ist hier also nicht die praktische Urteilskraft, sondern die numerische Kalkulation. Damit stellt der Utilitarismus in gewisser Weise eine algorithmische Methode zur Definition des Guten dar. In diese algorithmisch zu bestimmende Summenkalkulation fließen nicht nur die Empfindungsmomente einzelner Individuen, sondern all derjenigen mit ein, die von einer Handlung oder Entscheidung betroffen sind. Zentral ist also die Ausrichtung auf das menschliche Wohlergehen insgesamt, was bedeuten kann, dass – utilitaristisch gedacht – einzelne Handlungen auch dann nicht zu vertreten sind, wenn sie zwar die besten Folgen für den Einzelnen hätten, aber das Wohlergehen aller Betroffenen gefährden würden. So hat Jeremy Bentham folgende Maxime aufgestellt: »Getan werden soll, was förderlich ist, d.h. was dazu neigt, zur Gesamtsumme der Freuden beizutragen: oder, was auf das Gleiche hinausläuft, die Gesamtsumme der Leiden zu vermindern.« (Bentham 1780, zit. nach Höffe 2003, S. 55).

3.1.4
Universalismus

Dies führt uns zum vierten Merkmal des Utilitarismus, dem Universalismus. Dieser bedeutet nichts anderes, als dass es dem Utilitarismus darum geht, die Interessen eines jeden Menschen, unabhängig von dessen Status oder Identität, in gleicher Weise zu berücksichtigen. Darin erkennen wir den grundlegend demokratischen Charakter des Utilitarismus, dem es nicht um den Nutzen bestimmter Gruppen oder sozialer Schichten geht, sondern um die Benennung eines Wohlergehens, in das das Wohlergehen aller Betroffenen in gleicher Weise einfließt. Der englische Philosoph und Ökonom John Stuart Mill (1806–1873) propagierte in der Nachfolge Benthams die Überwindung der Egozentrik (*selfishness*) des Menschen. Der Utilitarismus ist somit eine Theorie, die den solipsistischen Egoismus, der das subjektive Ich als das einzig moralisch Relevante anerkennt, grundlegend verurteilt. Nicht der je individuelle Vorteil ist Zielpunkt, sondern die Beförderung des Wohls der Allgemeinheit.

Mit diesem Charakteristikum des Utilitarismus verwandt, aber nicht in ihm aufgehend, ist die utilitaristische Beschränkung der moralischen Relevanz auf rein **individuelle Werte**. Wenn zwar gelegentlich von einem »Allgemeinwohl« oder »Gesamtwohl« der Gesellschaft gesprochen wird, so ist damit kein kollektives Gut gemeint, sondern dieses Gemeinwohl definiert sich allein aus der Aggregation von individuellen Werten. Das einzig Relevante für den Utilitarismus ist das je individuelle Wohl, und dies in Absehung einer etwaig zu definierenden moralischen Größe, die man unter ein Gemeinwohl subsumieren könnte. Gemeinwohl wird also lediglich als die **Summe der Einzelwohle** verstanden (s. o.).

3.1.5
Empirie

Als fünftes Merkmal ist schließlich die Orientierung an der Empirie hervorzuheben. Der Utilitarismus ist weder Rationalismus noch Idealismus, ihm geht es nicht um die Orientierung an Ideen. Im Zentrum steht vielmehr die Empirie, die faktische Gegebenheit und Messbarkeit bestimmter Phänomene, allen voran das Phänomen der (nachweisbaren) Empfindung. Für den Utilitarismus ist es charakteristisch, dass nur die Zustände als moralisch relevant gelten, die auch subjektiv empfunden werden, was zugleich bedeutet, dass der Utilitarismus nur subjektive, jedoch keine »objektiven« Werte kennt. Dieter Birnbacher hat das treffend zum Ausdruck gebracht: »Werte objektiver Art wie Wahrheit, Freiheit und Leben haben [für den Utilitarismus] lediglich extrinsischen Wert, d. h., ihr Wert ist abhängig von dem Wert der von ihnen bewirkten subjektiven Zustände.« (Birnbacher 2003, S. 218)

Das bedeutet nicht weniger, als dass die moralische Relevanz an eine empirische Bedingung, nämlich die der subjektiven Empfindung, geknüpft wird. Darin liegt ein ganz wesentlicher Unterschied zur Pflichtenethik Kants. Wenn aber nun allein die Empfindung zählt und nicht eine bestimmte Idee vom Guten, so werden wir erkennen, dass dadurch all die Lebewesen mit in die moralische Bewertung einbezogen werden, die ebenfalls etwas fühlen können. Der Utilitarismus ist daher eine Theorie, die die alleinige Orientierung am Menschen (Anthropozentrismus) aufgibt und einen *Pathozentrismus* favorisiert, also eine Grundposition, die die Höhe der Schutzwürdigkeit von Lebewesen nicht von der Artzugehörigkeit, sondern von deren Leidensfähigkeit abhängig macht. Aus dieser pathozentristischen Position heraus erklärt es sich, dass der Utilitarismus innerhalb der

Gattung Mensch jene Lebensformen nicht berücksichtigt, die nicht der Empfindung fähig sind, wie z. B. Embryonen oder Menschen mit entsprechenden zerebralen Schädigungen (vgl. Kap. 13).

3.2
Werttheorie des Utilitarismus

Der für den Utilitarismus relevante Wert ist die Respektierung der Präferenz, die Maximierung der Freuden. Doch welche Freuden sind konkret gemeint? In seiner einflussreichen Schrift *Einführung in die Prinzipien von Moral und Gesetzgebung* (1789) nimmt Jeremy Bentham eine Differenzierung der Freuden vor, bei denen er zwischen einfachen und komplexen, zwischen selbstbezüglichen und fremdbezüglichen sowie zwischen primären und sekundären Freuden unterscheidet. So unterteilt er die einfachen Freuden in nicht weniger als 14 Unterarten. Der Utilitarismus ist damit alles andere als ein platter Hedonismus, als der er so oft bezeichnet wurde. Allerdings besteht ein Charakteristikum des frühen Utilitarismus nach Bentham darin, dass das einzig ausschlaggebende Kriterium für das Gute die größte Zahl und nicht etwa die beste Art von Freuden ist. Der frühe Utilitarismus stellt also einen **quantitativen Hedonismus** dar, es geht ihm lediglich um die Summe der Freuden ohne Rücksicht auf ihre Qualität. Zwar werden beispielsweise die geistigen Freuden schon bei Bentham stärker gewichtet, aber nicht etwa, weil sie die »besseren« Freuden wären, sondern weil sie langfristig besser geeignet seien, eine höhere Glücksbilanz zu erzielen.

Diesen Schwachpunkt des quantitativen Hedonismus hat John Stuart Mill klar gesehen. Er versucht ihn mittels einer Differenzierung zwischen niederen und höheren Freuden auszugleichen. Mill knüpft die moralische Relevanz der Freude an das Kriterium eines aus Erfahrung gespeisten Urteilsvermögens: »[…] von zwei Freuden ist diejenige die wertvollere, die von allen oder nahezu allen, die Erfahrung in beiden haben, entschieden bevorzugt wird« (Mill 1861, S. 87 f.). In einer bemerkenswerten Analogie zur aristotelischen Seelenlehre und in expliziter Berufung auf die Stoa bewertet Mill die Freuden, die sich aus den geistigen Fähigkeiten des Menschen ergeben, höher als die Freuden, die aus dem rein sinnlichen Vermögen hervorgehen, wobei er die geistigen Freuden mit einem Gefühl der Würde (*sense of dignity*) in Verbindung bringt. Berühmt geworden ist diesbezüglich seine Aussage:

> »Es ist besser, ein unzufriedener Mensch zu sein als ein zufriedengestelltes Schwein; besser ein unzufriedener Sokrates als ein zufriedener Narr. Und wenn der Narr oder das Schwein anderer Ansicht sind, dann deshalb, weil sie nur die eine Seite der Angelegenheit kennen. Die andere Partei hingegen kennt beide Seiten.« (Mill 1861, zit. nach Höffe 2003, S. 18)

Damit hebt der Utilitarismus nach Mill hervor, dass es dem Menschen nicht allein um Zufriedenheit geht, sondern um das Glücklichsein. Und Glück, so Mill, stellt sich erst ein, wenn der Mensch sich seiner höheren Fähigkeiten bedient. Hier hat eine Ablösung des quantitativen durch einen **qualitativen Utilitarismus** stattgefunden, was allerdings damit einhergeht, dass der utilitaristische Grundgedanke durch dem Utilitarismus fremde Kriterien erweitert wird, denn dass die geistigen Freuden wünschenswerter sind als die sinnlichen, lässt sich nicht aus dem Begründungsprinzip des Utilitarismus ableiten. Hierfür bedarf es weiterer Zusatzannahmen, in diesem Fall: Annahmen, die der Stoa entlehnt sind. Sehr interessant ist in diesem Zusammenhang der sogenannte »**ideale Utilitarismus**«, wie er von George Edward Moore (1873–1958) in seiner *Principia Ethica* von 1903 formuliert wurde. In diesem Konzept taucht nicht nur die Freude auf, sondern auch andere moralisch relevante Ziele wie Selbstentwicklung oder Liebe. Auch dies ist ein Beispiel dafür, dass der Utilitarismus weit über einen bloßen Hedonismus hinausweist.

Seit Mill bzw. nach dem hedonistisch geprägten Utilitarismus erfuhr der Utilitarismus maßgebliche Modifikationen, auf die in diesem Rahmen nicht weiter eingegangen werden kann (zur weiteren Lektüre vgl. u. a. Höffe 2003). Hier sei nur auf die Unterteilung zwischen **Handlungsutilitarismus** und **Regelutilitarismus** sowie auf den **Präferenzutilitarismus** hingewiesen. Während der Handlungs- oder Aktutilitarismus die Folgen bewertet, die sich aus einer speziellen Handlung ergeben, geht es dem Regelutilitarismus um die Auswirkungen, die sich aus der Befolgung einer Regel ergeben, was im Grunde eine Annäherung an die Pflichtenethik Kants darstellt. Ein Beispiel hierfür ist die aktive Sterbehilfe. Selbst unter konsequenzialistischer Perspektive könnte man die aktive Sterbehilfe dann für unmoralisch erklären, wenn die Auswirkungen einer Zulassung der aktiven Sterbehilfe durch die Missbrauchsgefahr in jedem Fall größer wären als der positive Effekt einer Respektierung des die Sterbehilfe begehrenden Patientenwillens. In Abgrenzung dazu geht es dem **Präferenzutilitarismus** als einer neueren Utilitarismusvariante darum, als positive Folge die Erfüllung der Präferenzen zu definieren. Das Motto lautet also: Je mehr Menschen ihre Präferenzen verwirklichen können bzw. je weniger Menschen an der Verwirklichung ihrer Präferenzen gehindert werden, desto vorzugswürdiger ist die Handlung. Hierbei kann es entweder um faktische Präferenzen gehen, oder man orientiert sich an den »wahren« respektive »eigentlichen« Präferenzen, die dadurch erkannt werden können, dass »idealisierende Reflexionen« angestellt werden.

3.3
Schwachstellen des Utilitarismus

Wie jede Theorie hat auch der Utilitarismus Schwachstellen. Eine besonders schwerwiegende Schwachstelle liegt im Konsequenzialismus selbst. Denn zum einen ist es nicht möglich, alle Folgen, die eine Handlung haben kann, tatsächlich abzusehen; zum anderen ist es eine besondere Herausforderung, diese Folgen miteinander zu vergleichen und abzuwägen. Besonders schwierig wird es, wenn man nicht nur direkte, sondern auch mittelbare Folgen mit einbezieht. Bewertet man also eine Handlung allein anhand ihrer Folgen, so stellen sich viele Fragen: Welche Art von Folgen soll denn überhaupt für relevant gehalten werden? Wie groß muss die Auftretenswahrscheinlichkeit sein, damit die Folge überhaupt handlungsleitend sein kann? Wie direkt bzw. mittelbar darf die Folge auftreten, um entscheidungsleitend zu sein? Wie lassen sich unterschiedliche Folgen miteinander vergleichen und verrechnen (Stichwort Inkommensurabilität)? Wie ist mit den hypothetischen Folgen des Nichthandelns umzugehen? Diesen Schwachpunkt hat man dadurch zu entkräften versucht, dass man gesagt hat, nur jene Folgen wären relevant, die »vernünftigerweise« angenommen werden können. Mit dem Rückgriff auf abstrakte Maßstäbe wie Vernünftigkeit würde man sich freilich von einem reinen Konsequenzialismus lösen und zusätzliche (empirieferne) Parameter einführen.

Schwerwiegender als die Schwierigkeit einer praktischen Quantifizierung ist allerdings der Einwand, dass eine alleinige Berücksichtigung der Folgen ohne Beachtung der Handlung selbst zu kontraintuitiven Bewertungen führen würde. Wenn jemand einen Menschen tötet, so wäre seine Handlung unter einem reinen und radikalen Konsequenzialismus insoweit zu tadeln, als diese negative Folgen hätte. Die Folgen wären umso negativer, je mehr Interessen Dritter durch das Töten berührt wären, und umso weniger negativ, je isolierter der Getötete gelebt hätte. Die Ausdifferenzierung des Utilitarismus in einen Handlungs- und einen Regelutilitarismus soll diese nicht-plausiblen Schlussfolgerungen vermeiden.

Eine weitere Schwachstelle ist die Orientierung des Utilitarismus an der Maximierung des Glücks oder des Wohls. Die Maximierung im Sinne des Gesamtnutzens berücksichtigt allein das Ausmaß, nicht jedoch die Verteilung des Nutzens. Die Folge ist, dass eine Minderheit große Einbußen in Kauf zu nehmen bereit sein müsste, wenn damit der Gesamtnutzen gesteigert werden könnte. Mag man diese Einbußen dann für akzeptabel halten, wenn es um verzichtbare Nutzenqualitäten ginge, so werden sie dort problematisch, wo der Verzicht auf den eigenen Nutzen zugunsten der größeren Zahl mit dem Verlust der eigenen Lebenschancen einhergeht. Eine reine Nutzenaggregation ohne eine Berücksichtigung der Verteilung des Nutzens und ohne eine Ausdifferenzierung zwischen verzichtbarem und elementarem Nutzen würde zu Ergebnissen führen, die wir für kontraintuitiv halten. Otfried Höffe bezeichnet den Utilitarismus als einen Kollektivegoismus, »dem eine Unterdrückung oder Benachteiligung von Minderheiten, selbst eine Verletzung unveräußerlicher Menschenrechte erlaubt ist« (Höffe 2003, S. 45).

Die Kritik am Utilitarismus lässt sich aber noch grundlegender fassen. So hat der Regensburger Philosoph Günter Fröhlich darauf hingewiesen, dass es eine Engführung des menschlichen Wohls darstellt, wenn man dieses nur in der Steigerung eines lustvollen Glücksgefühls sieht. »Müsste dem Menschen«, so Fröhlich, »nicht klar sein, dass er noch andere Dinge erstreben kann, als nur den Nutzen und sein Glück?« (Fröhlich 2006, S. 119). Wir sehen, dass auch und gerade die Wahl der Begründungstheorie vor allem davon abhängt, welches Menschenbild man dem eigenen Denken zugrunde legt.

3.4
Grenzen des Antagonismus von Pflichtenethik und Konsequenzialismus

Es ist ein verbreiteter Topos, die medizinethischen Problemfelder auf den Widerstreit der beiden benannten Theorien zurückzuführen bzw. zu reduzieren. Dies mag zwar für einige medizinethische Themen legitim sein; man denke an die Problematik der fremdnützigen Forschung mit Kindern als ein Paradebeispiel für einen solchen Theoriestreit (vgl. Kap. 20.6). Und auch die Debatte um die Verwendung von menschlichen Embryonen für die Stammzellforschung lässt sich durch die Zugrundelegung unterschiedlicher und einander widerstreitender Begründungstheorien abbilden. Gleichzeitig erweist es sich jedoch als simplifizierend, wenn man überhaupt von einer solchen Dichotomie von Utilitarismus und Pflichtenethik ausgeht, und es ist auch simplifizierend, wenn man die Medizinethik auf eine solche Kontrastierung herunterbricht. Am Ende seien daher einige Hauptkritikpunkte aufgeworfen, die verdeutlichen sollen, dass Ethik mehr leisten muss, als in einem solchen dualistischen Denken zu verharren:

1. Die Kontrastierung von deontologischem und konsequenzialistischem Zugang ist schon in ihrer dichotomischen Struktur nicht durchgängig einleuchtend. Selbst ein überzeugter Deontologe kommt ohne eine Mitberücksichtigung der Konsequenzen seines Handelns nicht aus. Analog dazu kann auch der Konsequenzialist auf eine deontologische Bestimmung der relevanten Güter, die er in seiner Folgenabschätzung bewerten möchte, nicht ganz verzichten. Eine Dichotomisierung dieser beiden Theorien ist daher nicht angemessen. Allenfalls kann man hier von unterschiedlichen Gewichtungen sprechen, nicht aber von rein kategorialen Unterschieden.

2. Es gilt zu bedenken, dass viele medizinethische Konfliktfelder letztlich gar nicht auf die Verschiedenartigkeit ethischer Begründungstheorien rückführbar sind, sondern dass ihnen – manchmal vermittelt über diese Theorien – letztlich unterschiedliche Menschenbilder zugrunde liegen. Die Unterschiedlichkeit anthropologischer Auffassungen stellt für eine Vielzahl der zu behandelnden medizinethischen Problemfelder das Kardinalproblem dar. Aus diesem Grunde wird sich das vorletzte Kapitel dieses Buches mit dem Thema »Menschenbild und Medizin« eingehender beschäftigen (vgl. Kap. 24).

3. Man wird mit der Kontrastierung dieser beiden Theorien der Komplexität und Vielschichtigkeit medizinethischer Probleme nicht gerecht. In der Medizin geht es oft um Situationen, die so viele Aspekte aufweisen, dass diese gar nicht in das Schema eines rein deontologischen oder konsequenzialistischen Paradigmas passen. Medizinisches Handeln ist häufig so strukturiert, dass es sich auf das Partikulare einer Situation einlässt und genau diese Partikularität zum Dreh- und Angelpunkt der Entscheidung nimmt.

4. Viele medizinethische Fragen sind in einer solchen Kontrastierung nicht adäquat beschrieben, weil ihnen ein ganz anderes Problem zugrunde liegt. Man denke etwa an die Herausforderungen der modernen Anthropotechniken oder an die Ansätze zur Optimierung des Menschen. Der Kontroverse um diese Fragen liegt vor allem zugrunde, dass unterschiedliche Konzepte des guten Lebens aufeinanderprallen. Hier spielen also ethische Theorien eine zentrale Rolle, wie z. B. die von Aristoteles maßgeblich geprägte Tugendethik. Viele medizinethische Konfliktfelder sind zurückzuführen auf eine unterschiedliche Gewichtung der Relevanz der ethischen Grundhaltung oder darauf, was eine gute Grundhaltung sein soll. Gerade im Kontext der Medizin, wo es um die adäquate

Sorge um den kranken Menschen geht, erlangt die Grundhaltung, mit der dem Kranken begegnet wird, eine zentrale Bedeutung, sodass sich für viele Bereiche der Medizin ein sollensethischer Zugang zur Ethik als defizitär erweisen wird.

Literatur

Bentham, Jeremy: Eine Einführung in die Prinzipien der Moral und der Gesetzgebung (1780). In: Otfried Höffe: Einführung in die utilitaristische Ethik. Tübingen, Basel: A. Francke Verlag 2003; 55–83.

Birnbacher, Dieter: Analytische Einführung in die Ethik. Berlin: De Gruyter 2003.

Fröhlich, Günter: Nachdenken über das Gute. Göttingen: Vandenhoeck & Ruprecht 2006.

Höffe, Otfried: Einführung in die utilitaristische Ethik. Tübingen, Basel: A. Francke Verlag 2003.

Mill, John Stuart: Utilitarismus (1861). In: Otfried Höffe: Einführung in die utilitaristische Ethik. Tübingen, Basel: A. Francke Verlag 2003; 84–97.

4 Tugendethik

4.1	Die platonischen Tugenden	50
4.2	Die aristotelischen Tugenden	58
4.2.1	Die Verstandestugenden	59
4.2.2	Die Charaktertugenden	60
4.3	Die Tugend- und Glückslehre Epikurs	64
4.4	Die Tugendlehre der Stoa	67
4.4.1	Affektenlehre der Stoa	68
4.4.2	Die Apathie als Therapie	70
4.5	Die Tugendlehre des Thomas von Aquin	73
4.6	Die Medizin und die Tugend des Wohlwollens	76
4.7	Grenzen der Tugendethik	78
	Literatur	80
	Weiterführende Literatur	81

Sowohl bei der Pflichtenethik als auch bei den konsequenzialistischen Ethiktheorien liegt der Schwerpunkt auf dem Sollen, auf abstrakten Prinzipien, auf mehr oder weniger formalisierten Entscheidungswegen. Im Hinblick darauf, dass es bei der Behandlung von kranken Menschen primär nicht um Prinzipien geht, sondern um die adäquate Antwort auf einen Menschen in einem ganz speziellen und je nach Gegenüber, Zeit und Ort völlig unterschiedlichen Kontext, erweisen sich Sollensethiken zuweilen als unzureichend, um in der konkreten Begegnung von Arzt und Patient eine Handlungsorientierung zu gewähren. Dies hängt damit zusammen, dass es in der Begegnung mit dem kranken Menschen nicht allein um die Frage nach abstrakten Prinzipien, Maximen oder Handlungsregeln gehen kann, sondern vielmehr darum, der jeweils einzigartigen Begegnungssituation gerecht zu werden. Diese Hinwendung zur spezifischen Einzelsituation in ihrer Kontingenz und Nicht-Standardisierbarkeit ist eine besondere Stärke der Tugendethik.

Zu dieser spezifischen Einzelsituation gehört nach antiker Auffassung notwendigerweise der Blick auf das Ganze. Sofern der Begriff des Guten nicht auf das »Sollen« bzw. eine Pflichtenethik eingeschränkt werden, sondern sich auf das »gute Leben« im weiteren Sinne beziehen soll, gewinnt der Begriff des Guten ein anderes Gewicht. So ließe sich grundsätzlich sagen, dass der tugendethische Ansatz dem Befolgen universaler Normen die Auffassung entgegenhält, dass Humanität auf einem Ethos, d.h. auf einem »Zusammenhang von Tugenden« (Held 2010, S. 101) ruht. Dieses Ethos beinhaltet zunächst das Für-mich-Gute im alltäglichen Sinne – Ernst Tugendhat (1993) spricht vom »prudenziell Guten« – und hat stets etwas mit dem »Gelingen« des Lebens überhaupt zu tun. Dieser Begriff von »gut« ist für die Antike selbstverständlich; in ihm gründen alle weiteren Auffassungen von »gut«, so auch das Moralische. Mit anderen Worten: Die ethischen Fragen der antiken Philosophie beziehen sich auf die höchsten Ziele des menschlichen Lebens, also auf die Frage nach dem »guten Leben« (*eudaimonia*).

Es lohnt in diesem Zusammenhang, zumindest kursorisch auf die unterschiedliche Herkunft der Wörter »Ethik« und »Moral« einzugehen, wobei diese Unterscheidung ihren ersten historischen Anhalt in der Ethik des Aristoteles findet, die sich ausdrücklich mit dem menschlichen *êthos* befasst.[4] Der griechische Ausdruck *êthos* bedeutete ursprünglich so etwas wie »der beständige Aufenthaltsort von Lebewesen«. Dieses räumliche Moment erfährt im Zusammenhang mit dem Menschen eine spezifische Modifikation insofern, als die menschliche Form des Wohnens durch das Handeln (*praxis*) geleitet wird: Der Mensch ist nicht einfach an einem Ort vorhanden und verhält sich dort, sondern er räumt sich diesen Aufenthalt gewissermaßen tätig ein. Das einräumende Handeln wird durch Horizonte des Gewohnten und Vertrauten vorgezeichnet; man rekurriert nicht auf eine unumgrenzte, sondern stets auf eine kontextuell umgrenzte Anzahl von Handlungsmöglichkeiten. Weiterhin ist das Handeln durch den Umgang mit anderen charakterisiert, die ihrerseits durch bestimmte Handlungsmöglichkeiten, die sich in Haltungen niederschlagen, geleitet werden. Damit nun das jeweilige Handeln des Einzelnen für sich sowie im Umgang mit anderen gelingen, d.h. mit dem Vertrauen darauf vollzogen werden kann, dass es an sein Ziel gelangt, muss ein »intersubjektiver Spielraum der Verlässlichkeit« (Held 2010, S. 103) entstehen, dem Haltungen zugrunde liegen – »Tugenden«, griechisch *aretai* –, die diesen Spielraum tragen. Das *êthos*, der Wohnort des handelnden Wesens »Mensch«, besteht so in den

---

4 Vgl. für das Folgende Held 2010, S. 102 ff.

Haltungen der Tugend als gleichsam in Fleisch und Blut übergegangenen Gewohnheiten, deren Güte darin liegt, »das Gelingen eines zielgerichteten Geschehens zu ermöglichen« (ebd.).

Damit das *êthos* im Sinne eines solchen unmittelbaren gelebten Zusammenhangs von Tugenden zum »Gesetz« im Sinne einer abstrakten Maxime oder eines Imperativs werden konnte, musste es zu einer grundsätzlichen Verwandlung in der Auffassung des »Guten« kommen. Eine solche fand innerhalb der Stoa statt. Zenon von Kition (um 333–264 v. Chr.), der Gründer der Stoa, legte durch die Einführung einer Reihe von spezifischen Pflichten (*kathekonta*) den Boden für eine »systematische Interpretation des Guten als eines Gesollten« (Held 2010, S. 106). Anstatt das Gute im Sinne eines habitualisierten gefügten Handelns unmittelbar zu leben, treten uns nun »vergegenständlichte«, aus ihrem unmittelbaren Kontext herausgelöste Normen entgegen, die vorschreiben, wie wir handeln *sollen*. Diese Umdeutung des »Guten« hin zu einem nun explizit »moralisch Guten« schlägt sich in der lateinischen Übersetzung von *êthos* durch *moralitas* nieder, in der das verbindliche Moment des Habituellen (der »Haltung«, von lat. *habitare*, »wohnen«) verloren geht. Die *moralitas* tritt jetzt vielmehr in Entgegensetzung zum prudenziell Guten, es gewinnt universale Geltung. Hier treten antike Tugendethik und neuzeitliche Moralphilosophie auseinander.

Die Tugendethik klassischen Typs geht davon aus, dass sich die gute Handlung dann ergibt, ja sich sogar dadurch definiert, dass sie von einem tugendhaften Menschen vollzogen wird. Es ist nicht das Handeln selbst, das die Tugend konstituiert, sondern gerade umgekehrt: Für die Tugend konstitutiv ist die Grundhaltung, die Disposition, aus der heraus gehandelt wird, und eben nicht das aus der Tugend folgende Verhalten. Die Tugend hilft also nicht bei der Realisierung schon vorgegebener Güter, sondern sie bringt die Güte der Handlung erst zustande. Der antiken Tugendethik liegt die Überzeugung zugrunde, dass die Güte einer Handlung erst über die Handlungsweise einer tugendhaften Person definiert werden könne.[5]

Tugenden, so halten wir zunächst fest, stellen für sich genommen keine Handlungen, sondern Haltungen, Charaktereigenschaften oder Dispositionen dar, die nicht nur vorübergehend oder zufällig da sind, sondern – weil sie charakterlich verankert sind – von einer bestimmten Kontinuität getragen werden. Tugenden sind die Vollkommenheit eines Vermögens, in

---

[5] Es darf nicht unerwähnt bleiben, dass sich gerade an dieser Stelle eine weit verbreitete Kritik an der Tugendethik festgemacht hat; denn es könnte ein Zirkelschluss drohen, wenn man so argumentiert: Gut ist, was der Tugendhafte tut, und was der Tugendhafte tut, ist am Guten orientiert (s. näher dazu Kap. 4.7).

einer bestimmten Situation das Gute zu tun, und zwar aus innerster Neigung. Ein solches optimales Vermögen ist erst dann eine Tugend, wenn zwei Voraussetzungen erfüllt sind.

Es ist notwendig, dass die gute Handlung sich nicht nur singulär, sondern dass sie sich zuverlässig und kontinuierlich und damit in aller Regel einstellt. Die gute Handlung darf also nicht nur in einem Einzelfall zufällig zum Zuge kommen, sondern sie muss zu einer generellen Grundhaltung, zu einem Habitus geworden sein. Tugend ist also ein bestimmtes Vermögen, das zu einer stabilen Disposition geworden ist. Zu dieser Stabilität muss als zweiter wesentlicher Faktor das innere Streben, das Verlangen nach dem Guten hinzukommen. So kann nur dann von einer tugendhaften Person gesprochen werden, wenn diese Person auch von dem Bedürfnis geleitet ist, ihrer tugendhaften Haltung zur Realisierung zu verhelfen. Gerade dieser emotionale Aspekt ist für die Tugend von zentraler Bedeutung, was vor allem von Thomas von Aquin unterstrichen wurde, der in seiner *Summa theologica* betont, dass nur derjenige tugendhaft sein könne, der das Gute, das er tut, auch »liebt«.

Für die Antike lag gerade in der Tugend das, was Kant später neu und ganz anders gelagert gesucht hat: das uneingeschränkt Gute. So kann ein tugendhafter Mensch seine Tugend nicht missbrauchen oder zweckentfremden, denn ab dem Moment, da ein Mensch sich auf ungute Ziele einlässt, kann nicht mehr von Tugend gesprochen werden. So lässt sich die Tugend auch als eine Wertschätzung des guten Gelingens bezeichnen, eine Wertschätzung, die zu einem Habitus geworden ist, und dieser Habitus schließt eine Instrumentalisierung der Tugend zu falschen Zielen bzw. Zwecken aus (vgl. Horn 2007, S. 143).

Welche Haltung aber lässt sich nun als Tugend bezeichnen und welche nicht? Was sind überhaupt Tugenden?

4.1
Die platonischen Tugenden

Eine wirkmächtige Einteilung der Tugenden ist in Platons *Politeia* (Der Staat) enthalten. Wie später bei Aristoteles stehen auch bei Platon die verschiedenen Tugenden in einem direkten Zusammenhang mit seiner Seelentheorie. So unterscheidet Platon drei Funktionen der menschlichen Seele, und jeder Funktion der Seele ordnet er eine entsprechende Tugend zu. Die drei Funktionen der menschlichen Seele entsprechen den drei Rängen, in die die Polis nach Platon eingeteilt sein sollte. Die Polis ist hier allerdings nicht als Stadtgemeinde zu verstehen, sondern als notwendiger Kosmos, durch den der Mensch sich verwirklichen konnte. Tugend (*arete*) versteht Platon als Tüchtigkeit, als Tauglichkeit oder auch als Bestform oder Bestheit. Damit ist die Fähigkeit zum optimalen Gebrauch der jeweiligen Seelenfunktion gemeint. Tugend ist somit das Gegenteil von Unvermögen, sie ist eine Fähigkeit, die sowohl das Erkennenkönnen als auch das Ausführenkönnen impliziert. Es sei an dieser Stelle auf das Sokratische Wort »Tugend ist Wissen« hingewiesen, welches besagt, dass jemand, der sich um Einsicht in das Ganze bemüht, eigentlich nicht »schlecht« sein bzw. nicht gegen seine bessere Einsicht handeln kann. Das hebt die Tugend als eine durch das Wissen um das Gute vermittelte Haltung von einem bloß innerlichen Gutes-tun-Wollen ab, das unvermögend, d. h. im platonischen Sinne »schlecht« ist, weil es in einem bloßen Meinen befangen bleibt.

Das Besondere an Platons Tugendkatalog ist unter anderem die Korrelation zwischen den Tugenden und der Seele, sprich: dem menschlichen Individuum einerseits und den Ständen der Polis – dem wirtschaftenden, dem verteidigenden und dem herrschenden Stand – andererseits. Diese innerste Zugehörigkeit des Menschen zur Polis ist eine grundsätzliche Einsicht der griechischen Antike; sie gewinnt ihre maßgebliche Form in der aristotelischen Bestimmung des Menschen als *zoon politikon*. Bei Platon zeigt sie sich darin, dass die Gerechtigkeit des Einzelnen nur im Zusammenhang der gerechten Polis möglich ist.

Die innige Verwandtschaft zwischen dem Mikrokosmos Seele und dem Makrokosmos Staat deutet Sokrates z. B. im Dialog *Phaidros* an, wenn er fragt: »Glaubst Du, die Natur der Seele richtig zu begreifen ohne die Natur des Ganzen?« (Phaidros 270 c). Die Natur der Seele ist demnach nicht die Natur eines isolierten, autonomen Subjekts, wie es die Moderne fasst (die Antike kennt kein autonomes »Innen« im modernen Sinne), sondern zuinnerst verflochten mit dem »Ganzen«, das sie zu dem macht, was sie ist. Insofern wird von einem grundsätzlich umfassenderen Bereich des Ethischen ausgegangen als es der ist, der auf der intersubjektiven Anerkennung basiert und von hier aus einen Anspruch auf universale Geltung entwickelt, wie es bei Kant der Fall war. So bleibt in Bezug auf die Haltung des Einzelnen immer zu fragen, ob sie überhaupt »gut« sein kann, wenn sie nicht das Ergebnis einer Orientierung über die Einzelheit hinaus darstellt. Wobei sich der Überstieg nicht auf den autonomen anderen bezieht, sondern eben auf ein gelingendes Zusammenspiel eines gefügten Ganzen, das gutes Handeln allererst ermöglicht. In eben diesem Sinne thematisiert Platon auch die drei unterschiedlichen Funktionen bzw. Teile der Seele:

1. Die **Tugend der Weisheit** (*sophia*) ist bezogen auf die **Vernunft** (*logistikon*) als oberster Seelenfunktion. Die Vernunft ist ausgerichtet auf die

Erkenntnis des Wahren und Guten sowie auf die Fähigkeit der Reflexion, des Abwägens und der Vorausschau. Die Vernunftseele ist der höchstrangige Seelenteil in Platons Theorie, ihr entspricht auf staatlicher Seite der Stand der Regierenden. Sie beherrscht daher alle anderen (nicht vernünftigen) Seelenteile. Wer die Seelenfunktion der Vernunft gut steuern kann, ist im Besitz der Tugend der Weisheit. Unter Weisheit versteht Platon eine Art der Wohlberatenheit, die sich auf das Ganze richtet. Die Weisheit ist nicht technisch-praktisches Wissen (dies wäre Klugheit), sie ist überhaupt kein Wissen über eine spezielle Sache (somit auch nicht rein logisches Wissen). Das Besondere an der Weisheit ist das genügende Wissen über die Gesamtheit des Menschen bzw. über das Ganze in der Gemeinschaft, also das Ganze des Staates (zur Differenz zwischen Weisheit und Klugheit vgl. Kap. 4.2.1).

2. Die **Tugend der Tapferkeit** (*andreia*) ist bezogen auf den **Mut** (*thymoeides*) als die mittlere Seelenfunktion. Diese ist auf die Affekte ausgerichtet, wie z. B. Kühnheit, Verzweiflung, Hoffnung, Angst. Diese Affekte treten dann auf, wenn Widerstände gegen das Erreichen eines Ziels oder Gutes entstehen. Daher muss dieser Seelenteil über die Vernunft so gesteuert werden, dass die Affekte allen Widerständen zum Trotz auf das Wahre und Gute hin ausgerichtet sind. Mit Tapferkeit meint Platon z. B. das Festhalten an der richtigen Meinung, und dies über Widerstände und widerstreitende Affekte hinweg. Tapferkeit ist also mit Beharrlichkeit verbunden, einer Beharrlichkeit, die auf ein bestimmtes Wissen angewiesen ist, aber nicht im Wissen aufgeht, sondern durch eine gute Einübung verinnerlicht worden ist. Das zentrale Moment der Tapferkeit ist die Standhaftigkeit gegenüber der drohenden Bemächtigung durch die Leidenschaften. Ihr entspricht in der Rangordnung der Polis der Wehrstand, dem die Verteidigung nach innen und außen obliegt. Die Tapferkeit lässt sich als eine Grundtugend betrachten, die sozusagen alle anderen Kardinaltugenden durchziehen muss, damit sie überhaupt als Tugenden realisiert werden können. Was z. B. wäre Gerechtigkeit, wenn es an der Tapferkeit fehlte, diese auch zur Geltung zu bringen? Im Gegensatz zur Klugheit kann die Tapferkeit nicht von sich aus das Gute realisieren. Die Tapferkeit sucht die Gefahr nicht um der Gefahr willen, sondern sie überwindet die Gefahr, die Scheu, um damit die Verwirklichung einer anderen Tugend, sei es die Gerechtigkeit oder die Barmherzigkeit, zu erreichen. Die Tapferkeit für sich genommen bleibt unweigerlich etwas Sekundäres, etwas Eingebettetes in eine Zielrichtung, die der Tapferkeit sozusagen vorgegeben wird.

3. Die **Tugend des Maßes** oder der Besonnenheit (*sophrosyne*) ist bezogen auf die **Begierde** (*epithymetikon*) als die basalste Seelenfunktion. Dieser Seelenteil umfasst die verschiedenen emotionalen Ausdrücke des Men-

schen wie Schmerz, Freude oder Zuneigung. Diese Emotionen richten sich ungebremst und ungeordnet auf beliebige Objekte oder Güter und müssen daher vom übergeordneten mutartigen Seelenteil gemäßigt und vom hierarchisch noch weiter übergeordneten Vernunftteil auf das Gute ausgerichtet werden. Auf staatlicher Ebene korrespondiert mit diesem ungebremst bedürftigen Seelenteil der wirtschaftende oder Nährstand. Unter der Tugend der Besonnenheit versteht Platon ein »Sich-selbst-überlegen-Sein«, d. h., die Besonnenheit verhilft dazu, sich von den Begierden zu lösen und sozusagen über ihnen zu stehen. Die Besonnenheit kommt einer *symphonia* gleich, einem harmonischen Gesamtgefüge, weil sie – durch gute Erziehung – dafür sorgt, dass in der Seele das Gute über das Schlechte obsiegt. Die Kardinaltugend des Maßes (der Besonnenheit) wird oft als reine Beschränkung und Einschränkung des menschlichen Strebens verstanden, aber das ist eine zu einseitige Sicht. Letztlich geht es hier nicht nur um ein Einschränken, grundlegender ist vielmehr die Ausrichtung auf das geordnete Ganze. So hat Josef Pieper zu Recht darauf hingewiesen, dass die Tugend des Maßes nicht bloß als eine negative Triebreduzierung zu verstehen ist, sondern zugleich als eine Tugend der positiven Bejahung, nämlich der Bejahung der dem Menschen zuträglichen Ordnung im Inneren. Pieper spricht in diesem Zusammenhang von der »ordnenden Verständigkeit« als Grundlage dieser Tugend (Pieper 1964). Das Maß bildet demnach keine feststehende Größe, die schematisch anzuwenden wäre, sondern etwas, das sich stets neu aus der Einschätzung der Situation im Kontext eines umfassenden Ganzen ergibt, wobei die Bändigung strukturell maßloser Begierden eine zentrale Rolle spielt.

4. Die **Tugend der Gerechtigkeit** (*dikaiosyne*) schließlich ist die Tugend der Gesamtseele und damit die Fähigkeit, die drei Seelenfunktionen in ein gutes Verhältnis zueinander zu setzen. Wenn also alle Seelenteile das Ihrige tun und alle drei Tugenden realisiert werden, dann ist die Gesamtordnung der Seelenteile realisiert, und es stellt sich die Gerechtigkeit ein. Das heißt, dass es bei der Gerechtigkeit darauf ankommt, dass jeder das Seine tut.

Mit dieser Viererquadrupel (Maß, Tapferkeit, Weisheit und Gerechtigkeit) formulierte Platon einen Tugendkanon, der später (vom Kirchenvater Ambrosius) die Bezeichnung **Kardinaltugenden** (Abb. 4-1) erhielt und bis heute wirkmächtig ist. Kardinaltugenden heißen diese Haupttugenden deshalb, weil an ihnen alle anderen Tugenden gewissermaßen aufgehängt sind, so wie die Tür in der Angel aufgehängt ist. Die Kardinaltugenden stellen also die Stützpunkte dar, um die sich alle anderen Tugenden gruppieren.

Das beschriebene Verhältnis der Seelenteile hat Platon in zwei Gleichnissen dargestellt, dem Gleichnis vom Seelenwagen (Phaidros 246a–256e) und dem Gleichnis vom Seelentier (Politeia 588b ff.).

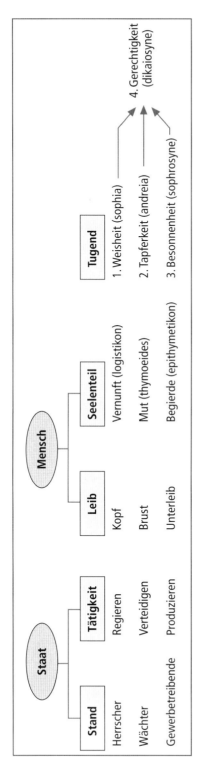

Abb. 4-1 Die Kardinaltugenden bei Platon (*Politeia/Phaidros*)

4.1 Die platonischen Tugenden

Das Gleichnis vom Seelenwagen

In seinem mythenhaften Gleichnis vom Seelenwagen vergleicht Platon die Seele mit einem Wagenlenker, der ein geflügeltes Gespann von zwei Pferden zu lenken hat. »Das eine Pferd«, so heißt es im *Phaidros*, »ist trefflich und gut und stammt von solchen, das andere ist schlecht und stammt von schlechten.« Dieses Gespann von Lenker und zwei Pferden ist gleichnishaft so zu deuten, dass das gute und edle Pferd den Mut der Seele (*thymoeides*) – oder die Brust des Menschen – versinnbildlicht, während das schlechte und unedle *Pferd* die Begierde (*epithymetikon*) darstellt (alles unterhalb des Zwerchfells). Der Lenker wiederum steht für das *logistikon*, also für den Kopf, die Vernunft.

Die Flügel dieses Seelengespanns erhalten nur dann zusätzliche Nahrung, wenn es dem Gespann gelingt, durch das Himmelsgewölbe hindurch an die äußere Seite desselben und damit auf die »Weide der Wahrheit« zu gelangen, von der aus die Schau der Ideen, der »Washeiten« (vgl. Höhlengleichnis, Politeia 106a ff.), möglich ist. Während es nun dem göttlichen Gespann – unter der Lenkung von Zeus – problemlos gelingt, durch das Himmelsgewölbe hindurchzufliegen, gestaltet sich der Flug mit dem nicht göttlichen Gespann schwirig, weil die nicht göttlichen Seelenteile Mut und Begehren an den irdischen Leib gebunden sind. So ist es vor allem das unedle Pferd, das den Wagen nach unten zur Erde zieht und das Aufstreben des guten Pferdes behindert, sodass ein vollständiges Überschreiten des Himmelsgewölbes nicht möglich wird. Je nach Fertigkeit des Lenkers gelingt es ihm allenfalls, hin und wieder mit dem Kopf über den Himmelsrand zu gelangen. Je weniger die Seelen über das Gewölbe hinausragen und dort die Ideen und das Seiende auf der »Weide der Wahrheit« schauen können, desto weniger Nahrung haben sie und desto mehr sind sie an die Erde bzw. an ihren Körper gefesselt.

Wie ist dies zu deuten? Man kann die drei Seelenteile so verstehen, dass der Mensch sich in einer Polarität zwischen einem Vernunftvermögen und einem Begehrungsvermögen befindet. In der Mitte zwischen diesen beiden Vermögen ist die Mutseele verankert. Während der Mut von Natur aus eine gewisse Affinität zur Vernunft hat und daher auch das entsprechende Pferd als »gut« oder »edel« bezeichnet wird, gilt das Begehren als unvernünftiger Seelenteil und wird daher mit dem unedlen respektive schlechten Pferd assoziiert. Das Gleichnis handelt also letztlich von dem Kampf, den die Vernunft als der göttliche Teil des Menschen gemeinsam mit dem Mut gegen die Maßlosigkeit des begehrenden Seelenteils austragen muss. Gewinnt das schlechte Pferd mit seinen unersättlichen Begierden die Oberhand, dann bleibt die Seele nach dem Tod ohne Flügel, d. h., ihr bleibt die Nahrung durch die Ideen, die den Menschen allererst zum Menschen machen, versagt. Wenn es aber der lenkenden Vernunft und dem affektiven Seelenteil gelingt, das »vielköpfige« Begehren einem bestimmten Maß zu unterwerfen, dann obsiegt die Selbstbeherrschung, und diese Seele erhält nach dem Tod neue Flügel.

Das Gleichnis bringt zum Ausdruck, dass es bei der menschlichen Seele darum geht, die verschiedenen Kräfte in Einklang miteinander zu bringen. Jede Kraft des Menschen, jeder seiner Seelenteile bedarf bestimmter Tugenden, durch die er am besten realisiert werden kann. Ohne diese Tugenden würde jede Bestrebung des Menschen zu ihrer ungebremsten Entwicklung geführt und damit das seelische Gesamtgefüge des Menschen in Unordnung bringen. Die Tugenden mäßigen die verschiedenen Kräfte des Menschen und sorgen so dafür, dass ein Idealzustand erreicht wird, der alle Seelenfunktionen optimal aufeinander abstimmt. Bringt man nun die Seelenteile mit den Tugenden in Verbindung, so zeigt sich, dass nicht nur die drei Seelenteile, sondern auch die damit korrespondierenden Tugenden in einem hierarchischen Verhältnis zueinander stehen. Der unterste Seelenteil (die Begierde) ist allein auf die Mäßigung angewiesen, um gut beherrscht zu werden. Der ihm übergeordnete Seelenteil (der Mut) bedarf der mäßigenden Besonnenheit in gleicher Weise, aber darüber hinaus auch der Tugend der Tapferkeit. Der oberste Seelenteil, also die Vernunftseele, verlangt zusätzlich zur Tugend der Besonnenheit und Tapferkeit auch noch die Tugend der Weisheit. Wir haben es also mit einer Hierarchie der Seelenteile und zugleich mit einer Hierarchie der korrespondierenden Tugenden zu tun.

Bezug zur Medizinethik
Es wäre methodisch gewagt, würde man die platonische Tugendethik einfach auf medizinische Problemfelder unserer Zeit anwenden. Eine direkte Übertragung ist nicht möglich, vor allem, weil wir heute ein anderes Menschenbild vor Augen haben als Platon. Gleichwohl kann eine tugendethische Blickrichtung sehr hilfreich sein. Ein Beispiel: Die moderne Medizin verwandelt sich immer mehr zu einer **Dienstleistungsmedizin**, die nicht nur Krankheiten heilt, sondern – gegen Geld – auch Wünsche und Vorlieben erfüllt und so immer mehr Waren in der Praxis verkauft (vgl. Kap. 22). Dass es so weit gekommen ist, hat viele Gründe, die an dieser Stelle nicht erläutert werden müssen. Wenn also Ärzte Reklame machen für Produkte, die sie in ihrer Praxis verkaufen wollen, und wenn Patienten in die Praxis kommen und sich eher als Kunden geben, die vom Arzt verlangen, dass er all ihre Wünsche erfüllt, stellt sich die Frage, wie aus einer genuin tugendethischen Perspektive darauf zu regieren wäre. Nehmen wir die **Tugend der Besonnenheit**, die hier in doppelter Weise relevant wird. Auf der einen Seite betrifft sie den Arzt, der in der Rolle des Verkäufers Gefahr läuft, dem inneren Trieb der Gewinnmaximierung ungebremst zu folgen. Hätte der Arzt jedoch die Disposition der Besonnenheit erworben, so würde er davon ausgehend das Gute dadurch realisieren, dass er den inneren Drang zum Gewinnstreben eindämmen und damit die Seele freimachen würde für andere Zielrichtungen. Die Besonnenheit beträfe aber auch den Patienten. Denn sofern dieser sich wünscht, von irgendetwas noch mehr zu haben, stellt sich die Frage, inwiefern diese Orientierung am »noch mehr« tatsächlich besonnen ist oder ob nicht auch dem Patienten – im Hinblick auf ein gutes Leben als

4.1 Die platonischen Tugenden

Ziel der Tugend – die Orientierung an der Besonnenheit besser täte, wohlgemerkt im Hinblick auf sein eigenes gutes Leben. Denn genau das ist ja die Grundannahme der antiken Tugendethiken: dass die Tugend nicht so etwas wie ein einengendes Korsett ist, das nur dazu dient, in der Gesellschaft zu funktionieren, sondern vielmehr der eigentliche Weg zu einem gelingenden Leben. Das »Gelingen« umfasst dabei gleichermaßen die inneren wie die äußeren Dimensionen des Handelns, es bringt das Leben in ein (freilich stets dynamisch zu denkendes) Gefüge bzw. Maß und damit zur Gestalt. Bezogen auf den affektiven Seelenteil (Mut) und die ihm zugeordnete **Tugend der Tapferkeit** ergäbe sich die Konsequenz für den Dienstleisterarzt, dass dieser darüber nachdenken müsste, inwiefern das unhinterfragte Befolgen von Kundenwünschen tatsächlich ein gutes Handeln sein kann und ob nicht gerade hier Tapferkeit im Sinne der Standhaftigkeit gefragt wäre. Sie würde konkret bedeuten, dass der Arzt den Mut aufbringen müsste, bestimmte Wünsche abzulehnen, wenn er – als Arzt – das Gefühl hat, dass die kurzfristige Erfüllung dieses Wunsches zwar Geld, nicht aber eine Besserung des Wohlbefindens des Patienten respektive Kunden zur Folge hätte (man denke hier z. B. an die breite Palette ästhetischer Maßnahmen oder an eine Vielzahl von individuellen Gesundheitsleistungen [IGel], deren Wirksamkeit nicht gesichert ist). Unter einer tugendethischen Perspektive wäre der gute Arzt also angehalten, sowohl besonnen in der Orientierung an der Gewinnmaximierung zu sein als auch tapfer im Umgang mit z. B. überzogenen Kundenwünschen.

Die **Tugend der Weisheit** ist für das Beispiel der wunscherfüllenden Dienstleistungsmedizin von zentraler Bedeutung. Verstehen wir, wie oben dargelegt, die Weisheit als eine Wohlberatenheit, die sich auf das Ganze richtet, so wird deutlich, wie sehr gerade die wunscherfüllende Medizin als Dienstleistungsmedizin darauf angewiesen wäre, dieses Ganze in den Blick zu nehmen. »Das Ganze« bedeutet hier die Reflexion darüber, was das eigentliche Ziel der Medizin ist, die Reflexion über die Identität, die sich grundlegend ändert, wenn man das Helfenwollen durch das Verkaufenwollen ersetzt. Weisheit wäre also gerade in diesem Kontext die zentrale Tugend, die – weil sie die grundlegendsten Ziele reflektiert – alle anderen Tugenden bzw. Elemente des Menschseins (Begehren und Motivation) entsprechend ausrichten würde. Die Fragen, die ausgehend von einem tugendethischen Zugang gestellt werden müssten, wären: Innerhalb welcher Grundorientierung der Medizin kann ein Maß gefunden werden? Und an welchem letzten Ziel soll sich die Motivation des Arztes orientieren?

Wir sehen also, dass gerade ein tugendethischer Ansatz durchaus erhellend sein kann, wenn es darum geht, aktuelle Herausforderungen der modernen Medizin zu reflektieren. Die Tugendethik fragt bei der Dienstleistungsmedizin nicht vorrangig nach dem Nutzen der Maßnahmen (Utilitarismus) oder nach dem Gebot der vollkommenen Pflichten (Pflichtenethik Kants), weil das gar nicht die zentralen Fragen sind, die durch die wunscherfüllende Medizin aufgeworfen werden. Die Fragen sind sehr viel grundlegender und zugleich auch »weicher«, da es nicht möglich ist, die Dienstleistungsmedizin schablonenartig aufzuteilen in eine moralisch vertretbare und eine moralisch bedenkliche Medizin. Die Übergänge sind fließend und nur schwer katalogisierbar; man kann jedoch diese verschiedenen Pole der Dienstleistungsmedizin durch einen tugendethischen Ansatz umso besser begreifen, da auch und gerade ein solcher Ansatz auf das Selbstverständnis von Menschsein und damit zugleich von Medizin verweist.

4.2
Die aristotelischen Tugenden

Aristoteles hat in seiner *Nikomachischen Ethik* eine Einteilung der Tugenden vorgenommen, die sich von den besprochenen Kardinaltugenden in manchen Punkten unterscheidet (Tab. 4-1). Auch er unterscheidet drei Seelenteile. Aber nur zwei Seelenteile sieht er als für den Menschen charakteristisch an, nämlich die Denkseele und die Empfindungsseele. Entsprechend dieser Seeleneinteilung unterscheidet Aristoteles zwischen den **Charaktertugenden** respektive ethischen Tugenden (*aretai ethikai*), die der Empfindungsseele zugeordnet werden können, und den **Verstandestu-**

Tab. 4-1 Die Haupttugenden und ein (nicht umfassendes) Beispiel ihrer möglichen Unterteilungen (nach Kälin 1945)

Haupttugenden	Untergeordnete Tugenden	Hilfstugenden	Verwandte Tugenden
Klugheit	Persönliche Klugheit	Gelehrigkeit	Überlegung
	Vorsicht	Scharfsinn	Einsicht
	Umsicht		
	Behutsamkeit		
Gerechtigkeit	Ausgleichende Gerechtigkeit	Frömmigkeit	Wahrheitsliebe
	Zuteilende Gerechtigkeit	Wohltätigkeit	Dankbarkeit
	Legale Gerechtigkeit	Gemeinsinn	Verträglichkeit
Tapferkeit		Zuversicht	
		Hochherzigkeit	
		Geduld	
		Beharrlichkeit	
		Ausdauer	
Besonnenheit	Abstinenz	Anstand	Demut
	Nüchternheit	Ordnungssinn	Sanftmut
	Keuschheit	Scheu vor Tadel	Bescheidenheit
	Schamhaftigkeit	Bejahung	Selbstbeherrschung

4.2 Die aristotelischen Tugenden

genden (*aretai dianoetikai*), die auf die Denkseele bezogen sind (Tab. 4-2). Durch diese Einteilung wollte Aristoteles die Tugend dann als verwirklicht ansehen, wenn die Verstandestugenden mit den Charaktertugenden in einem harmonischen Verhältnis aufeinander abgestimmt sind.

4.2.1 Die Verstandestugenden

Die Verstandestugenden sind auf die intellektuellen Aufgaben des Menschen ausgerichtet; sie stellen eine Bereitschaft, eine Disposition dar, die richtigen Mittel zu erkennen. Sie sind nach der Tugendtheorie des Aristoteles lehrbar, d. h., man kann sie unterrichten. Zu den Verstandestugenden zählt Aristoteles unter anderen die **Klugheit** (*phronesis*) und die **Weisheit** (*sophia*). Die Klugheit gibt eine handlungsleitende Antwort auf die Frage nach dem menschlich Guten, womit letztlich das Glücklichsein (*eudaimonia*) gemeint ist. Sie ist ausgerichtet auf die Unterscheidung zwischen gut und schlecht. Die Klugheit verhilft zum guten Urteil über das, was getan werden soll. Klugheit ist jedoch nicht allein das Wissen um die guten Mittel, sondern zugleich auch das Wissen um die guten Zwecke und Ziele, für die die geeigneten Mittel eingesetzt werden. Genau das unterscheidet die Klugheit von der Schlauheit oder Gewieftheit. Die Klugheit als Tugend bleibt genau auf die Ziele gerichtet, die nicht nur für ein partikulares Interesse, sondern für das Leben als Ganzes gut sind. Klugheit impliziert nicht nur ein Überlegen, sondern durchläuft drei Stufen, die allesamt betreten werden müssen, damit überhaupt von Klugheit gesprochen werden kann. Diese drei Stufen sind nach Aristoteles: 1. Überlegung, 2. Urteil und 3. Handlungsvollzug.

Sobald eine dieser Stufen ausgelassen wird, lässt sich nicht mehr angemessen von Klugheit sprechen. Daher impliziert bei Aristoteles die Klugheit nicht nur das richtige Denken (auf Mittelwahl und Zielintention), sondern zugleich auch die Ausführung des Gedachten und Entschiedenen. Wer sich also scheut, das richtig Erkannte auch tatsächlich auszuführen, kann nicht als klug bezeichnet werden. Gerade weil dieser Handlungsaspekt, der ein

Tab. 4-2 Die Tugenden der Seele nach Aristoteles

Seelenteile	Leistung	Qualität	Tugenden
Denkseele	Vernunft	In sich vernünftig	Dianoetische Tugenden
Empfindungsseele	Begehren	Auf die Vernunft hörend	Ethische Tugenden
Ernährungsseele	Ernährung		

bestimmtes Streben notwendig macht, konstitutiv für die Tugend der Klugheit ist, lässt sich die Klugheit nicht nur als eine Verstandestugend begreifen, sondern sie ist zugleich auch eine Charaktertugend. Die Klugheit wird auch durch die Metapher der Wagenlenkerin (*auriga virtutum*) beschrieben, weil allein die Tugend der Klugheit alle anderen Tugenden auf ihr jeweils geeignetes Ziel hinlenken kann. Der christliche Philosoph Josef Pieper (1904–1997) hat das auf die prägnante Formel gebracht: »Alle Tugend ist notwendig klug.« (Pieper 1964)

Die **Weisheit** ist eine reine Verstandestugend, die von Aristoteles als die höchste Form der geistigen Seelenverfasstheit bezeichnet wird. Sie unterscheidet sich von der Klugheit in elementarer Weise (vgl. Kap. 4.1). Geht es bei der Klugheit um die Unterscheidung zwischen gut und schlecht, so ist die Tugend der Weisheit auf die Unterscheidung zwischen wahr und falsch ausgerichtet (s. Kap. 1.1.2). Bei der Weisheit geht es ferner nicht wie bei der Klugheit um die Handlung, sondern vielmehr um das intellektuelle Wissen. Dieses Wissen ist nun nicht mehr auf das Gute für den Menschen bzw. auf das menschliche Glück ausgerichtet, sondern auf transzendente Ziele wie das Ewige und Göttliche.

4.2.2
Die Charaktertugenden

Die Tugend als die »Mitte«

Die Charaktertugenden (ethische Tugenden; vgl. die Überlegungen zum *êthos* zu Beginn dieses Kapitels) sind analog zur Empfindungsseele auf die Ausübung der Empfindungen und Leidenschaften ausgerichtet. Während die intellektuellen Tugenden, wie wir gesehen haben, allein durch Belehrung erlernt werden können, bedürfen die Charaktertugenden vor allem der Einübung, damit sie angeeignet werden. Ein weiterer Unterschied zu den intellektuellen Tugenden besteht darin, dass es bei den Verstandestugenden nur ein Mehr oder Weniger geben kann, wohingegen das Besondere der Charaktertugenden gerade darin besteht, dass sie ihre Vervollkommnung durch das Erreichen der Mitte erlangen. So hat Aristoteles die Charaktertugenden dadurch definiert, dass er im Sinne seiner Mesotes-Lehre (von griechisch: die Mitte) dafür plädiert, die rechte Mitte zwischen zwei Extremen zu wählen: »Die Tugend ist also ein Verhalten der Entscheidung, begründet in der Mitte im Bezug auf uns, einer Mitte, die durch Vernunft bestimmt wird und danach, wie sie der Verständige bestimmen würde.« (NE II 6, 1107 1)

Diese Mitte wurde oft als Zwischen- oder Kompromisslösung missverstanden. Aristoteles wollte die Mitte aber nicht als eine über Zahlen zu

4.2 Die aristotelischen Tugenden

bestimmende Mitte verstanden wissen, sondern vielmehr als die optimale Ausprägung einer Haltung, die eben das Zuträgliche und Angemessene zum Ausdruck bringt. Die Mitte ist hier also das richtige Maß, die Ausgewogenheit, das in der Situation Angebrachte und damit das Vernunftgemäße (Tab. 4-3); so stellt z. B. Großzügigkeit die Mitte zwischen Geiz und

Tab. 4-3 Beispiele für ethische Tugenden als die »Mitte« (nach Aristoteles' *Nikomachischer Ethik*)

Tugenden und ihr Bezug		Zu wenig	Zu viel
Allgemein	Tapferkeit (*andreia*)	Feigheit	Tollkühnheit
	Besonnenheit (*sophrosyne*)	Stumpfsinn	Zügellosigkeit
Geld und Besitz	Großzügigkeit (*eleutheriotes*)	Geiz	Verschwendungssucht
	Hochherzigkeit (*megaloprepeia*)	Engherzigkeit	Protzerei
Ansehen und Ehre	Hochsinnigkeit (*megalopsychia*)	Tiefstapelei	Selbstüberschätzung
	Gesunder Ehrgeiz (*philotimia*)	Gleichgültigkeit	Geltungssucht
	Sanftmut (*praotes*)	Phlegma	Zorn
Umgang mit anderen Menschen	Aufrichtigkeit (*aletheia*)	Falsche Bescheidenheit	Aufschneiderei
	Gewandtheit (*eutrapelia*)	Steifheit	Possenreißerei
	Freundschaft (*philia*)	Unterwürfigkeit	Rechthaberei
Politisches Leben	Gerechtigkeit (*dikaiosyne*):		
	Verteilende Gerechtigkeit (*iustitia distributiva*)		
	Legale Gerechtigkeit (*iustitia legalis*) (z. B. nach Unrechttaten)		
	Ausgleichende Gerechtigkeit (*iustitia commutativa*) (zwischen Gewinn und Verlust)		

Verschwendungssucht dar oder der gesunde Ehrgeiz die Mitte zwischen Gleichgültigkeit und Geltungssucht.

Indem die Tugend das der Situation Angemessene wählt, erreicht sie die höchste Form dessen, was als »gut« bezeichnet werden kann. Die Mitte nach Aristoteles ist also Höchstmaß des Gesollten und damit genau das Gegenteil des Mittelmaßes. Dadurch wird deutlich, dass die Tugend für Aristoteles kein ein für alle Mal zu bestimmendes, sondern ein relatives Kriterium darstellt, ein Kriterium, das immer nur in Bezug auf den jeweiligen Kontext neu zu bestimmen ist. Diese Situationsbezogenheit des Guten impliziert, dass die Tugend nur den ungefähren Rahmen dessen angeben kann, was eine gute Handlung ist.

Tugend als Freude am Guten

Von zentraler Bedeutung zum Verständnis des aristotelischen Tugendbegriffs ist der Aspekt, dass die Tugend sich nicht aus der reinen Gewohnheit oder aus einem sozialen Druck heraus ergeben kann. Vielmehr setzt Tugend Freiheit und Freiwilligkeit voraus. Mehr noch: Die Charaktertugenden stellen Haltungen oder Charaktereigenschaften dar, die dazu dienen, die Leidenschaften des Menschen in eine gute Ordnung zu bringen. Der Schweizer Philosoph Martin Rhonheimer spricht von den Tugenden als der »affektiven Bedingung für die Vernünftigkeit von Handlungssubjekten« (Rhonheimer 2001, S. 169). Über die Charaktertugenden wird der Mensch emotional auf das Gute ausgerichtet und erwirbt damit die Fähigkeit, das für die konkrete Situation ethisch Richtige zu erkennen und auszuführen. Das besondere Charakteristikum der aristotelischen Tugendethik liegt in der Integration des menschlichen Strebens in den Begriff der Tugend, was nichts anderes bedeutet als die Verbindung von Gefühl und dem Guten. Gemeint ist hier allerdings nicht, dass für das sittlich Richtige die Gefühle womöglich unterdrückt, kontrolliert oder beherrscht werden sollen. Es geht vielmehr um die Harmonie zwischen Empfinden und Denken, sodass nicht die Unterdrückung von Gefühlen gefordert ist, sondern vielmehr das »richtige emotionale Verhalten in bestimmten Situationen« (Schuster 1997, S. 33). Die Charaktertugend meint also eine Treffsicherheit in Bezug auf das Gute und ein emotional gestütztes sicheres Wissen um das Gute. Diese Treffsicherheit wird nicht einfach durch einen inneren Entschluss oder durch Willensstärke erreicht, sondern sie stellt sich von selbst ein, sobald der Mensch sein Empfindungs- und Denkvermögen in einen inneren Ausgleich gebracht hat. Diese Harmonie zwischen Empfindungs- und Denkvermögen führt dazu, dass der Tugendhafte das wirklich Gute auch tatsächlich als Gutes empfindet.

4.2 Die aristotelischen Tugenden

Bei der Tugendethik wird das Gute also nicht dadurch erreicht, dass der Mensch sich dem Sittengesetz beugt (wie bei der Sollensethik nach Kant), sondern es wird dann erreicht, wenn der Mensch zu einer solchen Harmonie zwischen Fühlen und Denken gekommen ist, dass er die Tugend von innen heraus anstrebt, sie »hat« (griech. *hexis*), d. h. besitzt bzw. sich zu ihr in ein Verhältnis setzt, und damit »bewohnt« (*habitare*, Habitus). Da er als tugendhafter Mensch ein inneres Verlangen nach der Tugend hat, braucht er keine innere Nötigung, dem Sittengesetz zu gehorchen. Der tugendhafte Mensch muss sich nicht dazu zwingen, das Gute zu tun, sondern dies entspringt seiner zur Gewohnheit gewordenen Ausrichtung auf das Gute. Das Gute ist also nicht einfach das rational Erkannte und durch Willensanstrengung Herbeigeführte, sondern es ist das, was der Tugendhafte mit Leidenschaft sucht und das er mit Freude vollzieht. Die Freude ist für die Tugendethik eine zentrale Kategorie; sie ist zum einen die Bedingung für das Tugendhafte und zum anderen das Resultat tugendhaften Verhaltens. Denn wenn der Habitus des Tugendhaften erreicht wird, dann führt dieser Habitus zum Glück des Menschen, und zwar nicht als direkt intendiertes Glücksempfinden, sondern als Glück, das sich mit dem guten Handeln von selbst einstellt.

Nehmen wir als Beispiel die Tugend der Gerechtigkeit. Der tugendhafte Mensch, der die Tugend der Gerechtigkeit zu einem Habitus, also zu einer stabilen Disposition gemacht hat, ist nicht einfach gerecht, indem er das tut, was seine Pflicht und Schuldigkeit ist, sondern er ist dann ein tugendhafter Mensch, wenn er den inneren Drang verspürt, gerecht zu sein, und zwar eben deswegen gerecht zu sein, weil er dies – vermittelt durch eine vernünftige Einsicht in das Ganze – aufgrund seiner innersten Motivationen und Emotionen will und gar nicht anders kann.

Ein tugendhafter Mensch hilft eben nicht, weil er es muss, sondern er hilft, weil er eine Leidenschaft dafür hat und Freude dabei empfindet. Lässt man also diesen inneren Drang zum guten Handeln weg und vollzieht das Gute ohne diese innere Motivation, so lässt sich auch dann nicht von Tugend sprechen, wenn das Zuträgliche getan wurde. Die richtige Handlung wäre keine Tugend, weil sie nicht aus der für die Tugend unerlässlichen Motivation heraus getan wurde. Thomas von Aquin wird dementsprechend die Gerechtigkeit als eine Grundhaltung des Wohlwollens bezeichnen.

Bezug zur Medizinethik
Die aristotelische Konzeption einer Tugendethik ist für die Medizinethik von besonderer Relevanz. Schon die Mesotes-Lehre ist geradezu auf die Medizin zugeschnitten. Ein Beispiel: Im Zuge des **Qualitätsmanagements** der modernen Kliniken wird versucht, die Abläufe zu regeln und sie an ein mehr oder weniger fest vorgegebenes

Schema anzupassen. Das ist auch unbezweifelbar wichtig und notwendig, wenn es um technische Prozesse geht. Wenn es aber um die Frage geht, wie wir in ethischer Hinsicht dem Patienten gerecht werden können, erweisen sich solche starren schematischen Vorgaben als denkbar ungeeignet, weil sich das Gute einer Behandlung des Patienten nicht schablonenhaft bestimmen lässt. Es macht ja den Menschen aus, dass er einzigartig ist, und seine Autonomie zu respektieren bedeutet, ihn in seiner Einzigartigkeit wahrzunehmen. Mehr noch: Das Krankwerden ist für den Patienten selbst ein Geschehen, das sich der Standarisierung entzieht. Jeder Mensch empfindet das Krankwerden anders; für jeden Menschen ist das Krankwerden etwas Unvorhergesehenes, etwas Einbrechendes, das erst einmal ein sensibles Gegenüber erfordert, weil es den Menschen in eine Krise stürzt. Krisen lassen sich nicht nach standardisierten Rezepten behandeln, sondern erfordern menschliche Antworten. Rezepte können schematisch vorgegeben werden, gute Antworten hingegen können nur von guten Menschen gegeben werden. Hier ist die aristotelische Konzeption von Tugend als der guten Mitte sehr hilfreich, weil sie aufzeigt, dass die Umstände (des Patienten, der Krankheit, der sozialen Bezüge des Patienten) maßgebend sind für die Wahl der Antwort. Je nach Persönlichkeit, je nach Zeitpunkt, je nach Lage, Ort und Kontext erfordert die Krise des Kranken jeweils spezifische Antworten, die sich situativ ergeben und nicht aus einem vorgegebenen Raster abgeleitet werden können.

Ebenso bedeutsam ist die Betonung der Freude an der Tugend. Eine Medizin, die nur das Richtige tut, damit aber nicht das Gefühl der Freude am nicht nur Richtigen, sondern am Guten verbindet, wird der Krisensituation des Kranken und seiner Hilfsbedürftigkeit nicht gerecht. Ein kranker Mensch ist nicht nur auf die richtige Applikation angewiesen, sondern braucht zusätzlich ein verstehendes Gegenüber, das ihm signalisiert, dass es von innen heraus das Verlangen hat, ihm zu helfen. Dieses Verlangen von innen heraus ist genau das, was im Rahmen einer zunehmenden **Ökonomisierung der Medizin** immer weiter vernachlässigt, ja abgeschafft wird, und es wird zu wenig bedacht, dass eine Medizin, die nur das Richtige tut, ohne die entsprechende Disposition der Tugend, eben keine gute Medizin sein kann. Ohne diese innere Freude am Guten wäre Medizin kein guter Dienst am Menschen, sondern vielmehr eine Reparaturwerkstatt, bei der zwar richtig repariert, aber nicht gut behandelt wird. Genau das lässt sich aus einem tugendethischen Ansatz für die Medizinethik lernen.

4.3
Die Tugend- und Glückslehre Epikurs

Hatte vor allem Platon den Tugendbegriff in einer engen Relation zur sittlich politischen Gemeinschaft gesehen, so erhält die Ethik spätestens nach dem Niedergang der griechischen Polis einen neuen Akzent, indem sie nicht mehr die Gemeinschaft der Polis, sondern vielmehr die persönliche Lebensführung in den Mittelpunkt stellt. Zu diesen auf die persönliche Lebensführung ausgerichteten Ethiken zählt vor allem die Ethik Epikurs.

4.3 Die Tugend- und Glückslehre Epikurs

Es ist strittig, ob man Epikur (341–271 v. Chr.) wirklich als Tugendethiker bezeichnen kann, aber seine Ethikkonzeption ist für das Verständnis der weiteren Entwicklung der Tugendethik in der Antike sehr aufschlussreich. Man muss bei Epikur bedenken, dass er einen durchaus beträchtlichen Einfluss auf die weitere Diskussion ausgeübt hat. Dies gilt für die Tugendethiken vielleicht weniger als für die modernen Glücksethiken und für den Utilitarismus. Die ersten Utilitaristen nehmen sogar explizit auf Epikur Bezug.

Epikur vertritt ein hedonistisches Prinzip und setzt auf die Lust (*hedone*) als Endzweck allen menschlichen Strebens (insoweit eine gewisse Verwandtschaft zum Utilitarismus). Er ist damit Erbe der Kyrenaiker, einer Schule, die vom Sokrates-Schüler Aristipp von Kyrene (435–355 v. Chr.) etwa 100 Jahre vor Epikur gegründet wurde. Hatte Aristipp noch jeder Art von Lust (bzw. eher Freude) ohne qualitative Unterschiede einen Wert beigemessen, so ist die Ethik Epikurs wesentlich differenzierter und vielschichtiger. Für Epikur ist die Begründung von Werturteilen über die unmittelbare Empfindung möglich. So ist für ihn der Begriff des Guten gekoppelt an die Empfindung von Lust oder Freude bzw. an die Vermeidung von Unlust oder Schmerz (hier eine weitere deutliche Parallele zum Utilitarismus). Doch das Besondere an der Ethik Epikurs ist darin zu sehen, dass er hier nicht stehen bleibt. Zwar ist er der Auffassung, dass die Erfahrung des Angenehmen ein gutes Leben ausmacht, aber im Gegensatz zur kyrenaischen Schule sieht Epikur nicht etwa in der Bedürfnisbefriedigung das höchste Ziel, sondern er dreht den ursprünglichen Hedonismus um und verkehrt ihn in eine Askese. Diese Askese unterscheidet ihn grundlegend vom Utilitarismus und rückt ihn wieder in die Nähe der Tugendethik.

Der asketische Charakter seiner Ethik besteht in der Überzeugung, dass die höchste Lust nicht im Ausleben der Leidenschaften liegt; der Mensch kann im Gegenteil nur glücklich werden, wenn er an die Stelle der Bedürfnisbefriedigung die Bedürfnislosigkeit setzt. Epikur ersetzt die kyrenaische Tugend der Genussfähigkeit durch die epikureische **Tugend der Genügsamkeit**. Hatte Aristipp noch für eine Lust der Bewegung und des heftigen Erlebens (kinetische Lust) votiert, so plädiert Epikur für die Lust der Ruhe (katastematische Lust), die sich durch Selbstgenügsamkeit, Bedürfnislosigkeit und Freiheit von den Leidenschaften auszeichnet. Dieses Prinzip einer **Stille des Gemüts** und einer Lust der Ruhe hat Epikur als *ataraxia* (Seelenruhe) bezeichnet. Mit Seelenruhe ist die Unerschütterlichkeit gemeint, die sich einstellt, wenn der Mensch einen dauerhaften Glückszustand anstrebt und all das vermeidet, was diese Dauerhaftigkeit stören könnte. Der Weise ist für Epikur also nicht der Genussmensch, sondern der Mensch, der es gelernt hat, mit den eigenen Begierden vernünftig umzugehen. Wohlgemerkt steht diese Weisheit im Dienst der Lustmaximierung, aber gerade um diese zu erreichen, darf man sich nicht durch kurzfristige Leidenschaften von der Dauerhaftigkeit des Lustgefühls abbringen lassen, sondern muss – vermittelt über die Bedürfnislosigkeit – die Beständigkeit des Lustgefühls wahren.

Epikurs Ethik zielt also auf einen tugendhaften Umgang mit den Begierden ab. Dieser tugendhafte Umgang ist nicht mit Enthaltsamkeit gleichzusetzen. Es geht vielmehr um eine kluge Abwägung (*phronesis*) zwischen problemlosem Genießen und einem Genießenwollen, das langfristig nur mit der Unruhe des Gemüts erkauft wird. Um diese kluge Abwägung erreichen zu können, entwickelt Epikur eine eigene Theorie der Begierden. Er teilt die Begierden in drei Kategorien ein.

- **Natürliche notwendige Begierden:** Damit sind die Grundbedürfnisse vitaler Natur gemeint, auf die der Mensch nicht verzichten kann, ohne dabei »Schmerzen« zu empfinden, z. B. Hunger, Durst, Wohlbefinden, aber auch intellektuelle Lebendigkeit.
- **Natürliche, aber nicht notwendige Begierden:** Gemeint sind z. B. üppige Speisen oder die sexuellen Bedürfnisse. Diese würden zwar natürlich entstehen, man könne jedoch auf sie verzichten, ohne dabei körperliche oder seelische Schmerzen zu haben.
- **Weder natürliche noch notwendige Begierden:** Damit sind die Begierden gemeint, die nur künstlich durch »eingebildete Meinungen« zustande kommen, wie z. B. die Lust nach Macht oder Reichtum oder auch die Lust nach Unsterblichkeit.

Epikur erkennt lediglich die natürlichen notwendigen Bedürfnisse als legitime Bedürfnisse an, da unvermeidbar Schmerzen entstehen, wenn man sie nicht erfüllt. Bezogen auf alle anderen Begierden ist die Selbstgenügsamkeit (*autarkeia*) vorzuziehen, weil sich die Seelenruhe nur dann gut ausbilden kann, wenn man in der Haltung der Zufriedenheit mit dem, was die Natur dem Einzelnen bietet, zu leben gelernt hat. Ein Zulassen der Begierden zweiter und dritter Ordnung würde dazu führen, dass der Mensch in eine Spirale gerät, bei der über die entsprechenden Reize die Bedürfnisse sich immer weiter hochschaukeln und damit mehr Unlust als Lust erzeugen würden. Wenn sich hingegen über die Genügsamkeit die Seelenruhe eingestellt hat, so ist die Seele nicht mehr in Aufruhr und der Mensch erlangt seine Freiheit.

So lässt sich sagen, dass sich für Epikur die höchste Lust dort und dann ergibt, wenn der Mensch ein Freisein von den Begierden und den leiblichen Schmerzen empfindet. Die höchste Stufe des Glücks ist das Bei-sich-selbst-Sein, das über die innere Seelenruhe vermittelt wird. Dazu gehört nicht nur die Freiheit von Schmerz und Unlust, sondern auch und gerade die Freiheit von Furcht. Daher geht es Epikur um die Überwindung der Furcht vor den Göttern und vor allem um die Überwindung der Furcht vor dem Tod. Dies kommt prägnant in seiner berühmten Aussage zum Ausdruck, die da lautet: »Das schauerlichste aller Übel, der Tod, hat also keine Bedeutung für uns; denn solange wir da sind, ist der Tod nicht da, wenn aber der Tod da ist, dann sind wir nicht da.« (Epikur 2005, S. 117) Daraus leitet Epikur die Aufforderung ab, das Leben zu bejahen und im Sinne des *carpe diem* den Tag, den günstigen Augenblick und die günstige Gelegenheit zu nutzen.

Epikur ist insofern interessant, als er sich von Platon und Aristoteles grundlegend unterscheidet. Ihm geht es nicht um den besten Vollzug der theoretischen und praktischen Vernunft des Menschen, sondern er fokussiert allein auf die subjektive Empfindung als Bewertungsmaßstab. Zwar setzt auch Epikur auf die Verstandestugend der *phronesis*, aber diese hat bei ihm weder einen Eigenwert noch einen gemeinschaftsbezogenen Wert. Sie stellt vielmehr eine instrumentelle Tugend dar, die dazu dient, Störungen des Seelenfriedens zu vermeiden. Wir haben es also bei Epikur im Gegensatz zu Platon und Aristoteles mit einer Ethik zu tun, die weder einen politischen noch einen idealistischen Tenor trägt, sondern eher auf die Subjektivität verweist.

In einer Zeit, in der die Medizin sich zunehmend als wunscherfüllende Medizin versteht (s. Kap. 22), kann die Mitreflexion epikureischen Denkens von großer Bedeutung sein. Auch die immer weiter um sich greifende Umdefinierung des Patienten zum Kunden führt dazu, dass die Medizin den Menschen gerade nicht zu einem vernünftigen Umgang mit den Begehrlichkeiten anleitet, sondern diese erst noch schürt.

4.4
Die Tugendlehre der Stoa

Die Stoa ist der Überbegriff für eine bestimmte Denkrichtung der zunächst griechischen, später auch römischen Philosophie. Als Begründer der Stoa gilt Zenon von Kition (336–264 v. Chr.). Spätere namhafte Vertreter sind Panaitios, Poseidonios, Cicero, Seneca, Epiktet und Marc Aurel. Auch der Philosophie der Stoa geht es um das individuelle Lebensglück, und auch sie hat das Leben in Ausgeglichenheit zum Ziel. Aber im Gegensatz zur epikureischen Philosophie setzt die Stoa nicht auf das Luststreben, sondern auf die menschliche Vernunft, die gemäß der stoischen Lehre als Teil des Kosmos in einer wohlgeordneten und gottgewollten Einheit verankert ist. Es ist der göttliche Logos, der das Universum als Einheit regiert. Daher liefert die kosmische Natur auch die Gesetze, die für den Menschen als Teil dieser Gesamtheit verbindlich sind. Über seine Vernunft ist der Mensch befähigt, diese allwaltenden göttlichen Gesetze des Kosmos zu erkennen und sie in sein Handeln einzubauen. Glücklich kann der Mensch nur dann werden, wenn er diese kosmischen Gesetze verinnerlicht und ein Leben in Übereinstimmung mit der Natur (*kata physin*) führt. Natur wird hier verstanden als Natur des Menschen und zugleich auch als Natur des Weltganzen.

Die Stoa geht also von einer Weltvernunft aus, in deren Notwendigkeit sich der Mensch mittels seiner partizipierenden Vernunft einfügen muss. Diese Voraussetzung einer vorgegebenen kosmischen Einheit bedeutet keineswegs Fatalismus oder Determinismus, sondern sie bezieht sich auf die Freiheit des Menschen, die darin zum Ausdruck kommt, dass er das kosmisch Vorgegebene als Schicksal annimmt und es durch seine Anerkennung freiwillig in eine individuelle Praxis umsetzt. Wenn es der Stoa also zentral um das Leben in Übereinstimmung mit der Natur geht, so gilt es, die eigenen Bestrebungen in Einklang mit dem kosmischen Logos zu bringen. Hierfür ist der Mensch darauf angewiesen, dass das eigene Wollen über die Tugend der Weisheit beherrscht wird. Die Weisheit gilt demnach als das geeignete Mittel, um ein einstimmiges Leben zu erreichen. Die Affirmation der göttlichen Weltordnung und die Betonung der Vernunftnatur des Menschen sind der Auftrag, die unvernünftigen seelischen Regungen zu kontrollieren. Die Stoa hat dementsprechend eine differenzierte Affektenlehre entwickelt.

4.4.1
Affektenlehre der Stoa

Unter Affekt (*pathos*) versteht die Stoa einen »frischen« (spontanen) Wahn, der durch eine falsche Aussage bzw. ein falsches Werturteil entsteht und dabei zusätzlich einen Handlungsimpuls hervorruft. Ein Beispiel: Ein Mann hat eine Krankheit. Der Affekt des Selbstmitleids steigt in ihm hoch; das Selbstmitleid ist eine Untergruppe des Hauptaffekts des Schmerzes. Im Affekt des Selbstmitleids unterliegt der Betroffene der falschen Annahme, das Krankgewordensein sei sittlich verwerflich und verdiene die Reaktion des Selbstmitleids. Diese Annahme ist für die Stoa deswegen falsch, weil das Krankwerden sittlich indifferent ist und der Tugend weder abträglich noch zuträglich und daher auch dem Glück des Menschen nicht abträglich sein kann. Denn es ist ja die zentrale Vorannahme der Stoiker, dass dem Menschen überhaupt kein Übel zustoßen kann, außer dann, wenn er seine Tugend verliert. Der Affekt geht also mit einer Irrtumswahrscheinlichkeit einher, da man im Affekt dazu neigt, das, worauf sich der Affekt bezieht, falsch zu beurteilen. In unserem konkreten Fall der Krankheit bedeutet das: Man ist von dem Krankgewordensein so vereinnahmt, dass man das Krankgewordensein an sich für etwas Falsches hält, nämlich für einen Verlust der Möglichkeit, ein gelingendes Leben zu führen.

Aber der Affekt ist noch mit einer zweiten Irrtumswahrscheinlichkeit verbunden; denn im Affekt empfindet man einen unbändigen Handlungsimpuls, bei dem man Gefahr läuft, in einer unangemessenen bzw. falschen Weise auf das Krankgewordensein zu reagieren. Barbara Guckes bringt dies in ihrem Buch zur Stoa wie folgt auf den Punkt: »So kann man z. B. Krankheit als etwas Schlechtes beurteilen, obwohl Krankheit in Wirklichkeit etwas Indifferentes ist, und man kann es als angemessen beurteilen, sich vor dem Krankwerden zu fürchten, obwohl dies in Wirklichkeit unangemessen ist.« (Guckes 2004, S. 26) Hier ließe sich freilich fragen, warum Gesundheit ein so indifferenter Wert sein soll. Ist es denn nicht einleuchtend, dass die Gesundheit für den Menschen gut ist und dass die Trauer über den Verlust derselben daher nicht notwendigerweise auf einem falschen Urteil beruht? Dieser Einwand wäre allerdings nur dann berechtigt, wenn man die gesamte Axiologie der Stoa ablehnte, deren Originalität gerade darin besteht, die Fähigkeit des Menschen zu unterstreichen, sich über seine Vernunft weitgehend unabhängig von den äußeren Gütern zu machen. Wenn man diese Grundannahme ernst nimmt, wird man die Stärke der stoischen Ethik anerkennen, die in der Überzeugung liegt, dass der Mensch auch bei verloren gegangener Gesundheit grundsätzlich befähigt bleibt, glücklich zu sein, wenn ihm nur die rechte Einsicht in das, was wirklich wichtig ist, zuteil wird (vgl. Kap. 24).

Schauen wir uns nun näher die Struktur der stoischen Affektenlehre an. Die Stoa hat sogenannte generische Affekte benannt, was einer Art Katalog der Hauptaffekte gleichkommt. So werden in der Stoa vier generische Affekte unterschieden: Lust (*hedone*), Schmerz (*lype*), Begierde (*epithymia*), Furcht (*phobos*). Diese Affekte sind aufgeteilt in Affekte, die sich auf die Gegenwart (Lust und Schmerz) oder auf die Zukunft (Begehren und Furcht) beziehen, und in Affekte, die sich auf das Gute (Lust und Begehren) oder auf das Schlechte (Schmerz und Furcht) beziehen. Bedeutsam ist ferner die Hierarchisierung der vier Affekte. So sind die beiden Affekte, die sich auf die Gegenwart beziehen, als Resultate derjenigen Affekte zu betrachten, die auf die Zukunft gerichtet sind. Die Lust also ist das Ergebnis des Affekts der Begierde und der Furcht. Das heißt, dass Lust dann entsteht, wenn das erreicht wird, was der Mensch begehrt oder wenn der Mensch erfolgreich das vermeidet, wovor er sich fürchtet. Komplementär dazu entsteht Schmerz genau dann, wenn es dem Menschen nicht gelingt, das zu erreichen, was er begehrt, bzw. wenn er nicht erfolgreich vermeidet, wovor er sich fürchtet.

All diese Affekte sind Steigerungen der Triebe und gelten als »krankhafte« Zustände der Seele. Zenon, der Begründer der Stoa, vergleicht diese stürmischen Bewegungen der Seele mit dem aufgeregten Flug eines aufgescheuchten Vogels. Da dieses Aufgescheuchtsein die naturgemäße Harmonie der seelischen Kräfte aufhebt, muss der Mensch von seinen krankhaften Affekten wieder geheilt werden. Auch hier erkennen wir also den antiken Grundgedanken, dass ein gutes Leben nicht im Rekurs auf rein progressive Momente, wie es eben die Affekte und Begierden darstellen, gelingen kann, sondern nur im Blick auf ein »Maß«, welches das tendenziell Maßlose in ein gefügtes Ganzes zurückzunehmen vermag.

4.4.2
Die Apathie als Therapie

Wir haben gesehen, dass der Affekt auf einem falschen Urteil beruht. Das ist relevant für die Therapie. Wenn nämlich der Affekt letztlich das Resultat eines falschen Urteils ist, so muss die Behandlung des Affektes am Urteil ansetzen. Die Affekte kann man demnach nur mit einer kognitiven Therapie effektiv behandeln, einer Therapie, die zum Ziel haben muss, das falsche Urteil zu korrigieren. Das Therapeutikum ist die Vernunft, die dazu verhilft, eine richtige Einsicht in das zu entwickeln, was wirklich von Wert und was indifferent ist. Letztes Ziel der Stoa ist es, mithilfe der Vernunft den Zustand der *apatheia*, also einer Leidenschaftslosigkeit oder Unempfindlichkeit, zu erlangen. Mit *apatheia* ist eine erregungsfreie innere Ausgeglichenheit der Seele gemeint, die als Voraussetzung für die höchste Glückseligkeit des Menschen gilt. Diese bedeutet keineswegs absolute Gefühllosigkeit; vielmehr hat die Vernunft die Aufgabe, die krankhaften Affekte in gesunde Reaktionen und berechtigte Gefühle zu verwandeln. Die Stoa spricht in diesem Zusammenhang später von *eupatheia* und meint damit die Umwandlung des Affekts in ein angemessenes Gefühl. Bei der *eupatheia* handelt es sich um eine nicht mehr »frische« (unmittelbare) und falsche, sondern um eine wissensbasierte und richtige Zustimmung zu einer wahren Aussage. Der Weise vermag es also, den Affekt der Lust in die *eupatheia* der Freude (als vernünftiger Erhebung der Seele) zu verwandeln. Und aus der Begierde wird mithilfe der Tugend das vernunftgemäße Wünschen. Der Affekt der Furcht schließlich wird durch die Weisheit in die *eupatheia* der Vorsicht als des vernunftgemäßen Ausweichens umgeformt. Weitere gute Gefühle oder »positive Leidenschaften« gemäß der Stoa sind das Wohlwollen, die Freundlichkeit, die Liebe zu seinen Kindern oder die Scheu vor gerechtem Tadel (vgl. Pohlenz 1948, S. 152 f.).

Die Glückseligkeit stellt sich also über die *apatheia* ein. Das Glück ist für die Stoa im Gegensatz zu Epikur unabhängig von der Erfüllung der Triebe;

4.4 Die Tugendlehre der Stoa

die Stoa ist somit genau das Gegenteil einer hedonistischen Ethik. Vielmehr stellt sich das Glück dann ein, wenn die Tugend der Überwindung und des Pflichtbewusstseins erreicht und somit keine Lust empfunden wird. Glück ist also gleichgesetzt mit dem moralischen Ziel der Tugend. Die Tugend ist das Glück, nicht die Lust. Sie ist dann erreicht, wenn der Status eines Weisen erreicht ist, der über alle äußeren Verlockungen erhaben ist und weiß, wie man in rechter und tugendhafter Weise nach den Dingen strebt. Der stoische Weise ist sich darüber im Klaren, dass sein Ziel nicht darin besteht, Güter zu erlangen, sondern darin, das Geschehene als Teil eines wohlgeordneten Kosmos zu begreifen und einen richtigen Umgang mit dem Vorgegebenen zu erlernen.

Wer das Ideal des stoischen Weisen erreicht hat, weiß, dass für das Glück allein die wahren Güter relevant sind. Zu diesen wahren Gütern zählen nur die Tugenden und das, was an ihnen teilhat. Analog dazu sind die einzigen wahren Übel die Kardinallaster Unwissenheit, Ungerechtigkeit, Feigheit und Zuchtlosigkeit. Alles, was weder mit Tugenden noch mit Lastern zu tun hat, sind äußere Güter und ohne Bedeutung; diese äußeren Güter werden von der Stoa als »gleichgültige Dinge« (*adiaphora*) bezeichnet, weil sie, bezogen auf das höchste Ziel des Menschen, die Tugend zu erreichen, indifferent sind. Gleichwohl gibt es innerhalb dieser indifferenten Güter wiederum solche, die vorzuziehen sind (*proegmena*), und solche, die zu meiden sind (*apoproegmena*). Zu den »vorgezogenen« Gütern gehören jene, die das Wohlbefinden des Menschen fördern, wie z. B. Gesundheit, Leben, Fähigkeiten, Reichtum, Macht, Ehre. Im Gegenzug gehören Krankheit, Tod und Armut zu den »zurückgesetzten Dingen« (Tab. 4-4). Der

Tab. 4-4 Sittlich relevante und sittlich indifferente Güter in der Stoa

Sittlich relevante Güter und Laster	
Kardinaltugenden	**Kardinallaster**
Weisheit	Unwissenheit
Tapferkeit	Feigheit
Besonnenheit	Zuchtlosigkeit
Gerechtigkeit	Ungerechtigkeit
Sittlich indifferente Güter (Adiaphora)	
Vorzuziehende Güter	**Nachgesetzte Güter**
Gesundheit	Krankheit
Leben	Tod
Reichtum	Armut

Mensch kann sich für diese Güter entscheiden, solange die zu ihrer Realisierung gehörende Handlung zu einem Leben beiträgt, das sich in Übereinstimmung mit der Allnatur befindet. Ähnlich wie später Kant betont die Stoa, dass all diese »Dinge« keine in sich sittlichen Werte darstellen, weil sie auch zu unvernünftigen Zwecken eingesetzt werden können. Die Stoa fordert zwar keine Askese, aber der Mensch muss jederzeit darauf vorbereitet sein, auf diese Güter wieder verzichten zu können, wenn das Erreichen der Tugend dies erfordert. Gerade auf diese gerichtet, ist es für den tugendhaften Stoiker wichtig, die Grundhaltung der Apathie einzunehmen, sich also nicht erschüttern zu lassen, wenn diese Güter fehlen, respektive sich nicht in Aufwallung bringen zu lassen, wenn sie da sind. Denn das Glück des Menschen hängt nicht vom Erlangen dieser Güter ab. Solange es sich um einen weisen Stoiker handelt, kann der Besitz oder das Fehlen dieser Güter weder Freude noch Trauer auslösen. Wer diese Tugend der Weisheit erreicht hat, wird sich von den Affekten nicht mehr leiten lassen und sich ganz der Herrschaft der Vernunft übergeben.

Im Gegensatz zu Epikur fordert die Stoa nach Erlangen des Ideals der Apathie zugleich auch ein Leben der Tat, also ein pflichtbewusstes Engagement im politischen Leben. Während die epikureische Lehre eher mit der Aufforderung »Lebe im Verborgenen« (Fragment 138) einhergeht, enthält die Lehre der späten Stoa eine Aufforderung zur Wahrnehmung von Pflichten gegenüber dem Staat und der Gemeinschaft. Schon die Stoa, und insbesondere Cicero, hat eine Pflichtenethik formuliert und je nach zugrunde liegendem Motiv zwischen vollkommenen und unvollkommenen Pflichten unterschieden, was später von Kant aufgegriffen werden sollte (vgl. Kap. 2).

Bezug zur Medizinethik
Sehr interessant für den Bereich der Medizinethik ist in diesem Zusammenhang die Auffassung des naturgemäßen Lebens angesichts von **Krankheit**. Hat z. B. ein Mensch seine Chance, ein naturgemäßes Leben zu führen verwirkt, wenn er bedingt durch Krankheit eine bestimmte Tätigkeit nicht mehr verrichten kann, die eigentlich zu einem naturgemäßen Leben dazugehört? Konkret: Hat ein Mensch, der durch Alzheimer nicht mehr weise sein kann, gemäß der Stoa keine Möglichkeit, ein naturgemäßes – und damit ein gutes – Leben zu führen? Die Stoa antwortet hierauf bezeichnenderweise mit Ja und Nein. Zwar wird ein naturgemäßes und damit gutes Leben bei entsprechender Krankheit faktisch erschwert, aber der Mensch lebt trotzdem in Übereinstimmung mit der Natur, weil die Krankheit ebenfalls als natürlicher Zustand betrachtet wird, der Teil des Gesamtkosmos ist. Relevant für das menschliche Glück, so die Stoa, ist nicht die An- oder Abwesenheit von Krankheit, sondern der »Gebrauch«, d. h. der Umgang mit der Krankheit. Diogenes Laertius drückt das wie folgt aus:

»›Gleichgültigkeit‹ aber wird in zwiefachem Sinne gebraucht, erstens von solchen Dingen, die weder zur Glückseligkeit noch zur Unglückseligkeit entscheidend mitwirken, wie Reichtum, Gesundheit, Kraft, Ruhm und dergleichen; denn man kann auch ohne diese glücklich werden, da nur die Art ihres Gebrauches Bedeutung hat für ihre Beziehung auf Glück oder Unglück. In einem anderen Sinn werden diejenigen Dinge gleichgültig genannt, die weder den Trieb noch die Abneigung erregen.« (Diogenes Laertius Philosophen 7.104)

Das heißt nichts anderes, als dass auch das Leben in Krankheit der Glückseligkeit offensteht, vorausgesetzt, man erlernt einen guten Umgang mit der Krankheit. Entscheidend ist also die Einstellung zur Krankheit und nicht so sehr die An- oder Abwesenheit der Krankheit selbst. Sicher hat diese Sichtweise auf die Krankheit Grenzen, vor allem dort, wo Krankheit jedwede gute Einstellung unmöglich macht, aber in der Grundaussage ist diese Auffassung sehr relevant für die moderne Medizin, die sich zunehmend nur noch als Bekämpferin von Krankheit versteht und viel zu wenig bedenkt, dass die Vermittlung eines akzeptierenden Umgangs mit Krankheit viel mehr zum Glück ihrer Patienten beitragen kann als eine mehr oder weniger ausweglose technische Herangehensweise (s. Kap. 24).

Einen Schritt weiter als die Stoa geht Friedrich Nietzsche (1844–1900), der die Krankheit als einen integralen Bestandteil des Lebens auffasst und ihrer Akzeptanz sogar eine Art heuristische Funktion zuspricht. Anstatt Krankheit und Gesundheit als einander ausschließende Gegensätze zu begreifen, spricht Nietzsche von einer »höheren« oder »großen Gesundheit«, die sich in der produktiven Verwindung von Schmerz und Leid immer wieder neu zu bewähren hat. Die »große Gesundheit« ist eine Gesundheit, »welche man nicht nur hat, sondern auch beständig noch erwirbt und erwerben muss, weil man sie immer wieder preisgibt, preisgeben muss! …« (Nietzsche 1882, S. 636). Eine solche dynamische Auffassung von Gesundheit als der Fähigkeit, Krankheit so in den individuellen Lebenszusammenhang integrieren zu können, dass wieder ein Lebensgleichgewicht erreicht werden kann, steht in direktem Gegensatz zu der gegenwärtig zu beobachtenden Auffassung, Gesundheit sei ein einklagbares, statisches Gut, das durch technisch-reparative Maßnahmen wiederhergestellt oder gar optimiert werden könne.

4.5 Die Tugendlehre des Thomas von Aquin

Die sieben Haupttugenden

Seit Gregor dem Großen (um 540–604) wird den vier griechischen Kardinaltugenden ein zusätzlicher, von Paulus formulierter Tugendkatalog beigefügt, der aus den drei theologischen Tugenden **Glaube**, **Liebe** und **Hoffnung** besteht. Während der Mensch die Kardinaltugenden lernen und einüben kann, sind die theologischen Tugenden nicht in dieser Weise vom Menschen »herstellbar«, sondern sie bedürfen, auch wenn sie wesentlich menschliches Handeln darstellen, letztlich der göttlichen Gnade. Das ist ein fundamentaler Unterschied zu den hellenistischen Ethiken. Sowohl Epikur als auch die Stoa gingen davon aus, dass der Mensch selbst die Tugend in der Hand hat, dass er es ist, von dem sie abhängen.[6]

Mit dem Christentum bleibt der Mensch frei, aber er ist sich dessen bewusst, dass er bei aller Freiheit letztlich auf die Gnade Gottes angewiesen ist, um sein Leben gut zu führen. In diesem Sinne ist das Anliegen des Thomas von Aquin (um 1225–1274) zu verstehen, der mit seiner wirkmächtigen Ethik, niedergeschrieben in der *Summa theologiae*, eine Verbindung zwischen menschlicher Vernunft und dem Glauben an Gott herstellen will. Ethik muss sowohl auf Gott bezogen sein als auch im Einklang mit der menschlichen Vernunft stehen. Vernunft und Glaube stehen nicht im Widerspruch, weil sie beide von Gott stammen. Durch seine Vernunft hat der Mensch Anteil am göttlichen Geist. Dadurch ist er in die Lage versetzt, das Gute vom Schlechten zu unterscheiden. Der Mensch ist ein freies Wesen; er ist aufgefordert, seinem eigenen Verstand zu folgen. Die Aufgabe des Menschen ist es nicht, das göttliche Gesetz wie eine Vorschrift einfach zur Kenntnis zu nehmen, sondern er ist aufgefordert, selbst zu denken und mithilfe seiner eigenen praktischen Vernunft das Gute zu schaffen. Es geht also nicht um das Erkennen eines Vorgegebenen, sondern um die Konstituierung des Guten. Der Mensch befolgt nicht einfach ein göttliches Gesetz, sondern schafft dieses Gesetz, wenn auch mithilfe göttlicher Offenbarung.

Aus Vernunft wird der Mensch selbst Gesetzgeber und muss für sein Tun Verantwortung übernehmen. Zum vollkommenen Erkennen des Guten ist er auf die Gnade und Offenbarung Gottes angewiesen, aber er ist nicht unfrei und nicht ausgeliefert. Das Besondere an der Theophilosophie von Thomas von Aquin liegt darin, dass es ihm gelingt, die Autonomie des Menschen in Einklang zu bringen mit der Überzeugung einer übernatürlichen Offenbarung. Bei diesem Vorgang des Erkennens und der eigenen Gesetzgebung kann der Mensch auch scheitern, und zwar dann, wenn seine – an der göttlichen Weisheit partizipierende – Vernunft durch seine

---

6 Diese Abhängigkeit der Tugend vom Menschen bedeutet allerdings nicht, dass alles in des Menschen Hand läge. Darin waren sich die Epikureer wie die Stoiker einig. So können wir in Epikurs *Briefe an Menoikeus* lesen: »Es ist ferner zu bedenken, dass die Zukunft weder vollständig in unserer Gewalt ist noch vollständig unserer Gewalt entzogen. Wir werden also niemals erwarten, dass das Künftige sicher eintreten wird, noch daran zweifeln, dass es jemals eintreten werde.« (Epikur 2005, S. 119)

Leidenschaften verdunkelt wird. Hier kommt auch bei Thomas von Aquin, in Anlehnung an die antike Tradition, die Tugend ins Spiel; die Tugend zu verwirklichen bedeutet für ihn, der Vernunft gemäß zu handeln und alle Bestrebungen des Menschen auf das Gute der Vernunft hin auszurichten.

Thomas von Aquin übernimmt zwar die Kardinaltugenden der Antike, aber der entscheidende Unterschied besteht darin, dass der Mensch nicht aus eigener Kraft zur vollkommenen Glückseligkeit gelangen kann, sondern dass er hierbei auf die göttliche Hilfe angewiesen ist. Erst über die Gnade Gottes gelangt der Mensch zur *beatitudo perfecta*, zur vollkommenen Glückseligkeit; ohne diese bleibt der Mensch begrenzt in der *beatitudo imperfecta*, der unvollkommenen Glückseligkeit, allerdings nicht etwa verstanden als unvollkommenes Glück, sondern als »vollkommenes Glück selbst im Stadium des noch unvollkommenen Anfangs« (Rhonheimer 2001, S. 365). Dementsprechend müssen die Kardinaltugenden, die sich auf die konkrete Lebensgestaltung beziehen, nach Thomas von Aquin ergänzt werden durch die göttlichen Tugenden, um die Teilhabe an der göttlichen Weisheit zu gewährleisten. So gibt es für ihn eine Vollendung der Kardinaltugenden nur über die göttlichen Tugenden. Erst über die Gnade Gottes erlangt der Mensch die vollendete Stufe der Tugenden. So wie die Tugend der praktischen Vernunft beispielsweise ihre gnadenhafte Vollendung erst über die göttliche Tugend des Glaubens erfährt, so steht es auch mit der Vollendung der anderen Kardinaltugenden. Der Glaube stellt die gnadenhafte Vollendung der Vernunft dar, während die Hoffnung als Vollendung des Willens in Bezug auf den Mut begriffen wird. Die Liebe wird nicht nur als Vollendung des Willens in Bezug auf das Begehren gedacht; vielmehr hat Thomas in seiner Verknüpfung von aristotelischer und theologischer Tugendlehre die Liebe als das allen Tugenden zugrunde liegende Prinzip deklariert. Sowohl die antiken Kardinaltugenden als auch die göttlichen Tugenden (Glaube, Liebe, Hoffnung) werden als ein Gefüge begriffen, durch das sich die Liebe als Grundlage aller Tugenden zieht. Für den Moraltheologen Eberhard Schockenhoff ist die Caritas, die Nächstenliebe also, »der architektonische Schlussstein und das durchgängige Handlungsprinzip für den gesamten Tugendkanon« (Schockenhoff 1987, S. 275). Dies heißt nichts anderes, als dass ohne die Liebe letztlich alle anderen Tugenden keinen echten Wert haben. Es ist also die Liebe, die alle anderen Tugenden zu echten Tugenden macht. Dies leuchtet für den Kontext der Medizin leicht ein: Was für ein Arzt wäre derjenige, der zwar die richtige Spritze im richtigen Moment mit Klugheit, Gerechtigkeit, Tapferkeit und Maß gibt, ohne aber dabei von der Grunddisposition der Nächstenliebe, also des Wohlwollens für den Patienten, getragen zu sein?

Die thomistische Verbindung von Kardinaltugenden und göttlichen Tugenden – dies sei am Ende nochmals ausdrücklich betont – ist nicht so zu verstehen, dass die göttlichen Tugenden den Kardinaltugenden einfach aufgesetzt werden. Es geht Thomas von Aquin vielmehr darum, aufzuzeigen, »wie sich das menschliche Tätigsein von Anfang an als Verwirklichung von Glaube, Hoffnung und Liebe begreifen und deuten« lässt (Schockenhoff 1987, S. 278). Hier ist zu erkennen, inwiefern sich mit dieser Einsicht eine vollkommen neue Anthropologie abzeichnet; der Mensch ist für Thomas von Aquin nicht nur ein Mitglied der Polis, sondern er hat von Anfang an Teil an der »civitas celestis«, der himmlischen Gemeinschaft. Diese Vollendung in der himmlischen Gemeinschaft aber kann er nicht von sich aus erwirken, sondern ist angewiesen auf die göttliche Gabe und Gnade.

■ **Fazit**: Die Tugendethik lässt sich als eine Ergänzung der Sollensethiken begreifen. Sie kann durch die Entwicklung entsprechender Einstellungen, Dispositionen und Charaktereigenschaften dazu verhelfen, nicht nur das moralisch Gebotene besser zu erkennen, sondern auch dazu, zur Realisierung des Guten bereit zu sein. Dabei rekurriert sie weniger auf die formale Verbindlichkeit universaler Normen als vielmehr auf das Zusammenspiel kulturell verankerter Sitte – *êthos* gleichursprünglich als »Wohnort« und »Charaktereigenschaft« (*habitus*) –, einer inneren Hierarchie von Emotionalität und Vernunft sowie einem auf das Ganze bezogenen Streben nach dem »gelingenden Leben«. Das dabei stets im Zentrum stehende **Maß** des Handelns entspringt keinem schematischen Zugriff, sondern in Ausrichtung auf seine jeweils situative Verankerung.

4.6
Die Medizin und die Tugend des Wohlwollens

In den letzten Jahrzehnten ist in der Philosophie ein verstärktes Interesse an der Tugendethik festzustellen, ein wieder aufkommendes Interesse, das nicht zuletzt durch Max Scheler (1874–1928) und später vor allem durch die Kommunitaristen, allen voran Charles Taylor, unterstützt worden ist. Weitere prominente Vertreter des Kommunitarismus sind Alasdair MacIntyre, Michael Walzer und Michael Sandel. Der Kommunitarismus lehnt eine einseitige Orientierung an Sollensethiken ab und kritisiert die am Individuum orientierten modernen Ethiken. Stattdessen legt er den Fokus auf gemeinsame Vorstellungen des Guten und unterstreicht den Aspekt der Gemeinschaft; daher der Name.

4.6 Die Medizin und die Tugend des Wohlwollens

Dieses philosophische Interesse hat auch die Medizinethik erfasst, sodass in den letzten Jahren verstärkt auch tugendethische Ansätze in der Medizin diskutiert werden (z. B. Pellegrino u. Thomasma 1993; Eichinger 2010). Für die Medizinethik ist der Tugendbegriff von besonderer Bedeutung, was bislang jedoch nur ansatzweise erkannt wurde. Man denke an die **Tugend der Gelassenheit** (vgl. Kap. 23 und 24), die gerade für den großen Komplex des guten Sterbens relevant geworden ist; oder an die **Tugend der Aufmerksamkeit**, die als Grundlage einer verstehenden Arzt-Patient-Beziehung zu sehen ist. Man denke auch an die **Tugend der Solidarität**, die sowohl für den individuellen Umgang mit kranken Menschen als auch für den makroallokatorischen Kontext heute von besonderer Relevanz ist. Man denke an die **Tugend der Caritas**, deren Verdrängung erst die einseitige Betonung des ökonomischen Denkens ermöglicht hat (vgl. Schlusskapitel). Und man denke nicht zuletzt an die **Tugend des Maßes**, die im Hinblick auf zahlreiche Entwicklungen innerhalb der modernen Medizin Anwendung finden könnte: Angefangen bei den sich verselbstständigenden medizinisch-technischen Einzeldisziplinen, die einen Blick auf den Menschen als Ganzen zunehmend verwehren, über die betrieblich-unternehmerischen Zugriffe auf die modernen Kliniken bis hin zum Thema »Wunscherfüllende Medizin«, das auf ein Begehren rekurriert, das *strukturell* (wie die Antike wusste) nicht gestillt werden kann. Das ist jenes Phänomen, das Schelling den »nie zu stillenden Hunger der Selbstsucht« genannt hat (s. Hühn 1998). Im letzten Kapitel wird kurz auf die innere Verbindung von Tugendethik und Identität der Medizin eingegangen werden. An dieser Stelle sei zur Veranschaulichung der Relevanz der Tugendethik für die Medizin auf eine Tugend hingewiesen, die für die Medizin, solange man diese als eine soziale Errungenschaft und als Hilfeversprechen versteht, von zentraler Bedeutung ist, nämlich die **Tugend des Wohlwollens**. Die Tugend des Wohlwollens lässt sich in der Kontrastierung zur rechtlichen Pflicht erkennen. Wenn wir jemandem ein grundsätzliches Wohlwollen entgegenbringen, fragen wir nicht, was eigene Pflicht ist oder was des anderen Rechte sind. Die rechtliche Pflicht erfüllt man dann, wenn man das tut, worauf der andere einen Anspruch hat, man tut das, was man dem anderen (rechtlich) schuldig ist. Für die Tugend des Wohlwollens ist die Frage danach, was man dem anderen (rechtlich) schuldig ist, nicht der Antrieb. Wohlwollen fragt eben nicht nach dem normativ Geschuldeten, sondern es ist eine Grundhaltung, die durch die Hinwendung zum anderen und durch die Wertschätzung des anderen in seinem Sosein getragen ist.

Katalog der ärztlichen Tugenden
(nach Beauchamp u. Childress 2001, S. 36 ff.)
- Empathie
- Urteilskraft
- Vertrauenswürdigkeit
- Moralische Integrität
- Gewissenhaftigkeit

4.7
Grenzen der Tugendethik

Trotz oder gerade wegen der zunehmenden Hinwendung zur Tugendethik in Philosophie und Medizinethik muss man sich ihrer Grenzen bewusst bleiben. Auf eine rein methodische Grenze haben wir bereits hingewiesen; so wird von verschiedenen Autoren der drohende Zirkelschluss kritisiert, wenn man das Gute von der Tüchtigkeit einer Person abhängig macht und zugleich die Tüchtigkeit auf das Gute ausrichtet. Dieser Zirkelschluss taucht freilich genau dort nicht auf, wo man das gute Handeln des Einzelnen von einem gefügten Ganzen aus betrachtet, das ein gelingendes Handeln allererst ermöglicht. Hier gibt es auch andere Stimmen, die darin gerade den Kern der Tugendethik sehen und keinen Zirkelschluss erkennen können (vgl. Rhonheimer 2001). Inhaltlich wirft die Tugendethik verschiedene Fragen auf, die für ihre Anwendung auf medizinethische Problemfelder immer mit reflektiert und bedacht werden müssen.

Eine **erste kritische Nachfrage** lautet: Wie kommt man zur adäquaten Auswahl der Tugend, die für das jeweilige Problemfeld relevant ist? Je nachdem, für welche Wahl man sich entscheidet, wird man zu jeweils unterschiedlichen Ergebnissen gelangen. Hier muss allerdings bedacht werden, dass die Tugenden nicht vereinzelt betrachtet werden können. In der Darlegung der Kardinaltugenden ist bereits deutlich geworden, wie sehr die Tugenden miteinander zusammenhängen und wie sie aufeinander verweisen. Bezogen auf die Kardinaltugenden kann man sogar eine Hierarchisierung vornehmen; während die Klugheit als grundlegende Tugend zu begreifen ist, die notwendig ist für alle anderen Tugenden, lässt sich z. B. die Tapferkeit als eine Tugend betrachten, die nur sekundär für die Realisierung der anderen von Bedeutung ist. Bedenkt man diese innere Verschränktheit der Tugenden (*connexio virtutum*) und orientiert man sich an ihrem Gesamtgeflecht, kann der tugendethische Ansatz durchaus hilfreich sein, und er bleibt dann davor bewahrt, rein partikular und eklektisch verwendet zu werden. Nicht die Tugendethik ist also die Grenze, sondern die Handhabung derselben.

Eine **zweite** häufig geäußerte **Kritik** an der Tugendethik ist der Einwand, dass sie sehr vage bleibe und für konkrete Problemfelder wenig Handlungsorientierung gebe. Sie betrifft das Grundproblem, dass nicht normative Ethiken nur schwer standardisierbar sind – und dies auch nicht sein wollen. Zwar ist es richtig, dass die Tugendethik wenig konkrete Aussagen macht über die zu vollziehende Handlung. Aber genau das ist ja ihr Wesensmerkmal. Innerhalb einer tugendethischen Beleuchtung eines Problems liegt der Fokus nicht auf der Frage »Was soll ich hier tun?«. Vielmehr richtet er sich – sinnvollerweise – auf die Fragen »Was ist ein guter Mensch?« oder »Wie ist ein gelingendes Leben möglich?«. Die Stärke der Tugendethik besteht also darin, sich nicht auf den reinen Handlungsaspekt zu beschränken, sondern das größere Gefüge in den Blick zu nehmen (mit Blick auf unser Eingangsbeispiel also nicht darin, sich allein auf die Behebung des klinischen Befundes einer Lungenentzündung zu beschränken, sondern die erkrankte Patientin als ganzen Menschen in all seiner vielschichtigen Lebenswirklichkeit zu berücksichtigen). Ab dem Moment, da man das allgemeinere Gefüge beachtet, wird die Lösung allgemeiner (wenn auch gerade nicht standardisierter!) ausfallen, aber sie ist dann eine Lösung im Bewusstsein des Ganzen und entspringt nicht nur dem Höhlenblick des Aufrechnens von Rechten und Pflichten. Die Vagheit ist also nicht als Schwäche, sondern als zentraler Wesenskern der Tugendethik zu sehen, weil die Frage nach dem Guten – so der tugendethische Ansatz – sich nicht erschöpfen kann in der Kategorisierung von guten und schlechten Handlungen. Unabhängig davon kann bei adäquater Anwendung der verschiedenen Tugenden durchaus eine relativ konkrete Handlungsorientierung entstehen (s. Tab. 4-5). Diese Orientierung hat aber dann einen

Tab. 4-5 Gegenüberstellung Tugendethik und Sollensethik

	Sollensethik	**Tugendethik**
Fokus	Maxime oder Handlung	Haltung oder Disposition
Zu bewerten	Korrektheit der Handlung	Tüchtigkeit der Person
	Abstrakte Prinzipien	Situationsbezogene Konkretheit
	Formalisierung	Angemessenheit; kontingenzorientiert
Ziel	Pflichterfüllung	Glück des Menschen

anderen Verbindlichkeitscharakter; sie lässt sich nicht ohne Weiteres in Rechtspflichten ausdrücken.

■ **Fazit**: Normen, Werte und Prinzipien können je nach zugrunde gelegter Begründungstheorie ganz unterschiedliche Ausgestaltungen annehmen. Neben den deontologischen und konsequenzialistischen Theorien stellt insbesondere die Tugendethik eine für die heutige Medizin relevante Begründungstheorie dar. Für Handlungen gibt es nicht immer nur eine einzige richtige Bewertung. Vielmehr können je nach Gewichtung der Prinzipien und vor allem je nach zugrunde gelegter Begründungstheorie unterschiedliche moralische Bewertungen aus einer Handlung resultieren. Und je nachdem, ob man von einer Sollensethik (deontologisch oder konsequenzialistisch begründet) oder von einer Tugendethik her argumentiert, stellt man im einen Fall eher die Handlung, im anderen Fall eher die Person in den Vordergrund. Zwar geht mit der moralischen Bewertung einer Handlung immer zugleich auch die Bewertung der Handlungsmotivation einher, aber je nach Begründungstheorie verlagert sich der Schwerpunkt des ethischen Reflektierens.

Literatur

Beauchamp, Tom L., u. James F. Childress: Principles of Biomedical Ethics. Oxford: Oxford University Press 2001.

Diogenes Laertius: Leben und Meinungen berühmter Philosophen. Hamburg: Felix Meiner Verlag 1998.

Eichinger, Tobias: Medizin als Praxis – Zu tugendethischen Ansätzen für eine zeitgemäße Medizinethik. In: Julia Inthorn (Hrsg): Richtlinien, Ethikstandards und kritisches Korrektiv. Eine Topographie ethischen Nachdenkens im Kontext der Medizin. Göttingen: Edition Ruprecht 2010; 136–145.

Epikur: Briefe an Menoikeus. In: Wege zum Glück. Düsseldorf: Artemis & Winkler 2005; 116–123.

Forschner, Maximilian: Das Gute und die Güter. Zur stoischen Begründung des Wertvollen. In: Über das Handeln im Einklang mit der Natur. Grundlagen ethischer Verständigung. Darmstadt: Wissenschaftliche Buchgesellschaft 1998; 31–49.

Guckes, Barbara: Zur Ethik der älteren Stoa. Göttingen: Vandenhoeck & Ruprecht 2004.

Held, Klaus: Zur phänomenologischen Rehabilitierung des Ethos. In: Mirko Wischke und Andrzej Przylebski (Hrsg): Recht ohne Gerechtigkeit? Hegel und die Grundlagen des Rechtsstaates. Würzburg: Königshausen & Neumann 2010; 101–112.

Horn, Christoph: Platon über Güter, Tugend und Glück. In: Burkhard Reis (Hrsg): Zwischen PISA und Athen – Antike Philosophie im Schulunterricht. Göttingen: V&R unipress 2007; 131–156.
Hühn, Lore: Die intelligible Tat. Zu einer Gemeinsamkeit Schellings und Schopenhauers. In: Christian Iber u. Romano Pocai (Hrsg): Selbstbesinnung der philosophischen Moderne. Cuxhaven: Junghans 1998; 55–94.
Kälin, Bernhard: Ethik. Sarnen: Louis Ehrli 1945.
Krämer, Hans J.: Arete bei Platon und Aristoteles. Heidelberg 1959.
Nietzsche, Friedrich: Die fröhliche Wissenschaft (1882). In: Kritische Studienausgabe (hrsg. von Giorgio Colli und Mazzino Montinari), Bd. 3. Berlin, New York: De Gruyter 1988.
Pellegrino, Edmund, u. David C. Thomasma: The Virtues in Medical Practice. Oxford: Oxford University Press 2003.
Pieper, Josef: Das Viergespann. München: Kösel 1964.
Pohlenz, Max: Die Stoa. Geschichte einer geistigen Bewegung. Göttingen: Vandenhoeck & Ruprecht 1991.
Rhonheimer, Martin: Die Perspektive der Moral. Berlin: Akademie-Verlag 2001.
Rickert, Heinrich: Kulturwissenschaft und Naturwissenschaft. Tübingen: Mohr Siebeck 1910.
Schockenhoff, Eberhard: Bonum hominis. Die anthropologischen und theologischen Grundlagen der Tugendethik des Thomas von Aquin. Mainz: Matthias Grunewald Verlag 1987.
Schuster, Josef: Moralisches Können. Studien zur Tugendethik. Würzburg: Echter 1997.
Spaemann, Robert: Grenzen. Zur ethischen Dimension des Handelns. München: Klett 2002.
Taylor, Charles: Negative Freiheit? Zur Ethik des neuzeitlichen Individualismus. Frankfurt a. M.: Suhrkamp 1988.
Tugendhat, Ernst: Vorlesungen über Ethik. Frankfurt a. M.: Suhrkamp 1993.
Unterholzner, Bert (Hrsg): Grundfragen philosophischer Ethik. Donauwörth: Auer 2000.

Weiterführende Literatur

Böhme, Gernot: Ethik im Kontext. Frankfurt a. M.: Suhrkamp 1997.
Düwell, Marcus, u. Christoph Hübenthal (Hrsg): Handbuch Ethik. Stuttgart: Metzler 2002.
Fenner, Dagmar: Ethik. Tübingen: A. Francke 2008.
Fenner, Dagmar: Einführung in die Angewandte Ethik. Stuttgart: Kohlhammer 2010.
Fischer, Johannes, Stefan Gruden, Esther Imhof u. Jean-Daniel Strub: Grundkurs Ethik. Grundbegriffe philosophischer und theologischer Ethik. Stuttgart: Kohlhammer 2007.
Fischer, Peter: Einführung in die Ethik. München: Wilhelm Fink 2003.

Härle, Wilfried: Ethik. Berlin: De Gruyter 2011.
Hauskeller, Michael: Versuch über die Grundlagen der Moral. München: Beck 2001.
Hepfer, Karl: Philosophische Ethik: Eine Einführung. Stuttgart: Kohlhammer 2008.
Pauer-Studer, Herlinde: Einführung in die Ethik. Wien: Facultas 2003.
Quante, Michael: Einführung in die Allgemeine Ethik. Darmstadt: Wissenschaftliche Buchgesellschaft 2003.
Ricken, Friedo: Allgemeine Ethik. Stuttgart: Kohlhammer 2003.
Rippe, Klaus Peter, u. Peter Schaber (Hrsg): Tugendethik. Stuttgart: Reclam 1998.
Schockenhoff, Eberhard: Grundlegung der Ethik. Ein theologischer Entwurf. Freiburg: Herder 2007.
Vieth, Andreas: Einführung in die Angewandte Ethik. Darmstadt: Wissenschaftliche Buchgesellschaft 2006.
Vossenkuhl, Wilhelm: Die Möglichkeit des Guten. München: Beck 2006.

II. Historische Grundlagen

5 Was ist Medizin?
Ein Blick in die Geschichte

5.1	Das Konzept der Medizin in der Antike	86
5.1.1	Vom Mythos zum Logos der Krankheit	86
5.1.2	Das Krankheitskonzept der Humoralpathologie	88
5.1.3	Das therapeutische Konzept der Antike	90
5.2	Der sterbende Patient in der griechischen Medizin der Antike	92
5.3	Der Hippokratische Eid	94
5.3.1	Entstehungsgeschichte des Eides	95
5.3.2	Inhalt des Eides	95
5.3.3	Der Hippokratische Eid und die medizinethischen Prinzipien	99
5.3.4	Nachwirkungen des Eides	100
5.4	Wandel der Konzeptionen von Medizin in der Neuzeit	101
5.4.1	Paracelsus: Medizin zwischen Mittelalter und Neuzeit	101
5.4.2	Neuzeit: Von der Humoralpathologie zum Maschinenmodell	105
5.5	Wandel der Konzeptionen von Medizin seit dem 18. Jahrhundert	107
5.5.1	Maschinenmodell versus Lebenskraft	107
5.5.2	Von der Lebenskraft zur Zelle	109
5.5.3	Von der Zelle zur Bakteriologie	110
5.6	Geschichte des Arztbildes	111
5.6.1	Der Arzt als Berater	111
5.6.2	Der Arzt als karitativer Helfer	112
5.6.3	Der Arzt als Freund	112
5.6.4	Der Arzt als Techniker	113
5.6.5	Der Arzt als Partner	114
	Literatur	114
	Weiterführende Literatur	116

Ethik in der Medizin können wir nur wirklich erfassen, wenn wir versuchen, die Ethik als philosophische Disziplin tiefgründig zu reflektieren; zugleich sind wir jedoch darauf angewiesen, uns einen Einblick in die Denkweise der Medizin selbst zu verschaffen. Wie hat sich die Medizin durch die Jahrhunderte hindurch selbst verstanden? Worin hat sie ihre Aufgabe gesehen? Was waren ihre Leitvorstellungen und Hintergrundannahmen über das Gute und zugleich über den Menschen? Damit wollen wir uns im Folgenden kursorisch befassen, sozusagen als Vorbereitung auf die Vertiefung einer Ethik in der Medizin, die eben sowohl auf eine philosophische Reflexion als auch auf einen Überblick über das Selbstverständnis der Medizin in all ihren Facetten, Traditionen und Brüchen angewiesen bleibt.

5.1
Das Konzept der Medizin in der Antike

Medizin in der Antike – das kommt uns heute fremd vor, aber je mehr man sich damit beschäftigt, desto mehr wird man erkennen, dass die Grundideen, die in der Antike entwickelt worden sind, die gesamte Medizin bis in unsere Tage hinein beeinflusst haben und in gewisser Hinsicht nach wie vor Relevanz haben. Diese Relevanz können wir nur erkennen, wenn wir die Medizin der Antike nicht nur im Hinblick auf Fakten und Daten betrachten, sondern wenn wir versuchen, sie im Hinblick auf ihr Grundverständnis von Mensch und Welt zu begreifen. Eine geistesgeschichtliche Auseinandersetzung mit der Medizin kann nicht durch eine Aneinanderreihung von Erfindungen und Entdeckungen geleistet werden. Vielmehr ist es für eine geistige Durchdringung der Medizin notwendig, zu ergründen, von welchem Denken aus sich die Medizin im Laufe der Zeit entwickelt hat und welche Zusammenhänge zwischen dem Grundverständnis des Menschseins und der Entwicklung der Medizin bestehen.

5.1.1
Vom Mythos zum Logos der Krankheit

Der krank gewordene Mensch war schon immer angewiesen auf eine Person, die ihm in seiner Hilfsbedürftigkeit zur Seite stand. So ist es zu erklären, dass die Heilkunde eine Art Urberuf ist, ein Beruf, der nicht erfunden wurde, sondern sich aus den konkreten Bedürfnissen des Menschen ergab

(Seidler 1993). Von Anfang an griff der Heilkundige ein, um Menschen in Not zu helfen; bei manchen äußeren Krankheiten griff er als Empiriker ein, bei empirisch nicht weiter erklärbaren Krankheiten tat er dies durch kultische Riten. Zunächst dominierte, bei allem empirischen Heilwissen, über das schon frühe Heilkundige verfügten, eine magisch-religiöse Deutung von Krankheit (Seidler 1993). Krankheit wurde als etwas Geheimnisvolles, als etwas Mystisches verstanden, als eine Entität, die von den Göttern kommt. Daher lag der Schwerpunkt der Medizin zu Beginn auf kultischen Therapieformen. In diese magisch-rituellen Handlungen mischte sich zugleich eine breite empirische Erfahrung, sodass seit jeher zusätzlich zu den Riten pflanzliche Behandlungsmethoden Anwendung fanden. Die Verbindung von Heilkult und »Medikamentengabe« bestimmte die Therapie des kranken Menschen (Seidler 1993).

Mit Beginn der hippokratischen Medizin gewann der empirische Aspekt an Bedeutung. Diese Hinwendung zur Empirie schlägt sich vor allem im *Corpus Hippocraticum* nieder. Es handelt sich hierbei um eine Schriftensammlung der berühmten hippokratischen Ärzteschule auf der Insel Kos, die aus den Jahren 430–350 v. Chr. stammt. In diesen Schriften wird die Krankheit nicht mehr auf die Einwirkung der Götter zurückgeführt, sondern man etablierte empirische Erklärungsmodelle. Diese Umdeutung lässt sich in Zusammenhang mit einer Entwicklung des gesamten Denkens in der Antike begreifen, die man als eine Bewegung vom Mythos zum Logos, vom Unerklärlich-Geheimnisvollen zum rational Erklärbaren beschreiben kann. Man denke hier beispielsweise an Thales von Milet (625–545 v. Chr.), der den Mythos kritisierte und innerweltliche Erklärungsversuche etablierte. Von ihm stammt der Satz »Alles ist voll von Göttern – alles kommt aus dem Wasser«. Paradigmatisch für die Entmystifizierung der Krankheit und für die Hinwendung zur Empirie und rationalen Erklärbarkeit ist die hippokratische Schrift *Über die Heilige Krankheit* (gemeint ist die Epilepsie), in der Folgendes betont wird:

> »Nach meiner Ansicht ist die[se] Krankheit in gar keiner Beziehung göttlicher oder heiliger als die anderen Krankheiten, sondern das Wesen ihrer Entstehung ist dasselbe wie bei den anderen Krankheiten. Die Menschen aber sahen infolge ihrer Unerfahrenheit und Verwunderung sowohl ihr Wesen wie auch ihre Ursache als etwas Göttliches an, weil sie in nichts den anderen Krankheiten gleiche.« (Hippokrates 1994, S. 169)

Aus dieser Passage wird deutlich, dass die hippokratische Medizin der Erfahrung und der unmittelbaren Beobachtung des Kranken einen großen Stellenwert beimaß. Sie versuchte, die Krankheiten auf dem Boden des Erfahrbaren zu erklären. Dabei griff sie auf eine Theorie zurück, die

die vorsokratischen Philosophen, allen voran Empedokles, bereits vorgedacht hatten, nämlich die Theorie, dass die Welt aus den vier Elementen (Erde, Feuer, Wasser, Luft) bestehe. Aus dieser Elementenlehre heraus entwickelte die hippokratische Schule ein differenziertes Konzept, mit dem alle Krankheiten empirisch erklärbar gemacht werden sollten, nämlich die Viersäftelehre, auch Humoralpathologie (*humores* = Säfte) genannt.

5.1.2
Das Krankheitskonzept der Humoralpathologie

Die Viersäftelehre lässt sich nur begreifen, wenn man sich eine zentrale Grundannahme dieser Lehre vergegenwärtigt, nämlich die Vorstellung, dass der Mensch als Mikrokosmos ein Abbild des Makrokosmos ist (s. Kap. 4.1). Die Wohlgeordnetheit des Makrokosmos findet ihren Niederschlag im Mikrokosmos Mensch. So ist es auch zu verstehen, dass den vier Urelementen, aus denen der Makrokosmos besteht, die vier körpereigenen Säfte (gelbe Galle, schwarze Galle, Blut und Schleim) entsprechen, die den Mikrokosmos Mensch ausmachen. Die Säfte haben ihren Ursprung im Körper, jeder Saft entspricht einem anderen Organ. Das Blut entspringt im Herzen, die gelbe Galle in der Leber, die schwarze Galle in der Milz und der Schleim im Gehirn (s. Tab. 5-1). Jedem Saft wird eine Kombination aus den Grundqualitäten (trocken, feucht, warm, kalt) zugeschrieben. So wie der Kosmos in seinem harmonischen Gleichgewicht Bestand hat, lässt sich vom Menschen dann von Gesundheit sprechen, wenn dieses harmonische Gleichgewicht – hier: der Säfte – erhalten bleibt. Gleichgewicht bedeutet, dass die Mischung der Säfte in einem guten Verhältnis bestehen musste, aber es bedeutete zugleich, dass der Mikrokosmos Mensch im Gleichgewicht mit seiner Umgebung stehen musste, um gesund zu sein. Bestand ein solches Gleichgewicht, sprach man von Eukrasie – geriet das Gleich-

Tab. 5-1 Übersicht der Humoralpathologie der griechischen und römischen Antike

Elemente	Säfte	Organe	Qualitäten	Temperamente
Luft	Blut	Herz	Heiß und feucht	Sanguiniker
Feuer	Gelbe Galle	Leber	Heiß und trocken	Choleriker
Erde	Schwarze Galle	Milz	Kalt und trocken	Melancholiker
Wasser	Schleim	Gehirn	Kalt und feucht	Phlegmatiker

gewicht durcheinander, so lag eine fehlerhafte Mischung vor, die man Dyskrasie nannte.

Die Dyskrasie – als Ursache der Krankheit – konnte sowohl durch äußere als auch durch innere Einflüsse entstehen; in jedem Fall betraf sie den ganzen Menschen und äußerte sich in einer Krankheit, die den ganzen Körper betraf. Man ging davon aus, dass Ausmaß und Form der Dyskrasie in einem engen Zusammenhang mit dem Lebensalter, dem Geschlecht, der konstitutionellen Verfassung und dem Lebenswandel des Patienten standen. Da das Gleichgewicht also von all diesen Gegebenheiten abhing, gab es für die hippokratische Medizin nicht eine spezielle Krankheit, die sich in typischer Weise äußerte. Es gab stattdessen je nach Konstitution und je nachdem, wie der Mensch lebte und in die Natur eingebunden war, ganz unterschiedliche Manifestationsformen von Krankheit. Schon der gesunde Körper ist im Konzept der Humoralpathologie kein einheitliches System; vielmehr hat jeder Mensch seine eigene Konstitution, seine ihm eigene besondere Mischung der Säfte. Der für viele Epochen wirkmächtige Arzt Galen aus Pergamon (129–199/216 n. Chr.), der in Rom tätig war, hat diese Grundidee weiter ausgearbeitet und eine Typologie der Konstitutionen erstellt, die er in ein direktes Verhältnis zur Viersäftelehre brachte (Tab. 5-1). Je nachdem, welcher Saft im jeweiligen gesunden Körper die Überhand hatte, unterschied man zwischen den vier Temperamenten, die bis heute tradiert sind, nämlich dem Sanguiniker, dem Choleriker, dem Melancholiker und dem Phlegmatiker. Daraus wird deutlich, dass Gesundheit für die Antike nicht ein statischer und festzuschreibender Zustand war, sondern ein Zustand, der im Sinne eines Gleichgewichtes der Säfte, die bei jedem Menschen anders gemischt sind, immer wieder neu hergestellt werden muss. Daher lässt sich sagen, dass es in der Antike auch keine Krankheit als fest umschriebene Entität gab; der Mensch wurde, da sein Gleichgewicht stets von allen inneren und äußeren Faktoren abhing, immer auf *seine* Weise krank. Aufgrund der vielfältigen Faktoren, die das Gleichgewicht stören können, hat man in der Antike Krankheit als etwas Individuelles und damit Unverwechselbares betrachtet.

Zusammenfassend lässt sich sagen: Krankheit ist für die Medizin der griechischen (Hippokrates) und später auch der römischen Antike (Galen) wie auch für das Mittelalter (z. B. Hildegard von Bingen) nicht das Resultat einer Organschädigung, sondern das Resultat einer gestörten Harmonie des Körpers mit sich selbst sowie mit den äußeren Faktoren seiner Umwelt. Sie ist also am Ende das Ergebnis der eigenen Weise zu leben und der Stellung des Mikrokosmos Mensch im Makrokosmos Welt.

5.1.3
Das therapeutische Konzept der Antike

Versteht man Krankheit als Ausdruck eines Ungleichgewichts, das entsteht, weil der Mensch nicht mehr mit sich und seinem Gefüge harmoniert, so ist es folgerichtig, dass die Therapie der Antike auf die Wiederherstellung dieser Harmonie ausgerichtet sein muss. Diese Wiederherstellung erfordert eine starke Berücksichtigung der jeweils spezifischen Lebensweise des Menschen sowie seines Verhältnisses zur Natur und zum Kosmos. Der Mensch hat nach antiker Vorstellung zwei Naturen: Er ist zum einen allgemeine Natur, d. h., er ist durch Naturgesetze bestimmt; zum anderen hat er zugleich jedoch eine ihm vollkommen eigene Natur, die nicht das Allgemeine repräsentiert, sondern etwas ganz Individuelles ist. Gemäß dieser Vorstellung kann der einzelne Mensch zwar unter Berücksichtigung seiner allgemeinen Natur, aber letzten Endes doch nur in der ihm eigenen Weise gesunden. Der Medizin oblag es, eine Verbindung zwischen diesen beiden Naturen des Menschen herzustellen. Dem liegt die Grundannahme zugrunde, dass die Natur von sich aus nach dieser Harmonie strebt und dem Arzt die Aufgabe zukommt, diesen teleologisch-dynamischen Aspekt der Natur (als *physis*) zu unterstützen.

Medizin ist nach dieser Vorstellung also nicht eine Disziplin, die etwas Neues herstellt, die mit ihrem Machen das Alte überwindet, sondern sie ist sozusagen eine Lenkerin, die auf die Wiedererlangung eines Gleichgewichtszustandes hinsteuert. Dieses Steuern gelingt der Medizin jedoch nicht von außen, sie sitzt gewissermaßen mit auf dem Schiff und kann nicht mehr als zu versuchen, es in ein Gleichgewicht zu bringen. Da die Medizin das Schiff selbst nicht auswechseln kann, ist sie von ihrem Wesen her in ihrer Macht begrenzt, sie kann nicht revolutionieren, doch sie kann ordnen und auf den Menschen Einfluss nehmen, um ihn »wieder auf Kurs zu bringen« (Schipperges 1993). Der Arzt wurde oft mit einem Steuermann verglichen, der das Schiff des Lebens mit Klugheit und Behutsamkeit durch die Widrigkeiten des Lebens zu lenken hat. Dieses Manövrieren vermag der Arzt aber nur bis zu einem bestimmten Punkt – eben nur so lange, als die äußeren Verhältnisse ein solches Lenken noch zulassen. Wird jedoch der Sturm zu stark und das Wasser zu unruhig, hat auch der Steuermann auf diese äußeren Gewalten keinen Einfluss mehr und muss an diesem Punkt seine Grenzen anerkennen. Dies ist das grundlegende Denkkonzept der Therapie in der Medizin der Antike; es steht in einem engen Verhältnis zur damals vorherrschenden Ethik der Tugenden, wie sie von Aristoteles und später von der Stoa formuliert worden ist.

Worin bestand nun die Unterstützung in der Wiederherstellung der Harmonie? Das Therapiekonzept der Antike umfasste drei Säulen: (1) die Diätetik, (2) die sogenannte *materia medica* und (3) die Chirurgie. Wenn Krank-

heit ein Ungleichgewicht der Säfte ist und die Säfte wiederum bestimmt werden durch das Verhältnis des Menschen zu seiner Umwelt, so ist es nur folgerichtig, dass die wichtigste therapeutische Säule der Antike nicht die Chirurgie oder die Medikamente waren, sondern die Diätetik. Allerdings verstand die Antike unter Diätetik nicht das, was wir heute unter Diät verstehen; es ging der Diätetik vielmehr um alle Bereiche des Lebens bzw. die Lebensbedingungen, die der Mensch selbst steuern konnte. Der oben erwähnte bedeutende Arzt der römischen Antike, Galen, hat diese Lebensbedingungen des Menschen unter dem Begriff der *sex res non naturales* in eine Systematik gebracht:
– Licht und Luft
– Speis und Trank
– Arbeit und Ruhe
– Schlafen und Wachen
– Ausscheidungen und Absonderungen
– Leidenschaften

Damit nahm Galen eine Unterscheidung vor zwischen den konstitutionellen Bedingungen des Menschen (*res naturales*), die ihm mitgegeben waren und die nicht von ihm beeinflusst werden konnten, und den *res non naturales*, die in der Macht des Menschen lagen und damit für seine Gesundheit bzw. Therapie zentrale Gesichtspunkte darstellten.

Die erste therapeutische Aufgabe des Arztes bestand dementsprechend darin, an der Lebensführung des Patienten anzusetzen, und erst wenn dies nichts half, kam die zweite Stufe, die *materia medica*, zum Zuge. Zentraler Ansatzpunkt der medikamentösen Therapie war (im Sinne der Wiederherstellung des Säftegleichgewichts) der Einsatz von Laxantien und auch von Brechmitteln. Darüber hinaus verfügte die Antike über einen erstaunlichen Reichtum an Wissen über Heilkräuter. Man folgte bei der *materia medica* dem sogenannten Gegensatzprinzip, d. h., man versuchte, diejenigen Tendenzen im Körper, die das vermeintliche Ungleichgewicht hervorriefen, durch ihren Gegensatz zu bekämpfen. Neben der Gabe von Medikamenten nahm der Aderlass eine zentrale Rolle ein, da man davon ausging, dass durch die Nahrung das Blut immer wieder neu im Herzen gebildet wurde. Für Galen war das Blut der dominante Körpersaft des Menschen. Bei Krankheiten, die man auf einen Überfluss an Blut oder auch auf einen Rückstau des Blutes zurückführte, bildete der Aderlass die geeignetste Gegenwirkung. War der Blutüberschuss nicht allzu stark, griff man auch zur Blutegel-Therapie und zum Schröpfen (beide Methoden sind für das Konzept der Homöopathie nach wie vor bedeutungsvoll). Erst wenn auch die medikamentöse und die Aderlasstherapie nicht fruchteten, stand der chirurgische Eingriff als Ultima Ratio zur Verfügung. Die Chirurgie war von Anfang an Teil der Auffassung von Medizin (vgl. die Erläuterungen zur Steinschnittpassage im Hippokratischen Eid); eine Abtrennung der Chirurgie von der Medizin erfolgte erst in späteren Generationen.

Bei allen therapeutischen Bemühungen bestand die Grundauffassung der antiken Ärzte darin, dass der Arzt lediglich Diener der Natur sei und dass diese schließlich selbst die Heilung herbeiführe. Dies ist auch in dem aus der Antike stammenden Wahlspruch »Medicus curat, natura sanat« verankert (s. auch Kap. 24.2.3) und wurde bis in die Neuzeit hinein als Überzeugung tradiert.

5.2 Der sterbende Patient in der griechischen Medizin der Antike

Das Thema der Behandlung unheilbar kranker Menschen hat in den Schriften des *Corpus Hippocraticum* breiten Niederschlag gefunden, stellte doch der Umgang mit sterbenden Patienten eine besondere Herausforderung dar. Obwohl diese Schriftensammlung den Namen von Hippokrates trägt, sind nicht alle Schriften von ihm selbst verfasst. Eine berühmte Schrift des *Corpus Hippocraticum* (s. u.) ist die Abhandlung »Die ärztliche Kunst«, die aller Wahrscheinlichkeit nach um 400 v. Chr. entstanden ist. In diesem Text lehnt der Autor die Behandlung von Patienten, die von ihrer Krankheit überwältigt sind, ab, weil eine solche Aufgabe nicht zur ärztlichen Tätigkeit gehöre. So gibt er zunächst die folgende Definition der Heilkunst: »die Kranken gänzlich von ihren Leiden befreien, die Heftigkeit der Krankheiten abstumpfen und bewusst keine Behandlung versuchen bei denen, die von den Krankheiten überwältigt sind« (Hippokrates 1994, S. 229). Die Behandlung der nicht heilbaren Patienten gehörte gemäß den Hippokratischen Schriften deswegen nicht zur Aufgabe des Arztes, weil die Verrichtungen des Arztes in diesem Fall sicher frustran wären. Dies lässt sich an folgendem Hinweis ablesen: »Wenn nun der Mensch an einem Übel leidet, das stärker ist als die Werkzeuge der ärztlichen Kunst, so darf man auch nicht erwarten, dass es von der ärztlichen Kunst überwunden werden könnte [...].« (Hippokrates 1994, S. 234) Und seine Schlussfolgerung lautet:

> »Dass also die ärztliche Kunst mit Recht das ausreichende geistige Rüstzeug für eine erfolgreiche Behandlung in sich enthält und mit Recht die nicht heilbaren Krankheiten nicht behandelt, bei denen aber, die sie behandelt, die Behandlung fehlerfrei durchführt, das zeigen meine jetzt vorgetragenen Argumente [...].« (Ebd., S. 240)

5.2 Der sterbende Patient in der griechischen Medizin der Antike

Der Verfasser versucht die Existenz der Heilkunst als *techne* (Fertigkeit) über ihre Erfolge nachzuweisen. In Analogie zu den anderen Künsten begrenzt er dabei den Aufgabenbereich der Heilkunst auf das, was sie durch die ihr zur Verfügung stehenden Mittel leisten kann. Ein unheilbar Kranker steht somit für den Verfasser dieser Schrift außerhalb des Zuständigkeitsbereichs der Heilkunst, da die Fertigkeit des Arztes hier nicht zum Zuge kommen könne. Diese erste Begründung der Ablehnung unheilbar Kranker ist also eine pragmatische: Wo man nichts ausrichten kann, soll man es nicht erst versuchen, weil man ansonsten mehr schadet als nützt.

Es gab noch einen zweiten Grund für diese – für uns heute eher befremdliche – Grundhaltung antiker Ärzte (s. hierzu näher Benzenhöfer 1999, S. 38 ff.). Diesen können wir in der hippokratischen Schrift »Die Knochenbrüche« finden. Im Zusammenhang mit komplizierten Femur- und Humerusfrakturen gibt der Verfasser zu bedenken:

> »Der Behandlung derartiger Fälle muss man sich so gut wie möglich zu entziehen suchen, falls man eine gute Ausflucht hat; denn der Hoffnung sind da nur wenige, der Gefahren aber viele; und wenn man die Einrichtung nicht vornimmt, wird man den Anschein erwecken, als verstünde man nichts von der Kunst, während man andererseits, wenn man die Einrichtung vornimmt, den Patienten eher dem Tode als der Heilung entgegenführt.« (Zit. nach Benzenhöfer 1999, S. 38)

Es wird hier deutlich, dass der antike Arzt, der als Wanderarzt tätig war, aus Klugheitsgründen die Behandlung von unheilbar Kranken ablehnen musste, weil er ansonsten Gefahr lief, seine Reputation zu verlieren. Der antike Arzt musste also immer darauf bedacht sein, auf keinen Fall das Risiko einzugehen, den Zustand des Patienten mit seinem Tun zu verschlechtern, weil dies rufschädigend für ihn war. Daher war er gut beraten, im Zweifelsfall eher nach einer Ausrede zu suchen, um nicht behandeln zu müssen. Dass eine Behandlung auch bei unheilbaren inneren Krankheiten kontraindiziert sein kann, zeigt eine Anweisung aus der Sammlung der Aphorismen; dort heißt es: »Diejenigen, bei denen sich verborgene Karzinome bilden, behandelt man besser nicht; dann wenn man sie behandelt, gehen sie schnell zugrunde, wenn man sie hingegen nicht behandelt, bleiben sie längere Zeit am Leben.« (Zit. nach Bergdolt 2004, S. 40) Hier haben wir den Grundsatz »Nützen oder auf keinen Fall schaden« deutlich vor Augen. Und es wird deutlich, dass mit jeder Behandlung unheilbar Kranker der antike Arzt Gefahr lief, seinen Ruf als fähiger Arzt zu verspielen, da das Ansehen des antiken Wanderarztes von der Anzahl der schnellen und erfolgreichen Heilungen abhing.

Die Behandlung Unheilbarer ist in der Antike noch aus einem dritten Grund abgelehnt worden: Der sinnlose Aufwand an Arzneimitteln sollte ebenso vermieden werden wie der Vorwurf der Bereicherung durch nutzlose Behandlungen. Gerade der zuerst genannte Gesichtspunkt ist schon in der Antike immer wieder in aller Offenheit diskutiert worden (s. Bergdolt 2004). Hierzu sei als ein Beispiel der Kirchenvater Gregor von Nyssa erwähnt, der im 4. Jahrhundert n. Chr. schrieb: »Bei unheilbar kranken Menschen wird kein großer Aufwand an Pharmaka mehr gemacht, die ja doch verschwendet wären; auch entspräche der erreichte Effekt nicht der aufgewendeten Mühe, da sie weder solchen Kranken Nutzen bringt noch dem behandelnden Arzte Lob.« (Zit. nach Brandt 2010, S. 136) Auch wenn es also genügend – pragmatische – Gründe dafür gab, unheilbar Kranke von ärztlicher Seite nicht zu behandeln, so wäre es historisch nicht ganz korrekt, wenn man der griechischen Medizin *keinerlei* Sorge um die Sterbenden unterstellte. So gibt es vereinzelte Stellen im *Corpus Hippocraticum*, die darauf hinweisen, dass einzelne antike Ärzte auch unheilbar Kranke behandelten. Der Frankfurter Medizinhistoriker Udo Benzenhöfer verweist in diesem Zusammenhang auf eine Textstelle in der hippokratischen Schrift »Über die Krankheiten«, die verdeutlicht, dass es durchaus auch zum Selbstverständnis der hippokratischen Medizin gehörte, den Aspekt der Lebensqualität als Ziel ärztlichen Handelns in Betracht zu ziehen: »Im Bereich der Therapie soll man die bewältigbaren Fälle zu Ende behandeln; bei den nicht zu bewältigenden aber soll man wissen, weshalb sie so sind, und man soll sich bei der Behandlung solcher Fälle um den größtmöglichen Nutzen kümmern.« (Zit. nach Benzenhöfer 1999, S. 39) Der Hinweis auf den größtmöglichen Nutzen bei unheilbaren Krankheiten zeigt auf, dass z. B. die Schmerzlinderung schon in der Antike durchaus zum ärztlichen Tun gehörte, wenngleich eine solche Behandlung unheilbarer Patienten für den Arzt sehr große Risiken mit sich brachte.

5.3
Der Hippokratische Eid

Bereits in den dargelegten Grundkonzeptionen der antiken Medizin wird eine ethische Grundhaltung deutlich. Noch expliziter wird die damalige Vorstellung einer guten Medizin respektive eines guten Arztes im Hippokratischen Eid aus dem 4. Jahrhundert v. Chr. zum Ausdruck gebracht. Der Hippokratische Eid ist Teil des *Corpus Hippocraticum* und wird noch heute in zahlreichen Diskussionen als Fundament der ärztlichen Ethik proklamiert. Daher scheint es lohnend, sich mit diesem Eid zumindest ansatzweise in seiner historischen Genese zu beschäftigen, bevor wir den Wandel der Konzeptionen von Medizin in der Folgezeit behandeln.

5.3.1
Entstehungsgeschichte des Eides

Ob der Eid von Hippokrates selbst formuliert worden ist, konnte historisch nicht geklärt werden; sicher ist lediglich, dass er in der Zeit zwischen 420–400 v. Chr. verfasst wurde, also in jedem Fall zu Lebzeiten des Hippokrates. In der Anfangszeit schien er vor allem für die hippokratische Ärzteschule von Kos von Bedeutung. Berühmtheit sollte der Eid erst später erlangen: So wurde er seit dem ausgehenden Mittelalter an vielen medizinischen Fakultäten als Promotionseid geschworen, später wurde er als Pflichtlektüre in das Curriculum eines jeden Medizinstudierenden integriert. Bis vor wenigen Jahrzehnten noch wurde der Eid den frisch Promovierten zusammen mit der Promotionsurkunde überreicht (Wilmanns 2000).

5.3.2
Inhalt des Eides

Der Eid ist in einer ästhetischen Ringform verfasst, die aus neun Paragraphen besteht. Im Folgenden folgen wir der von Thomas Rütten und Juliane Wilmanns vorgenommenen Einteilung (Rütten 1996; Wilmanns 2000). Die §§ 1 und 9 stellen den äußersten und ersten Ring dar, der den gesamten Eid umschließt. An diesem umrahmenden Ring wird deutlich, dass es sich bei dem Eid um eine Selbstverpflichtung der Ärzte handelt. Diese Selbstverpflichtung wird dadurch bekräftigt, dass in diesem ersten Ring Sanktionen aufgeführt werden, die drohen, wenn der Arzt der Verpflichtung nicht nachkommt – im ersten Paragraphen sind es Sanktionen durch die Götter, im letzten solche durch die Menschen. Die Anrufung der Götter im § 1 ist so zu verstehen, dass die Götter gewissermaßen Zeugen dieser Verpflichtung sind, was den Verbindlichkeitscharakter des Eides unterstreichen soll. Neben dem Heilgott Apollon wird dessen Sohn Asklepios angerufen, der als Gott der Gesundheit und der Heilung kultisch verehrt wurde. Angerufen wurde ferner die Heilgöttin Hygieia (Tochter von Asklepios und Panakeia), die als Personifikation der Gesundheit galt, sowie die Göttin Panakeia, die als Göttin des Allheilmittels die medikamentöse Therapie repräsentiert. Im § 9 sind es die Inaussichtstellung bzw. die Infragestellung des Erfolgs und damit der sozialen Anerkennung, die den Verbindlichkeitscharakter des Eides unterstreichen (Rütten 1996; Wilmanns 2000).

Der zweite Ring (§ 2 und § 8) nimmt Bezug auf die sozialen Aspekte des ärztlichen Handelns. § 2 bezieht sich unmittelbar auf die damalige Situation des Arztes und bleibt daher partikular und zeitgebunden. Hier wird vor allem die Ausbildungssituation der damaligen Ärzte beleuchtet. So musste, wer Arzt werden wollte, zu einem angesehenen Meister in die Lehre gehen. Als Gegenleistung verpflichtete sich der Schüler dazu, sich an dessen Altersversorgung zu beteiligen. Nicht selten war es so, dass Söhne bei ihren Vätern in die Lehre gingen. Der Eid war also unter anderem auch ein Lehrvertrag, wie er in der Ärzteschule von Kos üblich war; er wurde daher zu Beginn eines solchen Lehrverhältnisses geschworen. Die soziale Dimension ärztlichen Handelns kommt auch im § 8 zum Ausdruck, in dem die Verschwiegenheitspflicht des Arztes kodifiziert ist.

Der dritte Ring (§ 3 und § 7) enthält spezifische Gebote, während der vierte Ring (§ 4 und § 6) aus Verboten besteht. Die Anführung der Gebote in § 3 enthält die ethischen Prinzipien des Nutzens, der Schadensvermeidung und der Vermeidung von Unrecht. Dass der Nutzen für den Patienten als oberste Maxime formuliert wurde, ist alles andere als selbstverständlich, wenn wir daran denken, dass in der damaligen griechischen Polis die Gemeinschaft eine starke Rolle spielte und Platon selbst ja dieser auch den Vorzug gab. Insofern ist diese hier verankerte Maxime keine Trivialität, sondern angesichts der herrschenden Sitten im antiken Griechenland eine für den Ärztestand wegweisende ethische Grundausrichtung. In § 7 werden alle drei ethischen Prinzipien wieder aufgegriffen und auf den Aspekt der sexuellen Übergriffe spezifiziert. Gerade dieser Aspekt zeigt, wie sehr der Arzt durch seine direkte Berührung mit dem Körper in Missbrauchsverdacht geraten konnte; dies umso mehr, als es damals keine Krankenhäuser gab und der Arzt in die privaten Räume der Familien vordrang, die der Öffentlichkeit versperrt blieben (Wilmanns 2000).

Die berühmtesten Stellen des Eides sind die ausgesprochenen Verbote im vierten Ring, der aus den §§ 4 und 6 besteht. So enthält § 4 das Verbot, ein tödliches Gift zu verabreichen. Diese Textstelle ist immer wieder so interpretiert worden, dass der Arzt keine aktive Sterbehilfe leisten soll, wobei in der aktuellen Forschung umstritten ist, ob diese Passage tatsächlich als Ablehnung der aktiven Sterbehilfe bzw. des assistierten Suizids interpretiert werden kann. Es heißt im Eid tatsächlich nur, der Arzt solle kein tödliches Gift verabreichen. Die Passage kann daher ebenso gut dahingehend verstanden werden, dass sich der Arzt nicht an einem Giftmord beteiligen solle. Dagegen wiederum spricht, dass die Beteiligung an

5.3 Der Hippokratische Eid

Giftmorden als so eindeutig unmoralisch eingestuft wurde, dass es dazu keines Eides zur Bekräftigung bedurfte. Wie man diese Stelle auch deuten mag, in jedem Fall macht diese Selbstverpflichtung der Ärzteschule von Kos deutlich, dass der Arzt durch seine Kenntnisse leicht in die Gefahr geriet, einer illegalen Tötung bezichtigt zu werden. Daher sollte der Eid Schutz vor solchen Anschuldigungen bieten und zum Ausdruck bringen, dass die Ärzte von Kos sich grundsätzlich für den Erhalt des Lebens einsetzten. Der Schutz vor Beschuldigungen und Verleumdungen, den diese beschworene Verpflichtung bot, war damals sehr wichtig, weil sich – wie man an Sokrates' Schicksal sehen kann – die gerichtliche Abwehr von etwaigen Beschuldigungen im antiken Griechenland als durchaus schwierig erwies (Wilmanns 2000). Eine ähnlich protektive Funktion hatte auch das in § 4 verankerte Abtreibungsverbot. Auch im Umgang mit dem Schwangerschaftsabbruch würde der Arzt große Risiken eingehen, da das Leben der Mutter gefährdet werden konnte, aber auch, weil die Kinder als Besitztümer der Eltern angesehen wurden und daher familiäre Konflikte entstehen konnten, in die der Arzt verwickelt werden könnte (ebd.).

Im korrespondierenden § 6 ist das zweite Verbot des Eides enthalten, das den Arzt auffordert, keinen Steinschnitt (chirurgische Entfernung von Blasensteinen) vorzunehmen. Dass ein solches Verbot im Eid verankert ist, erscheint zunächst verwunderlich, und gerade diese Stelle hat zu vielfältigen Interpretationen Anlass gegeben. Sicher kann gesagt werden, dass eine allgemeine Abwertung der Chirurgie mit dieser Passage nicht gemeint sein kann. Dies deshalb, weil im Denkkonzept der antiken griechischen Medizin die Chirurgie neben der Diätetik und der *materia medica* einen integralen Bestandteil der Therapie bildete (s. Kap. 5.1.3). Vielmehr muss bedacht werden, dass ein Einschnitt in die Blase unter den damaligen Verhältnissen als riskanter Eingriff galt, der das Leben des Patienten gefährdete oder eine lebenslange Inkontinenz und Infertilität zur Folge haben konnte. So lässt sich in den hippokratischen Schriften der Hinweis finden: »Eine durchtrennte Harnblase wächst nicht zusammen.« Insofern ist das Verbot des Steinschnitts vor allem so zu deuten, dass der Arzt sich gerade im Selbstverständnis der hippokratischen Medizin als Diener der Heilkunst verstand, und zu diesem Dienen gehörte die Anerkennung der eigenen Grenzen. Angesichts der weitgehenden Machtlosigkeit des damaligen Arztes verweist dieses Verbot auf die Tugend des Sich-Bescheidens und letztlich auf das zentrale Prinzip des *nil nocere*, das Prinzip, niemals zu schaden (Wilmanns 2000). Auch dieser Passus kann somit als eine klugheitsorientierte Empfehlung angesehen werden, die der Reputation des Arztes diente.

Alle vier Ringe umschließen den Kernsatz in der Mitte (§ 5), der die Hauptaussage des Eides enthält. Gerade aus diesem Satz wird deutlich, dass der zentrale Fokus des Eides darin lag, die Vertrauenswürdigkeit des Arztes zu unterstreichen und nach außen zur Geltung zu bringen. Mit dem Ausdruck »lauter und redlich«, der von manchen Interpreten auch in einem religiösen Sinn gedeutet wird, ist in jedem Fall die innere Moralität des Arztes gemeint, die eben nicht nur für die ärztlichen Behandlungen gilt, sondern auf die gesamte Lebensführung und das Auftreten des Arztes gerichtet ist. Einem Arzt konnte man nur dann Vertrauen entgegenbringen, wenn man ihn nicht nur als Beherrscher der medizinischen Methoden wahrnahm, sondern zugleich als einen redlichen Menschen, was eben nicht zuletzt in seinem Lebenswandel und in seinem Auftreten zum Ausdruck kam. Der Arzt hatte bei aller Bescheidenheit der therapeutischen Möglichkeiten eine große Verfügungsmacht über den kranken Menschen, und der gesamte Eid mit diesem Kernsatz galt der Versicherung, dass diese Macht nicht missbraucht werden würde.

Hippokratischer Eid
(1) Ich schwöre bei Apollon dem Arzt und Asklepios und Hygieia und Panakeia und allen Göttern und auch allen Göttinnen, sie zu Zeugen anrufend, dass ich nach meinem Vermögen und Urteil erfüllen werde diesen Eid und diesen (Lehr-)Vertrag:
(2) Meinen künftigen Lehrer in dieser Kunst gleichzuachten meinen eignen Eltern und das Leben mit ihnen zu teilen und, falls er Not leidet, ihn mitzuversorgen und seine Nachkommen gleich meinen Brüdern in männlicher Linie zu halten und sie diese Kunst zu lehren, wenn sie diese erlernen wollen, ohne Entgelt und Vertrag, mit Vorschriften und auch mündlichem Unterricht und dem ganzen übrigen Lernstoff mitzuversorgen meine eigenen Söhne und die Söhne dessen, der mich unterrichten wird, wie auch Schüler, die den Vertrag unterzeichnet und auch den Eid geleistet haben nach ärztlichem Brauch, sonst niemand.
(3) Die diätetischen Maßnahmen werde ich treffen zum Nutzen der Leidenden nach meinem Vermögen und Urteil, Schädigung und Unrecht aber von ihnen abwehren.
(4) Nie werde ich irgend jemandem, auch auf Verlangen nicht, ein tödliches Mittel verabreichen oder auch nur einen Rat dazu erteilen; ebenso werde ich keiner Frau ein keimvernichtendes Vaginalzäpfchen verabreichen.
(5) Lauter und redlich werde ich bewahren mein Leben und meine Kunst.
(6) Nie und nimmer werde ich bei (Blasen-)Steinkranken den Schnitt machen, sondern sie zu den werkenden Männern wegschieben, die mit diesem Geschäft vertraut sind.
(7) In wie vielen Häusern ich auch einkehre, eintreten werde ich zum Nutzen der Leidenden, mich fernhaltend von allem vorsätzlichen Unrecht sowie jeder sonstigen Unzüchtigkeit, zumal von Werken der Wollust, an den Leibern von Frauen und Männern, Freien und Sklaven.

(8) Was immer ich bei der Behandlung (der Patienten) sehe oder höre oder auch außerhalb der Behandlung im Leben der Menschen, soweit man es nicht ausschwatzen darf, werde ich darüber schweigen, solches als heiliges Geheimnis achten.

(9) Wenn ich also diesen meinen Eid erfülle und nicht zunichte mache, so möge mir Erfolg im Leben und in der Kunst beschieden sein, gerühmt bei allen Menschen bis in ewige Zeiten; wenn ich ihn aber übertrete und meineidig werde, das Gegenteil von alledem.

(Nach Lichtenthäler 1984, S. 19–21)

5.3.3
Der Hippokratische Eid und die medizinethischen Prinzipien

Ein wichtiger Satz des Hippokratischen Eides lautet: »Die diätetischen Maßnahmen werde ich treffen zum Nutzen der Leidenden nach meinem Vermögen und Urteil, Schädigungen und Unrecht aber von ihnen abwehren.« Betrachtet man diesen Satz etwas näher, wird man drei zentrale Prinzipien darin entdecken, die in der modernen Bioethik wieder aufgegriffen worden sind: das Prinzip der Fürsorge, das Prinzip des Nicht-Schadens und das Prinzip der Vermeidung von Unrecht. Letzteres kann man – großzügig interpretiert – als Prinzip der Gerechtigkeit deuten (obgleich das Prinzip der Gerechtigkeit nicht in der Vermeidung von Unrecht aufgeht). Angesichts der Tatsache, dass der Hippokratische Eid zumindest seit dem Mittelalter eine breite Rezeption erfahren hat, kann man festhalten, dass sich der Arzt über Jahrhunderte hinweg vornehmlich dazu verpflichtet sah, dem Patienten gegenüber als Helfer aufzutreten, dessen oberste Handlungsmaximen im *bonum facere* (Wohltun/Fürsorge) und *nil nocere* (nicht schaden) bestanden. Allein das Prinzip der Autonomie ist in dieser Textstelle nicht erwähnt. Man könnte sogar geneigt sein, anzunehmen, dass der Hippokratische Eid genau das Gegenteil der Autonomie zur Grundlage macht, indem am Anfang des Satzes betont wird, dass allein »nach meinem Urteil«, also nach dem ärztlichen Urteil, zu handeln sei. Doch eine solche Interpretation ist nicht unumstritten, da es zahlreiche Quellen gibt, die verdeutlichen, dass auch früher Ärzte durchaus die Perspektive des Kranken in ihrem Heilungsplan mit berücksichtigt haben. Der Passus »nach meinem Vermögen« muss vielmehr so gedeutet werden, dass gerade im Selbstverständnis der hippokratischen Medizin der Arzt sich als Diener der Heilkunst verstand und sich seiner Grenzen bewusst war. Das eigene Urteil richtet sich also auf die ärztliche Klugheit, die angesichts der weitgehenden Machtlosigkeit des damaligen Arztes die Tugend des »Sich-Bescheidens« erforderte (Wilmanns 2000).

5.3.4
Nachwirkungen des Eides

Eine breite Rezeption des Eides lässt sich seit der Renaissance belegen. Dieser Rekurs auf den Eid hält bis heute an. Im Jahre 1948 hat der Weltärztebund eine modernisierte Version des Hippokratischen Eides verabschiedet und dieser den Titel »Genfer Ärztegelöbnis« gegeben. Der Text dieses Gelöbnisses ist von der Bundesärztekammer übernommen worden und dient seit 1956 als Einleitung der Musterberufsordnung für die deutschen Ärztinnen und Ärzte. Auf diese Weise ist der Hippokratische Eid in abgewandelter Form auch heute noch kodifizierter Bestandteil des ärztlichen Selbstverständnisses.

Genfer Ärztegelöbnis des Weltärztebundes (1948)
Im Zeitpunkt meines Eintritts in den ärztlichen Beruf verpflichte ich mich feierlich, mein Leben dem Dienste der Menschheit zu weihen.
Ich werde meinen Lehrern die schuldige Achtung und Dankbarkeit wahren.
Ich werde meinen Beruf gewissenhaft und würdig ausüben.
Die Gesundheit meines Patienten wird meine erste Sorge sein.
Ich werde das Geheimnis dessen, der sich mir anvertraut, wahren.
Mit allen mir zur Verfügung stehenden Mitteln werde ich die Ehre und die stolzen Überlieferungen des Ärzteberufes aufrechterhalten.
Meine Kollegen sollen meine Brüder sein.
Ich werde es nicht zulassen, dass sich religiöse, nationale, rassische Partei- oder Klassengesichtspunkte zwischen meine Pflicht und meine Patienten drängen.
Ich werde das menschliche Leben von der Empfängnis an bedingungslos achten.
Selbst Drohungen werden mich nicht dazu bringen, meine ärztlichen Kenntnisse entgegen den Pflichten der Menschheit anzuwenden.
Ich gelobe dies feierlich, frei und auf meine Ehre.

■ **Fazit:** Der Hippokratische Eid hatte zusammenfassend mehrere Funktionen inne (s. Rütten 1996; Wilmanns 2000). Er diente (1) der Vertrauensbildung. Der Eid war damit (2) zugleich ein Instrument, mit dem sich die Ärzte von anderen Gruppen auf dem »Gesundheitsmarkt« absetzen wollten (s. Rütten 1996). Ferner war der Eid (3) eine Möglichkeit, die Vertreter der Ärzteschule in gewisser Weise zu disziplinieren und sie »einzuschwören« auf Grundregeln des Umgangs mit dem Patienten. Dass der Eid schließlich (4) auch als ein Ausbildungsvertrag verwendet wurde, ist ein zeitspezifischer Aspekt. Inhaltlich können aus dem Eid mehrere ethische Grundpostulate herausdestilliert werden (s. Wilmanns 2000), die für die weitere Entwicklung und Etablierung der Medizin von Bedeutung waren:

- Vorrang des Patientenwohls vor allen anderen Gesichtspunkten
- Ärztliches Tötungsverbot
- Anerkennung der Grenzen ärztlichen Handelns
- Betonung der notwendigen Integrität als Person.

5.4 Wandel der Konzeptionen von Medizin in der Neuzeit

Das beherrschende Konzept der Medizin von der griechischen Antike bis zum Spätmittelalter war die geschilderte Humoralpathologie (zur Medizin im Mittelalter s. Kap. 5.6). Diese leitende Vorstellung sollte in der Neuzeit sukzessive infrage gestellt und durch neue Paradigmen ersetzt bzw. ergänzt werden. Diese neuen Paradigmen starten mit Paracelsus, setzen sich fort mit einem ganz neuen Konzept, nämlich dem Maschinenparadigma, und finden ihren besonders erfolgreichen Höhepunkt im Modell der Zellularpathologie bei Virchow. Diesen Denkströmungen wird im Folgenden nachgegangen, um zu verdeutlichen, wie sehr die unterschiedlichen Vorstellungen vom Menschen Einfluss nahmen auf die Ausgestaltung der Medizin.

5.4.1 Paracelsus: Medizin zwischen Mittelalter und Neuzeit

Der Schweizer Arzt Paracelsus (1493–1541), getauft auf Theophrastus Bombastus von Hohenheim, steht wie kein anderer Arzt der Medizingeschichte zwischen den Epochen und hat wie kaum eine andere Persönlichkeit der Geschichte eine so umfassende Konzeption von Medizin verfasst, die naturwissenschaftliche und magisch-mystische Elemente miteinander verbindet. Paracelsus ist ein entschiedener Kritiker der ihm zu einseitig erscheinenden Humoralpathologie. Er liefert stattdessen ein Erklärungsmodell, das überaus vielgestaltig ist und sowohl naturphilosophische als auch zum Teil magische Züge trägt. Zur Erklärung des Menschen in seinem Leibsein setzt er eine Art Lebenskraft oder Lebensgeist im menschlichen Körper voraus, den er als »Archaeus« bezeichnet. Es ist ein dynamisches Prinzip, das den menschlichen Organismus reguliert. Daher bezeichnet Paracelsus diese dem Menschen innewohnende Kraft auch als den »inneren Arzt« des Menschen. Die Annahme eines Lebensgeistes sollte später von verschiedenen Medizinern aufgegriffen werden, vor allem von dem flämischen Arzt und Naturforscher Johann Baptist van Helmont (1579–1644), aber auch und insbesondere von den sogenannten Vitalisten des 18. Jahrhunderts.

Krankheit in Bezug auf Kosmos, Umwelt, Geist und Gott

Bezüglich der Frage, was den Menschen ausmacht und wodurch er auch und gerade in seinem Kranksein geprägt worden ist, kommt Paracelsus auf fünf Daseinsbereiche des Menschen, die zugleich fünf Ursachen für das Krankwerden des Menschen darstellen (s. näher Schipperges 1991). Paracelsus nennt diese Daseinsbereiche die fünf Entien (von lat. *ens* = seiend) oder auch fünf Fürsten, die den Menschen regieren. Die erste Krankheitsursache ist für Paracelsus das *ens naturale*, d. h., dass der Mensch zunächst einmal geprägt ist durch seine natürliche Konstitution. Es ist seine ihm innewohnende Natur, die ihm von Anfang an die eigene Zerbrechlichkeit mitgibt. Ähnlich wie Arnold Gehlen (1904–1976) im 20. Jahrhundert, beschreibt Paracelsus den Menschen als ein biologisches Mängelwesen, das »der Zerbrechlichkeit befohlen« (zit. nach Schipperges 1999, S. 83) ist. Nach der Vorstellung von Paracelsus trägt der Mensch die Veranlagung zur Krankheit schon von Geburt an in sich. Alles Kranke ist somit Ausdruck einer jedem Menschen innewohnenden und in die Wiege gelegten natürlichen Verfasstheit. Diese ist jedoch nicht statisch, vielmehr eingebunden in den Wandel der Welt. Diesen Aspekt der Zeitlichkeit nennt Paracelsus *ens astrale*; auch er geht also vom Kosmischen aus, aber er begreift den Kosmos als eine Naturordnung, die nur im Vollzug des Werdens und Vergehens verstanden werden kann (Schipperges 1991). Jedenfalls steht für Paracelsus fest, dass die Sterne in ihrem zeitlichen Wechsel einen Einfluss auf den Menschen und auf die Krankheiten haben. Er meint das nicht in einem deterministischen Sinn, sondern in der Weise, dass die Sterne die Luft so verändern können, dass Menschen, die eine bestimmte Disposition dazu haben, dadurch erkranken können. Doch nicht nur die Zeit, auch die direkte Umwelt hat einen Einfluss auf das Krankwerden. Diesen Einfluss nennt Paracelsus *ens veneni*, also die Wesenheit der Gifte in der Welt. Paracelsus verweist hier darauf, dass der Mensch sich stets in einem Wechselverhältnis mit den Giften der Welt befindet; er muss daher durch einen Beschützer, den er als »Alchimist« bezeichnet, vor diesen Giften bewahrt werden. Aufgabe des Arztes sei es, unterscheiden zu lernen, was Gift ist und was nicht, bzw. aus den Substanzen das herauszudestillieren, was schädlich ist. Paracelsus ging es vor allem um die Freilegung der in den natürlichen Substanzen enthaltenen Heilkräfte. Hier tritt die berühmt gewordene Grundauffassung von Paracelsus zum Vorschein, die da lautet: »Alein die Dosis macht, das ein Ding kein Gift ist.« (Zit. nach Engelhardt 2001) Mit dem *ens spirituale* schließlich berührt Paracelsus den psychosozialen Einfluss auf die Krankheit. Darunter versteht er zunächst einmal die Selbstheilungskraft, die im natürlichen Körper steckt, er meint aber zugleich die Einheit von Leib und Geist und damit die Auswirkung, die der

Geist, also die Einstellung des Menschen, auf seinen Leib haben kann, und zugleich die Auswirkung des Krankseins auf das Bewusstsein des Menschen (s. näher Schott 1996).

Zusammenfassend lässt sich sagen, dass für Paracelsus Krankheit zum einen als Resultat der körperlichen Vorgänge zu werten ist. Zum anderen aber hat Krankheit für ihn immer auch einen Bezug zur kosmologischen und biographischen Geschichtlichkeit des Menschen, einen Bezug zu seiner toxischen Umgebung und schließlich einen Bezug zur geistig-psychischen Sphäre des Menschen, die durch den sozialen Raum mitgeprägt wird.

Von diesen vier Entien deutlich abgegrenzt formuliert Paracelsus den allerletzten Daseinsbereich des Menschen in Form des *ens dei*, des göttlichen Bereichs. Gemeint ist hier, dass Krankheiten auch durch göttlichen Einfluss ausgelöst werden können. Wir sehen also, wie sehr Paracelsus zwischen den Zeiten lebte: Einerseits finden wir eine direkte Hinwendung zur fassbaren Natur und andererseits mystische Erklärungsversuche. Paracelsus verbindet in seinem Konzept die Naturgebundenheit und Sozialgebundenheit des Menschen mit einer transzendenten Dimension des Menschseins (Schipperges 1991). Von diesen Daseinsbereichen des Menschen ausgehend wird verständlich, warum Paracelsus als Grundlage ärztlichen Handelns ein sogenanntes Haus der Medizin entwarf, das aus den vier Säulen Philosophie, Astronomie, Alchemie und Physica besteht.

Die vier Säulen der Medizin

Für Paracelsus ist die erste und tragende Säule der Medizin die Philosophie. Er verwendet den Begriff »Philosophie« allerdings nicht im klassisch-etablierten Sinne. Vielmehr möchte Paracelsus mit der Philosophie eine notwendige Verbindung von Geist und erfahrbarer Natur zum Ausdruck bringen; es geht ihm um eine »Erfahrung als Geistigkeit, mit der der Forscher an die Erscheinungen der Natur herantritt« (Engelhardt 1994, S. 21). Paracelsus spricht von Philosophie, weil es ihm darum geht, dass der Arzt die Geheimnisse der Natur zuerst lichten muss, um dann »im Lichte der Natur« gut behandeln zu können (Benzenhöfer 1993). Und eine gute Behandlung bedeutet, gemäß dieser inneren Struktur der Natur im Einklang mit ihr zu handeln. Dies gelingt, indem man die äußere Natur genau betrachtet und untersucht, denn in der äußeren Natur spiegelt sich gleichsam die innere Natur des Menschen. Paracelsus geht demnach von einer Verbindung zwischen dem äußeren Erscheinungsbild des Menschen und seiner inneren Natur aus und bringt diese wiederum in einen direkten Zusammenhang zu der Signatur aus den Gestirnen. Analog dazu spricht Paracelsus von der Signatur der Pflanzen und Minerale (auch der Tiere) und meint damit, dass sich aus deren Erscheinungsbild eine Aussage zu deren Heilkraft ableiten lässt. Mit diesem Analogiegedanken greift Paracelsus die aus der Antike stammende Signaturenlehre auf.

Der Mensch steht aber nicht nur zwischen äußerer und innerer Natur, sondern auch zwischen Erde und Himmel. Daher heißt die zweite Säule der Medizin »die Säule der Astronomie«. Hier kommt das mystische Element von Paracelsus zum Tragen; er ist der Auffassung, dass man aus der »Anatomie des Himmels« etwas über die Anatomie des Menschen aussagen könne und dass die Sterne am Himmel einen Einfluss auf die »astra im Leibe« haben können, sofern der Mensch eine bestimmte Disposition dazu hat. Ähnlich wie seine Vorläufer in der Antike stellt Paracelsus eine Analogie zwischen Makrokosmos und Mikrokosmos auf. Damit verbunden ist die Vorstellung einer Ureinheit, die der Trennung von Körperlichem und Geistigem vorausging. Dietrich von Engelhardt hat diese Konzeption treffend beschrieben als ein »Wissen vom Zusammenhang« (Engelhardt 1994, S. 21).

Die dritte Säule besteht aus der Alchemie, die einen direkten Bezug zur *ens veneni* hat und mit der Aufgabe betraut ist, das Gift vom Guten zu trennen. Mit dieser dritten Säule hat Paracelsus den Grundpfeiler für die Anwendung chemischer Substanzen in der ärztlichen Therapie gesetzt. Er sah seine Aufgabe darin, der Natur die Heilpflanzen zu entnehmen, sie im Sinne der »Alchimie« von den schädlichen Bestandteilen zu lösen und in dieser gereinigten Form als Medikamente einzusetzen. Die vierte und letzte Säule nennt Paracelsus zwar *physica*, aber damit meint er nicht die Physik oder – wörtlich – die Lehre von der Natur, sondern die Tugend, und so bezeichnet er sie auch als *virtus*, als die »Säule der Tugend«. Mit der Tugend möchte Paracelsus die Notwendigkeit einer absoluten Solidarität des Arztes mit seinem Patienten unterstreichen (Schipperges 1991). Er betont an einer anderen Stelle: »Der höchste Grund der Arznei ist die Liebe.« Es ist diese innere Entschlossenheit, sich für den Patienten zu engagieren, um »seine Not zu wenden«, die den Kern der Heilkunde ausmacht. Paracelsus betont weiter, dass die Person des Arztes, sofern sie von dieser Grundeinstellung getragen ist, eine eigene Wirkkraft auf den Patienten hat.

Kurz gefasst lässt sich sagen, dass das theoretische »Haus der Medizin« nach dem Konzept von Paracelsus aus einer Verbindung von Naturkunde (Physiologie), Kenntnis der kosmischen Natur der Welt, Kenntnis der stofflichen Prozesse und der ethischen Grundhaltung des Arztes besteht. Damit steht Paracelsus sozusagen am Übergang zwischen Mittelalter und Neuzeit.

5.4.2
Neuzeit: Von der Humoralpathologie zum Maschinenmodell

Hatte bereits Paracelsus das Konzept der Humoralpathologie in Ansätzen kritisiert und dabei dem antiken Konzept eigene, eher spekulative Erklärungsmuster entgegenzusetzen versucht, so sollten die nächsten Jahrhunderte dadurch charakterisiert sein, dass die Humoralpathologie empirisch und naturwissenschaftlich zunehmend infrage gestellt wurde. Neben der im 16. Jahrhundert aufkommenden empirischen Anatomie (Andreas Vesal) bildet die Entdeckung des Blutkreislaufs durch William Harvey (1578–1657) einen bedeutenden Meilenstein auf diesem Weg. Harvey war ein Medizinprofessor in London, der sich von den Lehren des Galen löste und diese zu überprüfen und selbst zu forschen und zu messen begann. Das ist das Typische jener Zeit: Man versuchte, die Welt zu messen. So begann auch er zu messen und zu rechnen und stellte fest, dass die antike Vorstellung, das Blut werde in der Leber gebildet und dann vom Körper verarbeitet, so nicht stimmen konnte, da der Körper, multiplizierte man die Herzfrequenz mit dem Blutvolumen im Herzen, eine Unmenge an Blut produzieren müsste. Harvey vermutete richtigerweise, dass der Körper es nicht schaffen könne, eine solche Menge an Blut immer wieder neu zu produzieren. Diese Überlegung brachte ihn auf den Gedanken, dass es möglicherweise immer das gleiche Blut sein könnte, das im Körper kreist. Dieser Gedanke lag nicht zuletzt deswegen nahe, weil Harvey in einer Zeit lebte, die, nachdem Giordano Bruno die Kreisbewegung der Planeten entdeckt hatte, bereits im Bereich der Astronomie die Kreisbewegung zum neuen Paradigma gemacht hatte. Einen ersten Beleg für die vermutete Kreisbewegung des Blutes lieferten sein Nachweis der Venenklappen und die experimentelle Beweisführung des venösen Rückstaus. Für den Kreislauf sprach auch, dass die von Galen postulierten Poren im Herzseptum schon von Vesal nicht gefunden werden konnten. Durch verschiedene Experimente mit Gefäßunterbindungen konnte Harvey definitiv belegen, dass das Blut über die Venen zum Herzen zurückfließt und eben nicht »verkocht« wurde, wie man früher angenommen hatte. Der Übergang von den Arterien zu den Venen blieb bei Harvey noch ungeklärt – erst die kurz danach aufkommende Mikroskopie sollte hier zur Erklärung beitragen. Mit Harveys Entdeckung des Blutkreislaufs wurde jedoch eine zentrale Annahme der Humoralpathologie widerlegt, und es wurden nun neue Therapieverfahren auf den Weg gebracht, angefangen mit der Erprobung erster intravenöser Injektionen und ersten Transfusionsversuchen (schon im 17. Jahrhundert). An der Therapie des Aderlasses änderte die Entdeckung des Blutkreislaufs allerdings bis ins 19. Jahrhundert hinein nichts.

Harveys Entdeckung ist ein »frühes Symptom« für eine Neuorientierung der Medizin in der frühen Neuzeit. Man löste sich zunehmend vom humoralpathologischen Modell und ersetzte dieses immer mehr durch ein Maschinenmodell. Gerade Harvey hat dieses Denken mit vorbereitet, weil sich mit der Entdeckung des Kreislaufs der Gedanke aufdrängte, der Körper funktioniere wie eine hydraulische Pumpe. Der Mensch wurde immer mehr als eine komplexe Maschine begriffen, die nach den Gesetzen der Physik (und Chemie) funktionierte. Eine solche Sichtweise ist keine Erfindung der Neuzeit. So hatten bereits in der Antike Leukipp und Demokrit einen sogenannten Atomismus vertreten, wonach sowohl das Universum als auch das Leben auf der Erde aus Atomen besteht, also kleinsten stofflichen Teilchen. Dass dieses Denken nun wiederbelebt wurde, hing zum einen mit den neuen Entdeckungen und zum anderen mit den vorherrschenden Verfahren des Messens und Wiegens zusammen. Es hing aber vor allem mit einer geistesgeschichtlichen Revolution zusammen, die verbunden ist mit der Philosophie von René Descartes (1596–1650). Descartes war es nämlich, der – nicht zuletzt angeregt durch die Entdeckungen Harveys – die Grundauffassung vertrat, der Mensch bestünde aus Geist und Materie, die vollkommen losgelöst voneinander existieren. Der Körper des Menschen ist für ihn nichts weiter als ein mechanisches Modell, das wie ein Uhrwerk oder ein Automat funktioniert, nur dass der Mensch unabhängig davon eine Seele, einen Geist habe, der in der Maschine Mensch hause. Eine Fortsetzung und Überbietung dieses mechanistischen und dualistischen Denkens lieferte der französische Arzt und Philosoph Julien Offray de La Mettrie (1709–1751), dessen Buch *L'homme machine* bis in unsere Tage große Berühmtheit erlangen sollte.

Die mechanistische Konzeption des Menschen hatte erhebliche Auswirkungen auf das Krankheitsverständnis innerhalb der Medizin. So gingen namhafte Medizinprofessoren des 17. Jahrhunderts wie der Hallenser Friedrich Hoffmann (1660–1742) und der Niederländer Herman Boerhaave (1668–1738) davon aus, dass Krankheiten durch eine gestörte Mechanik des Körpers hervorgerufen werden. Ein Beispiel für diese mechanistische Erklärung ist die These von Boerhaave, dass das Entzündungsfieber durch mechanische Reibung der roten Blutbestandteile entstehe. Der bereits genannte Medizinprofessor Friedrich Hoffmann verfasste eine Theorie der Hydraulik, nach der sämtliche Körpervorgänge allein durch die Bewegung der Körperflüssigkeiten und durch die Veränderungen des Gefäßtonus erklärbar sein sollen. Die Vorstellung vom Menschen als einer technischen Erscheinungsform innerhalb eines mechanisierten Weltbildes führte zu der Annahme, dass das Entstehen von Krankheiten nicht über verschiedene Faktoren und unter Einbeziehung von Umwelt und Psyche (wie noch bei Paracelsus) zu erklären sei, sondern dass es sich dabei um Resultate unabänderlicher Naturgesetze handle, die den Körper determinieren. Sämtliche Lebensvorgänge sind innerhalb dieses mechanistischen Erklärungsmodells grundsätzlich auf messbare und mathematisch berechenbare Einheiten zurückzuführen. Für den Gedanken einer individuellen Reaktionsweise auf die Einwirkungen auf den Körper – wie sie die Humoralpathologie kannte – ist in diesem Konzept kein Platz mehr.

5.5 Wandel der Konzeptionen von Medizin seit dem 18. Jahrhundert

5.5.1 Maschinenmodell versus Lebenskraft

Das Maschinenparadigma war vor allem im 16. und 17. Jahrhundert beherrschend, lebte aber auch in den darauffolgenden Jahrhunderten in moderater Form fort. Im 18. Jahrhundert kamen parallel dazu alternative Erklärungsmodelle auf, nicht zuletzt deswegen, weil sich für viele Wissenschaftler jener Zeit die Frage stellte, wie sich das genuin Lebendige am Menschen fassen lässt – gerade die organischen Funktionen des Menschen schienen durch das mechanistische Paradigma nicht hinreichend erklärt. Daher entwickelte sich im 18. Jahrhundert eine Denkbewegung, die eine nicht stoffliche Lebenskraft als Ursache der lebendigen Erscheinungen voraussetzte. Eine solche Lebenskraft hatte bereits Aristoteles in seiner Theorie der Entelechie postuliert, und sie wurde, wie wir bereits sahen, auch von Paracelsus im Sinne des »Archaeus« vorgedacht. Das 18. Jahrhundert löste sich jedoch vom magisch-mystischen Gehalt des paracelsischen Denkens und entwickelte neue und wegweisende Theorien des Lebendigen, die unter dem Oberbegriff des **Vitalismus** zusammengefasst werden können. Ein entschiedener Kritiker des mechanistischen Konzepts und prominenter Vertreter des Vitalismus ist der Hallenser Medizinprofessor Georg Ernst Stahl (1659–1735). Stahl vertrat die Auffassung, dass die Krankheiten nicht Resultat mechanischer Defekte, sondern vielmehr auf die Seele des Menschen zurückzuführen sind, da die Seele diejenige Kraft sei, die die Vorgänge im Körper bestimme und das Lebendige erhalte. Es sei die Seele (*anima*), die den Körper vor Zersetzung bewahrt, so Stahl. Stahl ging dabei von einem antagonistischen Prinzip zwischen den Gesetzen der Materie, die Zersetzung bedeuten, und den Lebensgesetzen, die unablässig gegen die Gesetze der Materie ankämpfen, aus. Krankheit und auch Tod entstünden, so Stahl, sobald die chemischen Gesetze stärker werden als die Lebensgesetze. Das Besondere an seiner Auffassung lag darin, dass er die seelische Ursache für Krankheiten nicht nur irgendwie zum sonst rein physisch Erklärbaren hinzukommen lässt, sondern viel radikaler davon ausgeht, dass der seelische Zustand des Menschen die zentrale Rolle für den Organismus spiele. Die Hauptsteuerung aller Vorgänge im menschlichen Körper geht für Stahl von der Seele aus.

Eine andere einflussreiche Theorie der Lebenskraft entwickelte der schottische Arzt John Brown (1735–1788). Seiner Theorie zufolge sind es die inneren wie äußeren Reize, die das Leben erhalten (**Brownianismus**). Das Leben ist hier sozusagen nichts anderes als eine Reaktion auf Reize (der Umwelt). Brown setzt eine Art Grundkraft voraus, die in der grundsätzlichen Erregbarkeit eines jeden Organismus liegt. Jeder Mensch hat seinen individuellen Grad an Erregbarkeit, und Krankheiten entstehen dann, wenn ein Missverhältnis besteht zwischen der individuellen Erregbarkeit und der Stärke der Reize. Besteht also beispielsweise ein hohes Erregbarkeitsniveau bei einem bestimmten Menschen und kommen zu wenige oder zu schwache Reize auf ihn zu, so leidet dieser Mensch an einer Schwäche, die als »Asthenie« bezeichnet wurde, abgeleitet vom griechischen Wort *sthenos* (Kraft). Treffen hingegen zu viele Reize auf ein zu schwaches Erregbarkeitsniveau, so tritt eine Überreizung (»Sthenie«) auf, wie z. B. Manie oder Schlaflosigkeit. Die Gesundheit des Menschen hängt nach dem Brownianismus also davon ab, ob es gelingt, ein ausgewogenes Verhältnis zwischen der eigenen Erregbarkeit und dem Ausmaß der Reize herzustellen.

Einen eher spekulativen Vitalismus vertraten eine Reihe von Persönlichkeiten, die der sogenannten Romantischen Medizin zu Beginn des 19. Jahrhunderts zuzuschreiben sind, wie z. B. Johann Christian Reil (1759–1813) und Christoph Wilhelm Hufeland (1762–1836). Vom Vitalismus und vor allem von Hufeland mit beeinflusst ist die **Homöopathie**, die von Samuel Hahnemann (1755–1843) Ende des 18. Jahrhunderts begründet wurde, denn auch Hahnemann ging von einer Lebenskraft aus, die durch krank machende Reize verstimmt werden konnte. Für Hahnemann ist die Krankheit Ausdruck des gesamten Körpers, und es gilt demnach für die Therapie, die Selbstheilungskräfte des Menschen zu stärken. Die Störung der Lebenskraft kann nach der Methode der Homöopathie nur über den Grundsatz »Ähnliches wird durch Ähnliches geheilt« behoben werden. Das bedeutet, dass der Behandler über homöopathische Mittel diejenigen Symptome erzeugt, die auch durch die krank machenden Reize hervorgerufen wurden, denn auf diese Weise soll eine Art künstliche Krankheit ausgelöst werden, die wiederum – vermittelt über die Lebenskraft – zur Steigerung der Abwehrmaßnahmen des Patienten führt.

5.5.2
Von der Lebenskraft zur Zelle

Wir haben die Medizin der Neuzeit nunmehr kennengelernt als eine Medizin, die – bedingt durch das Weltbild der Renaissance – stark von mechanistischen Erklärungsmustern geprägt war. Dieses mechanistische Modell hat auf viele Ärzte eine starke Anziehungskraft ausgeübt; im Grunde besteht sie bis heute. Durchbrochen wurde dieser mechanistische Zugang durch eine eher ganzheitliche Perspektive der verschiedenen vitalistischen Konzepte, die wiederum eine Verbindung zur tradierten Humoralpathologie hatten, da gerade diese – ähnlich wie der Vitalismus – von der Krankheit als einer Erkrankung des ganzen Menschen ausging.

Diese tradierten Konzepte sollten spätestens in der zweiten Hälfte des 19. Jahrhunderts im Kontext der Schulmedizin nahezu vollständig aufgegeben werden. Ein radikaler Umbruch im Denken lässt sich vor allem bei Rudolf Virchow (1821–1902) nachweisen. Er ist einer der wegweisenden Revolutionäre der Medizin, indem er sagt, dass die Lehre der Humoralpathologie eine »Pathologie der Bibel und des Volkes« (zit. nach Schipperges 1993, S. 73), also eine Pathologie, die vollkommen überholt und vor allem unwissenschaftlich sei. Virchow brachte die aus seiner Sicht wissenschaftliche Ergründung der Krankheit mit der These auf den Punkt: »Leben und Tod liegen in der Zelle.« (Ebd.) Leben und Tod lägen also nicht mehr im Gleichgewicht der Säfte und auch nicht in der Lebenskraft oder der Seele, sondern allein in der Zelle. Für Virchow ist Leben nichts, was irgendwie mystisch beginnt, es bedeutet für ihn nichts anderes als das Folgen des einen Lebens aus einem anderen. So prägte er den berühmt gewordenen Satz »Jede Zelle entsteht aus einer Zelle«. Er antizipierte damit die Vorstellung einer Erbfolge von Leben und verortete nicht nur den Kern des Lebens, sondern auch die Ursache aller Krankheiten in der Zelle.

Hatte das mechanistische Paradigma eher das Organ in den Mittelpunkt gerückt, so ging Virchow nun eine Stufe tiefer und machte die Krankheit zum Produkt von Zellstörungen. So heißt es etwa an einer Stelle, die Zelle sei »die Person des Lebens, im Gesunden sowohl auch im Kranken«. Damit war der Begriff der **Zellularpathologie** geboren, und diese Grundtheorie sollte die weitere medizinische Wissenschaft weltweit prägen. Mit seiner Begründung eines lokalistischen Verständnisses von Krankheit hat Virchow die Denkbewegungen des 20. Jahrhunderts vorbereitet – ohne diesen großen Paradigmenwechsel wäre auch die Molekularbiologie des ausgehenden 20. Jahrhunderts nicht denkbar gewesen. Virchow ging strikt davon aus – und auch das ist bis heute die Grundüberzeugung der Naturwissenschaften –, dass die Phänomene in der Zelle restlos auf physikalisch-chemische Vorgänge zurückgeführt werden können. Krankheit ist für

Virchow eine Veränderung der Zelle; damit vertritt er ein lokalistisches Krankheitsverständnis, das auf einen Schlag überzeugte. Genau dieser Ansatz sollte es sein, der der Medizin in der Folgezeit zu ihren großen Erfolgen verhalf.

5.5.3
Von der Zelle zur Bakteriologie

Auf dem Boden der Zellularpathologie entstand eine Bakteriologie, die jetzt nach ganz spezifischen Infektionen suchte, und sie fand immer mehr Möglichkeiten, die Bakterien zu bekämpfen. Louis Pasteur (1822–1895) konnte nachweisen, dass man Bakterien allein durch Erhitzen abtöten kann; er war auch der Erste, der Fäulnisprozesse auf das Vorhandensein von Bakterien zurückführte. Auf Pasteur aufbauend entwickelte der Chirurg Joseph Lister (1827–1912) die erste Methode, Bakterien am menschlichen Körper abzutöten, und zwar mit einem von ihm entwickelten Spray aus Karbolsäure; damit war die Antisepsis geboren, was gerade für die operativen Fächer einen großen Meilenstein bedeutete. Im Gefolge seiner Erfindung bereiteten die Chirurgen Richard von Volkmann (1836–1907) und Ernst von Bergmann (1830–1898) die Methoden der Asepsis vor. Einen Meilenstein im Gefolge der Zellularpathologie setzte letzten Endes auch Robert Koch (1843–1910), dessen Methoden es überhaupt erst ermöglichten, nach und nach die verschiedenen Bakterien zu entdecken; so fand Koch selbst den Erreger für Tuberkulose, Albert Neißer (1855–1916) den Gonokokken-Erreger, Louis Pasteur (1822–1895) den Pneumokokken-Erreger usw.

Wir sehen, dass es mit der Hinwendung zum lokalistischen Prinzip prinzipiell möglich wurde, die spezifischen Ursachen von Krankheiten ausfindig zu machen. Insofern ist die Hinwendung zur Zelle ein großer Fortschritt der Medizin hin zur erstmaligen Entwicklung von Behandlungsmöglichkeiten von Infektionen, angefangen mit Emil von Behring (1854–1917), der schon 1890 ein wirksames Heilserum gegen die Diphtherie entwickelt hatte und als »Retter der Kinder« gefeiert wurde, bis hin zur Ära der Antibiotika ab den 40er Jahren des 20. Jahrhunderts. All diese Fortschritte haben dem Ansehen der Medizin sehr genutzt, weil deutlich wurde, dass man mithilfe der Forschung zahlreiche Menschenleben retten konnte. Gleichzeitig ist im Rausch dieser Erfolge das alte Verständnis von Krankheit als einer Reaktion des gesamten Organismus auf eine äußere wie innere Ursache zunächst einmal weitgehend vergessen worden. Dieses Verständnis trat zunächst mit der Anthropologischen Medizin eines Viktor von Weizsäcker (1886–1957) und auch seit der zweiten Hälfte des 20. Jahrhunderts wieder stärker ins Bewusstsein.

Zusammenfassend lässt sich sagen, dass die Medizin sich stets in Wellen entwickelt hat. Sie hat immer auf den jeweiligen Zeitgeist reagiert und sich von den Denkparadigmen der Zeit treiben lassen. Oft tendierte sie dazu, ein bestimmtes Paradigma zu verabsolutieren und alle konkurrierenden Erklärungsmodelle für radikal überholt zu erklären. Dies wiederum hat Gegenbewegungen hervorgerufen, die ihrerseits häufig einseitig waren. Die Vorstellung, dass möglicherweise sowohl die alten als auch die neuen Paradigmen ein Stück Wahrheit in sich bergen, ist meist vernachlässigt worden.

5.6 Geschichte des Arztbildes

Nachdem wir bislang den Fokus auf das Konzept der Medizin gelegt haben, soll im Folgenden der Arzt selbst in den Blick genommen werden. Nach welchen Leitbildern haben sich Ärzte orientiert? Die Frage nach diesen Leitbildern ist für die Ethik der Medizin von besonderer Bedeutung, weil wir bei der ethischen Analyse konkreter Problemfelder in der Medizin immer wieder auf eine Reflexion dieser Leitbilder angewiesen sind. Wenn der Arzt sich an dem einen oder anderen Idealbild orientiert, so hat er damit eine moralische »Entscheidung« getroffen, denn ein Idealbild ist nichts anderes als ein für gut befundenes Bild. Je nach Epoche wurde jeweils etwas anderes für gut befunden, wie die folgenden exemplarisch ausgewählten Grundtypen ärztlicher Leitbilder verdeutlichen werden. Allerdings lässt sich nicht jeder Epoche ein spezifisches Arztbild zuordnen. Jede Zeit hat verschiedene Arztbilder geschaffen, die in komplementärem oder gar diametralem Verhältnis zueinander standen, und diese Arztbilder galten jeweils nicht nur für eine bestimmte Zeit, sondern wurden in verschiedenen Zeiten wiederbelebt.

5.6.1 Der Arzt als Berater

Eine besonders prominente Rolle hat in den verschiedenen Epochen das Idealbild des Arztes als Berater und Erzieher gespielt. Gerade in der Antike ist das augenscheinlich, denn wenn die erste tragende therapeutische Säule der antiken Medizin die Diätetik war, so resultiert schon daraus eine besondere Hinwendung des Arztes zur guten Beratung seiner Patienten in Fragen der Lebensführung. Doch nicht nur in der Antike, auch in der Renaissance trat der Arzt als Erzieher in Fragen der Lebensführung und als Experte in den Fragen der Bewahrung von Gesundheit auf. Aus der Frühzeit gibt es sogar zahlreiche Schriften, in denen Ärzte Empfehlungen für die Schönheit des Körpers gaben. Im ausgehenden 19. Jahrhundert wandelte sich die Beratungsfunktion des Arztes. Hier wurde er vor allem als Berater in hygienischen Angelegenheiten betrachtet. Heute hat diese historisch gewachsene beratende Funktion des Arztes eine besondere Aktualität, insbesondere wenn es um den Umgang mit chronischen Krankheiten geht oder um die immer wichtiger werdenden Präventivmaßnahmen.

5.6.2
Der Arzt als karitativer Helfer

Hatte noch in der Antike der Arzt als Berater und Steuermann fungiert, so wandelt sich diese Vorstellung gerade im christlich geprägten Mittelalter grundlegend. Nicht mehr das Steuern stand hier im Vordergrund, sondern vielmehr die Caritas als Werk der Barmherzigkeit. Die zentrale Aufgabe des Arztes lag darin, sich vor allem dem bedürftigen und schwerkranken Menschen zuzuwenden (im Gegensatz zur Antike, s. Kap. 5.2). Entscheidend war hier die Haltung des Arztes, denn im Mittelpunkt stand hier nicht die Haltung des Reparierenwollens, sondern die Berücksichtigung vor allem der geistig-spirituellen Bedürfnisse des Patienten. Das neue Arztbild ist der Arzt als karitativer Helfer, dem es mehr um Trost als um Wiederherstellung geht (Engelhardt 2010).

5.6.3
Der Arzt als Freund

Der Arzt als Freund ist eine Idealfigur, wie sie vor allem im ausgehenden 18. und frühen 19. Jahrhundert gezeichnet wurde. Ein solcher Idealtypus stellte die moralische Integrität des Arztes und das Angewiesensein des Kranken auf Vertrauen in den Vordergrund. Hinter dieser Figur steckt ein tugendethisches Modell, das auf die Notwendigkeit einer bestimmten moralischen Grundhaltung des Arztes verweist. Die Freundschaftsbeziehung betont den ausgeprägt personalen Charakter und unterstreicht die heilsame Kraft der Beziehung selbst. Unter der Herrschaft dieses Ideals wurde vom individuellen Arzt erwartet, dass er die ungeteilte ärztliche Kompetenz in seiner Person verkörpere.

5.6.4
Der Arzt als Techniker

Die sich umformenden strukturellen Rahmenbedingungen in der Medizin des ausgehenden 18. Jahrhunderts sollten einen allmählichen Wandel des Arztbildes einläuten. Gerade der Wandel des Krankenhauses zur Behandlungsanstalt armer Kranker ist ein institutioneller Ausdruck für den damaligen Umwälzungsprozess. Als Krankenhausarzt sah sich der Arzt nun mit einer ganz neuen Art von Patienten konfrontiert. In dem nunmehr neuen Setting des Krankenhauses konnte es nicht mehr darum gehen, durch die Betonung der persönlichen Rechtschaffenheit Vertrauen zu generieren, da der »neue« Patient nun in ein von der Außenwelt abgeschirmtes System eingebunden war, das ihm selbst wenig Handlungs- und Entscheidungsfreiraum gewährte. Es war immer weniger das Urteil des entmachteten Patienten, das den beruflichen Erfolg des Arztes bedingte, immer mehr hing dieser nun vom Urteil der ärztlichen Kollegen ab (Lachmund u. Stollberg 1999, S. 175). Daher legte man in dieser Zeit weniger Wert auf das vertrauenswürdige Auftreten als vielmehr auf die wissenschaftliche Präzision, auf die Inhalte, die von den Kollegen – und eben nicht von dem Patienten selbst – bewertet wurden. Diese Entwicklung wurde unterstützt durch die zunehmende naturwissenschaftliche Orientierung der Medizin, im Zuge derer es nun mehr auf technisches Wissen als auf persönliche Tugend anzukommen schien. Krankheit galt jetzt immer mehr als objektivierbar, messbar und überprüfbar, und so verlor auch die »subjektive« Meinung des Freundes immer mehr an Bindungskraft (Toellner 1991). Der Patient wurde im Zuge dieser naturwissenschaftlichen Orientierung zum Träger objektiver Zeichen reduziert (ebd.). An die Stelle des Arztes als Freund trat nun eine neue Arztfigur: der Arzt als Techniker, der Arzt als Homo faber (Uexküll u. Wesiack 1998, S. 440). Der naturwissenschaftliche Arzt wurde zu einem perfektionierten, aber einseitigen Experten, wie er auch heute noch weite Teile der Medizin beherrscht. Das Bild des Arztes als Techniker hat aber auch Gegenbilder provoziert. Ein Gegenbild ist von der Anthropologischen Medizin entwickelt worden (s. Kap. 5.5.3). Ferner spricht beispielsweise Karl Jaspers (1883–1969) vom Arzt als Schicksalsgefährten des Patienten (Jaspers 1999). Dieses Bild versucht, das dyadische Prinzip in die Arzt-Patient-Beziehung unter Berücksichtigung der Grenzen des Tuns zu reintegrieren.

5.6.5
Der Arzt als Partner

Seit wenigen Jahrzehnten ist ein neues leitendes Arztbild hervorgehoben worden, das des Arztes als Partner. Wenn wir die Partnerschaft wörtlich nehmen, so ist die Gegenseitigkeit eine wesentliche Grundvoraussetzung für das Gelingen einer partnerschaftlichen Beziehung. Im Zuge der Partnerschaft kommt dem Arzt eine Rolle zu, die nicht gänzlich neu ist. Man denke nur an die zwei Arzttypologien von Platon. Platon beschreibt den Sklavenarzt als einen Arzttypus, der einfach anordnet, ohne den Patienten in irgendeiner Weise einzubinden. Der Arzt für Freie hingegen ist ein Arzt, der sich auf den Patienten einlässt und ihn als gleichberechtigten Partner ansieht. Die Vorstellung, dass der Patient Partner ist, hat also alte Vorläufer, wurde aber erst im 20. Jahrhundert, infolge der Diskussion um die Aufklärung des Patienten, die die Notwendigkeit einer Symmetrie deutlich machte, zum zentralen Leitmotiv.

■ **Fazit:** Der Überblick über die verschiedenen Konzeptionen von Medizin sollte zeigen, dass die Ausgestaltung der Medizin nicht einfach »naturgegeben« ist, sondern dass die Ausformung der Medizin ganz entscheidend vom Zeitgeist und von den herrschenden Menschenbildern abhängt. Heute ist das mechanistische Verständnis von Menschsein im naturwissenschaftlich geprägten Alltag der Medizin so beherrschend, dass wir übersehen, wie häufig es in der Entwicklung der Medizin Alternativentwürfe von Medizin gegeben hat. Im Rückblick zeigt sich, dass jede Epoche dazu tendiert hat, eine bestimmte Konzeption so zu verabsolutieren, dass alle alternativen Konzepte jeweils verdrängt wurden. Manche wissenschaftliche Erklärungsversuche haben sich zwar als Irrtümer erwiesen, doch von all den aufgezeigten Konzepten der Medizin gibt es keines, das nicht in gewisser Hinsicht etwas Wahres in sich bergen würde. Daher lässt sich aus dieser Übersicht durchaus erkennen, wie wichtig es gerade für heute sein kann, den »Mainstream« der Medizin immer kritisch zu hinterfragen und alternative Entwürfe stets mit zu reflektieren und ernst zu nehmen.

Literatur

Benzenhöfer, Udo: Paracelsus. Reinbek: Rowohlt 1993.
Benzenhöfer, Udo: Der gute Tod? Euthanasie und Sterbehilfe in Geschichte und Gegenwart. München: Beck 1999.
Bergdolt, Klaus: Medizin und Gewissen. München: Beck 2004.
Brandt, Hartwin: Am Ende des Lebens. Alter, Tod und Suizid in der Antike. München: Beck 2010.

Engelhardt, Dietrich von: Paracelsus – der Arzt, Naturphilosoph und Alchemist. In: Robert Jütte (Hrsg): Paracelsus heute – im Lichte der Natur. Heidelberg: Haug 1994; 15–30.

Engelhardt, Dietrich von: Der Wandel der Vorstellungen von Gesundheit und Krankheit in der Geschichte der Medizin. Erfahrungen der Vergangenheit – Anregungen für die Zukunft. Passau: Wissenschaftsverlag Rothe 1995.

Engelhardt, Dietrich von: Die Arzt-Patient-Beziehung – gestern, heute, morgen. In: Klaus Arnold (Hrsg): Die Arzt-Patient-Beziehung im Wandel. Stuttgart: Thieme 1996; 19–48.

Engelhardt, Dietrich von: Paracelsus im Urteil der Naturwissenschaften und Medizin des 18. und 19. Jahrhunderts. Stuttgart: Karl F. Haug Fachbuchverlag 2001.

Engelhardt, Dietrich von: Ethik und Ethos des Patienten. Wiener Medizinische Wochenschrift 2002; 152: 306–308.

Engelhardt, Dietrich von: Illusion Gesundheit – ein Plädoyer für das fragmentarische Leben aus medizinhistorischer Sicht. In: Markus Häfner, Stephan Schaede u. Günter Thomas (Hrsg): Endliches Leben. Interdisziplinäre Zugänge zum Phänomen der Krankheit. Tübingen: Mohr Siebeck 2010; 3–24.

Engelhardt, Dietrich von, u. Fritz Hartmann (Hrsg): Klassiker der Medizin, in 2 Bänden. München: Beck 1991.

Hippokrates: Ausgewählte Schriften. Übersetzt und herausgegeben von Hans Diller. Stuttgart: Reclam 1994.

Jaspers, Karl: Die Idee des Arztes. In: Der Arzt im technischen Zeitalter. Technik und Medizin. Arzt und Patient. Kritik der Psychotherapie. München: Piper 1999; 7–18.

Lachmund, Jens, u. Gunnar Stollberg: Patientenwelten. Wiesbaden: Leske + Budrich 1999.

Lichtenthäler, Charles: Der Eid des Hippokrates. Köln: Deutscher Ärzteverlag 1984.

Rütten, Thomas: Die Herausbildung der ärztlichen Ethik. Der Eid des Hippokrates. In: Heinz Schott (Hrsg): Meilensteine der Medizin. Dortmund: Harenberg 1996; 57–66.

Schipperges, Heinrich: Paracelsus. In: Dietrich v. Engelhardt u. Fritz Hartmann (Hrsg): Klassiker der Medizin. München: Beck 1991; 95–112.

Schipperges, Heinrich: Heilkunde als Gesundheitslehre. Der geisteswissenschaftliche Hintergrund. Münster: VFM 1993.

Schipperges, Heinrich: Krankheit und Kranksein im Spiegel der Geschichte. Berlin: Springer 1999.

Schott, Heinz: Der Arzt als Naturphilosoph, Magier und Alchimist. Die Anstöße des Paracelsus. In: Meilensteine der Medizin. Dortmund: Harenberg 1996; 180–186.

Seidler, Eduard: Geschichte der Medizin und Krankenpflege. 6. Aufl. Stuttgart: Kohlhammer 1993.

Toellner, Richard: Tradiertes Arztbild und ärztliche Ethik im Wandel der Zeit. Fortschritte der antimikrobiellen und antineoplastischen Chemotherapie 1991; 10/11: 1–8.

Uexküll, Thure von, u. Wolfgang Wesiack: Theorie der Humanmedizin. München: Urban & Schwarzenberg 1998.

Wilmanns, Juliane: Ethische Normen im Arzt-Patient-Verhältnis. In: Nikolaus Knoepffler u. Anja Haniel (Hrsg): Menschenwürde und medizinethische Konfliktfälle. Stuttgart: Hirzel 2000; 203–220.

Weiterführende Literatur

Büchner, Franz: Der Mensch in der Sicht moderner Medizin. Freiburg: Herder 1985.

Schipperges, Heinrich: Wege zu neuer Heilkunst. Traditionen – Perspektiven – Programme. Heidelberg: Haug-Verlag 1978.

Schubert, Charlotte: Der hippokratische Eid. Medizin und Ethik von der Antike bis heute. Darmstadt: Wissenschaftliche Buchgesellschaft 2005.

Steger, Florian: Das Erbe des Hippokrates. Medizinethische Konflikte und ihre Wurzeln. Göttingen: Vandenhoeck & Ruprecht 2008.

III. Ethik in der Begegnung von Arzt und Patient

6 Medizinethische Prinzipien

6.1	Das Prinzip der Autonomie	120
6.2	Das Prinzip des Nicht-Schadens	123
6.3	Das Prinzip der Fürsorge	125
6.4	Das Prinzip der Gerechtigkeit	130
6.4.1	Gleichheitsmodell (Egalitarismus)	132
6.4.2	Freiheitsmodell (Liberalismus)	133
6.4.3	Effizienzmodell	133
6.4.4	Fairnessmodell	134
6.5	Weitere medizinethische Methoden	138
	Literatur	140
	Weiterführende Literatur	141

»Man muss die Philosophie in die Medizin und die Medizin in die Philosophie tragen.«
Hippokrates

Nachdem die vorangegangenen Kapitel Grundlinien der abendländisch-europäischen Ethik und im Anschluss eine knappe Übersicht über das Selbstverständnis und die Denkmodelle der Medizin nachgezeichnet haben, wenden wir uns in diesem Kapitel dem spezifischen Kontext der Ethik in der Medizin zu. Welche ethischen Prinzipien sind für die Entscheidungen in der Medizin relevant und mit welcher Methodik kann an die Klärung ethischer Fragen in der Medizin herangegangen werden?

Die amerikanischen Begründer der modernen Medizinethik Thomas L. Beauchamp und James F. Childress haben in ihrem breit rezipierten Lehrbuch *Principles of Medical Ethics* die vier Prinzipien Respekt der Autonomie, Prinzip des Nicht-Schadens (*nonmaleficence*), Prinzip der Fürsorge (*beneficence*) und das Prinzip der Gerechtigkeit als die tragenden medizinethischen Prinzipien benannt. Damit sind sie einerseits Erben einer langen

Tradition (s. Kap. 5.3). Zugleich aber sind sie Erneuerer dieser Tradition, indem sie das Prinzip der Autonomie als neues Prinzip explizit aufführen und ihm eine besondere Bedeutung beimessen.[7] Bezugnehmend auf die so formulierte Prinzipienethik wollen wir im Folgenden die jeweiligen Prinzipien etwas genauer anschauen. Der Grundgedanke der Prinzipienethik besteht darin, dass man auch in einer wertpluralen Welt Prinzipien benennen kann, auf die man sich von den unterschiedlichen Wertbegründungstheorien her einigen kann. Daher werden diese Prinzipien auch »Prinzipien mittlerer Reichweite« genannt. Inwiefern man medizinische Probleme durch die Anwendung von abstrakten Prinzipien tatsächlich lösen kann, wird noch kritisch zu reflektieren sein, und auch alternative methodische Zugänge werden Berücksichtigung finden müssen.

6.1
Das Prinzip der Autonomie

> »In der Freiheit geht es immer um den Menschen als solchen und ganzen. […] Dort, wo Freiheit wirklich begriffen wird, ist sie nicht das Vermögen, dieses oder jenes tun zu können, sondern das Vermögen, über sich selbst zu entscheiden und sich selbst zu tun.«
>
> *Karl Rahner*

Das Prinzip der Autonomie hat seinen semantischen Ursprung in der griechischen Antike, in der mit Autonomie die Selbstgesetzgebung (*autos nomos*) des Staates gemeint war. Der ursprüngliche Kontext des Autonomiebegriffs ist somit ein vornehmlich politischer. Bemerkenswerterweise hat auch die moderne Verwendungsweise des Autonomiebegriffs in der Medizin als Ausdruck des mündigen Patienten eine politische Implikation. So liegt ein wesentlicher Grund für die heutige Betonung der Autonomie des Patienten vor allem darin, dass seit dem Aufkommen der modernen Krankenhäuser, in denen im 19. und frühen 20. Jahrhundert vor allem die ärmere Bevölkerung behandelt wurde, eine Mitsprache des Patienten kaum mehr zum Alltag der Behandlung gehörte. Vielmehr sah sich der Arzt in der Rolle des verantwortungsvollen Alleinentscheiders. Selbst so weitsichtige Ärzte wie der Heidelberger Internist Ludolf von Krehl (1861–1937)

---

[7] In der fünften Auflage ihres Lehrbuches von 2001 weisen Beauchamp und Childress allerdings darauf hin, dass sie das Prinzip der Autonomie nicht besonders hervorheben, sondern es gleichrangig mit den anderen drei betrachten wollten.

vertraten eine solche Auffassung. So betont Krehl in einer Abhandlung aus dem Jahr 1900:

> »Wenigstens ist das der Anfang vom Ende unserer Thätigkeit, sobald man alles erklären und wegen jeder Einzelheit womöglich fragen soll. Dazu haben doch noch manche Kranke direct das Vertrauen zu ihrem Arzt, dass er das thut was richtig ist, sie wollen gar keine Auseinandersetzungen von ihm hören. Sie wünschen, dass er für sie handelt.« (Krehl 1900, S. 427, zit. in Elkeles 1996, S. 366)

Dass Krehl sich in dieser Einschätzung zumindest bei einigen Patienten täuschte, zeigen verschiedene Klagen von Patienten, die schon Anfang des 20. Jahrhunderts die mangelnde Aufklärung monierten. Aber es sollten erst die 1960er Jahre sein, in denen dies zu einer kollektiven Kritik wurde. Wenn daraufhin die Autonomie des Patienten besonders stark unterstrichen wurde, so ist dies zum Teil als Ausdruck einer Abwehrreaktion auf eine ursprünglich paternalistische Medizin zu verstehen, als Mittel gegen eine historisch gewachsene Umgangsform, die nun definitiv nicht mehr vereinbar war mit einem öffentlichen Bewusstsein, das den mündigen Bürger und Patienten als Leitmotiv wählte. Eine solche anti-paternalistisch geprägte Forderung der Autonomie legte daher eine besondere Betonung auf die Befreiung von äußerer Beeinflussung bzw. auf die Vermeidung von Bevormundung.

Ein weiterer zentraler Grund für die heutige Betonung der Autonomie liegt darin, dass gerade in der Postmoderne ein Konsens darüber, was ein gutes Leben ist und was ein gutes Sterben bedeuten kann, kaum erzielt werden kann, weil es unterschiedliche Wertbegründungssysteme gibt, die gleichzeitig Gültigkeit beanspruchen. Bei einem weitgehend fehlenden inhaltlichen Konsens scheint die freie Entscheidung des Einzelnen das Einzige zu sein, wovon eine moralische Autorität noch abgeleitet werden kann. Eine Gesellschaft, die inhaltliche Vorgaben für die Bewertung des guten Lebens oder des guten Sterbens nicht akzeptieren möchte, scheint sich nur noch darauf verständigen zu können, dass es dem Einzelnen überlassen bleiben muss, solche Werte zu setzen. Daher macht unsere Gesellschaft das Prinzip der Autonomie zum Garanten einer für alle akzeptablen Ethik. Hier muss natürlich auch bedacht werden, dass eine solche Ethik in gewisser Weise eine inhaltliche Resignation darstellt, denn sie würde sich damit allein auf das formale Verfahren zur Benennung einer Norm einigen. Beim Inhalt dieser Norm und bei der Benennung der dieser Norm zugrunde liegenden Werte würde sie ihre Unzuständigkeit erklären müssen. So setzt diese nicht mehr an Kant orientierte Konzeption von Ethik voraus, dass der Einzelne beliebig wählen kann, da es ja keine übergeordneten oder allgemeingültigen Orientierungen mehr gäbe. Es bleibt jedoch zu fragen, ob von einer Ethik nicht mehr erwartet werden kann als allein die Einigung auf das Verfahren.

Gerade die gegenwärtige Betonung des Autonomieprinzips vermag gut zu verdeutlichen, wie wichtig die im vorangegangenen Kapitel gemachten Differenzierungen hinsichtlich der unterschiedlichen ethischen Begründungstheorien sind. Denn letztlich ist eine Einordnung der heutigen Betonung der Autonomie ohne die Mitreflexion sowohl des Utilitarismus als auch der Pflichtenethik Kants nicht möglich. Gerade die Gegenüberstellung dieser beiden Theorien kann deutlich machen, dass sich hinter dem einen Autonomiebegriff mehrere unterschiedliche Konzeptionen verbergen. Mills utilitaristische Theorie geht von der Grundannahme aus, dass jeder Mensch Anrecht darauf habe, nach seiner eigenen Weltanschauung zu leben, solange dadurch die Freiheit der anderen nicht eingeengt wird. Mill betont also, dass die Selbstbestimmung der Person absolut gelte und dass dem Willen des Individuums nur dann nicht gefolgt zu werden brauche oder dürfe, wenn die Gefährdung Dritter zu befürchten ist. Die Abwendung einer Gefährdung der eigenen Person ist für Mill kein Grund, paternalistisch zu handeln. So heißt es wörtlich in seiner berühmten Schrift *On Liberty* aus dem Jahre 1859:

> »Dass der einzige Zweck, um dessentwillen man Zwang gegen den Willen eines Mitglieds einer zivilisierten Gemeinschaft rechtmäßig ausüben darf, der ist: die Schädigung anderer zu verhüten. Das eigene Wohl, sei es das physische oder das moralische, ist keine genügende Rechtfertigung. Man kann einen Menschen nicht rechtmäßig zwingen, etwas zu tun oder zu lassen, weil dies besser für ihn wäre, weil es ihn glücklicher machen, weil er nach Meinung anderer klug oder sogar richtig handeln würde. Dies sind wohl gute Gründe, ihm Vorhaltungen zu machen, mit ihm zu rechten, ihn zu überreden oder mit ihm zu unterhandeln, aber keineswegs, um ihn zu zwingen oder ihn mit Unannehmlichkeiten zu bedrohen, wenn er anders handelt […]. Über sich selbst, über seinen eigenen Körper und Geist ist der einzelne souveräner Herrscher.« (Mill 1859, S. 16f.)

Zentraler Angelpunkt ist die Betonung der individuellen Handlungsfreiheit, aus der eine vornehmlich auf das Abwehrrecht konzentrierte Konzeption von Autonomie entwickelt wurde. Weil jeder Mensch frei sei, dürfe er jegliche Einmischung Dritter ablehnen (s. Kap. 8). Mill wehrte sich damit vor allem gegen den Konformitätsdruck des viktorianischen Zeitalters.

Der kantischen Pflichtenethik hingegen liegt ein ganz anderes Autonomieverständnis zugrunde. Wie wir oben gesehen haben, versteht Kant unter Autonomie nicht die Individualität und die persönlichen Wünsche des Einzelnen, sondern die Selbstgesetzlichkeit eines jeden Menschen, die es verbietet, dass der Mensch in den Dienst Dritter gestellt werde. Grundlage ist die Anerkennung eines jeden Menschen als sittliches Subjekt, woraus die grundsätzliche Unverfügbarkeit des Menschen für Dritte resultiert. Die Autonomie zu respektieren bedeutet nach dieser Konzeption unter anderem das Verbot der Instrumentalisierung des Menschen. Jede Benutzung des Menschen zu rein subjektäußeren Zwecken wäre nach dieser Konzeption ein Verstoß gegen die Autonomie, weil sie die Selbstzwecklichkeit des Menschen missachtete. Zugleich bedeutet Autonomie gerade die reflektierte Distanzierung von den rein sinnlichen Wünschen und Begierden. Sie impliziert nach Kant die Rückbindung an die Vernunft und damit die Abstraktion von persönlichen Vorlieben. Kriterium ist hier die Verallgemeinerbarkeit der eigenen Maximen (vgl. Kap. 2), was genau das Gegenteil der heute eher gängigen Auffassung von Autonomie als rein subjektive Wahl darstellt. Der US-amerikanische Philosoph Thomas E. Hill bringt die kantische Autonomiekonzeption prägnant wie folgt auf den Punkt: »Autonomie ist, so Kant, eine Eigenschaft des Willens aller erwachsenen Menschen, insofern man sie als ideale moralische Gesetzgeber betrachtet, die auf rationale Weise, frei von kausalem Zwang und unbewegt von sinnlichen Wünschen sich selbst allgemeine Prinzipien vorschreiben« (Hill 2009, S. 180). Man könnte auch sagen, dass die Autonomie eine Grundverfasstheit des Menschen darstellt (Beckmann 2009). Hieraus wird deutlich, dass die konkrete Ausgestaltung des Prinzips der Autonomie wesentlich davon abhängt, welcher Denktradition und welcher Grundkonzeption von Autonomie man folgen möchte. Grundlage des in der Medizin geläufigen Autonomieprinzips ist die Anerkennung der grundsätzlichen Freiheit des Menschen, die es gebietet, dass jede Handlung am Menschen immer danach beurteilt werden muss, ob diese den Respekt vor der Freiheit des anderen zur Geltung bringt. Aus diesem Grund ist in der Medizin der sogenannte Informed consent, die Einwilligung nach Aufklärung, zur Vorbedingung eines jeden Eingriffs geworden. Die Einholung der Einwilligung ist somit das Verfahren, mit dem der Respekt der Autonomie zur Geltung gebracht wird.

6.2
Das Prinzip des Nicht-Schadens

Das Prinzip des Nicht-Schadens gehört zu den ältesten handlungsleitenden Prinzipien der Medizin. In der Sprache Kants haben wir es bei dem Prinzip des Nicht-Schadens mit einer negativen Pflicht zu tun, mit einer

Unterlassungspflicht, die den Vorteil hat, dass sie eine unmittelbare und konkrete Pflicht darstellt. Dem anderen einen Schaden zuzufügen bedeutet, den Menschen nicht als Selbstzweck zu betrachten und seine Rechte zu verletzen. Daher beruht das Prinzip des Nicht-Schadens letztlich auf der Anerkennung der Grundrechte des anderen. Die Verpflichtung, nicht zu schaden, ist somit Resultat einer Anerkennungspflicht. Wenn man versucht, diese Pflicht über das Formale hinaus inhaltlich zu füllen, wird man anerkennen müssen, dass es so etwas wie einen gänzlich objektiven und für alle und jederzeit gültigen Schaden im Grunde nicht gibt. Der US-amerikanische Medizinethiker Jay Katz (1922–2008) hat schon 1972 für eine Einteilung des Schadens anhand der damit verletzten Rechte plädiert. Als wesentliche Rechte benennt Katz das Selbstbestimmungsrecht, das Recht auf psychische Integrität und das Recht auf physische Integrität (Katz 1972). Bereits hieraus wird deutlich, wie eng das Prinzip des Nicht-Schadens mit dem Prinzip der Autonomie verbunden ist. Eine andere Möglichkeit der näheren Bestimmung des Schadens ist von dem US-amerikanischen Bioethiker Eric M. Meslin entwickelt worden (Meslin 1989, S. 17 ff.). Meslin unterscheidet zwischen objektivem und subjektivem Schaden:

Schematische Einteilung der Schadensarten
(nach Meslin 1989)
Objektiver Schaden
- Beeinträchtigung der körperlichen Funktion
- Verletzung
- Missachtung von Interessen

Subjektiver Schaden
- Schmerz
- Nichterfüllung einer Präferenz
- Sittlicher Schaden

Die verschiedenen Konzepte verdeutlichen, dass die Definition von Schaden und damit die Konkretisierung des Prinzip des Nicht-Schadens eine komplexe Angelegenheit sein kann. Wer auf dieses Prinzip rekurriert, muss demnach näher erläutern, von welchem Schadensbegriff er ausgeht, um das Prinzip argumentativ überzeugend anwenden zu können.

6.3
Das Prinzip der Fürsorge

> **Patientengeschichte (2)**
>
> **Einrichtung einer Betreuung bei Magersucht?**
> Eine 28-jährige Patientin wird zur Behandlung einer langjährig bestehenden schweren Anorexia nervosa (»Magersucht«) in einer Klinik für Psychosomatik aufgenommen. In den letzten Jahren hatte sich die Patientin mehrfach in stationäre Behandlung begeben, ohne dass dabei eine nennenswerte Gewichtszunahme erzielt werden konnte. Zurzeit befindet sich die Patientin in einem kritischen Zustand mit einer Kachexie (extreme Abmagerung), was der Grund für die erneute Einweisung war. Eine akute Lebensbedrohung besteht momentan nicht, aber das Behandlungsteam hat Sorge, dass es im Fall einer Entlassung der Patientin zu einer sehr raschen Verschlechterung des Gesamtzustandes kommen könnte. Dies gilt umso mehr, als die Patientin allein lebt und zu Hause zu verwahrlosen droht. Das Behandlungsteam bestellt eine Ethikberatung ein, um zu klären, ob es in diesem Fall gerechtfertigt sei, eine Zwangsernährung vorzunehmen, um die Patientin in einen stabileren Zustand zu versetzen, oder ob eine Betreuung eingerichtet werden könnte, um eine etwaige lebensbedrohliche Verwahrlosung der Patientin zu verhindern.

Diese Patientengeschichte ist insofern für das Prinzip der Fürsorge[8] relevant, als genau dieses Prinzip die Hauptmotivation des Teams ist, die Frage nach der Zwangsernährung oder der Einrichtung einer Betreuung aufzuwerfen. Doch was ist mit dem Prinzip der Fürsorge konkret gemeint? Wie verbindlich ist die Befolgung dieses Prinzips, wenn es wie hier mit dem Prinzip der Autonomie und ebenso mit dem Prinzip des Nicht-Schadens in Konflikt gerät? Die Autonomie ist in diesem Fall dadurch tangiert, dass die Patientin selbst eine Betreuung oder eine Zwangsernährung ablehnt. Das Prinzip des Nicht-Schadens ist relevant, weil insbesondere eine etwaige Zwangsbehandlung unweigerlich mit einer Traumatisierung der Patien-

---

8 Synonym wird dieses Prinzip auch als Prinzip des Wohltuns oder als Prinzip der Benefizienz bezeichnet. Manche Autoren subsumieren das Prinzip des Nicht-Schadens und das Prinzip des Wohltuns unter das Prinzip der Fürsorge. Mir erscheint es von der Tradition und Theorie des Prinzips her gerechtfertigt, unter das Prinzip der Fürsorge allein das sogenannte principle of beneficence zu subsumieren und das Prinzip des Nicht-Schadens davon abzugrenzen. Daher wird hier das Prinzip der Fürsorge synonym für principle of beneficence benutzt.

tin einherginge. Soll also der Arzt dem Prinzip der Autonomie und des Nicht-Schadens den Vorrang geben und das Prinzip der Fürsorge im Sinne der Verpflichtung zur Hilfe weniger stark gewichten? Um diese Fragen zu beantworten, bedarf es eines klärenden Blickes auf das Prinzip der Fürsorge.

Beauchamp und Childress haben mit gutem Grund darauf bestanden, dass die Verpflichtung, nicht zu schaden, eindeutig von der Pflicht zur Hilfe bzw. zur Fürsorge abgegrenzt wird. Die Unterscheidung zwischen dem Prinzip der Fürsorge bzw. Hilfe und dem Prinzip des Nicht-Schadens ist deswegen moralisch so relevant, weil diese beiden Prinzipien pflichtentheoretisch auf zwei unterschiedlichen Pflichtarten basieren (vgl. Tab. 6-1). Während es sich bei der Pflicht, nicht zu schaden, um eine negative Unterlassungspflicht handelt, stellt die Pflicht zur Hilfe eine positive Tugendpflicht dar, die im Vergleich zur negativen Pflicht eher unbestimmt ist. Relevant ist diese Unterscheidung deshalb, weil die Unterlassungspflicht als Anerkennungspflicht eine stärkere Bindungskraft hat als die Pflicht zur Hilfe. Im Zweifelsfall kommt der Unterlassungspflicht durch ihren Anerkennungscharakter eine stärkere Gewichtung zu als der Tugendpflicht. Es gibt freilich auch Ausnahmen von dieser lexikalischen Ordnung. Allerdings lässt sich die Pflicht zur Hilfe nicht allein als Tugendpflicht werten. Denn es gibt durchaus auch Verpflichtungen zur Hilfe, die nicht nur als Tugendpflichten gelten, sondern denen gar ein Rechtspflichtcharakter zugesprochen werden kann. Ein Beispiel für die Hilfsverpflichtung als Rechtspflicht ist die Verpflichtung zur Rettung des Menschenlebens im Notfall. Hier wird dem Helfer sogar ein Schaden zugemutet (etwa eine Verabredung zu verpassen), weil das Gut der Lebensrettung sehr hoch ist. Allein dies zeigt schon, dass diese Hierarchie in der Regel zutreffen kann, dass es aber auch hier auf die Qualität und das Ausmaß der Hilfe und des Schadens ankommt. Erst die Abwägung dieser beiden Momente wird im

Tab. 6-1 Pflichtentheoretische Unterscheidung der Pflicht zum Nicht-Schaden von der Fürsorgepflicht

Hilfspflicht (Fürsorgepflicht)	Pflicht, nicht zu schaden
Positive Pflicht	Negative Pflicht
Unvollkommene Pflicht	Vollkommene Pflicht
Mittelbare Pflicht	Unmittelbare Pflicht
Tugendpflicht	Anerkennungspflicht
In der Regel geringe Bindungskraft	In der Regel hohe Bindungskraft

Zweifelsfall Klarheit über die tatsächliche lexikalische Ordnung bringen. Es lässt sich aber festhalten, dass in der Regel der Pflicht zur Hilfe eine geringere moralische Kraft zukommt als der Pflicht, nicht zu schaden. Diese Hierarchie mag in Konflikt geraten mit dem ärztlichen Selbstverständnis, weil gerade der Hilfscharakter ärztlichen Tuns die zentrale Basis der ärztlichen Identität darstellt (vgl. Kap. 24).

Wir haben festgehalten, dass ein großer Unterschied zwischen dem Prinzip des Nicht-Schadens und dem Fürsorgeprinzip besteht. Doch wie sind diese beiden Prinzipien konkret auseinanderzuhalten? Fällt beispielsweise die Abwendung eines Schadens von einem Patienten unter das Prinzip des Nicht-Schadens oder unter das Prinzip der Fürsorge? Angesichts dessen, dass diese Verpflichtung, wenn wir sie als negative Verpflichtung definieren, eine stärkere Bindungskraft hätte, als wenn sie »nur« eine positive Tugendpflicht bliebe, ist diese Frage für die Klärung vieler medizinethischer Konflikte von entscheidender Bedeutung. Hierzu haben Beauchamp und Childress (2001, S. 15) folgende Klassifikation vorgeschlagen:

Unterscheidung des Prinzips des Nicht-Schadens vom Prinzip der Fürsorge
(nach Beauchamp u. Childress 2001)
I. Nicht-Schaden
– Man soll niemandem Übel oder Schaden zufügen.
II. Fürsorge
– Man soll Übel und Schaden verhindern.
– Man soll Übel und Schaden beseitigen.
– Man soll Gutes tun und Gutes fördern.

Dieser vernünftige Vorschlag bedeutet, dass das Prinzip des Nicht-Schadens allein auf die Verpflichtung der Medizin, von sich aus dem Kranken keinen Schaden zuzufügen, begrenzt bleiben müsste. Wendet man dies auf die eingangs geschilderte Patientengeschichte (S. 125) an, so lässt sich die Schlussfolgerung ziehen, dass es in der Tat bei der Fragestellung um das Prinzip der Fürsorge ging, nicht jedoch um das Prinzip des Nicht-Schadens, weil das Anliegen, zu verhindern, dass sich die Patientin selbst schadet – wie wir gesehen haben –, unter das Prinzip der Fürsorge fällt.

Dem anderen zu nutzen, ihm Hilfe zu gewähren kann sowohl als ein Ideal ohne konkrete reklamierbare Anforderungen angesehen werden – wie eben die Tugend der Großzügigkeit – als auch als eine Verpflichtung. Ab wann aber kann man tatsächlich von einer Verpflichtung zur Hilfe sprechen? Nach Beauchamp und Childress (2001, S. 171) hätte die Person

X der Person Y gegenüber erst dann eine imperative Hilfspflicht, wenn folgende Voraussetzungen gegeben wären:
- Das Leben, die Gesundheit oder andere relevante Interessen von Y sind gefährdet.
- Die Handlung von X ist allein oder in Verbindung mit anderen Handlungen notwendig, um diesen Verlust relevanter Interessen zu verhindern.
- Die Handlung von X kann allein oder in Verbindung mit anderen Handlungen den Verlust verhindern.
- Die Handlung von X würde keine unverhältnismäßig große Gefahr für X bedeuten.
- Die Hilfe, die Y erwarten könnte, überwiegt im Vergleich zu den Gefahren, die durch die Handlung von X in Kauf genommen würden.

Kommentar zu Patientengeschichte 2

Nach dem Gesagten wäre der Status der unausweichlichen Hilfspflicht in ethischer Sicht nur dann erreicht, wenn es sich um eine konkrete und unmittelbare Selbstgefährdung handelte. Wenn also der Zustand der Patientin bereits schon so kritisch wäre, dass sie sich in Lebensgefahr befände, würde die Hilfspflicht lauten, dass selbst ein (geringerer) Schaden für die Patientin toleriert werden müsste. Nur in einer solchen Notlage wäre eine etwaige Zwangsernährung – allerdings nur unter weiteren Voraussetzungen (vgl. Kap. 12) – vertretbar. Innerhalb des ethischen Beratungsgesprächs bestand Konsens darüber, dass eine solche vitale Gefährdung zu diesem Zeitpunkt nicht bestand. Daher wurde in diesem Fall deutlich, dass weder die Zwangsernährung noch die Einrichtung einer Betreuung vertretbare Optionen darstellen, zumal die Patientin zumindest gegenwärtig den Anforderungen des Alltags noch gerecht werden konnte. Zentraler Gegenstand der Ethikberatung war somit die Klärung der Frage, wie man das Prinzip der Fürsorge in Bezug auf diese Patientin genau definieren und inhaltlich füllen könnte. Das Team war zunächst der Ansicht, dass die Einrichtung einer Betreuung oder die Zwangsernährung eine solche Hilfe darstellen könnten. Im Gespräch wurde jedoch deutlich, dass es auch andere Formen der Hilfe geben könnte, die weniger traumatisierend und vor allem weniger bevormundend wären. So wurde die Empfehlung ausgesprochen, dass man einer drohenden Verwahrlosung auch über die Einschaltung eines ambulanten Betreuungsdienstes beggnen könne. Ein solcher ambulanter Dienst könne viel besser und schonender verhindern, dass die Patientin in eine lebensgefährliche Verwahrlosung abgleitet, als eine bevormundende Betreuung.

6.3 Das Prinzip der Fürsorge

Diese Patientengeschichte macht deutlich, dass das Prinzip der Fürsorge je nach Perspektive mit ganz unterschiedlichen Inhalten gefüllt werden kann. Letztlich wird es immer darauf ankommen, diejenige Form der Hilfe zu wählen, die der Individualität der Patienten gerecht wird. Die Konkretisierung des Fürsorgeprinzips ist ohne eine Rückbindung an die Wertehierarchie des Kranken nicht möglich, weil letztlich nur von der Perspektive des Patienten aus bestimmt werden kann, was konkrete Hilfe im individuellen Fall bedeuten kann. Wie wir bei Ludolf von Krehl gesehen haben, können die Ignorierung dieser Patientenperspektive und der Rekurs allein auf die innere gute Absicht des Arztes zu einer ungerechtfertigten Bevormundung führen. Dies lässt sich auch an der folgenden Patientengeschichte gut illustrieren.

— Patientengeschichte (3) ——

PEG-Sonde bei 98-jähriger Patientin mit Exsikkose?
Eine 98-jährige Patientin wird wegen infektbedingter respiratorischer Insuffizienz in die Klinik eingewiesen. Unter Sauerstoffgabe und Antibiotikabehandlung bessert sich die Symptomatik allmählich. Allerdings hat die zeitlich und örtlich nur teilweise orientierte Patientin seit Tagen kaum mehr getrunken und zeigt Zeichen der Exsikkose (Austrocknung). Die Stationsärztin wirft die Frage auf, ob die Anlage einer PEG-Sonde bei bestehender Exsikkose vertretbar erscheine. Diese Frage hatte sich zwei Jahre zuvor schon einmal gestellt, als die Patientin wegen einer Schenkelhalsfraktur in stationärer Behandlung war. Damals hatte sich die Schwiegertochter, die als Betreuerin bestellt ist, gegen eine PEG-Sonde ausgesprochen. Angesichts des nun noch etwas verschlechterten Zustandes der Patientin muss geklärt werden, ob derzeit eine andere Situation vorliegt, die zur Revidierung der ursprünglichen Entscheidung gegen eine Sonde Anlass gibt.

Kommentar
Unter Beachtung des Prinzips der Fürsorge gälte, dass eine PEG-Sonde nur dann gelegt werden kann, wenn diese dem Wohl der Patientin dient und dies dem (mutmaßlichen) Willen der Patientin entspricht. Beim Besuch der Patientin zeigte sie sich recht munter und lebensfroh. Es war kein Anhalt dafür zu erkennen, dass die Patientin unter ihrem derzeitigen Zustand in irgendeiner Weise litt. Daher wurde zunächst geklärt, ob die Anlage einer PEG-Sonde der Patientin überhaupt einen Zugewinn an Lebensqualität bieten könnte. Zwar ist anzunehmen, dass durch eine Rehydrierung (Gabe von Flüssigkeit) die Patientin möglicherweise etwas wacher werden könnte und auch weniger desorientiert wäre, aber alle waren sich darüber einig,

dass von der derzeitigen Exsikkose keine akute Bedrohung für die Patientin ausgehe. Vielmehr konnte die Patientin durchaus zu einer oralen Flüssigkeitsgabe motiviert werden, sofern man sich Zeit dafür nahm. Ferner wurde deutlich, dass die Patientin schon seit mehreren Jahren wenig trinkt und offensichtlich recht gut damit leben kann. Im weiteren Verlauf der Ethikberatung wurden die mit einer etwaigen PEG-Sonde verbundenen Risiken und Belastungen diskutiert. Hierbei fiel vor allem ins Gewicht, dass sich im derzeitigen Zustand die für die Sonde notwendige Sedierung höchstwahrscheinlich negativ auf die respiratorische Insuffizienz (Lungenfunktion) auswirken würde. Zudem könne die Gefahr bestehen, dass selbst bei komplikationslosem Verlauf einer PEG-Anlage weitere Komplikationen im späteren Verlauf durch das Nesteln der Patientin entstehen könnten. Ferner wurde zu bedenken gegeben, dass das Bewusstsein der Patientin, einen Schlauch am Körper zu tragen, sich negativ auf ihre Selbstwahrnehmung auswirken würde. Es bestand die Sorge, dass sich die Patientin, die sich momentan besten Lebensmutes erfreut, durch die Sonde als eine versehrte Frau wahrnehmen könnte. Angesichts dessen, dass die Exsikkose derzeit nicht lebensbedrohlich war und die Patientin offensichtlich bereits seit Jahren damit zurechtkam, erschien es vorzugswürdig, für eine Übergangsphase, in der es der Patientin infektbedingt etwas schlechter ging, eine intravenöse Rehydrierung vorzunehmen, um sie wieder auf den ursprünglichen Zustand zu bringen. Von einer PEG-Sonde wurde abgesehen, da die damit verbundenen Belastungen für die Patientin angesichts der weitgehend kompensierten Gesamtsituation in keinem ausgewogenen Verhältnis zum physiologischen Nutzen einer dauerhaften Rehydrierung standen.

Das zentrale Argument gegen die Sonde ist also das Argument der Fürsorge, dergestalt, dass die Anlage einer PEG-Sonde für die lebensfrohe Patientin keine nennenswerte Besserung der Lebensqualität mit sich brächte. Das Prinzip der Fürsorge ist hier aber auch in dem Sinne relevant, als sich zeigte, dass der invasive Eingriff gerade durch eine verstärkte persönliche Zuwendung vermieden werden konnte.

6.4
Das Prinzip der Gerechtigkeit

Die 1974 vom US-amerikanischen Kongress eingerichtete »National Commission for the Protection of Human Subjects in Biomedical and Behavioral Research« hat in ihrem einflussreichen Belmont Report von 1978 zum

6.4 Das Prinzip der Gerechtigkeit

ersten Mal die Prinzipientrias von Autonomie, Fürsorge und Gerechtigkeit im Kontext der Medizin aufgeführt. Dieser Report hat wesentlich zur aktuellen Wiederbetonung des Gerechtigkeitsprinzips im Kontext der Medizin beigetragen. Bemerkenswert bleibt, dass das Prinzip der Gerechtigkeit zunächst im Zusammenhang mit der Forschung am Menschen thematisiert worden ist. Die zentrale Frage war damals, wie die mit der Forschung verbundenen Risiken verteilt werden könnten. Vor allem aber ging es um die Frage der gerechten Zuteilung der durch die Forschung eröffneten neuen therapeutischen Potenziale.

In den letzten Jahren hat die Bedeutung des Gerechtigkeitsprinzips für die Medizin deutlich zugenommen. Dies betrifft zum einen den intensiv diskutierten Komplex der gerechten Allokation der knappen Spenderorgane. Zum anderen wirft vor allem die zunehmende Ausrichtung der Medizin an den Gesetzlichkeiten der Marktwirtschaft zahlreiche Gerechtigkeitsfragen auf, die sich in dieser Zuspitzung zuvor nicht gestellt hatten. Es gibt mehrere Möglichkeiten, die Gerechtigkeit zu unterteilen. So kann man z. B. zwischen Individualgerechtigkeit und Sozialgerechtigkeit unterscheiden. Besonders wirkmächtig ist folgende Aufteilung, die auf Aristoteles und auch Thomas von Aquin zurückgeht (s. Kap. 4.2 u. Abb. 6-1):

Die **ausgleichende Gerechtigkeit** oder auch **Tauschgerechtigkeit** (*iustitia commutativa*) als Orientierung daran, was man dem anderen in einem arithmetischen Sinn schuldet. Diese Grundform der Gerechtigkeit betrifft die Beziehungen der Menschen zueinander. Hier geht es um die Frage, was der einzelne Mensch dem anderen einzelnen Menschen schuldig ist, und zwar in der Weise schuldig, dass er dies unabhängig vom Grad der Sympathie oder der persönlichen Nähe zu geben bereit sein muss, wenn er tatsächlich gerecht sein will. Grundfigur dieser Gerechtigkeitsform ist der Vertrag, weswegen die Tauschgerechtigkeit zuweilen auch als Vertragsgerechtigkeit bezeichnet wird.

Die **zuteilende Gerechtigkeit** (*iustitia distributiva*) als Orientierung daran, was vom sozialen Ganzen aus dem Einzelnen zukommt, und zwar unterschieden nach Bedürfnis und Lage. Es geht also um die Beziehung des Ganzen (Gemeinwohl) zu den Einzelpersonen. Die Einzelperson ist hier anders zu begreifen als die Einzelperson in der Tauschgerechtigkeit. Der Einzelne ist hier nicht als individuelle Person zu betrachten, die danach fragt, was ausschließlich ihm als Einzelnem zusteht. Vielmehr ist das dem Einzelnen Zustehende als ein Teil des Ganzen zu verstehen. Es geht also um den eigenen Anteil am Gemeinwohl. Daher kann man auch, Thomas von Aquin folgend, die zuteilende Gerechtigkeit im Sinne eines verhältnismäßigen Ausgleichs (*aequalitas proportionalis*) verstehen, während es bei der Tauschgerechtigkeit (lediglich) um einen zahlenmäßigen Aus-

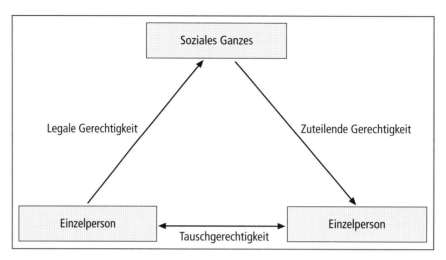

Abb. 6-1 Grundformen der Gerechtigkeit (nach Pieper 1964)

gleich (*aequalitas quantitatis*) geht. Die **legale Gerechtigkeit** (*iustitia legalis*) als Orientierung daran, was die Glieder einer Gesellschaft sich im Sinne des Gesetzes gegenseitig schulden. Hier steht die Beziehung der Einzelnen zum sozialen Ganzen im Mittelpunkt (Abb. 6-1).

Ähnlich wie bei den anderen Prinzipien gibt es keine Gerechtigkeit als solche. Je nach Theorie können verschiedene Modelle von Gerechtigkeit formuliert werden. Wenn wir die Verfahrensgerechtigkeit für unseren Kontext außer Acht lassen und uns allein auf die **Verteilungsgerechtigkeit** konzentrieren, so lassen sich zumindest grob **vier Modelle** ausmachen, die im Folgenden kurz erläutert werden sollen:

6.4.1
Gleichheitsmodell (Egalitarismus)

Gerechtigkeit hat unweigerlich etwas mit Gleichheit zu tun. So hat schon Aristoteles auf das Grundprinzip hingewiesen, dass Gleiches immer gleich behandelt werden müsse. Nach dieser Vorstellung wäre demnach der zentrale Maßstab einer gerechten Zuteilung die Gleichverteilung. Für die Medizin hat dieses egalitaristische Modell die weitreichende Implikation, dass Patienten mit gleichem Krankheitsbild den gleichen Zugang zur gleichen Behandlung haben müssen, damit keine Ungerechtigkeit entsteht. So wäre es nach diesem Modell ungerecht, wenn von zwei Patienten mit derselben Erkrankung der eine Patient eine teure Behandlung erhält und dem anderen, der gleich betroffen ist, diese aus ökonomischen

Gründen verwehrt bliebe. Die entscheidende Frage ist hier, wie vergleichbar die zwei Situationen sein müssen: Welche Kriterien werden herangezogen, um eine Vergleichbarkeit zu postulieren? Ist es allein das Ausmaß der Erkrankung? Oder müssen die beiden Patienten auch im gleichen Alter sein? Oder gleiche Begleiterkrankungen haben? Welches ungleiche Kriterium würde es rechtfertigen, dass ein Behandlungsunterschied gemacht wird? Wenn man bei der Verteilung nur auf die Gleichheit aller Patienten setzen und keine individuellen Unterschiede machen würde, stieße man auf Plausibilitätsdefizite, weil es eben auch andere relevante Zuteilungskriterien gibt, wie z. B. Bedürftigkeit. Darauf setzt das Fairnessmodell (s. unten).

6.4.2
Freiheitsmodell (Liberalismus)

Eine andere Form, Gerechtigkeit zu definieren, besteht darin, sie nicht nach dem Maximum an Gleichheit, sondern vielmehr nach dem Maximum an Freiheit zu bemessen. Nach einem solchen liberalistischen Konzept würde man Gerechtigkeit am ehesten dadurch erreichen, dass jedem die größtmögliche Wahlfreiheit gelassen wird. Konkret würde das im Bereich der Medizin bedeuten, dass jeder Mensch selbst entscheiden soll, für welche Leistungen er sich versichert. Nach diesem Prinzip funktionieren die privaten Krankenversicherungen, bei denen man im Voraus genau bestimmen kann, was man mit der Versicherung abgedeckt wissen möchte und was nicht. Vorteile dieses Konzeptes sind die Anpassungsfähigkeit an die Bedürfnisse des Einzelnen und die Betonung der Eigenverantwortung. Allerdings müsste man anerkennen, dass bei diesem Modell vor allem der Markt und die ökonomische Situation des Patienten die Verteilungsmodi bestimmten. Das hätte, wenn man allein auf dieses Modell setzte, zur Folge, dass eine Zweiklassenmedizin entstünde. Eine Zweiklassenmedizin ist nun nicht per se ungerecht, solange die Güter, die man sich nur über eine Zusatzzahlung erwerben kann, nicht zu den Grundgütern zählen, also zu jenen, auf die kein Mensch verzichten kann. Daher kann das liberalistische Modell nur in Kombination mit einer Grundversorgung funktionieren.

6.4.3
Effizienzmodell

Ein weiteres Kriterium der gerechten Zuteilung wäre das Kriterium der Effizienz. Unter Effizienz versteht man ein gutes Verhältnis von Nutzen und Kosten (vgl. Kap. 21). Eine Behandlung ist dann effektiv, wenn sie ihr gesetztes Ziel erreicht. In die Definition der Effektivität fließt der Aufwand, der für die Erreichung des Ziels aufgebracht werden muss, nicht mit ein. Wenn man nicht nur fragt, was getan werden muss, um ein Ziel zu erreichen (Effektivität), sondern zugleich aufrechnet, wie groß der Aufwand sein darf, um das gesteckte Ziel zu erreichen, dann bewegt man sich auf der Ebene der Effizienz. Eine effektive Maßnahme könnte somit ab dem Moment ineffizient sein, da der Preis, den man für die Maßnahme zahlen müsste, zu hoch wäre. Ein Beispiel: »Um wie viel besser muss die Wirkungsweise eines neuen Arzneimittels gegenüber dem Standardmittel sein, um seinen möglicherweise sehr viel höheren Preis aufzuwiegen? Wie viel darf eine Behandlung kosten, deren Effektivität nur wahrscheinlich oder nur marginal ist?« (Birnbacher 2002, S. 158). Wer Gerechtigkeit nach dem Effizienzmodell bemisst, wird argumentieren, dass es besser wäre, die Ressourcen so zu verteilen, dass aus ihnen der größtmögliche Nutzen generiert werden kann. Im Zweifelsfall würde man es nach diesem Modell für gerecht halten, dass einzelne Patienten auf sinnvolle Maßnahmen verzichteten, damit anderen, bei denen der Behandlungserfolg größer ist, eher geholfen werden kann. Der große Nachteil des Effizienzmodells liegt darin, dass hier die Benachteiligung einzelner Gruppen für weniger relevant gehalten wird als die Maximierung des Nutzens. Spätestens hier erkennen wir die Verwandtschaft des Effizienzmodells mit der utilitaristischen Denkform. Der Vorteil des Effizienzmodells besteht darin, dass innerhalb einer solchen Konzeption gewährleistet wird, dass Ressourcen nicht verschwendet, sondern gezielt eingesetzt werden.

6.4.4
Fairnessmodell

Nach dem Fairnessmodell (vgl. die Theorie »Gerechtigkeit als Fairness« des US-amerikanischen Philosophen John Rawls) hat die Zuteilungsart Vorrang, die auf eine Verbesserung der Gesundheit derjenigen zielt, denen es am schlechtesten geht. Das entscheidende Kriterium ist hier also die Bedürftigkeit. Somit stellt das Fairnessmodell gewissermaßen ein Gegengewicht zu den drei anderen Modellen dar, weil man innerhalb dieser Gerechtigkeitskonzeption davon ausgeht, dass eine Einbuße an Effizienz in Kauf genommen werden muss, damit denen zuerst geholfen wird, deren Bedarf am größten ist. Nach diesem Modell würde man die am meisten Bedürftigen bevorzugt behandeln und im Interesse der Bedürftigen eine Einbuße an Effizienz, Gleichheit und Freiheit in Kauf nehmen.[9]

Aus dem Dargelegten sollte deutlich werden, dass wir auch und gerade beim Prinzip der Gerechtigkeit inhaltlich noch gar nichts entschieden haben, wenn wir uns allgemein auf die Gerechtigkeit berufen und nicht festlegen, auf welches Modell von Gerechtigkeit wir rekurrieren wollen. Wie eingangs erwähnt, wird die moderne Medizin in ihrer zunehmenden Marktorientierung dazu verleitet, sich fast ausschließlich am Effizienz- und Freiheitsmodell zu orientieren. Die Auswirkungen eines solch reduzierten Verständnisses von Gerechtigkeit auf das System Medizin, das in seiner Kernidentität nicht im Marktgedanken aufgehen kann (vgl. Kap. 21), ist bislang noch wenig reflektiert worden. In jedem Fall lässt sich festhalten, dass man am ehesten dann zu einer guten Lösung ethischer Konflikte kommt, wenn man versucht, diese vier Gerechtigkeitsmodelle in einem ausgewogenen Verhältnis nebeneinander als allesamt berechtigte und zugleich notwendige Modelle zu betrachten.

―― Patientengeschichte (4) ――――――――――――――――――――

Intensivtherapie ohne Lebenswillen?

Ein 48-jähriger Patient mit bekannter alkoholbedingter Leberzirrhose wird vom Hausarzt mit Verdacht auf eine Magenblutung zur weiteren Abklärung in die Notaufnahme eingewiesen. In der Notaufnahme wird der Patient plötzlich zyanotisch (blau) und trübt sofort ein, sodass er notfallmäßig intubiert und beatmet werden muss. Auf der Intensivstation entwickelt er eine schwere Lungenentzündung (sogenannte Aspirationspneumonie nach der Blutung), die trotz intensiver Therapie nicht geheilt werden kann. Im weiteren Verlauf entwickelt der Patient ein akutes Nierenversagen. Von der Mutter des Patienten wird berichtet, dass der Patient in den letzten Wochen mehrfach geäußert habe, dass er nicht mehr leben wolle und sich zu Tode trinken werde. Auf der Intensivstation entsteht eine Diskussion darüber, ob es überhaupt gerechtfertigt ist, bei einer sehr eingeschränkten Gesamtprognose eine solch extrem teure Behandlung vorzunehmen, die der Patient angesichts seiner Suizidalität sicher nicht gewollt hätte. Daher wurde eine Ethikberatung erbeten.

---

9 Wie man diese Bedürftigkeit wiederum messen soll und kann, ist indes eine umstrittene Frage.

Kommentar

Die dargelegte Patientengeschichte ist besonders instruktiv, weil sie alle vier medizinethischen Prinzipien berührt. Das **Prinzip der Gerechtigkeit** hatte den zentralen Beweggrund für das Anfordern einer Ethikberatung gebildet: Das Argument der Station lautete, dass möglicherweise Ressourcen vergeudet werden, die an anderer Stelle wieder fehlen würden. Mit dieser Argumentation hatte die Station implizit auf das Effizienzmodell der Gerechtigkeit rekurriert. Kann ein solches Gerechtigkeitsmodell in dieser Situation ein taugliches sein? Für den Fall, dass man mit der Weiterbehandlung dem Patienten vielleicht doch noch Hilfe anbieten könnte, wäre es nicht zulässig, diese dem Patienten nur mit der Begründung vorzuenthalten, dass der Preis dafür zu hoch sei. Damit würde man dem Patienten zumuten, dass er auf sein Leben verzichte, um die Effizienz zu steigern oder um anderen Menschen damit indirekt eine »größere« Hilfe zu ermöglichen. Dies ließe sich moralisch nicht rechtfertigen, weil das Leben des Patienten für diesen selbst alles bedeutet und ihm ein solches Opfer daher nicht zugemutet werden könnte. Daraus lässt sich folgern, dass das Effizienzmodell allein in einer solchen Situation sicher kein geeignetes Modell sein kann, um zu einer guten ethischen Lösung zu gelangen.

Im Kontext der Medizin, wo es um die Hilfe für Menschen in Not geht, kann man kein Gerechtigkeitsmodell wählen, das nicht zumindest in Ansätzen das Fairnessmodell zur Grundlage macht. Ansonsten müsste man bereit sein, in Kauf zu nehmen, gerade diejenigen, denen es am schlechtesten geht, im Stich zu lassen. Vor dem Hintergrund des Fairnessmodells erschiene es vielmehr geboten, diesem schwerstkranken Patienten die Maßnahmen zukommen zu lassen, die ihm helfen können, und entsprechende Engpässe in der Finanzierung eher auf diejenigen zu verteilen, die in einer besseren Verfassung sind.[10]

Die zentrale Frage, die es hier zu klären gilt, ist weniger die nach den Ressourcen als vielmehr die nach der Sinnhaftigkeit der Weiterbehandlung. Ist überhaupt von einem Nutzen für den Patienten auszugehen? Wie würde man hier den Nutzen definieren? Was ist das Therapieziel? So gelangen wir zum **Prinzip der Fürsorge**. Das Unbehagen des Behandlungsteams bezog sich explizit auf die Ressourcen, aber implizit doch eher auf das Fürsorgeprinzip, weil offensichtlich unausgesprochen Konsens darüber herrschte, dass selbst eine Fortsetzung der Maximaltherapie auf der Intensivstation für den Patienten keine Hilfe mehr bedeuten würde, nachdem mit dem Ausfall von Le-

---

10 Natürlich bleibt die Frage offen, wie sicher ein Nutzen erwartet werden darf, um überhaupt als Nutzen bewertet zu werden. Wenn trotz aller prognostischen Unsicherheit zumindest nach menschlichem Ermessen ein Nutzen nicht zu erwarten ist, muss die Sinnlosigkeit der Behandlung eingestanden werden.

ber, Lunge und Nieren ein Multiorganversagen vorlag. Ab dem Moment, da die Sinnlosigkeit der Behandlung zugestanden wird, ist es notwendig, das Prinzip der Fürsorge nicht mehr im Anbieten von (kurativ ausgerichteten) Behandlungsstrategien, von Apparaten und invasiven Maßnahmen zu realisieren. Vielmehr ist es in einem solchen Fall notwendig, ein neues (palliatives) Therapieziel zu definieren. Das Prinzip der Fürsorge muss nunmehr in einer ganz anderen Ausrichtung gesehen werden, nämlich in der Konzentrierung auf die Linderung von Symptomen, in der Betonung der menschlichen Zuwendung und in der Förderung der Haltung des Geschehenlassens, des Zulassens, des in Ruhe Abwartens. Auch dies kann Hilfe sein (s. Kap. 23).

Ab dem Moment, da im Team klar wurde, dass man in der Tat kein kuratives Therapieziel mehr hatte – weil alle davon überzeugt waren, dass dieser Patient nie mehr von der Beatmungsmaschine wegkommen würde –, wurde auch allen bewusst, dass die Maximaltherapie nicht weiter fortgesetzt werden dürfte. Diese Überzeugung hing auch damit zusammen, dass in diesem Fall neben dem Prinzip der Fürsorge das **Prinzip des Nicht-Schadens** ins Spiel kommt, denn die Fortsetzung einer sinnlosen Behandlung bedeutet ja nicht nur einen unnötigen und damit ungerechten Verbrauch von Ressourcen, sondern – was noch viel schwerer wiegt – eine Zufügung von Schaden. Die künstliche Beatmung ist für sich genommen ausgesprochen belastend, und das Verhindern des Sterbens, das Aufhalten eines Sterbeprozesses, ist es ebenso. Der Patient würde also im Falle der Fortsetzung der sinnlosen Maximaltherapie am Sterben gehindert; er würde dadurch einer Belastung ausgesetzt, ohne dass man ihm im Gegenzug einen nennenswerten Nutzen anbieten könnte. Es ist also vor allem das Zusammenkommen des Prinzips des Nicht-Schadens und des Prinzips der Fürsorge, das hier den Ausschlag für eine Therapiebegrenzung geben müsste.

Schließlich – aber nicht zuletzt – ist auch das **Prinzip der Autonomie** in dieser Patientengeschichte tangiert. So verweist das Behandlungsteam auf die Suizidalität des Patienten als Argument für das Sistieren der Therapie. Auf die Problematik einer solchen Argumentation wird in Kapitel 23 eingegangen. Es sei aber schon hier darauf verwiesen, dass ein suizidaler Patient nicht zwangsläufig beanspruchen kann, dass seinem Sterbewillen Folge geleistet wird. Vielmehr bedeutet die Suizidalität eine ethische wie auch rechtliche Verpflichtung, alles zu tun, um den Patienten aus seiner Verzweiflung herauszuholen.[11] Das Prinzip der Autonomie ist hier also nicht im Kontext der Suizidalität tangiert, sondern eher in dem Sinne, dass bei

---

11 Ein schwieriges Problem stellen die sogenannten Bilanzsuizide dar, die nicht aus Verzweiflung, sondern als Folge einer rationalen Abwägung durchgeführt werden (vgl. Kap. 23).

gegebener Sinnlosigkeit der Behandlung davon auszugehen ist, dass der Patient – selbst wenn er nicht suizidal wäre – das Zulassen seines Sterbens vorziehen würde, weil das Verhindern des Sterbens ohne Therapieziel einer Instrumentalisierung seiner Person gleichkäme.

Mit der vorgestellten Patientengeschichte sollte verdeutlicht werden, wie die Prinzipienethik dazu beitragen kann, eine schwierige Entscheidungssituation so zu strukturieren, dass nach der Reflexion der verschiedenen Prinzipien die Lösung des ethischen Konfliktes leichter fällt, weil die Anwendung der Prinzipien die Problemstruktur deutlicher werden lässt.

6.5
Weitere medizinethische Methoden

Mit den vier erläuterten Prinzipien sind Grundlagen der ethischen Argumentation benannt, deren Kenntnis für die Klärung vieler ethischer Problemfelder in der Medizin hilfreich sein kann. Gleichwohl muss bei der Beschäftigung mit diesen Prinzipien mit bedacht werden, dass eine solche Prinzipienethik nur einen – wenngleich den einflussreichsten – Ansatz darstellt, medizinethische Problemfelder zu bearbeiten. Ein zentraler und berechtigter Kritikpunkt an der Prinzipienethik besteht darin, dass die Prinzipien der Komplexität der Entscheidungssituationen oft nicht gerecht werden können, weil sie die Unverwechselbarkeit und Einzigartigkeit der Situationen, in denen Entscheidungen verlangt werden, nicht einfangen können. Aus diesem Defizit heraus haben einige Medizinethiker alternative methodische Zugänge entwickelt, von denen eine Auswahl im Folgenden kurz dargestellt wird.

Eine prominente alternative Methode der Medizinethik ist die sogenannte **narrative Medizinethik**. Diese lenkt den Fokus weg von abstrakten Theorien hin zur Interpretation der je individuellen Geschichte. Maßgeblich für die narrative Ethik ist das dem Patienten eigene Deutungsmuster, das letztlich als Resultat einer eigenen Biographie verstanden werden kann. Nach der narrativen Ethik kommt es somit auf die Vergegenwärtigung der dem Patienten spezifischen Lebens- und Krankengeschichte an. Aus dem Verstehen dieser Geschichte kann klar werden, welche konkrete Behandlung angezeigt ist und welche nicht.

Ein anderer methodischer Zugang, der sich von der Prinzipienethik abhebt, ist die **Fürsorgeethik** (*care ethics*). Ähnlich wie die narrative Ethik übt auch die Fürsorgeethik Kritik an der Kontextarmut der Prinzipienethik und hebt die relationalen und sozialen Aspekte ethischer Konfliktsituationen hervor. Sie legt einen besonderen Wert auf die Beziehungen des Patienten und betont weniger die abstrakten Prinzipien als vielmehr die intuitiven Antworten der Menschen mit ihrem jeweils individuellen Zugang. Das Bewusstsein für die gegenseitige Abhängigkeit der Menschen bildet eine Grundlage der Fürsorgeethik. Die Konflikte werden weniger durch die Betonung von Objektivität (Analyse und Anwendung von Prinzipien) gelöst als vielmehr durch den Rekurs auf geteilte Empfindungen. Eine besondere Bedeutung erfahren hier die Empathie und alle Formen der persönlichen Zuwendung zum Kranken. Freilich ist diese Fürsorgeethik alles andere als neu, beruht doch gerade die Medizin, wenn man sie als soziale Praxis versteht, auf diesem Aspekt, der im Mittelalter unter dem Einfluss des Christentums als Barmherzigkeit, als Sorge um den anderen gedeutet wurde (s. Kap. 5).

Eine weitere Medizinethikmethode stellt die **kasuistische Medizinethik** dar. Nach diesem Ansatz lassen sich medizinethische Konflikte dadurch lösen, dass man sich an paradigmatischen Fällen orientiert. Die kasuistische Medizinethik geht davon aus, dass der einzelne Fall aus der Kenntnis der Gesamtheit von denkbaren Fallgeschichten gelöst werden kann. Dieser Ansatz ist dem Pragmatismus verschrieben, bei dem es weniger um die Anwendung von Prinzipien als vielmehr um eine handhabbare Lösung geht. Genauso wie die Philosophie des Pragmatismus ihren Ursprung im angloamerikanischen Raum hat,[12] so hat auch dieser Ansatz vor allem in den Vereinigten Staaten und in Großbritannien eine große Anhängerschaft.

Nach Darlegung dieser verschiedenen methodischen Ansätze wird einleuchten, dass jeder Ansatz zwangsläufig mit einem partikularen Blick auf das medizinethische Problem einhergeht. Es bleibt daher zu betonen, dass man zur Lösung medizinethischer Probleme gut beraten ist, alle vier Ansätze im Blick zu behalten und je nach Problemlage dem einen oder dem anderen Ansatz den Vorzug zu geben, ohne die anderen Methoden gänzlich unberücksichtigt zu lassen.

■ **Fazit:** Die moderne Medizinethik hat neue methodische Ansätze erarbeitet, mit denen medizinethische Probleme analysiert werden können. Der prominenteste dieser Ansätze ist die sogenannte Prinzipienethik. Diese geht davon aus, dass ethische Konfliktsituationen durch die Anwendung medizinethischer Prinzipien auf den Einzelfall gelöst oder zumindest geklärt werden können. Die aus der Antike übernommenen und von führenden US-ameri-

---

12 Begründer des Pragmatismus ist der Amerikaner Charles S. Peirce (1839–1914).

kanischen Bioethikern weiterentwickelten Prinzipien lauten: Respekt der Autonomie, Prinzip des Nicht-Schadens, Prinzip der Fürsorge und Prinzip der Gerechtigkeit. All diese Prinzipien sind Prinzipien mittlerer Reichweite, d. h., man kann sich auf sie einigen, auch wenn man in ganz unterschiedlichen ethischen Theorien oder Wertebegründungssystemen verankert ist. Neben der Prinzipienethik sind in der Medizinethik weitere methodische Ansätze entwickelt worden, die einen anderen Fokus haben. Die einflussreichsten alternativen methodischen Ansätze der Medizinethik sind die narrative Ethik, die Fürsorgeethik und die kasuistische Ethik. Je nach Problemfall wird es notwendig sein, diese verschiedenen Ansätze nicht als sich ausschließende, sondern vielmehr als sich gegenseitig ergänzende Ansätze zu betrachten.

Literatur

Beauchamp, Tom L., u. James F. Childress: Principles of Biomedical Ethics. Oxford: Oxford University Press 2001.

Beckmann, Jan P.: Ethische Herausforderungen der modernen Medizin. Freiburg: Alber 2009.

Birnbacher, Dieter: Krankheitsbegriff, Gesundheitsstandards und Prioritätensetzung. In: Angela Brand, Dietrich von Engelhardt, Alfred Simon u. Karl-Heinz Wehkamp (Hrsg): Individuelle Gesundheit versus Public Health? Münster: Lit-Verlag 2002; 152–163.

Elkeles, Barbara: Der Patient und das Krankenhaus. In: Alfons Labisch u. Reinhard Spree (Hrsg): »Einem jeden Kranken in einem Hospitale sein eigenes Bett«. Zur Sozialgeschichte des Allgemeinen Krankenhauses. Frankfurt a. M.: Campus 1995; 357–373.

Hill, Thomas E.: Die Bedeutung der Autonomie. In: Karl Ameriks u. Dieter Sturma (Hrsg): Kants Ethik. Paderborn: Mentis 2009; 178–189.

Katz, Jay: Experimentation with human beings. New York: Russell Sage 1972.

Krehl, Ludolf von: Die Strafrechtliche Verantwortung des Arztes für verletzende Eingriffe. Deutsches Archiv für klinische Medizin 1901; 69: 425–428.

Levine, Robert J.: Ethics and regulation of clinical research. Baltimore (u. a.): Urban and Schwarzenberg 1986.

Meslin, Eric M.: Protecting human subjects from harm in medical research: A proposal for improving risk judgements by institutional review boards. Phil. Diss. Georgetown 1989.

Mill, John Stuart: Über die Freiheit (1859). Stuttgart: Reclam 1988.

Pieper, Josef: Das Viergespann. München: Kösel 1964.

Rahner, Karl: Grundkurs des Glaubens. Freiburg: Herder 1991.

Weiterführende Literatur

Engelhardt, Dietrich von (Hrsg): Ethik im Alltag der Medizin. Basel: Birkhäuser 1997.

Gesang, Bernward: Biomedizinische Ethik. Aufgaben Methoden Selbstverständnis. Paderborn: Mentis 2002.

Körtner, Ulrich H. J.: Ethik im Krankenhaus. Göttingen: Vandenhoeck & Ruprecht 2007.

Kreß, Hartmut: Medizinische Ethik. Stuttgart: Kohlhammer 2009.

Pöltner, Günther: Grundkurs Medizin-Ethik. Wien: Facultas 2006.

Rauprich, Oliver, u. Florian Steger (Hrsg): Prinzipienethik in der Biomedizin: Moralphilosophie und medizinische Praxis. Frankfurt a. M.: Campus 2005.

Schockenhoff, Eberhard: Medizinische Ethik im Wandel. Grundlagen – Konkretionen – Perspektiven. Ostfildern: Schwabenverlag 2005.

Schöne-Seifert, Bettina: Grundlagen der Medizinethik. Stuttgart: Alfred Kröner Verlag 2007.

Vossenkuhl, Wilhelm: Ethische Grundlagen ärztlichen Handelns: Prinzipienkonflikte und deren Lösungen. In: Claus Roxin u. Ulrich Schroth (Hrsg): Handbuch des Medizinstrafrechts. Stuttgart: Boorberg 2007; 3–20.

Wiesing, Urban: Ethik in der Medizin. Ein Studienbuch. Stuttgart: Reclam 2004.

7 Die Arzt-Patient-Beziehung und das Prinzip der Autonomie

7.1	Das aufklärende Gespräch als Vertrauensgrundlage	143
7.2	Wann ist die Einwilligung des Patienten auch autonom?	144
7.2.1	Urteilsfähigkeit (Kompetenz)	145
7.2.2	Verstehen (Aufgeklärtheit)	146
7.2.3	Freiwilligkeit	147
7.2.4	Wohlüberlegtheit (Authentizität)	148
	Literatur	149
	Weiterführende Literatur	149

In diesem Kapitel wird erläutert, warum das Prinzip der Autonomie entscheidend für die Medizinethik ist und welche konkreten Auswirkungen es auf die Gestaltung der Arzt-Patient-Beziehung hat. Besonderer exemplarischer Schwerpunkt ist die ethische Herausforderung, ein gutes Aufklärungsgespräch zu führen.

7.1 Das aufklärende Gespräch als Vertrauensgrundlage

> »Kein kluger Arzt bespricht das Übel klagend, das den Schnitt verlangt.«
> *Sophokles*

Wir haben die Betonung der Autonomie des Patienten als eine vornehmlich rezente Entwicklung der Medizin seit den ausgehenden 1960er Jahren bereits erwähnt. Diese antipaternalistische Umorientierung wurde im paradigmatischen Kontext der Aufklärung des Patienten besonders durch das Recht unterstützt. So waren es neben den Patienten vor allem die Richter, die in vielen Urteilen die Verpflichtung des Arztes zur Aufklärung des Patienten unterstrichen und damit die Individualrechte des Patienten vom Grundsatz her über die Gewissensentscheidung des Arztes stellten. Die Aufklärungsverpflichtung entwickelte sich im 20. Jahrhundert unter dem

Druck der Rechtsprechung weiter. Eine entscheidende Zäsur stellt das Jahr 1957 dar, als ein Gericht die Notwendigkeit der aufgeklärten Einwilligung festschrieb. Ein amerikanischer Patient erlitt bei einer Gefäßdarstellung mit Kontrastmittel eine Lähmung beider Beine. Er war vom behandelnden Arzt zwar über den Ablauf und die Ziele des Eingriffs informiert worden, nicht aber über mögliche Komplikationen. Diese ärztliche Vorgehensweise wurde seitens des Gerichts als rechtswidrig eingestuft. In der Urteilsbegründung von 1957 werden erstmalig jene Prinzipien umrissen, die unseren modernen Vorstellungen von Aufklärung und Einwilligung entsprechen. Das Gericht befand nämlich, dass eine umfassende und allgemein verständliche Aufklärung zwingende Voraussetzung für eine rechtsgültige Einwilligung sei. Es ging also nicht mehr nur um das einfache Recht des Patienten, geplante Eingriffe im Sinne eines negativen Abwehrrechts abzulehnen, sondern es wurde dem Patienten das weitergehendere Recht auf ausführliche Information zugesprochen, das fortan als Voraussetzung für seine selbstbestimmte Entscheidung angesehen wurde. Erstmalig taucht in der Urteilsbegründung der uns heute so geläufige Begriff des Informed consent auf, was wörtlich mit »informierte Zustimmung« oder freier mit »Einwilligung nach Aufklärung« übersetzt werden kann (Engelhardt 1996).

Hieraus wird deutlich, dass die Implementierung der Aufklärungspflicht in den Alltag der Medizin vor allem als eine Folgeerscheinung rechtlicher Vorgaben verstanden werden muss. Dies verleitet dazu, die Aufklärung einzig unter diesem Aspekt der rechtlichen Verpflichtung zu betrachten. Doch eine solche Sichtweise wird der genuin ethischen Bedeutung der Aufklärung für eine gelingende Arzt-Patient-Beziehung nicht gerecht. Denn die Aufklärung des Patienten ist keineswegs ein lästiger rechtlicher Ballast, sondern vielmehr eine Chance. Allein durch das Gespräch erhält man als Arzt die Chance, mit dem Patienten in eine vertrauensvolle Beziehung einzutreten, die die beste Basis für eine erfolgreiche und zufriedenstellende Behandlung ist. Wie sehr das Gespräch mit Patienten nicht nur eine rechtliche, sondern auch und vor allem eine moralische Verpflichtung darstellt, soll im Folgenden am Beispiel der Aufklärung und Einwilligung näher beleuchtet werden.

7.2
Wann ist die Einwilligung des Patienten auch autonom?

In ihrem grundlegenden Lehrbuch zur Medizinethik haben Beauchamp und Childress sieben Elemente der aufgeklärten Einwilligung aufgeführt (Beauchamp u. Childress 2001, S. 80).

Die Elemente der aufgeklärten Einwilligung
(nach Beauchamp u. Childress 2001)
I. Voraussetzungen:
- Kompetenz (zu verstehen und zu entscheiden)
- Freiwilligkeit (des Entscheidens)

II. Elemente der Aufklärung:
- Erläuterung (der relevanten Informationen)
- Empfehlung (einer Vorgehensweise)
- Verstehen

III. Elemente der Einwilligung:
- Entscheidung (für eine Vorgehensweise)
- Erteilung des Behandlungsauftrags

Eine andere Strukturierung der Erfordernisse für eine gute Aufklärung bzw. für eine autonome Einwilligung hatte Beauchamp gemeinsam mit der US-amerikanischen Bioethikerin Ruth Faden vorgenommen (Faden u. Beauchamp 1986). Hier wird vor allem nach den Voraussetzungen gefragt, die erfüllt sein müssen, damit eine Einwilligung des Patienten tatsächlich als eine moralisch relevante Einwilligung bezeichnet werden kann. Wenn die Aufklärung der Verwirklichung der Patientenautonomie dient, dann muss sie als eine Hilfe zur Ermöglichung einer autonomen Handlung betrachtet werden. Doch was macht eine autonome Handlung aus? Was muss das Aufklärungsgespräch alles voraussetzen, damit der Patient in die Lage versetzt wird, als Folge dieses Gesprächs selbstbestimmt handeln zu können? Grob schematisch wären hierbei, in Anlehnung an Faden und Beauchamp, mindestens vier Voraussetzungen zu bedenken:

7.2.1
Urteilsfähigkeit (Kompetenz)

Die allererste Frage, die bei der Beurteilung einer Einwilligung geklärt werden muss, berührt die Frage nach der Urteilsfähigkeit des Patienten. Damit ist jene Fähigkeit gemeint, die relevanten Informationen des Aufklärungsgesprächs aufzunehmen und zu verarbeiten. Urteilsfähigkeit liegt im Grunde nur dann vor, wenn der Patient die Konsequenzen seiner Einwilligung übersehen kann und wenn es ihm möglich ist, die zu fällende Entscheidung zu bejahen. Wichtig hierbei ist die Überlegung, dass die Urteilsfähigkeit einerseits keine kategoriale Größe ist, die besteht oder nicht besteht. Vielmehr muss diese Fähigkeit als eine graduelle Fähigkeit betrachtet werden, die man in Abstufungen haben oder verlieren kann. So ist ein Patient mit Alzheimer-Demenz zu Beginn seiner Erkrankung vollkommen urteilsfähig. Diese Fähigkeit geht dann in langsamen Schritten, Zug um Zug, verloren. Andererseits muss bedacht werden, dass die Urteilsfähigkeit ein Prädikativum darstellt. Das heißt, dass sie nicht für sich genommen, sondern immer nur in Bezug auf bestimmte Entscheidungen gilt. So kann ein Patient mit Alzheimer-Demenz zwar in Bezug auf eine Therapieentscheidung nicht einwilligungsfähig sein. Dies bedeutet jedoch nicht, dass dieser Patient gleichermaßen inkompetent sein muss für eine Entscheidung, die weniger Abstraktionsvermögen erfordert. So kann ein Patient mit Demenz, der nicht mehr beurteilen kann, wozu die Medikamente gut sind, die er nimmt, dennoch sehr gut beurteilen, ob er lieber Tropfen haben möchte oder eine Tablette. Die Frage der Urteilsfähigkeit muss also immer in Bezug auf eine konkrete Maßnahme gestellt werden. Zur Überprüfung solcher Fähigkeiten sind spezifische Untersuchungsmethoden entwickelt worden, so z. B. das *Aid to Capacity Assessment (ACE)*. Bei Unklarheiten kann man hierbei auf den Sachverstand eines Psychiaters zurückgreifen. Wenn auch dieser nicht zur Klärung führt, muss ein Gericht darüber entscheiden.

7.2.2
Verstehen (Aufgeklärtheit)

Das Verstehen gehört zu den Kernvoraussetzungen einer selbstbestimmten Handlung. Aber was bedeutet »Verstehen«? Das Kriterium, an dem sich das Verstehen bemisst, ist nicht die Vollständigkeit der Information (s. näher und grundlegender Engelhardt 2009). Denn das Wissen um die minutiösen Zusammenhänge einer Handlung trägt nicht automatisch zum Verstehen der Situation bei, da viele dieser Informationen für das Handeln irrelevant sind. So könnte man folgern, dass Verstehen weniger von der Vollständigkeit der gelieferten Informationen abhängt als vielmehr davon, inwiefern die Informationen korrekt, adäquat und vor allem relevant sind. Bei jeder ärztlichen Maßnahme lassen sich relevante von irrelevanten und trivialen Informationen unterscheiden. Während viele Ärzte dazu neigen, sich auf rein medizinische Informationen zu beschränken, betrachten viele Patienten ihre Erkrankung im Zusammenhang mit ihren sozialen Implikationen und den Folgen für ihre praktischen Lebensumstände. Diese Aspekte und nicht nur die technischen Details müssten daher wesentliche Inhalte des Aufklärungsgesprächs sein, damit das Prinzip des Verstehens auch verwirklicht wird.

7.2.3
Freiwilligkeit

Dass die Einwilligung freiwillig sein muss, bedeutet, dass sie nicht bloß durch äußere Einflüsse gesteuert sein darf, durch Einflüsse, die vielfältigster Art sein und von handfesten ökonomischen Einflüssen bis hin zu psychologischer Beeinflussung reichen können.[13] Eine klare Grenze ist dort zu ziehen, wo der Patient zum Mittel von Interessen Dritter gemacht wird, dort also, wo Nötigung und Manipulation im Spiel sind. Ein kritischer Grenzbereich ist bereits dort erreicht, wo das Gespräch auf Überredung setzt; hier wird es vom Kontext abhängen, inwieweit die Einwilligung als Resultat einer Außenkontrolle oder als Ausdruck einer Übernahme der (ärztlichen) Sichtweise zu betrachten ist. Eine Richtschnur dabei ist die Frage, inwieweit die Handlungsabsicht Ausdruck der eigenen Freiheit ist und nicht nur Reaktion auf äußere Kräfte. So liegt es auf der Hand, dass die Überredung von der Überzeugung getrennt werden muss, denn Letztere impliziert die freiwillige Übernahme fremder Ansichten (vgl. Schöne-Seifert 1996). Das Aufklärungsgespräch also, das auf dem Moment des Überzeugens basiert, gefährdet keineswegs die Autonomie des Kranken. Wie wichtig der Aspekt der Freiwilligkeit ist, zeigt sich auch daran, dass die französische Version des *Informed consent* begrifflich die Freiwilligkeit der Einwilligung sogar vor die Aufgeklärtheit stellt (*Consentement libre et éclairé*). Gleichzeitig muss bedacht werden, dass man von Freiwilligkeit im eigentlichen Sinne nur sprechen kann, wenn eine ausreichende Kenntnis der Handlungssituation und der alternativen Handlungsmöglichkeiten gegeben ist. Deswegen hängt die Aufgeklärtheit mit der Freiwilligkeit zusammen. Wenn der Patient in eine Behandlung einwilligt, weil er davon ausgeht, dass diese einen bestimmten Effekt haben wird, er aber in Unkenntnis darüber gelassen wird oder nicht hinlänglich verstanden hat, dass dieser Effekt mit der Maßnahme gar nicht erzielt werden kann, dann ist in diesem Fall nicht nur der Aspekt der Aufgeklärtheit nicht erfüllt, sondern auch der Aspekt der Freiwilligkeit, und zwar in dem Sinne, dass zur Freiwilligkeit auch die Kenntnis der geeigneten Mittel gehört, also eine bestimmte Zweck-Mittel-Rationalität. Schon Aristoteles hat in seiner *Nikomachischen Ethik* betont, dass eine Handlung nur dann freiwillig sei, wenn zusätzlich zur Absicht hinzukomme, dass der Handelnde auch »alles Einzelne kennt in Bezug auf den Bereich der Handlung« (NE 1111a, 23f.).

---

13 Hierzu gehören streng genommen auch Beeinflussungen, die auf Rollenerwartungen zurückzuführen sind, wie beispielsweise die Angst des Patienten, den Arzt zu enttäuschen oder seine Zeit zu verschwenden.

7.2.4
Wohlüberlegtheit (Authentizität)

Als Grundvoraussetzung für eine autonome Handlung kommt zu diesen drei Elementen noch das Moment der Authentizität hinzu, was so viel bedeutet wie Wohlüberlegtheit. Dieses ist mit besonderen Fallstricken versehen, da man mit dem Kriterium der Wohlüberlegtheit Gefahr läuft, den Patienten erziehen oder gar bevormunden zu wollen. Doch ganz von der Hand zu weisen ist der Aspekt der Authentizität für eine autonome Handlung nicht, denn nur durch seine Beachtung kann verhindert werden, dass der Arzt Entscheidungen des Patienten auch dann unhinterfragt lässt, wo sie eindeutig dem subjektiven Wertmaßstab des Patienten zuwiderlaufen. Als Beispiel wäre die »irrationale« Überschätzung akuter Belastungen wie Schmerzen oder andere Leidensformen zu nennen (s. beispielsweise die Patientengeschichte 7 in Kap. 8). Keineswegs aber darf das Kriterium der Authentizität so verstanden werden, dass Entscheidungen, die aus der Sicht des Arztes unvernünftig erscheinen, deswegen für unerheblich erklärt werden. Leitend kann hier nur die Authentizität innerhalb der Wertmaßstäbe des Patienten sein.

Die Respektierung der Autonomie des Kranken stellt eine grundlegende Maxime ärztlichen Handelns dar. Die vorangegangenen Ausführungen sollen verdeutlichen, dass die Respektierung der Autonomie jedoch nicht gleichzusetzen ist mit der schematischen Befolgung eines Patientenwillens. Die Beachtung der Autonomie erfordert vielmehr ein kritisches Hinterfragen, ob alle Bedingungen erfüllt sind, die einen geäußerten Patientenwunsch zu einem autonomen Wunsch machen.

■ **Fazit:** Als Folge des sich seit den letzten vier Jahrzehnten vollziehenden Wandels der Arzt-Patient-Beziehung forderte das erwachte Selbstbewusstsein des mündigen Bürgers eine Aufhebung des traditionellen Paternalismus zugunsten einer symmetrischen und partnerschaftlichen Arzt-Patient-Beziehung, in der der Arzt mehr zu erklären und der Patient mehr zu entscheiden hat. Damit erhält die aufgeklärte Einwilligung eine zentrale Bedeutung. Seine ethische Begründung findet der Aufklärungsanspruch des Patienten in der Autonomie. Autonomie bedeutet dabei Respekt vor der Freiheit des Menschen und seiner personalen Würde. Hieraus entspringt die Verpflichtung des Arztes, die Patientenaufklärung als eine Kernaufgabe zu betrachten, mit der eine Hilfe zur Entscheidungsfindung des Patienten geleistet werden soll. Gerade über dieses Gespräch kann die Arzt-Patient-Beziehung auf eine Grundlage des gegenseitigen Vertrauens gestellt und ihr damit zum Gelingen verholfen werden.

Literatur

Beauchamp, Tom L., u. James F. Childress: Principles of Biomedical Ethics. New York: Oxford University Press 2009.

Engelhardt, Dietrich von: Wahrheit am Krankenbett im geschichtlichen Überblick. Schweizerische Rundschau für Medizin (Praxis) 1996; 85: 432–439.

Engelhardt, Dietrich von: Erklären und Verstehen – Karl Jaspers im Kontext der Medizin- und Philosophiegeschichte. In: Dietrich von Engelhardt u. Horst-Jürgen Gerigk (Hrsg): Karl Jaspers im Schnittpunkt von Zeitgeschichte, Psychopathologie, Literatur und Film. Heidelberg: Mattes Verlag 2009; 17–36.

Faden, Ruth, u. Tom L. Beauchamp: A History and Theory of Informed Consent. New York: Oxford University Press 1986.

Jaspers, Karl: Der Arzt im technischen Zeitalter. Stuttgart: Thieme 1953.

Schöne-Seifert, Bettina: Medizinethik. In: Julian Nida-Rümelin (Hrsg): Angewandte Ethik. Stuttgart: Kröner 1996; 552–648.

Toellner, Richard: Tradiertes Arztbild und ärztliche Ethik im Wandel der Zeit. Fortschritte der antimikrobiellen und antineoplastischen Chemotherapie 1991; 10/11: 1–8.

Weiterführende Literatur

Beckmann, Jan P.: Ethische Herausforderungen der modernen Medizin. Freiburg: Alber 2010.

Dörner, Klaus: Der gute Arzt: Lehrbuch der ärztlichen Grundhaltung. Stuttgart, New York: Schattauer 2003.

8 Das Spannungsfeld zwischen Autonomie und Fürsorge

8.1	Exemplarische Patientengeschichten	151
8.2	Der ärztliche Paternalismus	156
8.2.1	Formen des Paternalismus	156
8.2.2	Rechtfertigungsmöglichkeiten des Paternalismus	159
	Literatur	163
	Weiterführende Literatur	163

Im Folgenden wollen wir anhand von zwei instruktiven Patientengeschichten den Rekurs auf die Autonomie problematisieren und aufzeigen, wo das Autonomieprinzip in Konflikt mit dem Prinzip der Fürsorge geraten kann. In einem zweiten Teil sollen dann die verschiedenen Formen des Paternalismus erläutert und in eine Systematik gebracht werden.

8.1 Exemplarische Patientengeschichten

Die im vorangegangenen Kapitel beleuchteten Bedingungen für eine autonome Entscheidung zu beurteilen ist im klinischen Alltag oft schwierig. Doch selbst wenn alle Bedingungen erfüllt sind, kann die Befolgung des Patientenwillens schwierige Fragen aufwerfen. So wird es dem Arzt schwerfallen, den Willen des Patienten zu respektieren, wenn dieser Wille mit anderen medizinethischen Prinzipien in Kollision gerät. Folgendes Beispiel verdeutlicht eine solche Kollision von Prinzipien:

> **Patientengeschichte (5)**
> **Ablehnung der Beatmung bei Querschnittslähmung?**
> Ein 74-jähriger Patient erleidet bei einem Traktorunfall einen Bruch der Wirbelsäule, bei dem das Rückenmark auf der Höhe des siebten Halswirbelkörpers verletzt wird, sodass der Patient eine hohe Querschnittslähmung erleidet, von der beidseitig alle Gliedmaßen betroffen sind. Der

Patient muss zunächst beatmet werden, erholt sich aber rasch und ist am dritten stationären Tag vollkommen klar und orientiert. Er kann von der Beatmungsmaschine weggenommen werden, sodass mit ihm gesprochen werden kann. Der Patient zeigt sich sehr bestürzt über die Diagnose, die ihm der Oberarzt ruhig mitteilt. Alle Angehörigen des Patienten sind anwesend, und der Patient hat Gelegenheit, auch mit diesen in einer ruhigen Atmosphäre zu sprechen. Weil der Patient vor einem Jahr an einem Lymphknotenkrebs erkrankt war, hat er bereits eine Patientenverfügung ausgestellt, in der er für den Fall einer schwerwiegenden Erkrankung das Absehen von intensivmedizinischen Maßnahmen verfügt hat.

Nachdem der Patient zunächst stabil bleibt, zeichnet sich am Folgetag eine zunehmende Lähmung auch der Atemmuskulatur ab, sodass eine erneute Beatmung notwendig wird. Der Arzt teilt dem noch stabilen Patienten mit, dass er sich auf eine erneute Beatmung einstellen müsse. Auf die Frage, ob er denn von der Maschine je wieder wegkäme und ob die Lähmung sich gegebenenfalls bessern werde, muss der sehr erfahrene Oberarzt erklären, dass die Beatmung nach menschlichem Ermessen auf Dauer notwendig sein werde, dass man aber ein Heimbeatmungsgerät besorgen könne. Die Lähmungen würden sich aller Voraussicht nach nicht zurückbilden; er könne aber mit dem Beatmungsgerät bei vollem Bewusstsein viele Jahre weiterleben. Daraufhin äußert der Patient bei klarem Bewusstsein, dass er unter diesen Umständen lieber nicht weiterleben wolle, und bittet den Arzt, ihn nicht an die Beatmungsmaschine anzuschließen, sondern ihn sterben zu lassen. Der Arzt beruft daraufhin eine Ethikberatung ein mit der Fragestellung, ob er den Patientenwunsch tatsächlich respektieren soll.

Kommentar

Dem Arzt wird es schwerfallen, keine Beatmung vorzunehmen, weil er weiß, dass er mit der Maßnahme den Patienten retten und ihn sogar zu einem späteren Zeitpunkt bei vollem Bewusstsein mit Heimbeatmungsgerät nach Hause entlassen könnte. Es wird ihm auch deswegen schwerfallen, weil das Prinzip der Autonomie hier scheinbar mit dem Prinzip der Fürsorge kollidiert. Genau genommen handelt es sich hier allerdings nicht um eine Kollision von Autonomie und Fürsorge, sondern eher um die Frage, wie Fürsorge realisiert werden kann. Eine Konzeption von Fürsorge, bei der die Autonomie, also die Werthaltungen des Patienten selbst, nicht Berücksichtigung fänden, wäre keine Fürsorge, sondern doch eher Bevormundung.

Zur Lösung dieser Patientengeschichte müsste zunächst geklärt werden, wie selbstbestimmt der Wille des Patienten ist. Von besonderer Relevanz sind hier die Kriterien des Verstehens und der Authentizität. Das Kriterium der Freiwilligkeit ist weitgehend unstrittig, da die Angehörigen sich um ihn kümmern und kein Anlass besteht, anzunehmen, dass der Patient nur deshalb den Tod wünscht, weil die Angehörigen ihn dazu drängen oder ihm signalisieren, dass sie die Pflege nicht übernehmen wollen. In Bezug auf das Verstehen müsste der Patient wissen, wie sich das Leben mit einem Heimgerät gestaltet. Er müsste wissen, dass es zahlreiche Möglichkeiten gibt, auch in komplett gelähmtem Zustand an der Gesellschaft teilzunehmen, und dass das Heimbeatmungsgerät die Interaktion mit anderen Menschen zulässt. Das Kriterium der Wohlüberlegtheit (Authentizität) ist hier das schwierigste, da nicht eindeutig auszumachen ist, ob der Patient die Ablehnung vor dem Hintergrund seines Lebensentwurfs ausspricht oder ob sie reaktiv und aus dem Schock heraus erfolgt. Schon die Tatsache allerdings, dass eine Patientenverfügung vorliegt, deutet auf eine authentische Willensbildung hin. Wenn die nähere Prüfung der Kriterien ergibt, dass hier von einer autonomen Entscheidung ausgegangen werden kann, so wäre eine Behandlung vor diesem Hintergrund eine Zwangsmaßnahme, die moralisch nicht gerechtfertigt werden könnte. Ein Wille muss auch dann berücksichtigt werden, wenn der Arzt die Patientenmeinung aus eigener Perspektive nicht teilt. Er kann sich einem solchen Willen nur dann entgegenstellen, wenn Suizidalität oder Fremdgefährdung vorlägen. Beides scheidet hier aus. Zwar ist der Fürsorgeaspekt des Arztes von großer Bedeutung, doch im Vergleich zur Selbstbestimmung des Patienten überwiegt eindeutig die Autonomie. Die Garantenpflicht des Arztes findet dort ihre Grenze, wo sie zur Zwangsbehandlung wird. Daher muss der Arzt einen klar formulierten und wohlüberlegten Willen gegen eine ärztliche Behandlung respektieren.

In diesem Fall stellt sich allerdings die Frage, wie viel investiert werden muss, um sicher zu sein, dass man tatsächlich im Sinne des Patienten entschieden hat. Es stellt sich sogar die Frage, ob das Problem überhaupt als Konflikt zwischen Zwangsbehandlung und Sterbenlassen adäquat beschrieben ist. Von einem solchen Konflikt kann nur dann die Rede sein, wenn man annimmt, dass hic et nunc zu entscheiden sei. In extremer Zeitnot eine tragfähig gute Entscheidung zu treffen ist allerdings für das Behandlungsteam ebenso schwierig wie für den Patienten. Daher ist es für solche wie auch für viele andere Situationen besonders wichtig, sich einzugestehen, dass man sich auf unsicherem Grund befindet, was sich durch keine wie auch immer geartete Entscheidung völlig negieren lässt. In einer solchen Situation müsste die Ethikberatung idealiter der Verführung einer schnellen Lösung widerstehen und zunächst einmal der Unsicherheit Raum geben. Die ethische Herausforderung dieser Patientengeschichte liegt gerade darin, zu fragen, wie man es schaffen kann, trotz der Zeitnot offen zu bleiben für eine kreative Lösung, die nicht auf eine Dichotomie von Weiterleben oder Sterbenlassen reduziert werden braucht. Angebracht könnte es also sein, die

Unsicherheit erst einmal anzunehmen und danach zu fragen, wie es gelingen kann, trotz der vertrackten Situation Zeit zu gewinnen, damit die Unsicherheit langsam abgebaut werden kann. Sehr häufig wird in solchen Situationen die Sicherheit künstlich hergestellt statt sie heranreifen zu lassen.

Will man in einer solchen Situation unbedingt sofortige Sicherheit, bleibt nur die Möglichkeit, auf die Beatmung zu verzichten und den Patienten sterben zu lassen. Wenn jedoch die Unsicherheit grundsätzlich erst einmal akzeptiert und die Situation mit kreativer Phantasie beleuchtet wird, wäre vielleicht auch folgende Lösung möglich: Der Arzt versichert dem Patienten, dass er dessen Wunsch, lieber zu sterben statt weiterzuleben, ernst nimmt und jederzeit befolgen wird. Zugleich macht er ihm aber das Angebot, den Zustand des Beatmetseins, möglicherweise auch das Heimbeatmungsgerät, erst einmal auszuprobieren, damit der Patient die Chance bekommt, sich mit dieser für alle vollkommen fremden Situation ins Verhältnis zu setzen. Damit verbunden gibt er dem Patienten die Zusicherung, ab dem Moment, in dem dieser weiterhin dem Sterben den Vorzug gäbe, das Beatmungsgerät abzustellen. Man könnte diese Zeit für intensive Gespräche mit dem Patienten und den Angehörigen nutzen. Man könnte weitere Sicherheit gewinnen über die Prognose der Lähmungen, die in einem so frühen Stadium der Erkrankung de facto nicht sicher gestellt werden kann. Man könnte dem Patienten – sofern er dies möchte – Unterstützung anbieten, um ihm zumindest eine Chance zu geben, die existenzielle Krise des Gelähmtseins bewältigen zu können. Autonomie lässt sich nicht einfach abrufen – Autonomie ist oft ein Prozess des Sich-ins-Verhältnis-Bringens. Und in diesem Prozess spielt das Gespräch eine zentrale Rolle. Es stellt sich eben die Frage, wie viel Zeit und verstehende Zuwendung ein Mensch braucht, um nach einem so traumatisierenden Erlebnis zu einer authentischen Entscheidung zu gelangen. Brisant bleiben solche Situationen jedoch gerade deshalb, weil hier der Grat zwischen Unterstützung und Bevormundung sehr schmal sein kann.

Ein weiteres Fallbeispiel aus der Ethikberatung verdeutlicht eine andere Möglichkeit der Kollision von ethischen Prinzipien:

── **Patientengeschichte (6)** ──────────────────────

PEG-Sonde bei sich sträubender Patientin?
Eine 79-jährige Patientin mit bekannter Demenz vom Alzheimer-Typ im Anfangsstadium befindet sich zur Abklärung von Herzrhythmusstörungen in der Universitätsklinik. Die Patientin lebt ansonsten in einem Heim, wo sie sich recht selbstständig versorgt. Für sie ist eine Betreuung

eingerichtet worden; die Betreuungsfunktion hat ihre Tochter übernommen. Seit dem zweiten Tag des Krankenhausaufenthaltes lehnt die zeitlich und örtlich nicht ausreichend orientierte Patientin jegliche Flüssigkeitsaufnahme ab. Die Ärzte kommen zu der Überzeugung, dass es notwendig sei, der Patientin eine Sonde zu legen, um zu verhindern, dass sie verdurstet. Die Tochter als Betreuerin willigt in die Maßnahme ein. Als die Patientin im entsprechenden Endoskopieraum ist und der Gastroenterologe die Magensonde einführen möchte, sagt die Patientin dezidiert, dass sie auf keinen Fall eine solche Sonde haben wolle.

Kommentar

Auch bei dieser Krankengeschichte kam es zu einer Ethikberatung, da das Prinzip der Fürsorge in einem Spannungsverhältnis zum Prinzip der Autonomie zu stehen schien. Das Prinzip der Fürsorge ist dadurch berührt, dass die Versorgung mit der Magensonde der Patientin eindeutig einen klinischen Vorteil brächte. Strittig bleibt, inwiefern hier von einer autonomen Entscheidung der Patientin gesprochen werden kann. Zur Klärung der Frage wäre zu prüfen, ob die vier Kriterien für eine autonome Handlung erfüllt sind. Eindeutig erfüllt respektive nicht tangiert scheint das Kriterium der Freiwilligkeit. Doch schon beim Kriterium des Verstehens sind bei dieser Patientin Zweifel anzumelden. Zwar hat die Patientin wohl verstanden, was ihr mit der Magenspiegelung bevorsteht, aber es ist fraglich, ob sie auch verstanden hat, was es bedeutet, keine Sonde zu bekommen. Die Fragen lauten: Möchte die Patientin tatsächlich lieber sterben als die Sonde zu bekommen? Ist es tatsächlich Ausdruck ihrer Werthaltung und ihre Absicht, in den nächsten Tagen an einer Austrocknung zu sterben? Dies wird von der Betreuerin und von den Pflegenden eindeutig verneint. Auch das Kriterium der Authentizität scheint hier nicht erfüllt zu sein, denn die Patientin ist ansonsten – wie die Betreuerin und auch die Pflegenden betonen – lebensfroh. Die Abwehr der Sonde ist daher eher als reaktiv zu bewerten und nicht als Ausdruck des Lebensentwurfs der Patientin. Daraus folgt, dass in diesem Fall nicht von einer autonomen Willensbildung gesprochen werden kann. Was zunächst wie ein Konflikt zwischen Autonomie und Fürsorge anmutete, erweist sich als kein solcher Konflikt. Die ethische Frage ist vielmehr, worin die Autonomie der Patientin besteht.

Diese Krankengeschichte zeigt, dass der Wunsch eines Patienten unter bestimmten Umständen, die kritisch geprüft werden müssen, auch ein nicht autonomer Wunsch sein kann. In einem solchen Fall wäre ein Handeln auch gegen den geäußerten Willen des Patienten unter bestimmten Voraussetzungen gerechtfertigt. Allerdings müsste vor einer solchen Zwangsmaßnahme versucht werden, alle anderen Alternativen auszuloten, die das Sterben der Patientin verhindern könnten. Bei dieser Patientengeschichte konnte der Konflikt dadurch gelöst werden, dass konsiliarisch ein Arzt aus der Klinik für Psychiatrie hinzugerufen wurde. Diesem gelang es schließlich, die Patientin dazu zu bewegen, von sich aus mehr zu trinken. Damit erledigte sich die Frage der Sonde. Offensichtlich war die Patientin durch den Ortswechsel so verunsichert, dass sie aus der Orientierungslosigkeit heraus die Flüssigkeitsaufnahme verweigert hatte. Das eigentliche Problem war hier also nicht die Sonde, das Problem war vielmehr, dass in der Klinik zunächst keine Beziehung zu der Patientin hergestellt worden war, die ihr ermöglicht hätte, sich dort trotz aller Verunsicherung wohl und geborgen zu fühlen.

■ **Fazit:** Die Konflikte zwischen den Prinzipien der Fürsorge und der Autonomie sind oft dadurch aufzulösen, dass man nochmals nach den Bedingungen für eine autonome Entscheidung fragt. Oft sind diese Bedingungen nicht erfüllt, sodass man nicht im Sinne des Patienten handeln würde, wenn man sich auf einen solchen nicht autonomen Willen stützte. Im Fall einer tatsächlich autonomen Entscheidung hingegen überwiegt eindeutig das Prinzip der Autonomie, sodass ein Übergehen des Patientenwillens mit dem Argument der Fürsorge moralisch schwer gerechtfertigt werden kann, weil Fürsorge ohne Respektierung der Autonomie nicht denkbar ist. Gleichzeitig gilt es zu bedenken, dass viele Patienten eine Unterstützung und Beratung des Arztes innerhalb einer Beziehungsmedizin brauchen, um Klarheit über sich und die Lage zu erhalten. In Konfliktsituationen zwischen Autonomie und Fürsorge wird es wiederum auf die Beziehung ankommen, inwiefern man es schafft, durch das sprechende Engagement den Konflikt aufzulösen.

8.2
Der ärztliche Paternalismus

8.2.1
Formen des Paternalismus

Im vorangegangenen Abschnitt ist bereits die Frage aufgeworfen worden, wie denn in einem etwaigen Konflikt zwischen Autonomie und Fürsorge zu handeln sei. Diese Frage wird im Folgenden anhand des Paternalismusbegriffs weiter vertieft. Der Begriff des Paternalismus ist abgeleitet von der alten Metapher des wohlwollenden Vaters, der für seine unmündigen Kinder zu deren Wohl entscheidet. Grundlage der Definition des ärztlichen Paternalismus ist – kurz gesagt – die Vorstellung, dass der Arzt besser wisse, was für den Patienten gut ist, als dieser selbst. So bedeutet Paternalismus das absichtliche Hinweggehen über die Präferenzen einer Person, mit dem Ziel, zum Wohle dieser Person zu handeln. Um die ethischen Grenzen paternalistischer Handlungen erfassen zu können, ist es notwendig, verschiedene Paternalismusformen zu unterscheiden (s. Abb. 8-1).

Milder/harter Paternalismus
Eine erste mögliche Form der Unterscheidung nimmt den Adressaten der paternalistischen Handlungen als Klassifikationskriterium. So lässt sich von einem **milden Paternalismus** dann sprechen, wenn die Maßnahmen, die paternalistisch vorgenommen werden, sich nur indirekt auf den Patienten auswirken. Beispiel: Der Arzt weist den Patienten darauf hin, dass es unvernünftig sei, als Asthmatiker zu rauchen. Beim milden Paternalismus geht es also um den Versuch, den Patienten durch Sanktionen, Überredungen oder Warnungen umzustimmen. So sind beispielsweise alle Verkehrswarnhinweise im Grunde Ausdruck von mildem Paternalismus. Schon aus dem Beispiel wird ersichtlich, dass der milde Paternalismus moralisch unstrittig ist. Ein **harter Paternalismus** hingegen liegt dann vor, wenn der Arzt direkte Maßnahmen ergreift, die den Patienten in der Ausführung seiner Entscheidung hindern. Beispiel: Der Arzt beschränkt sich nicht darauf, den Patienten auf die gesundheitsgefährdende Wirkung des Rauchens hinzuweisen, sondern er nimmt dem Patienten die Zigarette aus der Hand. Beim harten Paternalismus erfolgt eine direkte Einwirkung oder Verhinderung. Diese Paternalismusform ist zu Recht sehr umstritten. Es ist aber notwendig, den harten Paternalismus nochmals zu differenzieren. Der US-amerikanische Philosoph Joel Feinberg (1926–2004) hat den harten Paternalismus in zwei Untergruppen aufgeteilt (Feinberg 1971):

Ein **schwacher Paternalismus** liegt vor, wenn der Arzt sich über den Willen eines nicht urteilsfähigen Patienten hinwegsetzt. Beispiel: Ein Patient mit fortgeschrittener Alzheimer-Demenz möchte entlassen werden; der Arzt entscheidet, dass der Patient noch in der Klinik bleiben muss. Ein **starker Paternalismus** hingegen liegt dann vor, wenn der Arzt sich über den Willen eines einsichtsfähigen Patienten hinwegsetzt. Beispiel: Ein urteilsfähiger Patient bringt zum Ausdruck, dass er entlassen werden möchte. Der Arzt entscheidet, dass er bleiben muss (vgl. Abb. 8-1). Die Unterscheidung zwischen schwachem und starkem Paternalismus erfolgt also anhand des Kriteriums der Autonomiefähigkeit. Hier können wir an das bereits Besprochene (vgl. Kap. 7) anknüpfen und festhalten, dass ein schwacher Paternalismus immer dann vorliegt, wenn im Sinne des Fürsorgeprinzips

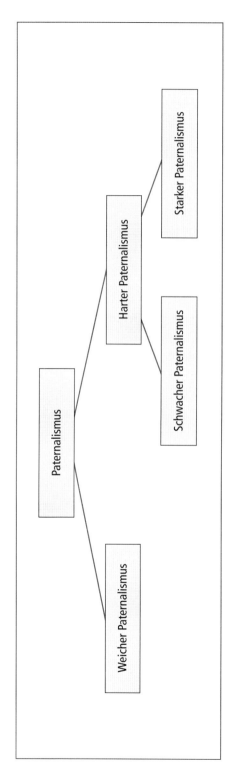

Abb. 8-1 Schematische Übersicht der verschiedenen Paternalismusformen, nach Joel Feinberg

ein Wille nicht berücksichtigt wird, der den oben genannten Kriterien (Urteilsfähigkeit, Verstehen, Freiwilligkeit, Authentizität) nicht genügt. Beim starken Paternalismus hingegen ist der Wille autonom, wird aber dennoch im Hinblick auf die (vermeintliche) Fürsorge nicht erfüllt. Eine solche Handlung ist grundsätzlich nur schwer zu rechtfertigen. Ob sie jedoch kategorisch abgelehnt werden muss, bleibt fraglich. Als mögliche Situation, in der auch ein starker Paternalismus gerechtfertigt sein kann, nennt Childress (1995) eine Situation, in der folgende Bedingungen erfüllt sind: 1. Es besteht keine Alternative zur Abwendung des Schadens. 2. Es handelt sich um einen ernsthaften abzuwendenden Schaden. 3. Durch den paternalistischen Akt entsteht kein ernsthafter Schaden. 4. Die zu erwartenden positiven Folgen des paternalistischen Aktes sind gewichtiger als der durch den paternalistischen Akt auferlegte Schaden. 5. Die Einschränkung des Respekts vor der Freiheit des anderen ist minimal.

Beispiel: Wenn etwa ein urteilsfähiger Patient mit einem Tumorleiden im Endstadium den Wunsch äußert, in eine Studie eingebunden zu werden, in der ein neues Medikament getestet wird, das nebenwirkungsträchtig ist und nur zu einem sehr geringen Prozentsatz einen therapeutischen Nutzen bringt, so wäre es ein starker Paternalismus, wenn man diesem Patienten die Teilnahme an der Studie mit dem Hinweis auf die Lebensgefahr verweigerte. Eine solche Situation macht deutlich, dass es selbst beim starken Paternalismus noch Grenzfälle der moralischen Legitimität geben kann; aber solche Grenzfälle sind eher die Ausnahme.

8.2.2
Rechtfertigungsmöglichkeiten des Paternalismus

Die entscheidende Frage lautet hier, welche Paternalismusform unter welchen Umständen legitim sein kann und welche nicht. Welche Rechtfertigungsmöglichkeiten gibt es?

Vernunfteinwilligung

Eine Möglichkeit der Legitimierung paternalistischen Verhaltens bestünde in dem Verweis auf die Notwendigkeit einer Vernunfteinwilligung. Mit diesem Argument werden tagtäglich paternalistische Maßnahmen vorgenommen. Ein Beispiel für eine solche Rechtfertigung ist das paternalistische Verbot des Alkoholverkaufs in einigen skandinavischen Ländern oder die Einschränkung der Freiheit zu rauchen. Ähnlichen Charakter haben auch die paternalistische Anschnallpflicht oder die Helmpflicht im Straßenverkehr. All diese Reglementierungen lassen sich mit dem Argument rechtfertigen, ein vernünftiger Mensch würde nicht wollen, dass seine Gesundheit durch risikoreiche Tätigkeiten gefährdet würde. Der US-amerikanische Philosoph Gerald Dworkin hat in einer frühen Publikation den Paternalismus als eine »Sozialversicherungspolice« beschrieben (Dworkin 1972, S. 65). Man könnte also sagen, dass der momentane Wunsch eines Menschen missachtet wird, um dadurch einem »tieferen« Wunsch gerecht zu werden. Letztlich rekurriert diese Argumentation auf das Prinzip der Wohlüberlegtheit, das wir weiter oben besprochen haben (vgl. Kap. 6.1). Die handlungsleitende Frage müsste hier also lauten: Würde der Patient zu einem späteren Zeitpunkt zu der vom Arzt getroffenen paternalistischen Entscheidung eine positive Haltung einnehmen? Wenn hiervon auszugehen ist, dann erschiene ein solcher Paternalismus gerechtfertigt. Dworkin spricht in diesem Fall von einem »rational consent«, also von einer Einwilligung, die der Mensch, wäre er gerade vernünftig, aussprechen würde. Allerdings dürfte man hier Vernunft ausschließlich im Zusammenhang mit dem Lebensentwurf des Patienten betrachten und nicht als generalisierbaren Maßstab. Ansonsten würde der Rekurs auf die »Vernunft« der Bevormundung Tür und Tor öffnen. In der Praxis wird es oft schwierig sein, zwischen vernünftiger und unvernünftiger Einwilligung zu unterscheiden, da dieses nicht ohne theoretische Konstrukte geht. Dennoch kommt man an einer solchen Unterscheidung nicht vorbei, denn wenn man jeden geäußerten Willen unhinterfragt umsetzte, wäre man nicht davor gefeit, später für eine solche Respektierung der Autonomie möglicherweise vom Patienten selbst gerügt zu werden. Nach unserer obigen Definition wäre ein solcher Paternalismus, der mit Blick auf das Prinzip der Wohlüberlegtheit (Authentizität) einen Willen fürsorgemotiviert nicht befolgt, streng genommen kein starker Paternalismus mehr, sondern ein schwacher Paternalismus, weil die Bedingung für eine autonome Entscheidung bei fehlender Authentizität nicht gegeben wäre und man daher die ethische Verpflichtung hätte, sich erst näher mit dem Patienten auseinanderzusetzen.

Fürsorgebetonung

Eine weitere Möglichkeit, den Paternalismus zu rechtfertigen, wäre der Verweis darauf, dass man mit der Übergehung des Willens dem Kranken einen Schaden erspart oder sein Wohl fördert. Klassische Beispiele für solche Rechtfertigungssituationen sind der Umgang mit Suizid-Patienten oder – noch eindeutiger – der protektive Umgang mit Kindern (s. Kap. 18). Es stellt sich hier einmal mehr die Frage, ob es überhaupt möglich ist, das Wohl des anderen zu definieren, ohne seinen Willen dabei zu berücksichtigen. In Situationen, in denen die Urteilsfähigkeit noch nicht vorliegt oder wieder verloren gegangen ist, mag das unter Umständen einleuchten, aber in jenen Fällen, in denen der urteilsfähige Mensch eine reflektierte Entscheidung gegen sein körperliches Wohl fällt, ist es nicht möglich, unter Bezugnahme auf dieses Wohl den Willen zu missachten, weil man mit der Missachtung des Willens gleichzeitig auch das Wohl des Kranken verletzen würde.

> **Patientengeschichte (7)**
>
> **Verzicht auf eine kurative Operation?**
> Ein 77-jähriger Patient wird mit unspezifischen Oberbauchbeschwerden in die Klinik eingewiesen. Es handelt sich um einen verwitweten Landwirt, der allein auf seinem Hof lebt und sich bislang selbstständig versorgt hat. Ernsthafte Vorerkrankungen oder frühere Klinikaufenthalte liegen nicht vor. Gastroskopisch (durch Magenspiegelung) wird die Verdachtsdiagnose eines Magenausgangskarzinoms gestellt, die durch den Befund der Gewebeprobe bestätigt wird. Der Tumor befindet sich im Anfangsstadium (Stadium T1), bislang sind keine Metastasen nachweisbar. Der konsiliarisch hinzugezogene Chirurg erklärt, dass der Patient durch die geringe Ausdehnung des Tumors noch eine sehr gute Chance habe, mittels einer Operation vollkommen geheilt zu werden. Der Eingriff wäre zwar recht ausgedehnt, aber angesichts des guten Allgemeinzustandes des Patienten nicht mit allzu großen Risiken verbunden. Die Strahlenbehandlung oder die Behandlung mit Chemotherapeutika hingegen sind bei diesem Tumortyp wenig erfolgversprechend. Mit dem Chirurgen wird vereinbart, dass der Patient so schnell wie möglich auf die Chirurgie verlegt wird. Im daran anschließenden Aufklärungsgespräch zeigt sich der Patient recht erstaunt über die Diagnose und lehnt dezidiert eine Operation mit der Begründung ab, dass er, wenn er Krebs habe, lieber sterben wolle statt operiert zu werden. Auch nach einem zweiten Gespräch am gleichen Tag bleibt der Patient bei seiner Ablehnung der Operation.

Kommentar
Zunächst könnte man annehmen, dass hier eine Kollision von Autonomie und Fürsorge vorliegt. Zumindest war ein so erlebter Konflikt Anlass, eine Ethikberatung einzuberufen: Die behandelnde Ärztin glaubte, es aus Fürsorgegründen nicht verantworten zu können, bei einem solchen, grundsätzlich heilbaren Patienten auf eine kurative Behandlung zu verzichten. Wie wir bereits in den vorangegangenen Kapiteln gesehen haben, müsste allerdings zunächst geklärt werden, ob eine tatsächliche autonome Entscheidung vorliegt. Der Patient, der bislang noch nie in einer Klinik war, wurde mit einer grundsätzlich traumatisierenden Diagnose konfrontiert

und ist angesichts des fremden Umfeldes eher überfordert. Daher muss hier gefragt werden, ob die Ablehnung der Operation selbst nach einer sachlich richtigen Informationsaufklärung tatsächlich dem Kriterium der Authentizität gerecht wird. Insofern scheint das Zögern der Stationsärztin überaus berechtigt; die Berechtigung ergibt sich jedoch nicht aus der Fürsorgebetonung, sondern aus der in Frage zu stellenden Autonomie des Patienten. Darum wurde im Beratungsgespräch vereinbart, dass dem Patienten noch Zeit gegeben werden solle, und es wurde empfohlen, die weit entfernt wohnende Tochter des Patienten einzubeziehen. Nach einem zweitägigen Besuch der Tochter willigte der Patient ohne weiteres Zögern in die Operation ein.

Die Patientengeschichte ist insofern instruktiv, als sie verdeutlicht, dass nur über die Respektierung der Autonomie dem Patienten wirklich geholfen werden kann. Hätte der Patient auch nach ausreichender Bedenkzeit weiterhin die Operation abgelehnt, so wäre dies in jedem Fall zu respektieren gewesen, und kein Fürsorgeaspekt hätte ein Übergehen dieser Willensäußerung rechtfertigen können, wäre doch ein Übergehen der Patientenautonomie möglicherweise zugleich auch der größte Verstoß gegen die Fürsorge ihm gegenüber gewesen. Einmal mehr zeigt diese Geschichte aber auch, dass kranke Menschen oft erst Hilfe brauchen, ein Gespräch brauchen, eine Beziehung, um darauf aufbauend zu ihrer Autonomie zu finden.

■ **Fazit:** Während der schwache Paternalismus moralisch gerechtfertigt erscheint, lässt sich der starke Paternalismus nur in besonderen Ausnahmefällen rechtfertigen, zu denen insbesondere die Suizidalität gehört. Ansonsten wird der starke Paternalismus moralisch vor allem daran scheitern, dass er gegen den Respekt vor der Freiheit und Würde des anderen verstößt, und dieser Respekt ist wichtiger als das Fürsorgeprinzip. Der starke Paternalismus geht in der Regel damit einher, dass der Patient nicht als ebenbürtiges Gegenüber betrachtet bzw. nicht als gleichberechtigter Gesprächspartner behandelt wird. Ab dem Moment, da von einer autonomen Willensbildung ausgegangen werden kann, bleibt daher kaum noch ein Freiraum übrig, diesen Willen zu missachten. Eine Missachtung wäre nur dann möglich, wenn an der Authentizität oder an der Freiwilligkeit der Willensäußerung oder an der Aufgeklärtheit oder der Kompetenz der Person gezweifelt werden dürfte. In den meisten anderen Fällen würde man einer falschen Vorstellung von Fürsorge folgen, wenn man in die Berücksichtigung des Wohls des Patienten den Aspekt der Autonomie nicht mit integrierte.

Literatur

Childress, James F.: Paternalism. In: Warren T. Reich (ed): Encyclopedia of Bioethics. New York: Macmillan 1995; 1914–1920.

Dworkin, Gerald: Paternalism. The Monist 1972; 56: 64–84.

Feinberg, Joel: Legal paternalism. Canadian Journal of Philosophy 1971; 1: 105–124.

Steinvorth, Ulrich: Was ist Vernunft? München: Beck 2002.

Weiterführende Literatur

Childress, James F.: Who should decide? Paternalism in health care. New York: Oxford University Press 1982.

Fateh-Moghadam, Bijan, Stephan Sellmaier u. Wilhelm Vossenkuhl (Hrsg): Grenzen des Paternalismus. Stuttgart: Kohlhammer 2010.

Glick, Shimon M.: The morality of coercion. Journal of Medical Ethics 2000; 26 (5): 393–395.

Rehbock, Theda: Autonomie – Fürsorge – Paternalismus: Zur Kritik (medizin-)ethischer Grundbegriffe. Ethik in der Medizin 2002; 14(3): 131–150.

VanDeVeer, Donald: Paternalistic interventions: The moral bounds of benevolence. Princeton: Princeton University Press 1986.

Vossenkuhl, Wilhelm: Gerechtigkeit, Paternalismus, Vertrauen. In: Bijan Fateh-Moghadam, Stephan Sellmaier u. Wilhelm Vossenkuhl (Hrsg): Grenzen des Paternalismus. Stuttgart: Kohlhammer 2010; 163–181.

Zude, Heiko Ulrich: Paternalismus: Fallstudien zur Genese des Begriffs. Freiburg: Alber 2010.

9 Die Beziehung zum anderen als Voraussetzung der Autonomie

9.1	Verstehenlernen als Grundverpflichtung	166
9.2	Der dialogische Charakter der Autonomie	168
9.3	Autonomie als Bestandteil einer Vertrauensbeziehung	168
	Weiterführende Literatur	170

»Mensch sein heißt, das gegenüber seiende Wesen sein.«
Martin Buber

Das Kapitel vermittelt einen differenzierenden Blick auf die Autonomie, die nicht in einem rein solipsistischen Sinn adäquat verstanden werden kann. Es wird erarbeitet, inwiefern die Respektierung der Autonomie unweigerlich ein Verständnis des Beziehungscharakters des Menschen voraussetzt, weil es gerade die Beziehungen sind, die die Autonomie des Menschen ermöglichen und entscheidend prägen.

Zahlreiche Beispiele haben verdeutlicht, dass die Autonomie des Patienten für das ärztliche Tun eine entscheidende Rolle spielt. Die Respektierung der Selbstbestimmung des Patienten ist eine unabdingbare Voraussetzung für gutes ärztliches Handeln. Ohne Berücksichtigung der Autonomie kann ein ärztlicher Eingriff – bis auf ganz wenige Ausnahmefälle – nicht gerechtfertigt werden. Wir sind in den vorangegangenen Kapiteln auf die notwendige Unterscheidung zwischen autonomen und nicht autonomen Willensäußerungen eingegangen. Wir haben dabei herausgearbeitet, dass in der Konfliktsituation zwischen Autonomie und Fürsorge die Autonomie in der Regel stärker zu gewichten ist, weil Fürsorge ohne Ausrichtung an der Autonomie nicht möglich ist. Um die Tiefschichten des »Problems Autonomie« zu erfassen, ist es hilfreich, noch einmal darüber nachzudenken, was Autonomie speziell für den kranken Menschen und für die Beziehung des Kranken zu seinem Arzt bedeutet. Auf drei zentrale Gefahren, die Autonomie einseitig zu verstehen, wird im Folgenden näher eingegangen.

9.1
Verstehenlernen als Grundverpflichtung

Das erste mögliche Missverständnis wäre eine Reduzierung der Autonomie auf ein reines Abwehrrecht. Autonomie würde nach einer solchen Vorstellung ausschließlich bedeuten, dass der Patient ein Recht darauf hat, ohne Bevormundung durch den Arzt selbst entscheiden zu können. Es ist nachvollziehbar, dass diese Konnotation von Autonomie eine große Rolle spielt. Denn die besondere Betonung der Autonomie nahm ihren Anfang in den amerikanischen Bürgerrechtsbewegungen (vgl. Kap. 6.1). Die Diskussion um die Patientenautonomie hat also ursprünglich weniger mit der Reflexion der spezifischen Charakteristika einer therapeutischen Beziehung zwischen Arzt und Patient zu tun als vielmehr mit einer legitimen politischen Forderung nach Emanzipation und Teilhabe an medizinischen Entscheidungsprozessen. Die entscheidende ethische Frage lautet aber, ob man dem Menschen, der krank geworden und auf Hilfe angewiesen ist, allein dadurch schon gerecht wird, dass man seine Freiheit, alles ablehnen zu können, in vollem Umfang respektiert und nicht mehr tut als das. Oder anders gefragt: Reicht die ärztliche Zusicherung der Nichteinmischung tatsächlich aus, um sicherzugehen, dass man als Kranker gut behandelt wird? Zwar ist es absolut zu verhindern, dass Ärzte eigenmächtig über das Wohl des Patienten entscheiden oder diesen bevormunden, aber der Blick auf die Freiheitsrechte allein reicht nicht aus, um eine gelingende Arzt-Patient-Beziehung aufzubauen.

Hier stoßen wir wieder auf die wichtige Frage, als was sich der Arzt im Umgang mit seinen Patienten verstehen soll. Im Weltbild der antiautoritären Bewegungen bestand die Neigung, den Arzt vornehmlich als moralisch Fremden zu betrachten; der Arzt als der fremde technische Könner, der einfach beauftragt wird, eine bestimmte Dienstleistung auf Wunsch und nach Vertrag zu erfüllen. Kann aber, so müsste man hier rückfragen, die zentrale Qualifikation des Arztes darauf beschränkt werden, unparteiischer Experte zu sein? Ist mit dem Beruf des Arztes nicht grundlegend mehr verbunden als unverbindlicher – und damit persönlich unbeteiligter – Anbieter zu sein? Hat der Arztberuf, solange man ihn noch als einen sozialen Beruf und nicht als ein kaufmännisches Dienstleistungsgewerbe betrachtet, nicht vielmehr zu tun mit den für den kranken Menschen zentralen Tugenden wie der Fürsorge, mit Mitfühlen und Einfühlungsvermögen? Die Gewährung von Freiheit ist eine notwendige Bedingung für gutes ärztliches Handeln; wer sich aber allein auf die Gewährung von Freiheit beschränkt, wird nichts von dem zum Ausdruck bringen können, was zur Grundidentität des Arztes – als helfender Dienst am Menschen – gehört.

Damit ein Arzt sich tatsächlich als Helfender verstehen kann, muss er mehr tun als nur zu fragen: »Was ist Ihr Wille?«. Er muss befähigt sein, den Kranken zu verstehen, und zwar nicht nur bezogen auf seine Symptome, sondern in der existenziellen Krise, die dieser als Erkrankter empfinden mag. Ärztliches Tun am Kranken kann ohne das Verstehen des anderen nicht gelingen. Dem Kranken gerecht zu werden erfordert, dass man als Arzt erkennt, was es heißt, krank zu sein.

Ärztliche Hilfe ist somit nicht zuletzt Verstehenlernen. Das Moment des Verstehens hat für die Realisierung der Autonomie deswegen eine so zentrale Funktion, weil die Perspektive des Patienten – gerade wenn es sich um schwere Krankheiten handelt – nicht einfach als gegeben betrachtet werden kann. Vielmehr muss der Kranke erst allmählich einen Umgang mit seiner Krankheit finden (denken wir an das Beispiel des Traktorfahrers [s. Patientengeschichte 5] oder an das Beispiel mit dem Magenkarzinom [s. Patientengeschichte 7]). Die Perspektive des Patienten zu respektieren heißt daher zunächst, dem Patienten dabei zu helfen, in ein eigenes – und möglicherweise gutes – Verhältnis zu seiner Krankheit zu treten. Der Arzt teilt seinem Patienten deshalb nicht einfach nur mit, dass er eine schwere Krankheit habe, um ihn dann unvermittelt zu fragen, was er denn wolle. Um dem Patienten in seiner Angewiesenheit als kranker Mensch gerecht zu werden, wird der Arzt dem Patienten dessen Kranksein erklären und ihm zugleich dabei helfen, zu realisieren, was dieses Kranksein für ihn als Mensch mit seiner spezifischen Lebensgeschichte bedeutet. Autonomie kann daher nicht als etwas Feststehendes betrachtet werden, was der Arzt einfach abzufragen hat. Vielmehr ist Autonomie etwas, das sich entwickelt, weil es mit Bedeutungszuschreibung zu tun hat. Entscheidend für die sich einzustellende Autonomie ist die Frage: Was bedeutet diese Krankheit für mich? Bei der Beantwortung dieser Frage ist der Arzt ein zentrales Gegenüber des Patienten. Erst in einem zweiten Schritt kann dann besprochen werden, welche Implikationen diese Bedeutung für die Ausgestaltung der Behandlung hat.

▪ **Fazit:** Menschen mit schwerer Krankheit allein als Freiheitsträger zu betrachten, würde bedeuten, sie in ihrer Freiheit allein zu lassen. Die Betonung einer liberalistischen Vorstellung von Autonomie als reines Abwehrrecht wäre eine verschleierte Form der Gleichgültigkeit, die die zentralen ärztlichen Momente des Verstehens und des Helfens außer Acht ließe.

9.2
Der dialogische Charakter der Autonomie

Jeder Mensch möchte als Individuum gesehen werden, er möchte in seiner Einzigartigkeit respektiert und nicht in ein Schema gepresst werden. Daher ist es für die Medizin eine besondere Herausforderung, auf der einen Seite die Krankheit zu behandeln, die etwas Gesetzmäßiges hat, und zugleich hinter der Krankheit den Kranken zu sehen, der nicht in eine Gesetzmäßigkeit gepresst werden kann, weil der Mensch kein System, sondern Mensch ist. Aus dem Bestreben, den Menschen in seiner ihm eigenen Unverwechselbarkeit ernst zu nehmen, kann sich aber eine Tendenz entwickeln, die dem Grundanliegen des Respekts am Ende zuwiderläuft. Im Zusammenhang der Autonomiediskussion wird viel zu wenig darüber nachgedacht, dass Autonomie sich letztlich nur in der Wechselseitigkeit mit anderen realisieren lässt (s. auch Kap. 24). Mehr noch, der Mensch kann sich nur als ein dialogisches Wesen begreifen. Ohne die Berücksichtigung der Beziehungen eines Menschen wird es nicht gelingen, seiner Individualität gerecht zu werden. Wenn man sich dieses dialogische Ausgerichtetsein des Menschen vor Augen führt, wird umso deutlicher werden, dass sich der Arzt nicht darauf zurückziehen kann, den Patienten lediglich nach seinem Willen zu fragen. Um tatsächlich die Autonomie des Patienten respektieren zu können, müsste der Arzt – vor allem bei schweren Krankheiten – versuchen, sich ein Bild der Beziehungen seines Patienten zu dessen Angehörigen und Freunden zu machen. Nur in diesem Beziehungsgefüge kann er die Einzigartigkeit und das Besondere seines Patienten erfassen.

9.3
Autonomie als Bestandteil einer Vertrauensbeziehung

> »Wenn die Liebe verlorengeht, entstehen Rechte und Pflichten.«
> Laotse

Mit dem Hinweis auf die Arzt-Patient-Beziehung kommen wir zum dritten möglichen Missverständnis von Autonomie, der Tendenz, die Autonomie des Patienten in einer rein rechtlichen Dimension des Anspruchs zu betrachten. Nach einer solchen verkürzten Vorstellung von Autonomie fordert der Patient sein Recht auf Aufklärung, sein Recht auf eine ärztliche Leistung ein, der Arzt als der medizinisch-technische Experte löst diese

Forderung ein und liefert die Leistung nach geltenden Qualitätskriterien. Eine solche Beziehung wäre eine reine Vertragsbeziehung, die ärztliche Leistung ein beliebig austauschbares Dienstleistungsprodukt, der Arzt letztlich ein geschulter Dienstleistungsanbieter. Ein solches Verhältnis mag objektiv funktionieren, ein wesentliches Element des Krankseins würde jedoch außer Acht gelassen werden. Denn Kranksein bedeutet nicht einfach, sich auf die Suche nach geeigneten Gesundheitsleistungen zu machen. Kranksein kann den Menschen derart existenziell berühren, dass er ein anderer Mensch wird. Das Kranksein kommt zum Menschsein nicht einfach hinzu, es kann das gesamte Sein verändern. Dabei gerät der Kranke in eine Situation, in der er nicht einfach frei nach Dienstleistungen sucht, sondern in der er angewiesen ist auf Hilfe. Das Angewiesensein auf ärztliche Hilfe macht deutlich, dass der Kranke nicht als souveräner Konsument von Leistungen gesehen und dass das Verhältnis zwischen Patient und Arzt nicht auf ein rein sachliches Vertragsverhältnis reduziert werden kann. Wenn man berücksichtigt, dass der kranke Mensch ein Mensch in Not ist, so wird deutlich, dass dieser Mensch sich in einer Situation des Angewiesenseins befindet. In seiner Not ist der Kranke angewiesen auf den Arzt, und es bleibt ihm nichts anderes übrig, als seinem Arzt zu vertrauen. Ohne dieses Vertrauen würde sich der Kranke in eine ausweglose Situation bringen, denn er müsste erst einmal den Vertrag gründlich prüfen, bevor er sich helfen ließe.

Das Arzt-Patient-Verhältnis kann also nicht auf ein reines Vertragsverhältnis reduziert werden, denn darin würde das Angewiesensein des Kranken auf Hilfe nicht berücksichtigt werden.[14] Daher kann das Verhältnis zwischen Arzt und Patient auch nicht ausschließlich in der Sprache der Patientenrechte erfasst werden. Die Respektierung der Autonomie als Teil eines Vertrages zu betrachten hätte die schwerwiegende Konsequenz, dass in einem solchen versachlichten Verhältnis das Vertrauen ausgeklammert würde, auf das der Patient für seine Genesung angewiesen ist. Vertrauen jedoch ist nichts, das sich erzwingen lässt oder auf das man einen rechtlichen Anspruch erheben kann. Daher würde in der Gestaltung einer Arzt-Patient-Beziehung als einer reinen Rechtsbeziehung jenes Element verloren gehen, das für die Genesung des Patienten und für die Zukunft der Medizin von zentraler Bedeutung ist.

---

14 Natürlich gibt es in der medizinischen Praxis zahlreiche Situationen, in denen die Begegnung zwischen Arzt und Patient sich in der Tat als eine sachliche Vertragsbegegnung gestaltet. Doch gerade im Umgang mit schwerkranken Patienten kann dieses Modell nicht Leitbild sein.

■ **Fazit:** Für eine adäquate Würdigung der Autonomie des Patienten genügt es nicht, sie als reines Abwehrrecht zu betrachten. Die Autonomie des Patienten kann, vor allem bei ernsthaft kranken Menschen, erst dann ganz zur Geltung kommen, wenn der Patient durch die Unterstützung des Arztes in die Lage versetzt wird, sie zu realisieren. So lässt sich die Autonomie als Prinzip verstehen, das erst in seinem Beziehungscharakter adäquat erfasst werden kann. Der Beziehungscharakter ergibt sich aus der Hilfsbedürftigkeit des Patienten, der auf eine Beziehung – im besten Fall eine Vertrauensbeziehung – angewiesen ist, um über sich entscheiden zu können. So kann die Autonomie im Umgang mit dem Patienten letztlich nur dann realisiert werden, wenn der Arzt sich der Belange des Patienten annimmt und versucht, ihm weitestmöglich durch die helfende Unterstützung jene Autonomie zurückzugeben, die er braucht, um seinen eigenen Weg im Umgang mit der Krankheit zu finden.

Weiterführende Literatur

Holzem, Christoph: Patientenautonomie: Bioethische Erkundungen über einen funktionalen Begriff der Autonomie im medizinischen Kontext. Münster: Lit-Verlag 1999.

Illhardt, Franz Josef (Hrsg): Die ausgeblendete Seite der Autonomie. Kritik eines bioethischen Prinzips. Münster: Lit-Verlag 2008.

Uexküll, Thure von, u. Wolfgang Wesiack: Theorie der Humanmedizin. Grundlagen ärztlichen Denkens und Handelns. Stuttgart: Urban & Schwarzenberg 1988.

10 Das Spannungsfeld zwischen Patientenwünschen und den Zielen der Medizin

10.1	Grenze des Patientenwunsches............................171
10.2	Grenze des ärztlich Verantwortbaren 175
	Literatur 177
	Weiterführende Literatur 177

»Es kommt darauf an, alle Menschen mit dem Bewusstsein zu durchdringen, dass nicht in dem Erringen der Freiheit, sondern in dem Einwilligen in eine vernünftige Unfreiheit ihre Aufgabe besteht.«
Eduard von Hartmann

Das Kapitel vermittelt einen Überblick darüber, wo die Autonomie des Patienten an ihre Grenze stößt. So gibt es Situationen, in denen selbst bei autonomer Entscheidung des Patienten dessen Wille von der Medizin nicht respektiert werden kann. Wie dieses Nichtrespektieren ethisch begründet werden kann, wird an zwei Beispielen erläutert.

10.1 Grenze des Patientenwunsches

Bislang haben wir die Autonomie des Patienten in Kontexten betrachtet, die es evident erscheinen lassen, dass dem Autonomieprinzip, wenn es tangiert ist, Folge geleistet werden muss. Damit könnte der Eindruck entstanden sein, dass ein guter Arzt sich einfach dadurch auszeichnet, dass er den Willen des Kranken, wenn er denn autonom ist, immer berücksichtigt. Doch die Wirklichkeit ist komplizierter. Dies sei an folgendem Beispiel verdeutlicht:

Patientengeschichte (8)

Verstümmelnde Operation auf Wunsch?

Ein 46-jähriger Patient klagt darüber, dass er seit 20 Jahren an einem unerträglichen Ohrgeräusch (Tinnitus) leide. Er sei schon in vielen Kliniken gewesen, und es seien Dutzende verschiedener Behandlungsmethoden versucht worden, aber alle Therapiemaßnahmen blieben erfolglos. Das Ohrgeräusch ist für den Patienten so plagend, dass er den Arzt darum bittet, das Innenohr zu entfernen und es mit einem künstlichen Implantat zu ersetzen (Cochlea-Implantat). Obwohl niemand ihm zu einer solchen Maßnahme geraten habe, sei er davon überzeugt, dass er dadurch von dem Geräusch befreit würde. Der Arzt klärt den Patienten darüber auf, dass der Einbau eines solchen Implantats die Therapie der Wahl bei bestehender Gehörlosigkeit sei. Bei Hörgeräuschen hingegen sei durch eine solche Operation keine Heilung zu erwarten. Der vollkommen klar orientierte Patient, der ansonsten keine weiteren physischen oder psychischen Erkrankungen aufweist, beharrt darauf, dass der Arzt diesen Eingriff vornehmen solle.

Kommentar

Bislang haben wir eine Kollision unterschiedlicher Prinzipien an Beispielen analysiert. Diese Krankengeschichte zeigt nun auf, dass es auch innerhalb eines Prinzips Konflikte geben kann. Selbst für den Fall, dass es sich bei dem Operationswunsch um einen autonomen Wunsch handelt, stellt sich die Frage, ob es vom Arzt verantwortet werden kann, eine solche Operation vorzunehmen. Für den Arzt stellt eine solche Situation einen besonderen Konflikt dar. Denn hier geht es darum, inwieweit die Einwilligung des Patienten dafür ausreichen kann, dass der Arzt einen verstümmelnden Eingriff vornimmt. Wüsste der Arzt, dass sich mit dem risikoreichen Eingriff der Zustand des Patienten klinisch bessern würde, wäre dies unstrittig. Doch er weiß, dass der Patient mit dem Eingriff lediglich seines Hörvermögens beraubt werden würde, ohne dass eine Besserung seines Leidenszustandes zu erwarten wäre – also müsste er dem Patienten auf Wunsch einen beträchtlichen körperlichen Schaden zufügen, ohne dass dieser durch einen klinischen Nutzen gerechtfertigt werden könnte. Nach den Regeln der ärztlichen Kunst wäre für einen solchen Eingriff keine medizinische Indikation gegeben, da mit ihm weder dem Prinzip der Fürsorge noch dem Prinzip des Nicht-Schadens genüge getan würde. Darf der Arzt einen medizinisch nicht indizierten Eingriff vornehmen, nur weil dies dem Wunsch des Patienten entspricht? Oder anders gefragt: Darf der Arzt verstümmelnde Operationen ohne erkennbaren physischen Nutzen mit der Begründung vornehmen, dass der Patient dies gewollt habe? Hier muss man genauer hinsehen.

10.1 Grenze des Patientenwunsches

Wenn wir uns noch einmal vor Augen halten, welche Bedingungen gegeben sein müssen, damit wir von einer autonomen Handlung sprechen können, müssen wir hier insbesondere die Bedingung der Freiwilligkeit genau betrachten. So haben wir im Kapitel über die medizinische Aufklärung festgehalten, dass zu den Bedingungen der Freiwilligkeit auch eine Zweck-Mittel-Rationalität gehört, also eine vernünftige Einschätzung der aus dem Mittel resultierenden Folgen. Wenn also der Patient von einer Folge ausgeht (Besserung der Tinnitus-Symptomatik), die in Wahrheit gar nicht eintreten wird, muss hier streng genommen von einer unfreiwilligen und damit zugleich einer nicht autonomen Entscheidung gesprochen werden (s. Kap. 7). Es wäre festzuhalten, dass der Arzt zu einem Eingriff, der nicht als »Lege-artis-Eingriff« gilt, niemals gezwungen werden darf, da dieser gegen seinen ärztlichen Auftrag verstieße. Grundsätzlich kann der Patient kein Anrecht auf jedwede Maßnahme nach Wunsch ohne Berücksichtigung der medizinischen Indikation beanspruchen, und der Arzt läuft Gefahr, bei Vornahme einer medizinisch nicht indizierten Behandlung mit objektivem Schaden für den Patienten eines Kunstfehlers bezichtigt zu werden.

Es ist bislang deutlich geworden, dass der Wille des Kranken eine notwendige Bedingung für ärztliche Maßnahmen darstellt. Dass allerdings selbst der autonom formulierte Wille keine hinreichende Bedingung ist, konnte das vorangegangene Beispiel zeigen und soll nun im Folgenden näher verdeutlicht werden. Um diese Differenzierung zu verstehen, muss unterschieden werden zwischen **zwei Komponenten der Autonomie**. So resultiert aus der Autonomie zum einen ein Defensivrecht, also das Recht darauf, einen Eingriff in die eigene Integrität ablehnen zu dürfen. Dieses Recht rekurriert auf eine negative Unterlassungspflicht. Eine solche Pflicht ist, wie oben dargelegt, eine *absolute* Pflicht, die bedingungslos gilt. Das heißt, dass wenn ein autonomer Patient eine Behandlung nicht möchte, es nicht gerechtfertigt sein kann, diese dennoch vorzunehmen (vgl. Patientengeschichten 3 und 5). Die andere Komponente der Autonomie bezieht sich auf ein positives Recht, wie beispielsweise das Recht auf den Vollzug bestimmter Handlungen. Bei diesem Erfüllungsrecht kann der Patient sich auf die Autonomie berufen und damit eine bestimmte Behandlung verlangen. Dieses positive Recht hat jedoch keine solche kategorische Gültigkeit wie das negative Abwehrrecht. Vielmehr muss die Erfüllung dieses Willens von anderen zusätzlichen Faktoren abhängig gemacht werden.
In der Patientengeschichte 8 ist genau diese positive Komponente der Autonomie im Spiel, und daher ist es eine Verpflichtung des Arztes, die Legitimität eines solchen Wunsches zu reflektieren. Doch wie reflektieren? Hier wird

deutlich, dass der Arzt in solchen Situationen mehr zu berücksichtigen hat als nur die Implikationen der Autonomie. Um dem Patienten eine angemessene Antwort zu geben, muss er Rechenschaft ablegen über die grundsätzlichen Zielsetzungen der Medizin. Der Arzt kann die Anfrage des Patienten nur dann befriedigend beantworten, wenn er eine Antwort auf folgende Fragen geben kann: Wofür ist die Medizin da? Was ist der Kerngehalt ärztlichen Handelns? Auf welche Ziele hin ist die Medizin ausgerichtet? Hinter all diesen Fragen steht die zentrale Frage nach dem Selbstverständnis der Medizin.[15]

Kernbestand von Zielen der Medizin
(nach Fischer 2002, S. 40)
– Krankheits- und Unfallprävention sowie Förderung und Erhaltung der Gesundheit
– Bekämpfung von Schmerzen und Leiden, welche durch eine Krankheit verursacht sind
– Versorgung (care) und Heilung von Kranken sowie die Versorgung der Nicht-Heilbaren
– Verhindern eines vorzeitigen Todes sowie Streben nach einem friedvollen Tod

Im Fall des Tinnitus-Patienten trifft keine dieser genannten Ziele der Medizin zu, weil weder eine Leidenslinderung noch eine Heilung mit dem Eingriff erzielt werden kann. Da die angefragte Operation keine positive Auswirkung auf den körperlichen Zustand des Patienten hätte, würde der Arzt eine bewusste Verstümmelung vornehmen, ohne dass mit dieser Schädigung etwas Positives für den Patienten erreicht werden könnte. Eine solche Handlung kann dem Arzt nicht zugemutet werden. Wenn von vornherein feststeht, dass sich die Operation in keiner Weise günstig auf den Gesundheitszustand des Patienten auswirken würde, wäre es hier die Aufgabe des Arztes, dafür zu sorgen, dass der Patient in Gesprächen davon überzeugt wird, dass es alternative Behandlungsformen gibt, die aussichtsreicher sind.

Zusammengenommen lässt sich sagen: Aus dem Prinzip der Autonomie resultiert eine kategorische Verpflichtung, alles zu unterlassen, was der Patient unter der Voraussetzung eines selbstbestimmten Willens für sich ablehnt. Die Autonomie des Patienten findet allerdings dort eine Grenze, wo etwas eingefordert wird, was nicht im Einklang mit der Zielsetzung

---

15 Diese Frage kann hier nicht erschöpfend behandelt werden. Wir beschränken uns auf eine schematische Darstellung. Für eine ausführlichere Erörterung vgl. z. B. Fischer (2002) und Allert (2002).

ärztlichen Handelns steht. Maßstab für die Beurteilung solcher Ansprüche ist also das Selbstverständnis der Medizin, ohne deren Reflexion der Arzt jede Maßnahme vorzunehmen hätte, die verlangt wird, weil er keine Argumente dagegen vorbringen könnte.

Gleichzeitig unterliegt das Selbstverständnis der Medizin einem historischen Wandel und muss von jeder Gesellschaft neu überdacht und angepasst werden, sodass kein verbriefter »Kodex« aus der Reflexion über das Selbstverständnis der Medizin abgeleitet werden kann. Von manchen Autoren wird die Rechtfertigung der Limitierung ärztlichen Handelns am Maßstab des Selbstverständnisses der Medizin sogar gänzlich abgelehnt. Wie man es auch sehen mag, unumstößlich ist jedenfalls in diesem Kontext die Autonomie des Arztes, die ihm – von Notfallsituationen abgesehen – die Freiheit lässt, bestimmte Maßnahmen abzulehnen. Allerdings gilt auch diese ärztliche Autonomie nur in Bezug auf das Tun. Der Arzt kann unter Verweis auf die Zielsetzungen der Medizin bestimmte Maßnahmen ablehnen, er kann aber mit diesem Argument nicht auf bestimmte Maßnahmen beharren, wenn sie vom Patienten in autonomer Weise abgelehnt werden. Daraus folgt, dass die Autonomie des Patienten nur in Bezug auf das Abwehrrecht absolut gilt. In Bezug auf ein Erfüllungsrecht kann die Autonomie des Patienten durch die Autonomie des Arztes und die Zielsetzungen der Medizin ihre Grenzen finden.

10.2
Grenze des ärztlich Verantwortbaren

Patientengeschichte (9)

Lebensgefährliche Operation?
Ein 32-jähriger Patient leidet seit seiner Geburt an einer Gefäßmissbildung (Highflow-AV-Malformation), die in den letzten Jahren wiederholt zu lebensgefährlichen Blutungen geführt hat. Um die Blutungen zu stillen, wurde eine Abbindung (Ligation) einer Gesichtsarterie (A. carotis externa) vorgenommen. Diese hatte jedoch ausgedehnte Geschwüre (Nekrosen) im Bereich des rechten Oberkiefers und der rechten Wange zur Folge, die schon bei leichter Berührung mit Blutung reagieren. Ein vorausgegangener Versuch, das nekrotische Gewebe mithilfe einer Embolisationstherapie zu behandeln, war wenig erfolgreich. Angesichts der akut lebensbedrohlichen Situation stellt sich der Patient in der Klinik vor – mit der Bitte um Abklärung von Behandlungsmöglichkeiten. Aus ärztlicher Sicht bliebe als einzig denkbare Option ein chirurgischer Eingriff,

bei dem eine subtotale Resektion der Gefäßmissbildung angestrebt würde. Betroffen von der Resektion wären das Mittelgesicht, die rechte Nase, ein Teil des Oberkiefers, ein Teil des Unterkiefers und ein Teil der Zunge und des Rachens. Allerdings wäre die Operation mit dem Risiko verbunden, dass es während der Operation zu nicht mehr kontrollierbaren Blutungen mit tödlichem Ausgang kommt. Wie hoch ein solches Risiko ist, lässt sich in Ermangelung entsprechender Literatur weder beziffern noch aus der Erfahrung heraus auch nur annähernd einschätzen. Sollte die Operation aber gelingen, wäre die zukünftige Blutungsgefahr weitgehend gebannt und die akute Lebensbedrohung des Patienten abgewendet, allerdings unter Inkaufnahme einer ausgedehnten Verstümmelung. Das Behandlungsteam hat Skrupel, den Eingriff vorzunehmen, und bittet um eine Ethikberatung.

Kommentar

Diese Patientengeschichte ist deswegen instruktiv, weil sie verdeutlicht, dass es Eingriffe gibt, die selbst dann, wenn sie Hilfe versprechen, dennoch ethisch in Frage gestellt werden können. In diesem Fall geht es um die Frage, ob der Arzt einen Eingriff verantworten kann, bei dem das Risiko, dass der Patient dadurch sein Leben verliert, beträchtlich ist. Es lag eine aufgeklärte Einwilligung bei unbestrittener Einwilligungsfähigkeit vor, aber auch diese Einwilligung konnte das Gewissen des Teams nicht entlasten, gerade weil das Risiko nicht abschätzbar war und der Patient sich nicht in einer akuten lebensbedrohlichen Situation befand, die ein sofortiges Handeln absolut notwendig gemacht hätte. Und doch war genau dieser Gesichtspunkt für die ethische Entscheidung wichtig. Im Beratungsgespräch spielte die Gefahr, dass der Patient bei Verzicht auf einen chirurgischen Eingriff mittelfristig an einer akuten Blutung versterben müsste, eine zentrale Rolle.

Das Unbehagen der Ärzte lässt sich daher dadurch erklären, dass eine Dilemma-Situation vorlag: Den Eingriff vorzunehmen bedeutete eine akute Lebensgefahr für den Patienten, auf den Eingriff zu verzichten bedeutete eine mittelfristige Lebensgefahr. Wie man sich auch entschied, man war so oder so gezwungen, die Lebensgefährdung des Patienten in Kauf zu nehmen. Es wäre durchaus möglich gewesen, auch gegen den aufgeklärten Willen des Patienten den Eingriff ärztlicherseits abzulehnen, da in die medizinische Indikation einer Maßnahme immer Nutzen-Risiko-Abwägungen einfließen und man hier in dem hohen und zugleich unkalkulierbaren Risiko eine medizinische Kontraindikation hätte sehen können. In diesem Fall aber kam man überein, den Eingriff trotz des Risikos vorzunehmen. Entscheidend war hierbei der Gesichtspunkt, dass der Patient ohne Eingriff in absehbarer Zeit unbeherrschbar verbluten würde. Von Bedeutung war auch, dass im Rahmen der interdisziplinären Schädelbasiskonferenz und der Hämangiom-Sprechstunde festgestellt worden war, dass es tatsächlich keinerlei Behandlungsalternativen gab. Auch wurde klar, dass der therapeutische Effekt der Operation so weitreichend sein könnte, dass man es im Team für nicht verantwortbar hielt, den Patienten trotz dieser Chance nach Hause zu schicken. (Die OP verlief erfolgreich.)

■ **Fazit:** Die Berücksichtigung der Autonomie des Patienten ist die notwendige Bedingung für das moralische Handeln des Arztes. Eine Handlung, die gegen das Selbstbestimmungsrecht des Kranken verstößt, wird kaum zu rechtfertigen sein. Aber die Respektierung der Autonomie ist keine hinreichende Bedingung für gutes ärztliches Handeln. Zur Qualifikation eines guten ärztlichen Handelns muss darüber hinaus überprüft werden, ob die Maßnahme auch der Zielsetzung ärztlichen Tuns entspricht. Eine Maßnahme, die zwar von dem Patienten gewünscht wird, aber den Zielen der Medizin nicht entspricht, kann nicht als eine wohlbegründete ärztliche Maßnahme qualifiziert werden. Zur Integrität ärztlicher Tätigkeit gehört daher neben der Respektierung der Autonomie des Patienten auch eine Reflexion der Zielsetzungen der Medizin selbst, die allerdings einem steten historischen Wandel unterliegen.

Literatur

Fischer, Johannes: Ziele und Zielkonflikte der Medizin. In: Medizin- und bioethische Perspektiven. Zürich: Theologie-Verlag 2002; 35–50.

Weiterführende Literatur

Allert, Gert: Ziele der Medizin. Zur ethischen Diskussion neuer Perspektiven medizinischer Ausbildung und Praxis. Stuttgart, New York: Schattauer 2002.

11 Ethische Grundlagen der Schweigepflicht

11.1	Kollision mit dem Wohl des Patienten............................181
11.2	Kollision mit den Interessen Dritter............................182
	Literatur 184
	Weiterführende Literatur 184

*»Es ist schwer, mit den Menschen zu leben,
weil das Schweigen so schwer ist.«*
Friedrich Nietzsche

Das Kapitel führt in die ethischen Grundlagen der Schweigepflicht ein. Es wird erläutert, warum die Schweigepflicht eine Grundbedingung für ein vertrauensvolles Verhältnis zum Patienten ist und warum sie deswegen als eine Schutzpflicht für den Patienten und für die Arzt-Patient-Beziehung angesehen werden muss.

Bislang haben wir die Autonomie vor allem im Hinblick auf etwaige Kollisionen mit dem Prinzip der Fürsorge betrachtet. Doch die Autonomie kann nicht nur intrapersonell mit dem Prinzip der Fürsorge in Konflikt geraten, sondern auch interpersonell mit den Rechten Dritter kollidieren (vgl. Kap. 6.1). Zuerst stellt sich die Frage nach dem moralischen Grund für die Schweigepflicht. Was wollen wir eigentlich schützen, wenn wir – wie dies bereits der Hippokratische Eid festlegt – die Schweigepflicht zu einem zentralen Prinzip ärztlichen Tuns machen? Ein wichtiger Grund ist die Autonomie des Patienten, die es gebietet, dass er allein darüber entscheiden darf, wer was über ihn wissen darf. Wenn wir die Schweigepflicht zur ethischen Norm erheben, so rekurrieren wir auch hier auf das Prinzip der Autonomie. Letztlich liegt es ganz in der Entscheidung des Patienten, wie viele Informationen über seine Person er vor wem gewahrt wissen möchte.

Mit der Schweigepflicht wird das Gut der Privatheit geschützt, das der Einzelne selbst für sich definieren darf. Dieses Gut der Privatheit ist ein sehr hohes Gut, und seine Wahrung schützt den Einzelnen vor vielfältigem Schaden. So kann das Verletzen der Privatheit bei einem Kranken nicht nur einen psychischen, sondern auch einen sozialen Schaden nach sich ziehen, etwa wenn seine Umgebung oder sein Arbeitgeber von einer stigmatisierenden Erkrankung erfährt. In dieser Hinsicht könnte man die Schweigepflicht als eine ethische Pflicht bezeichnen, die den Patienten vor dem Verlust von Privatheit und damit indirekt vor dem Verlust von Individualinteressen schützt (Illhardt 2005).

Doch dies ist nur ein Aspekt der Schweigepflicht – und möglicherweise nicht einmal der zentrale. Am Ende wäre dem einzelnen Patienten gar nicht geholfen, wenn man die Schweigepflicht nur aus dieser Perspektive betrachtete, weil der eigentliche Sinn der Schweigepflicht gar nicht in den Termini der Rechtsansprüche aufgehen kann. Wenn wir das englische Wort für die Schweigepflicht – *confidentiality* – betrachten, so kommen wir dem Kerngedanken der Schweigepflicht näher, weil in ihm die Wörter *con fides* enthalten sind, also nichts anderes als der Verweis auf die Ermöglichung von Vertrauen. Die Schweigepflicht wäre demnach nicht nur eine Schutzpflicht, sondern darüber hinaus eine Basis für den Aufbau einer guten Beziehung zwischen Arzt und Patient. Wenn es die Schweigepflicht nicht gäbe, wäre mehr als »nur« die Privatheit des Patienten gefährdet. Wenn der Patient nicht darauf vertrauen könnte, dass der Arzt seine Kenntnisse über ihn für sich behielte, würde dieser Umstand den Patienten in eine ausweglose Situation bringen. Er wäre nämlich – krank geworden – auf Hilfe angewiesen und könnte diese Hilfe nicht in Anspruch nehmen, weil er die notwendige Basis für ein vertrauensvolles Gespräch nicht fände. Ohne Schweigepflicht würde sich jeder Kranke mit seinen Beschwerden, zugespitzt formuliert, an die Öffentlichkeit wenden müssen. Die Folge wäre, dass viele Patienten – und vor allem die vulnerabelsten – im Zweifelsfall ihren Arzt eher nicht aufsuchen würden. Hieraus wird deutlich, dass eine zentrale moralische Grundlage für die Einhaltung der Schweigepflicht die Ermöglichung einer Vertrauensbeziehung ist. Erst diese Vertrauensbeziehung macht Kommunikation möglich, und erst diese Kommunikation eröffnet dem Patienten den Zugang zu einer adäquaten Therapie. Vor diesem Hintergrund kann die Schweigepflicht nicht nur als eine Schutzpflicht betrachtet werden, sondern muss noch grundlegender als Voraussetzung einer Behandlungsbeziehung angesehen werden.

Die Schweigepflicht ist also kein neues ethisches Prinzip, denn nicht das Schweigen per se ist das handlungsleitende Motiv. Vielmehr ist sie vor allem ein Hilfsmittel, um zwei hohe Güter zu gewährleisten: a. Respektierung der Autonomie des Patienten, die sich manifestiert im Respekt vor seiner Privatheit, und b. Ermöglichung einer vertrauensvollen Arzt-Patient-Beziehung als Grundlage dafür, dass Patienten überhaupt ärztliche Hilfe aufsuchen. Doch wie weit reicht die Schweigepflicht? Wie ist zu entscheiden, wann die Schweigepflicht in Kollision mit anderen Gütern gerät? Als kollidierende Güter kommen im Wesentlichen folgende in Betracht: 1. das Wohl des Patienten, 2. das Einzelinteresse eines Dritten und 3. das gesellschaftliche Interesse. Da das gesellschaftliche Interesse im Wesentlichen über die gesetzlichen Regelungen der Meldepflicht geschützt ist, hat der dritte Punkt vornehmlich rechtliche Implikationen, die nicht Gegenstand dieses Buchs sein können. Daher beschränken wir uns in den ethischen Ausführungen auf die beiden ersten Punkte.

11.1
Kollision mit dem Wohl des Patienten

― Patientengeschichte (10) ―

Schweigepflicht oder Pflicht zur Lebensrettung?
Eine Patientin kommt wegen Ausbleibens der Regel zu ihrem Gynäkologen. Dieser stellt eine eindeutige Eileiterschwangerschaft fest, die wegen einer drohenden Blutung baldmöglichst operativ behandelt werden müsste. Die Patientin bittet den Gynäkologen, weder ihrem Hausarzt noch ihren Angehörigen etwas von der Schwangerschaft zu erzählen. Trotz des Hinweises des Arztes, dass es sich um eine lebensbedrohliche Erkrankung handele, beharrt die junge Patientin auf der Einhaltung der Schweigepflicht. Der Gynäkologe fühlt sich an die Schweigepflicht gebunden und lässt die Patientin nach Hause gehen, ohne jemanden zu verständigen. Kurze Zeit später verstirbt die Patientin an den Folgen einer Eileiterruptur.[16]

Kommentar
Der Bundesgerichtshof hat in diesem Fall entschieden, dass der Arzt bei einer solchen akuten Selbstgefährdung verpflichtet sei, gegebenenfalls auch gegen den Willen des Patienten Dritte zu informieren (Frewer u. Säfken 2003, S. 19). Die Rettung des Lebens der Patientin hatte demnach Vorrang. Hier muss man zunächst erstaunt sein, weil dieses Urteil in Kontrast steht zu den bereits entwickelten Prinzipien und deren Gewichtung. Wir haben festgehalten, dass das Prinzip der Autonomie dem Prinzip der Fürsorge grundsätzlich übergeordnet ist. Nur bei eingeschränkter oder fehlender Einsichtsfähigkeit kann die Fürsorge stärker gewichtet werden als die Willensbekundung. Im Regelfall steht es dem Arzt nicht zu, sich – bei einsichtsfähigen Patienten (!) – fürsorgemotiviert für die Missachtung der Autonomie zu entscheiden. In der näheren Urteilsbegründung wurde

---

16 Dieser Fall wird geschildert von Frewer und Säfken (2003).

deutlich, dass diese lexikalische Ordnung auch in diesem Fall für gültig erklärt wurde. Wörtlich heißt es:

> »Nach Ansicht des BGH hat der Gynäkologe die nach § 323c StGB gebotene und auch zumutbare Hilfeleistung in Gestalt der Information der Mutter über den Zustand ihrer Tochter pflichtwidrig unterlassen. Denn zur Rettung des höherwertigen Rechtsguts hätte es hier sogar nur einer begrenzten – nämlich die Ursachen des Zustandes verschweigenden – Offenbarung bedurft.« (Laufs u. Uhlenbruck 2001, S. 558)

Daraus wird ersichtlich, dass es in diesem Fall im Grunde gar nicht um die Kollision von Schweigepflicht und Garantenpflicht ging, da der Arzt die Möglichkeit gehabt hätte, die Patientin zu retten, auch ohne die Schweigepflicht zu brechen. Er hätte z. B. allein auf die akute Notwendigkeit einer Krankenhauseinlieferung ohne konkrete Begründung hinweisen können. Zwar hätte der Arzt, wie Laufs und Uhlenbruck (2001) zu Recht betonen, keine Handhabe gehabt, die Patientin gegen ihren Willen einzuweisen; das heißt aber nicht, dass er zu keinerlei indirekt lebensrettenden Maßnahmen verpflichtet gewesen wäre. Es zeigt sich, dass die Richter für eine Hilfspflicht votieren; es stellt sich jedoch die ethische Frage, ob die Kollision zwischen Pflicht zur Lebensrettung und Pflicht zur Einhaltung der Schweigepflicht hier wirklich – wie von den Richtern vorgeschlagen – aufgelöst werden kann. Das hängt letztlich davon ab, ob man nicht auch schon einen Hinweis auf die Lebensgefahr der Patientin bereits als Bruch der Schweigepflicht deuten könnte. In jedem Fall liegt das ethische Problem bei dieser Patientengeschichte doch darin, dass der Gynäkologe die Chance offensichtlich nicht genutzt hat, in einem einfühlsamen Gespräch die Patientin möglicherweise davon zu überzeugen, dass es für sie besser wäre, sich helfen zu lassen. Vielleicht hätte der Gynäkologe Strategien entwickeln können, wie er das Leben der Frau hätte retten können; beispielsweise wäre es ja möglich gewesen, dass der Arzt selbst sich um die Einweisung kümmert, die Patientin – ohne Mutter – persönlich in die Klinik führt. Eine ethische Lösung erfordert Kreativität und persönliches Engagement. Dieses Engagement ist hier offensichtlich zu kurz gekommen.

11.2
Kollision mit den Interessen Dritter

Reichweite und Grenze der Verpflichtung zur Einhaltung der Schweigepflicht in der Kollision mit den Einzelinteressen Dritter lassen sich anhand paradigmatischer Einzelfälle deutlich machen. Man stelle sich einen Gefängnisarzt vor, der einen Patienten im Gefängnis behandelt und bei der Röntgenuntersuchung zufällig feststellt, dass der Patient eine Kapsel mit einer Rasierklinge in einer Körperhöhle versteckt hält. Solange damit gerechnet werden muss, dass von dieser Rasierklinge eine direkte Gefahr für Dritte ausgeht, würde in einem solchen Fall das Einzelinteresse Dritter Vorrang vor dem Schutz der Privatheit haben. Doch dies gilt nur, solange diese Gefahr direkt besteht und nicht anders abgewendet werden kann. Daher bleibt zu bedenken, dass die Meldung eines solchen Befundes an die Behörden nur die Ultima Ratio sein kann. Zuvor hätte der Arzt die Chance, durch ein einfühlsames Gespräch den Patienten dazu zu bewegen, die zur Waffe geeigneten Gegenstände auszuhändigen, um eine Meldung zu vermeiden.

Analog dazu wäre der Arzt dann gehalten, die Schweigepflicht geringer zu veranschlagen als den Schutz Dritter, wenn etwa ein Patient ankündigte, eine bestimmte Person zu töten. Sofern eine solche Ankündigung ernst zu nehmen wäre, hätte der Arzt die Verpflichtung, diese sofort zu melden. In Kalifornien wurde ein Psychiater dafür angeklagt, dass er in einem solchen Fall die Schweigepflicht gewahrt hatte – mit der Folge, dass der Patient seine Drohung wahr machte und einen Menschen tötete. Benannt nach dem Namen der damals getöteten Frau haben Bioethiker das »Tarasoff-Prinzip« aufgestellt, wonach dem Arzt eine Schutzpflicht für gefährdete Menschen zukommt, wenn er diese Gefahr durch den Bruch der Schweigepflicht abwenden kann (Douard u. Winslade 1994). Auf die juristischen Implikationen kann – wie erwähnt – in diesem Rahmen nicht weiter eingegangen werden. Für die Ethik ist es relevant, zu erkennen, dass der Schutz der Privatheit und des Vertrauensverhältnisses dort seine Grenze hat, wo eine Gefährdung Dritter unmittelbar und direkt vorliegt. So weit scheint die Lage recht eindeutig zu sein. Dies liegt daran, dass in den zwei aufgeführten Beispielen folgende relevante Kriterien in Bezug auf die Fremdgefährdung erfüllt sind:

Die **Höhe** des zu erwartenden Schadens: Wenn das Leben eines Dritten tangiert ist, ist damit das höchste Ausmaß eines Schadens erreicht. Die **Wahrscheinlichkeit** des Schadens: Wenn ein Patient beispielsweise eine Gewalttat »nur« androht, es aber aus dem Kontext der Situation und der Persönlichkeit extrem unwahrscheinlich ist, dass die Drohung tatsächlich umgesetzt wird, wäre ein Verzicht auf den Bruch der Schweigepflicht eher zu vertreten. Der Grad der **Verhinderbarkeit** des Schadens: Wie sicher kann angenommen werden, dass der zu befürchtende Schaden tatsächlich durch den Bruch der Schweigepflicht verhindert werden kann? Zu fragen wäre auch, ob der Schaden nicht durch andere Maßnahmen als durch den Bruch der Schweigepflicht verhindert werden könnte. Vor allem ist hierbei an die Chance zu denken, die ein einfühlsames Gespräch mit dem Patienten bieten kann. Wenn man diese drei Parameter anwendet, wird es leichter sein, in Konfliktsituationen klarer zu erkennen, welchem Wert im konkreten Fall Vorrang eingeräumt werden muss.

■ **Fazit**: Über die rein rechtliche Notwendigkeit hinaus ist die ärztliche Schweigepflicht eine genuin ethische Pflicht, weil nur dort, wo die Schweigepflicht eingehalten wird, sich eine kommunikationsermöglichende Vertrauensbeziehung entfalten kann. Die Missachtung der Schweigepflicht stellt nicht nur einen Verstoß gegen die Autonomie des Patienten dar, sondern geht mit einem nicht zu vernachlässigenden, mitunter sogar sozialen Schaden für den Patienten einher. Trotz des hohen Guts der Schweigepflicht kann sie in bestimmten Situationen gebrochen werden, um höherrangige Interessen Dritter nicht zu gefährden. Solche Situationen stellen eine besondere Belastungssituation für Ärzte dar. Die Bedeutung eines Gesprächs mit dem Patienten ist dann nicht zu unterschätzen, weil damit die Chance gegeben ist, dass der Patient von sich aus einlenkt und ein Bruch der Schweigepflicht vermieden werden kann.

Literatur

Douard, John W., u. William J. Winslade: Tarasoff and the moral duty to protect the vulnerable. In: John F. Monagle, David C. Thomasma (eds): Health Care Ethics. Critical issues. Gaithersburg: Aspen 1994; 316–332.

Frewer, Andreas, u. Christian Säfken: Ärztliche Schweigepflicht und die Gefährdung Dritter. Medizinethische und juristische Probleme der neueren Rechtsprechung. Ethik in der Medizin 2003; 15: 15–24.

Illhardt, Franz Josef: Schweigepflicht bei sexuell übertragbaren Krankheiten aus der Sicht des Ethikers. Zeitschrift für medizinische Ethik 2005; 51: 253–263.

Laufs, Adolf, u. Wilhelm Uhlenbruck: Handbuch des Arztrechts. München: Beck 2001.

Weiterführende Literatur

Edwards, Rem B.: Confidentiality and the professions. In: Rem B. Edwards u. Glenn C. Graber (eds): Bioethics. San Diego: Harcourt Brace Jovanovich 1988; 72–81.

Winslade, William J.: Confidentiality. In: Warren T. Reich (ed): Encyclopedia of Bioethics. Vol. 1. New York: Macmillan 1995; 451–459.

12 Ethik in der Psychiatrie

12.1	Zur Problematik des Zwangs in der Psychiatrie	186
12.2	Zur Relevanz der Freiheit in der Psychiatrie	188
12.3	Gefahr des Missbrauchs der Psychiatrie	189
12.4	Der Zwang als Ultima Ratio	189
12.5	Relevanz der Grundhaltung zum Patienten	190
	Literatur	197
	Weiterführende Literatur	197

»Denn das ist der größte Fehler bei der Behandlung der Krankheiten, dass es Ärzte für den Körper und Ärzte für die Seele gibt, wo beides doch nicht getrennt werden kann – aber das gerade übersehen die griechischen Ärzte, und nur darum entgehen ihnen so viele Krankheiten, sie sehen nämlich niemals das Ganze. Dem Ganzen sollten sie ihre Sorge zuwenden; denn dort, wo das Ganze sich übel befindet, kann unmöglich ein Teil gesund sein.«

Platon

Nachdem dargelegt worden ist, welche Voraussetzungen erfüllt sein müssen, damit von einer autonomen Handlung gesprochen werden kann, ist möglicherweise der Eindruck entstanden, dass Autonomie etwas wäre, was jemand haben oder auch verlieren könne. Daher ist es umso wichtiger, klar zwischen Achtung der Autonomie und Achtung des Patientenwunsches zu differenzieren. Ein Patientenwunsch kann autonom oder heteronom sein. Die Autonomie ist jedoch eine Grundverfasstheit des Menschen, die jeder Mensch besitzt und die er nie verlieren kann (Beckmann 2009). Das ist für die klinischen Entscheidungssituationen, in denen Patienten nicht urteilsfähig sind, wichtig, denn auch diese Menschen haben ein Grundrecht auf den Respekt ihrer Autonomie – im Sinne ihrer grundsätzlichen Unverfügbarkeit. Was sie von Urteilsfähigen unterscheidet, ist nicht die Trägerschaft der Autonomie, sondern die Fähigkeit, ihre Autonomie wahrzunehmen. In diesen Fällen kann die Autonomie nur dadurch respektiert werden, dass man versucht, die notwendige Einwilligung in einer adäquaten Form zu ersetzen.

Das bedeutet also, dass ein Mensch, der nicht mehr urteilsfähig ist, nicht automatisch jemand ist, für dessen Wohl man einfach sorgt (ebd.). Vielmehr muss auch bei nicht einwilligungsfähigen Menschen gefragt werden, wie der Mensch selbst zu dieser oder jener Entscheidung stehen würde, wenn er seine Autonomie wahrnehmen könnte.

12.1
Zur Problematik des Zwangs in der Psychiatrie

Wir haben bereits an verschiedenen Beispielen gesehen, dass die Respektierung der Autonomie als grundlegende Maxime ärztlichen Handelns sogar so weit gehen kann, dass der Wille des Patienten auch dann befolgt werden muss, wenn dieser aus der Perspektive des Arztes nicht geteilt wird. Die Behandlungspflicht des Arztes findet erst dort ihre Grenze, wo sie zur Zwangsbehandlung wird. Dies gilt zumindest für urteilsfähige Patienten. Doch was ist zu tun, wenn der Patient psychisch krank ist und einen Willen formuliert, der eine extreme Selbstgefährdung impliziert? Wann kann eine Ausnahme von den Grenzen der Behandlungspflicht gemacht und eine Zwangseinweisung oder Zwangsbehandlung vorgenommen werden? Und wenn Zwang vorgenommen werden muss, wie lässt er sich moralisch rechtfertigen?

Das Vorliegen einer **psychischen Krankheit** kann allein nicht ausreichen, um einen etwaigen Zwang zu rechtfertigen. Psychisch krank zu sein und möglicherweise anders zu fühlen oder zu denken als andere kann kein Grund dafür sein, dieses Fühlen und Denken zu sanktionieren und der verbreiteten Norm anzupassen, solange der Kranke in seinem Fühlen er selbst sein und zu anderen in Beziehung treten kann. Daraus ergibt sich, dass sich die Indikation zum Zwang nie an den Gesichtspunkten der Vernünftigkeit im Sinne des sozial Wünschenswerten orientieren darf. Nicht die gesellschaftlich definierte Norm ist Ausgangspunkt für die Entscheidung, sondern die Norm, die der Patient selbst setzt. Die zentrale Frage muss also lauten: Entspricht die Entscheidung des Patienten seiner Authentizität, ist sie Ausdruck seiner Personalität, oder ist sie einzig und allein Ausdruck seiner Krankheit? Entscheidend wäre also die Überlegung, ob tatsächlich eine Selbstgesetzgebung vorliegt oder ob die Gesetzgebung des Patienten allein Produkt seiner Krankheit ist und somit nicht Ausdruck der Einzigartigkeit seiner Person.

Auch die **fehlende Krankheitseinsicht** allein reicht nicht aus, um den Zwang zu rechtfertigen, denn auch das Negieren der eigenen Krankheit kann unter bestimmten Umständen als Ausdruck einer eigenen Existenzweise gewertet werden, die unter Umständen respektiert werden müsste. Der Patient kann immer nur in seiner eigenen Lebensgeschichte adäquat wahrgenommen und verstanden werden. Daher ist es für die Beurteilung solcher Konstellationen wichtig, zu eruieren, welche Bedeutung dieser besondere Umgang mit Krankheit für den Kranken hat. So ließe sich annehmen, dass die Negierung der eigenen Erkrankung, also beispielsweise die fehlende Krankheitseinsicht eines alten Menschen, eine Strategie darstellt, mit der Krankheit fertig zu werden. In einem solchen Fall den alten Menschen zu zwingen, die Krankheit anzuerkennen, oder ihn für vollkommen inkompetent zu erklären, würde ihm und der Situation nicht gerecht werden. Daraus wird deutlich, dass die verloren gegangene Wahrnehmungsfähigkeit der Autonomie und die Existenz einer behandelbaren psychischen Erkrankung für sich alleine genommen nicht ausreichen, um eine Zwangsbehandlung zu rechtfertigen, denn ein Patient kann auch mit seiner unbehandelten Krankheit durchaus ein Leben führen, das ihm entspricht – wenn er entsprechend sozial eingebettet ist.

Man könnte auch argumentieren, dass der Zwang nur dann gerechtfertigt erscheint, wenn das Ziel darin bestünde, damit die **Wahrnehmungsfähigkeit** der eigenen Autonomie **wiederherzustellen** oder zumindest zu fördern. Das mag in vielen Fällen ein gutes Argument sein, aber auch diese Bedingung allein kann nicht ausreichen. Beschränkte man sich bei der Zwangsbehandlung allein auf diese Rechtfertigungsmöglichkeit, hätte dies die weitreichende Konsequenz, dass der Zwang dort nicht gerechtfertigt wäre, wo eine Wiederherstellung oder Verbesserung der Autonomiefähigkeit nicht mehr möglich ist. Damit würden gerade die Schwerkranken ausgeschlossen. Daraus wird deutlich, dass es im besten Fall zwar um die Wiederherstellung der Autonomie gehen muss; für den Fall jedoch, dass diese Wiederherstellung nicht mehr möglich ist, wird Zwang unter bestimmten Umständen dennoch gerechtfertigt sein. Dies liegt daran, dass die zentrale Rechtfertigung des Zwangs allein in der Ausrichtung am **Fürsorgeprinzip** liegen kann, das erfordert, einen Schaden für den Patienten abzuwenden und sein Wohl zu fördern. Es geht also letztlich darum, die Verlängerung von krankheitsbedingtem Leiden zu verhindern (vgl. Helmchen 2002, S. 434 f.) und den Patienten vor einem Schaden zu bewahren, den er sich nicht zufügen würde, wenn er nicht psychisch krank wäre (vgl. McLachlan u. Mulder 1999, S. 732).

■ **Fazit**: Es ist nicht die Krankheit als solche und nicht eine bestimmte Form des Fühlens, was die Zwangsbehandlung rechtfertigen würde, sondern allein die Perspektive des Kranken, sofern er der Chance beraubt wäre, zu einer Willensbildung zu gelangen, die seinem eigenen Lebenskonzept entspricht. Es geht um die Achtung des kranken Menschen als eines um seiner selbst willen existierenden Wesens und Subjektes. Einzig diese Achtung kann Begründung eines Handelns sein.

12.2
Zur Relevanz der Freiheit in der Psychiatrie

Es geht bei der Frage nach dem Zwang in der Psychiatrie letztlich darum, ob die Willensäußerung des Gegenübers tatsächlich authentischer Ausdruck seiner individuellen Persönlichkeit ist oder ob sie nur eine Folge der psychischen Krankheit selbst darstellt. Damit verknüpft ist die Frage, ob der Patient überhaupt die Freiheit hat, sich nach seiner eigenen Lebensauffassung zu entscheiden. Wenn ein Patient infolge einer psychischen Krankheit nicht in der Lage ist, sich so zu verhalten, wie es seiner eigenen Persönlichkeit entspricht, so kann in diesem Fall nicht von einem freien und authentischen Willen gesprochen werden. Freiheit setzt ja voraus, dass der Mensch in der Lage ist, innerhalb eines bestimmten Spielraums zu wählen. Freisein bedeutet also die Fähigkeit, aus einer bestimmten Perspektive heraus über sich bestimmen und sich zugleich rein theoretisch eine andere Perspektive vorstellen zu können. Freisein impliziert somit das Vermögen, sich in Beziehung zu seiner Umwelt zu setzen. Ein freier Mensch muss einen Vorschlag sowohl annehmen als theoretisch auch ablehnen können (Steinvorth 2002, S. 225 f.). Das heißt nichts anderes, als dass nur derjenige sich auf Freiheit berufen kann, der zumindest rein hypothetisch zwischen zwei Möglichkeiten auch tatsächlich wählen kann.

Ob die Freiheit des Patienten nicht doch gravierend eingeschränkt ist, kann der Arzt nur indirekt herausfinden. Dazu dienen Rationalitätskriterien, wie die Fähigkeit, in Alternativen zu denken, oder die Fähigkeit zum Rollen- und Perspektivenwechsel (Irrgang u. Kunz 1992, S. 116). Ist ein Patient jedoch Gefangener seiner psychischen Krankheit oder seines seelischen Leidenszustandes geworden und hat durch die Krankheit die Freiheit verloren, sich nach seiner eigenen Persönlichkeit zu richten und Entscheidungen zu treffen, die seine eigenen sind, dann läge ein Missverständnis von Autonomie vor, würde man dem geäußerten Willen blindlings folgen, ohne zu fragen, ob der Wille tatsächlich der Person entspricht. Gleichwohl gibt es Grenzbereiche, vor allem dort, wo nicht ganz klar ist, ob bestimmte Willensmomente Ausdruck von Krankheit oder Ausdruck der eigenen Persönlichkeit sind. Die Grenzbereiche tauchen dort auf, wo nicht ganz ausgeschlossen werden kann, dass auch die Krankheit Ausdruck der eigenen Persönlichkeit ist, d. h., es wird nicht immer möglich sein, scharf zwischen (fremder) Krankheit und (eigenem) Selbst zu unterscheiden.

12.3
Gefahr des Missbrauchs der Psychiatrie

Missbrauch der Psychiatrie liegt vor, wenn das Handeln am psychisch kranken Menschen nicht im Sinne des Kranken, sondern im Sinne des sozial Wünschenswerten und im Sinne einer Vernünftigkeitskontrolle erfolgt. Doch wo liegt die Grenze zwischen Kontrolle der Vernünftigkeit und Hilfe für den Kranken? Das Definieren der authentischen Person kann in der Tat Probleme bereiten, und mit dem Vorwand der Authentizität kann jeder Art der Bevormundung und der Disziplinierung nicht konformer Menschen der Boden bereitet werden. Die Zwangsbehandlung wird dann zum Problem, wenn mit ihr eine moralische Bewertung des Denkens, Fühlens und Handelns des Kranken verknüpft ist. Daher muss stets beachtet werden, dass sich die Zwangsbehandlung nicht mit der Andersartigkeit des Denkens, Fühlens und Handelns des Kranken rechtfertigen lässt, auch nicht mit der Andersartigkeit seines Lebens oder mit seinem aus allgemeiner Sicht unvernünftigen Verhalten. Ja, mehr noch: Auch die Gefährdung Dritter kann letzten Endes kein ethisches Argument dafür sein, eine Zwangstherapie zu starten. Hier wäre nur der Zwang zur Verminderung des Schadens gerechtfertigt.

Eine Zwangsbehandlung, die mit einer moralischen Herabwürdigung des Seins des Kranken einhergeht, kann moralisch nie gerechtfertigt sein. Daher steht und fällt die Zwangsbehandlung mit dem Ziel und der Haltung, die der Behandlung zugrunde liegen. Das Ziel ist die Wiederherstellung von Freiheitsgraden, die Verhinderung von Schaden für den Kranken und die Förderung eines Wohls, das nur aus der Perspektive des Kranken selbst in seiner Authentizität definiert werden kann. Ziel ist es, dem Kranken durch den vorübergehenden Entzug der Freiheit die Chance zu geben, zu einem höheren Grad an Freiheit zu gelangen oder zumindest einen Schaden zu vermeiden, der eine weitere Marginalisierung und soziale Isolierung des Kranken zur Folge hätte. Diese Haltung respektiert die Einzigartigkeit eines jeden Kranken und erfordert, ihn in seiner Notlage zu verstehen und ihm helfend zur Seite zu stehen.

12.4
Der Zwang als Ultima Ratio

Dem Umstand, dass in Ausnahmefällen effektive Hilfe für den Patienten nur mit einer Zwangsbehandlung verknüpft sein kann, wohnt eine besondere Tragik inne, die darin besteht, dass dem Patienten nicht geholfen werden kann, ohne ihm zugleich einen Schaden zuzufügen. Die Zwangsbehandlung kann daher nur als Ultima Ratio in Betracht kommen und niemals als rundum gute Lösung angesehen werden. Dennoch wäre die Tragik keineswegs aufgehoben, wollte man sich auf eine kategorische Ablehnung der Zwangsbehandlung einigen, denn in diesem Fall würde nur eine Tragik durch eine andere ersetzt. Die damit erkaufte Tragik bestünde darin, dass Menschen aus einem falschen Autonomieverständnis heraus in ihrer Not allein gelassen und einer drohenden Verwahrlosung ausgeliefert würden (s. Patientengeschichte 11). Für diese gravierenden Fälle wäre der kategorische Verzicht auf die Zwangsbehandlung nicht etwa als Ausdruck des Respekts vor der Autonomie des Kranken zu deuten, sondern vielmehr als Ausdruck einer verschleierten Gleichgültigkeit dem Schicksal des Kranken gegenüber. Wer Menschen in ihrer Not allein lässt, kann sich dabei nicht auf die Autonomie berufen, denn wenn es ihm tatsächlich um die Autonomie ginge, müsste er fragen, was man tun könnte, um den Kranken wieder in die Lage zu versetzen, seine Autonomie wahrzunehmen.

Es mag oft einfacher sein, dem Abwehrrecht des Patienten stattzugeben und keine Zwangsbehandlung vorzunehmen. Doch dieser scheinbar einfachere Weg ist nicht immer auch der moralisch vorzugswürdige, denn es gibt Situationen, in denen ein Verzicht auf eine Zwangseinweisung oder Zwangsbehandlung so weitreichende negative Folgen für den Patienten haben kann, dass daraus eine ärztliche und gesellschaftliche Verpflichtung resultiert, diese Gefahr abzuwenden. Die Engführung des ärztlichen Handelns in der Psychiatrie auf eine liberalistische Konzeption von Autonomie würde dazu führen, dass der Arzt seinen ärztlichen Auftrag, Menschen in Not zu helfen, letztlich aufgäbe. Auf diese besonderen Ausnahmefälle beschränkt, kann selbst der Zwang als eine ethisch gerechtfertigte Handlung betrachtet werden. Doch der Zwang bleibt nur so lange moralisch gerechtfertigt, wie der Arzt sich tatsächlich auf den Patienten eingelassen hat und ihn als ein Gegenüber betrachtet, dem man den Respekt entgegenzubringen verpflichtet ist, auf den jeder Mensch, ganz gleich in welcher Verfassung, ein Anrecht hat.

12.5
Relevanz der Grundhaltung zum Patienten

Aus dem Letztgesagten ist deutlich geworden, dass man in der gesamten Medizin, besonders jedoch in der Psychiatrie, die Therapie nicht darauf reduzieren kann, dass »das Richtige« getan wird. In Anlehnung an die am

Anfang des Buchs beschriebene Tugendethik lässt sich sagen, dass gerade in der Psychiatrie die Grundhaltung, die Disposition, mit der man behandelt, ganz entscheidend ist für die Güte der Therapie. Es ist eben ein Unterschied, ob der behandelnde Arzt den Menschen mit einer psychischen Erkrankung als eine bedauernswürdige Person betrachtet oder ob er fähig ist, in dem psychisch kranken Menschen etwas Besonderes, etwas Einzigartiges zu erkennen. Wenn wir danach fragen, worin ein ethisch verantwortbares Verhalten dem psychisch kranken Menschen gegenüber bestehen kann, so führt kein Weg daran vorbei, anzuerkennen, dass man dem Patienten nicht gerecht werden würde, wenn man ihn auf die einschränkenden Merkmale reduzierte, die ihm die Krankheit auferlegt hat. Viele psychisch kranke Menschen sind zwar in vielerlei Hinsicht durch ihre Krankheit bestimmt, aber sie *sind* eben nicht ihre Krankheit. Ihre Krankheit prägt sie und lässt sie für viele Mitmenschen fremd erscheinen, genau das ist es, was dem psychisch kranken Menschen am wenigsten gerecht wird: die weit verbreitete Auffassung, dass er ein anderer ist als der gesunde Mensch. Gerade die Reduzierung des psychisch kranken Menschen auf seine vermeintliche Andersheit und die Totalisierung der Fremdheit seines Erlebens und Verhaltens sind es, was den psychisch kranken Menschen am meisten kränkt. Zahlreiche Studien belegen, dass psychisch kranke Menschen, und darunter vor allem Patienten mit der Diagnose »Schizophrenie«, mehr als an ihren Symptomen vor allem darunter leiden, dass sie allein aufgrund der Diagnose von der Bevölkerung gering geschätzt werden. Sie werden vor allem deswegen gering geschätzt, weil psychische Erkrankungen allzu häufig nicht als unverwechselbare Einzelschicksale betrachtet, sondern mit Stereotypien versehen werden, was eine Diskriminierung zur Folge hat. Eine solche Diskriminierung kann den Arzt schon deshalb nicht unbekümmert lassen, weil Diskriminierung ein Unrecht gegen die betroffenen Menschen ist. Daraus wird deutlich, dass der Arzt dem psychisch kranken Menschen nur dann gerecht werden kann, wenn er ihm nicht nur die korrekte Behandlung zuteilwerden lässt, sondern zugleich seine persönliche Wertschätzung zum Ausdruck bringt und ihn gerade in seinen sozialen Bezügen zu verstehen versucht (Maio 2004).

— Patientengeschichte (11) —

Zwangsunterbringung bei Minderjährigem?

Ein 16-jähriger Patient mit einer Störung des Sozialverhaltens bei Alkohol- und Drogenmissbrauch befindet sich auf der geschlossenen Station der Psychiatrischen Universitätsklinik. Es besteht eine rund zweijährige Vorgeschichte mit wiederholten Ausreißaktionen und gescheiterten Behandlungs- und Verlegungsversuchen in geschlossenen Jugendhilfeeinrichtungen (wegen mangelnder Krankheitseinsicht und fehlender Behandlungsmotivation des Patienten). Die getrennt lebenden Eltern haben das gemeinsame Sorgerecht und sehen sich seit Jahren nicht in der Lage, Erziehung und Förderung des Jugendlichen wahrzunehmen. Es besteht eine richterlich genehmigte befristete Unterbringung in einer geschlossenen Jugendhilfeeinrichtung. Es stellt sich nun die Frage, ob der Patient weiterhin in einer geschlossenen Station der psychiatrischen Klinik untergebracht werden darf, wenn die Diagnostik abgeschlossen ist, eine weitere jugendpsychiatrische Behandlungsindikation derzeit nicht mehr gesehen wird, jedoch eine Entlassung »auf die Straße« zu erheblicher Rückfallgefährdung mit Drogen- und Alkoholmissbrauch sowie Verwahrlosung führt.

Kommentar
Die Behandlungen des Patienten waren bislang erfolglos und scheiterten an der fehlenden Compliance des Patienten. Streng genommen ist unter diesen widrigen Bedingungen eine weitere Behandlung im eigentlichen Sinne nicht möglich. Wenn also keine ärztliche Indikation zur Behandlung formuliert werden kann, ergibt sich daraus auch kein Grund für eine vorläufige Unterbringung in einer psychiatrischen Klinik. Diese könnte allenfalls als vorübergehende Maßnahme zur Vermeidung der sonst unausweichlich erscheinenden Krisenintervention gerechtfertigt sein. Gleichzeitig scheint es aber ethisch kaum vertretbar, den Patienten einfach nach Hause oder auf die Straße zu schicken. Dadurch würde eine als sehr wahrscheinlich anzunehmende erhebliche Selbstgefährdung durch Substanzmittelmissbrauch und Verwahrlosung in Kauf genommen werden. Zur Prävention einer Selbstgefährdung wäre es gerechtfertigt, den Patienten in einer geschlossenen Jugendhilfeeinrichtung unterzubringen. Es wird daher empfohlen, eine Jugendhilfemaßnahme mit der Möglichkeit zur eng vernetzten jugendpsychiatrischen Hilfestellung anzustreben.

Patientengeschichte (12)

Ablehnung einer HIV-Therapie bei Schizophrenie
Eine 43-jährige Patientin ist in stationärer Behandlung bei einer HIV-Infektion im Stadium B3. Aktuell liegt eine schwere Lungenentzündung (Pneumocystis-jerovici-Pneumonie) vor, die seit Längerem behandelt wird. Unter antiretroviraler Therapie treten zahlreiche opportunistische Infektionen auf. Die Patientin lehnt aktuell eine antiretrovirale Therapie dezidiert ab, obwohl diese die einzige Möglichkeit eröffnet, der schwierigen Lage Herr zu werden. Im Hinblick auf die diagnostizierte chronische Schizophrenie stellt sich die Frage nach dem weiteren Vorgehen.

Kommentar

Das ethische Dilemma besteht hier darin, einerseits jede Zwangsbehandlung unterlassen zu wollen, um eine Traumatisierung der Patientin zu vermeiden, andererseits ihr keine wirksame Therapie vorzuenthalten. Um das Dilemma zu lösen, muss zunächst geklärt werden, wie moralisch bindend die Behandlungsablehnung der Patientin ist. Dass von psychiatrischer Seite eine chronische Schizophrenie diagnostiziert wurde, bedeutet nicht, dass sämtliche Willensäußerungen der Patientin keinerlei Bindungskraft hätten. Die Tatsache, dass die Patientin je nach Stimmungslage eine medikamentöse Therapie manchmal zulässt und dann wieder ablehnt, spricht allerdings eher für einen nicht authentischen Willen. Hinzu kommt, dass durch die stationäre Aufnahme der Patientin und durch die aktuelle Einrichtung der Betreuung eine Situation geschaffen worden ist, die es der Patientin sicherlich erschwert, eine authentische Entscheidung zu fällen. Angesichts ihrer aktuellen Wahnvorstellungen muss in Bezug auf die Behandlungsablehnung bei fehlender Krankheitseinsicht angenommen werden, dass der Patientin durch ihre psychische Erkrankung eine adäquate Realitätswahrnehmung verwehrt ist. Daher wäre es ethisch nicht zu vertreten, ihr eine medizinisch notwendige Maßnahme vorzuenthalten, denn es ist nicht auszuschließen, dass die Patientin in einem stabileren psychischen Zustand eine solche Therapie befürworten würde. Ihr in dieser Akutsituation die Behandlung vorzuenthalten könnte am Ende als Gleichgültigkeit bewertet werden.

Es besteht also eine Behandlungsverpflichtung des Arztes, die so lange gilt, bis die Patientin in einen Zustand gebracht wird, in dem ihr eine adäquate Wahrnehmung der Umwelt möglich ist. Die Behandlungsverpflichtung wiegt umso schwerer, als bei einem etwaigen Therapieverzicht das Leben der Patientin gefährdet wäre. Ziel muss es also sein, die Patientin zunächst aus ihrer akuten Bedrohungslage zu bringen, um dann durch psychiatrische Hilfe eine langfristige Compliance zu erreichen. Bevor eine Zwangsbehandlung eingeleitet wird, sollten allerdings alle Möglichkeiten ausgeschöpft werden, sie zu einer Kooperation zu motivieren. In diesem Zusammenhang könnte es angesichts des anthroposophischen Hintergrunds der Patientin möglicherweise hilfreich sein, einen anthroposophischen Psychiater zur Mitbehandlung zu gewinnen. Für den Fall, dass die Vermittlung des Psychiaters scheitert, stünde die Behandlungspflicht über der Verpflichtung, den aktuellen Willen zu respektieren, da von einem autonomen Willen der Patientin in Bezug auf die Behandlung nicht ausgegangen werden kann. Ein Verzicht auf eine wirksame Behandlung kann ethisch nicht gerechtfertigt werden, weil damit Gesundheit und Leben der Patientin gefährdet werden würden, ohne dass davon ausgegangen werden kann, dass dies tatsächlich ihrem authentischen Willen entspricht. Daher muss auch eine Zwangsbehandlung so lange in Kauf genommen werden, bis sich der Zustand der Patientin stabilisiert hat.

Patientengeschichte (13)

Therapieverweigerung bei Schizophrenie

Ein 37-jähriger Patient mit bekannter Schizophrenie und fehlender Krankheitseinsicht leidet an einem hochmalignen Non-Hodgkin-Lymphom. Durch die Lymphome droht eine Querschnittslähmung bei ansonsten kurativ behandelbarem Grundleiden. Der Patient lehnt eine Chemotherapie dezidiert ab. Im Hinblick auf das bevorstehende Wochenende mit dann reduzierten Kapazitäten musste eine Entscheidung gefällt werden.

Kommentar

Es steht fest, dass ein Verzicht auf eine chemotherapeutische Behandlung eine Querschnittslähmung des Patienten zur Folge haben könnte. Angesichts der grundsätzlich kurativ behandelbaren Leukose stellt sich die Frage, ob ein solcher Therapieverzicht ethisch und rechtlich gerechtfertigt werden kann. Begründet werden könnte der Verzicht nur dann, wenn die Ablehnung der Behandlung durch den Patienten als Ausdruck seines autonomen Willens interpretiert werden könnte. Daher wird ein psychiatrisches Konsil eingeholt, das eine fehlende Krankheits- und Behandlungseinsicht konstatiert. Dieses Ergebnis deckt sich auch mit den Aussagen des Bruders und des Betreuers des Patienten. Daher erscheint angesichts der ernsten Bedrohung ein Behandlungsverzicht nicht im Interesse des Patienten, da dieser durch die fehlende Krankheitseinsicht in Bezug auf diese Therapieentscheidung als nicht einwilligungsfähig betrachtet werden muss.

Eine vorläufige Betreuung ist bereits per einstweiliger Anordnung eingerichtet worden. Nun umfasst diese Betreuung nicht automatisch die Ermächtigung, auch über eine Chemotherapie zu entscheiden. Daher wurde im ersten Teil der Ethikberatung angeregt, sich um einen richterlichen Beschluss zu bemühen, durch den eine vormundschaftliche Genehmigung der Chemotherapie erfolgen könnte. Dieser Beschluss liegt mittlerweile vor, und nach Aussagen des Betreuers beinhaltet der Beschluss implizit auch die Option der Anästhesie, was der Richter als gleichbedeutend mit einem Unterbringungsbeschluss ansieht.

Im weiteren Verlauf der Ethikberatung wurde deutlich, dass eine notfallmäßige Chemotherapie unter den Rahmenbedingungen eines Wochenend-Bereitschaftsdienstes nur schwer praktikabel erscheint und gerade durch die reduzierten Kapazitäten mit einer Gefahr für den Patienten einhergehen könnte, da zum gegenwärtigen Zeitpunkt von einer Abwehrhaltung des Patienten auszugehen ist. Daher wurde im Konsens entschieden, dass vorerst – solange keine Zeichen einer progredienten neuronalen Schädigung erkennbar sind – auf eine solche Zwangsmaßnahme verzichtet wird und zunächst alle Möglichkeiten ausgeschöpft werden sollen, die Kooperation des Patienten durch entsprechend einfühlsame Gespräche zu erwirken. Sowohl der Bruder des Patienten als auch der Betreuer werden am Wochenende in dieser Hinsicht Anstrengungen unternehmen. Ferner wird die Einbeziehung eines Psychiaters beschlossen. Sollte es am Wochenende zu Zeichen einer Lähmung kommen, so wird laut richterlich abgesegnetem Konsensbeschluss eine Zwangsbehandlung durchgeführt.

De facto gelingt es durch die Hinzuziehung einer weiteren Vertrauensperson (der frühere Betreuer), den Patienten zur Kooperation zu bewegen, sodass eine Zwangsbehandlung abgewendet werden konnte.

― Patientengeschichte (14) ―

Psychochirurgie im Interesse der Patientin?
Frau B., 40 Jahre alt, wird in Begleitung ihres Betreuers in die psychiatrische Klinik eingewiesen. Infolge einer frühkindlichen Hirnschädigung leidet die Patientin an einer schweren Intelligenzminderung. Seit 1996 schlägt die Patientin kontinuierlich mit dem Kopf und den Händen gegen die Wand oder gegen harte Gegenstände, sodass sie mit einem Overall vor sich selbst geschützt werden muss. Außerdem muss sie einen Helm und einen Gesichtsschutz zur Vermeidung schwerer Verletzungen tragen. Sie wird in die Klinik eingewiesen, weil die Behinderteneinrichtung mit dem selbstzerstörerischen Verhalten der Patientin überfordert ist. Zeitweise ist sie wegen der autoaggressiven Handlungen sediert worden, aber um einen effektiven Schutz zu erreichen, müsste sie noch stärker sediert oder permanent fixiert werden. Alternativ könnte man eine Hirnoperation vornehmen, durch die die selbstzerstörerischen Tendenzen möglicherweise unterbunden werden könnten. Die Operation bestünde aus einer stereotaktischen Entfernung der Mandelkerne (Amygdalotomie). Der Eingriff ist nicht lebensgefährlich, würde aber mit einer allgemeinen Apathie einhergehen; die Patientin würde insgesamt auf äußere Reize nicht mehr richtig ansprechen können. Das Behandlungsteam in der Neurochirurgie und die Psychiater sind sich uneins darüber, ob die Operation ethisch vertretbar ist.

Kommentar
Der ethische Konflikt in dieser Patientengeschichte besteht darin, dass es zur Realisierung der Hilfe im Sinne einer Verhinderung der Selbstgefährdung eines Mittels bedarf, das wiederum andere Werte gefährdet. Anders ausgedrückt: Welche moralische Relevanz hat die Unangetastetheit des Gehirns angesichts einer Krankheit, die mit täglichen Selbstgefährdungen einhergeht? Wiegt die möglicherweise effektive Verhinderung selbstzerstörerischer Handlungen die operativ herbeigeführte Apathie und damit die irreversible und radikale Manipulation des Bewusstseinszustandes der Patientin auf? Hier wären in mehrfacher Hinsicht ernste Zweifel anzumelden. Zum einen kann der Erfolg des Gehirneingriffs keineswegs garantiert werden; es ist also nicht auszuschließen, dass die Patientin in ihrem Sosein radikal verändert wird, ohne dass damit tatsächlich eine Minderung der autoaggressiven Tendenzen erzielt wird. Zum anderen und vor allem gilt es zu bedenken, dass ein solcher psychochirurgischer Eingriff eine bewusste Veränderung der Persönlichkeit der Patientin darstellt, die im Hinblick auf ihre Irreversibilität und die Eingriffstiefe nur schwer mit dem Ziel gerechtfertigt werden kann, Autoaggressionen zu verhindern, weil ein solcher Eingriff die Personalität und Identität der Patientin in elementarer Weise antastet. Vielmehr müsste man intensiv eruieren, welche Alternativen für die Behandlung der Autoaggressionen zu finden sein könnten. Dass man überhaupt auf die Idee gekommen ist, die technische Manipulation, ja Verstümmelung des Gehirns der Patientin könne ein probates Mittel zur Behandlung einer Krankheit sein, ist Ausdruck einer eher mechanistischen Vorstellung vom Menschen, der Vorstellung nämlich, dass sich Symptome und gar Krankheiten einfach per Knopfdruck abschalten lassen. Vielmehr müsste man hier doch darüber nachdenken, wie man dem Menschen als leibseelische Einheit gerecht werden kann. Es ist nicht auszuschließen, dass sich die Autoaggressionen durch eine verstärkte Zuwendung zur Patientin, durch eine Verlegung in eine vertrauensfördernde Umgebung oder durch sonstige soziale Maßnahmen zumindest lindern ließen.

■ **Fazit:** Die Autonomie eines psychisch kranken Menschen in seiner Krise zu respektieren bedeutet nicht, jeder Willensäußerung Folge zu leisten, weil in vielen Fällen diese nicht Resultat der Freiheit, sondern eher der Krankheit des Patienten ist. Stattdessen erfordert der Respekt vor der Autonomie dieses Patienten, dass man sich auf ihn einlässt und danach fragt, wie man es erreichen kann, ihn zu einem selbstbestimmten Leben zu befähigen. Gewährleistung von Autonomie bedeutet nicht zuletzt die Ermöglichung von Beziehungsfähigkeit. Daher wird man dem psychisch kranken

Menschen nicht gerecht, wenn man ihm lediglich Abwehrrechte einräumt, sondern erst dann, wenn man ihm hilft, sich so zu entwickeln, dass er fähig wird, seinen eigenen Weg tatsächlich zu wählen. Für diese Entwicklung ist nicht nur die Medizin, sondern die gesamte Gesellschaft mit ihren sozialen Strukturen verantwortlich.

Literatur

Beckmann, Jan P.: Ethische Herausforderungen der modernen Medizin. Freiburg: Alber 2009.

Helmchen, Hanfried: Ethik in der Psychiatrie. In: Harald J. Freyberger, Wolfgang Schneider u. Rolf-Dieter Stieglitz (Hrsg): Kompendium Psychiatrie, Psychotherapie, Psychosomatische Medizin. Basel: Karger 2002; 432–439.

Irrgang, Bernhard, u. Matthias Kunz: Krankenhauspsychiatrie und Ethik. In: Karin Donhauser, Bernhard Irrgang u. Jörg Klawitter (Hrsg): Krankenhauspsychiatrie und Ethik. Dettelbach: D. Röll 1993; 103–120.

Maio, Giovanni: Zum Bild der Psychiatrie im Film und dessen ethischen Implikationen. In: Wolfgang Gaebel, Hans-Jürgen Möller u. Wulf Rössler (Hrsg): Stigma – Diskriminierung – Bewältigung. Der Umgang mit sozialer Ausgrenzung psychisch Kranker. Stuttgart: Kohlhammer 2004; 99–121.

McLachlan, Andrew J., u. Roger T. Mulder: Criteria for involuntary hospitalisation. Australian and New Zealand Journal of Psychiatry 1999; 33: 729–733.

Steinvorth, Ulrich: Was ist Vernunft? München: Beck 2002.

Weiterführende Literatur

Frank, Reiner (Hrsg): Ethische Fragen in der Kinder- und Jugendpsychiatrie. Stuttgart: Kohlhammer 2002.

Green, Stephen A., u. Sidney Bloch: An Anthology of Psychiatric Ethics. Oxford University Press 2006.

Helmchen, Hanfried, u. Norman Sartorius (eds): Ethics in Psychiatry: European Contributions. Berlin, Heidelberg: Springer-Verlag 2010.

Hoff, Paul, u. Martin Krupinski: Zwischen Autonomie und Zwang. Zivilrecht und öffentliches Recht in der Psychiatrie. Forum für interdisziplinäre Forschung 1992; 10: 85–102.

Lehmkuhl, Ulrike: Ethische Grundlagen in der Kinder- und Jugendpsychiatrie/ Aggressives Verhalten bei Kindern und Jugendlichen. Göttingen: Vandenhoeck & Ruprecht 2003.

Maio, Giovanni: Ethische Reflexionen zum Zwang in der Psychiatrie. In: Wulf Rössler u. Paul Hoff (Hrsg): Psychiatrie zwischen Autonomie und Zwang. Berlin, Heidelberg: Springer-Verlag 2004; 145–164.

Pöldinger, Walter, u. Wolfgang Wagner (Hrsg): Ethik in der Psychiatrie. Wertebegründung – Wertedurchsetzung. Berlin, Heidelberg: Springer-Verlag 1991; 206–215.

Ritschl, Dietrich: Zur Theorie und Ethik der Medizin: philosophische und theologische Anmerkungen. Neukirchen-Vluyn: Neukirchener 2004.

Rössler, Wulff, u. Paul Hoff (Hrsg): Psychiatrie zwischen Autonomie und Zwang. Berlin, Heidelberg: Springer-Verlag 2004.

IV. Spezialthemen der Ethik in der Medizin

13 Forschung mit Embryonen und Stammzellforschung

13.1	**Der Embryo in der Geschichte**	202
13.1.1	Die aristotelische Sukzessivbeseelungstheorie	202
13.1.2	Der Embryo in der Theologiegeschichte	203
13.1.3	Der Embryo in der Rechtsgeschichte	204
13.1.4	Der Embryo in der Wissenschafts- und Medizingeschichte	204
13.2	**Der Embryo als Mensch?**	206
13.2.1	Potenzialität	206
13.2.2	Gattungszugehörigkeit	207
13.2.3	Identität	208
13.2.4	Kontinuität	209
13.3	**Der Embryo als Nicht-Mensch?**	210
13.3.1	Natur-Argument	210
13.3.2	Phänomenologie-Argument	211
13.3.3	Argument der Relationalität	212
13.4	**Argumente für die Verwendung von Embryonen zur Stammzellforschung**	213
13.4.1	Argument der Hilfspflicht für zukünftige Patienten	213
13.4.2	Das Argument des »Verwaistseins« der Embryonen	214
13.4.3	Argument des Wertungswiderspruchs zum Schwangerschaftsabbruch	216
13.5	**Der Import von Stammzelllinien und der Vorwurf der »Doppelmoral«**	217
	Literatur	219
	Weiterführende Literatur	220

> »Es gehört zum Menschen konstitutiv, dass er Mensch ist und Mensch zu sein hat. Er erfährt sich als eine Gabe und eine Aufgabe, als Sein und Forderung zugleich.«
>
> Jürgen Moltmann

Das Kapitel beleuchtet die unterschiedlichen Positionen, die es im Umgang mit der Frage nach dem Status des Embryos gibt. Es werden die jeweils zugrunde liegenden Argumente kritisch reflektiert und hinterfragt. Ferner wird danach gefragt, inwiefern und unter welchen Voraussetzungen man von einer Vertretbarkeit der Forschung an embryonalen Stammzellen sprechen kann. Schließlich erfolgt ein kritischer Blick auf die entsprechende Regelung in der Bundesrepublik.

Kaum eine andere Frage der Medizinethik hat eine solche Kontroverse hervorgerufen wie die Frage nach dem Status des Embryos. Diese Frage hat vor allem durch die Verfügbarmachung menschlicher Embryonen eine aktuelle Brisanz erfahren, die sich auch in biopolitischen Diskussionen niederschlägt. Im Folgenden seien jene beiden Positionen in einer kritischen Analyse vorgestellt, die einander dabei unvereinbar gegenüberstehen, und zwar hinsichtlich der zugrunde liegenden Argumentationsstrukturen und anthropologischen Vorannahmen. Vorausgeschickt wird zur besseren Einordnung der Positionen ein kurzer historischer Abriss zur Frage nach dem Beginn menschlichen Lebens.

13.1
Der Embryo in der Geschichte

13.1.1
Die aristotelische Sukzessivbeseelungstheorie

Es gibt hinreichende Belege dafür, dass die bedeutendsten Vorsokratiker davon ausgingen, dass der Embryo im Mutterleib keine Seele besäße und dementsprechend nicht als Mensch zu sehen sei. Der allgemeinen Vorstellung der Griechen folgend, trete die Seele erst durch das Atmen, also erstmals bei der Geburt, in den Körper des Kindes ein. Eine ähnliche Auffassung vertreten Pythagoras und später auch Platon, der im Dialog *Phaidros* die Seele erst bei der Geburt in den Körper eindringen lässt. Von großem Einfluss auf die gesamte Nachwelt bis ins 19. Jahrhundert hinein sollte Aristoteles mit seiner Idee der Sukzessivbeseelung werden. Aristoteles vertritt eine dualistische Zeugungstheorie, der zufolge für die Zeugung eines Menschen zwei Prinzipien zusammenkommen müssen: das aktive Prinzip in Form des männlichen Samens und das aufnehmende Prinzip in Form des weiblichen Menstruationsblutes – die Ovarien waren bis in die Neuzeit nicht bekannt. Das Wesentliche an der Zeugungstheorie von Aristoteles ist nun, dass er von einer schrittweisen Beseelung der Leibesfrucht ausgeht. Entsprechend seiner Seelentheorie (s. Kap. 4.2) führt die Leibesfrucht am Anfang nur eine Art Pflanzenleben (*anima vegetativa*), um im Zuge der weiteren Reifung in das Stadium animalisch-sensitiven Lebens einzutreten (*anima sensitiva*), bevor der Foetus schließlich mit der Vernunftseele oder Denkseele göttlichen Ursprungs (*anima cognitiva*) ausgestattet wird. In der bekannten aristotelischen Schrift *Historia animalium* wird die embryonale Entwicklung so dargestellt, dass die Frucht zunächst aus einer »ungeformten fleischartigen Masse« besteht, bevor die Seele eingehaucht wird. Wer also heute vom Embryo als reinem Zellhaufen spricht, hat in Aristoteles einen Vorläufer dieser Anschauung. Die entscheidende Beseelung erfolgt nach ihm bei der männlichen Frucht am 40. Tag und bei der weiblichen Frucht am 90. Tag. Die von Aristoteles entwickelte Idee der Sukzessivbeseelung sollte über mehr als 2000 Jahre das geistes- und naturwissenschaftliche Denken sowie weite Teile des Rechts prägen.

13.1.2
Der Embryo in der Theologiegeschichte

Die vorchristliche Zeit war vor allem durch die Septuaginta-Tradition geprägt, weswegen hier in Anlehnung an Aristoteles eine abgestufte Schutzwürdigkeit der Feten angenommen wurde. Doch mit dem Frühchristentum entwickelte sich eine Tradition der Kirchenväter, die sich teilweise gegen die Sukzessivbeseelungslehre stellten und den Beginn des menschlichen Lebens nach vorne verlagerten. Gerade das frühe Christentum betrachtete das Kind im Mutterleib für die Gesamtdauer der Schwangerschaft als schutzwürdig und wertete den Schwangerschaftsabbruch als strafbare Handlung. Die frühchristlichen Konzilien, angefangen mit der Synode von Elvira aus dem Jahre 306, setzten strenge Strafen für jegliche Abtreibung fest – ganz gleich, zu welchem Zeitpunkt der Abbruch geschah. Ab dem 12. Jahrhundert jedoch folgt das kanonische Kirchenrecht der in der Septuaginta vorgegebenen und später von Augustinus übernommenen abgestuften Schutzwürdigkeit. Demnach wurde die Schwangerschaft nach dem Kriterium der Beseeltheit in zwei wesentlich verschiedene Stadien aufgeteilt. Erst im Jahre 1869 gab Papst Pius IX. im Zuge der neuen wissenschaftlichen Erkenntnisse diese offizielle Lehre auf. 50 Jahre später fand die Lehre von der ungeteilten Schutzwürdigkeit des ungeborenen Kindes Eingang in das kirchliche Gesetzbuch. Seit 1917/1918 gilt nach kanonischem

Kirchenrecht der Schwangerschaftsabbruch zu jedem Zeitpunkt der Schwangerschaft in gleicher Weise als strafbar.

13.1.3
Der Embryo in der Rechtsgeschichte

Die Strafrechtsordnung Kaiser Karls V., die sogenannte Carolina, war die erste weltliche Rechtsordnung seit der römischen Antike, die den Schwangerschaftsabbruch generell unter Strafe stellte. Sie war bis Anfang des 19. Jahrhunderts in einigen deutschen Ländern gültig und unterschied zwischen einem »lebenden Foetus« und einem »Kind, das noch nicht lebendig ist«, ohne allerdings explizit festzulegen, von welchem Moment an bzw. aufgrund welcher Merkmale ein »lebendig kindt« anzunehmen ist. Bis in die Mitte des 19. Jahrhunderts hinein hatte das Strafrecht also zwischen lebendiger und unbelebter Frucht grundsätzlich unterschieden und nur den Schwangerschaftsabbruch bei einem Kind, das »Leben und Glidmass empfangen hett« (so in der Carolina), als Tötung geahndet. Erst der § 218 im Kaiserlichen Strafgesetzbuch von 1871 kehrt von diesem Kriterium der »Lebendigkeit« bzw. dem Kriterium der Gestalt ab und stellt den Schwangerschaftsabbruch für die gesamte Schwangerschaft unter Strafe.

Zusammengefasst fällt auf, dass mit Ausnahme der Kirchenväter in der Einschätzung, dass das vorgeburtliche Leben bis zu einer bestimmten Entwicklungsstufe nicht als Mensch betrachtet wird, offensichtlich keine große Diskrepanz zwischen Philosophie, Theologie und Recht bestand. Doch diese Einmütigkeit bestand nur bis zur Neuzeit.

13.1.4
Der Embryo in der Wissenschafts- und Medizingeschichte

Ab dem 17. Jahrhundert gerieten alle bisherigen Überzeugungen ins Wanken. Entscheidend für die Infragestellung der bis dahin gültigen Konzepte war das Aufkommen der exakten Naturwissenschaften, die mit ihren neuen Entdeckungen auch alte Weltbilder ins Wanken brachten. So war im 16. Jahrhundert allen voran die Anatomie aufgeblüht, die sich fortan von den Theorien des römischen Gelehrten Galen löste und das gesamte Lehrbuchwissen in Frage stellte (s. Kap. 5). Der wissenschaftliche Streit um den Embryo spielte sich vor allem im 17. Jahrhundert ab. Es ging darum, welche Theorie Recht bekommen sollte. Da war auf der einen Seite die Vorstellung von der Simultanbeseelung, die von Vertretern der **Präformationstheorie** propagiert wurde, also von der Vorstellung, dass die Embryonalentwicklung nichts anderes als das Wachsen eines bereits vorgeformten Menschen wäre. Man stellte sich den Menschen als eingeschachtelt vor. Innerhalb der Präformationstheorie gab es zwei unterschiedliche Traditionslinien: zunächst den **Animalculismus**, die Vorstellung, dass sich der komplette Mensch in der Samenzelle befände. Es war der niederländische Naturforscher und Mikroskopenhersteller Antonie van Leeuwenhoek (1632–1723), der 1677 als Erster die Spermien unter dem Mikroskop betrachtete und sie als »animalcules«, kleine Tierchen, bezeichnete. Neben der animalkulistischen Theorie entwickelte sich eine ovistische Theorie, nach der der Mensch sich bereits vorgeformt im Ei befände. Begründer des **Ovismus** ist Regnier de Graaf (1641–1673), der 1672 die sogenannten Ovarien entdeckt zu haben glaubte – wobei er den Follikel mit dem Ei verwechselt hatte. Graaf schreibt dem sogenannten Ovar die Potenz zu, all das zu enthalten, was zur Entwicklung eines Embryos vonnöten sei. Auf der anderen Seite stand die **Epigenese-Theorie**, die im Einklang mit der Vorstellung der Sukzessivbeseelung steht und davon ausgeht, dass der Mensch sich schrittweise durch die Neubildung von Organen entwickelt. Zu dieser Theorie hat vor allem William Harvey (s. auch Kap. 5.4.2) Wesentliches beigetragen.

Noch zu Beginn des 18. Jahrhunderts war die Präformationstheorie in wissenschaftlich-medizinischen Kreisen weitgehend akzeptiert. Doch in der zweiten Hälfte des 18. Jahrhunderts sollte die gesamte Präformationstheorie widerlegt werden, und zwar durch Kaspar Friedrich Wolff (1734–1794), der als Begründer der heutigen Entwicklungslehre gilt. Hier wurde zum ersten Mal ein Organ (Herz und Darmkanal) von seinen ersten Anfängen an bis zu seiner Vollendung verfolgt, d. h. auf eine – wie es damals schon hieß – »blattartige primitive Anlage« (Keimblatttheorie) zurückgeführt. Damit zeigte er, dass das Organ eben nicht »präformiert« war, sondern sich in einem formverändernden Prozess sukzessive entfaltete. Erst nach Wolffs Tod erlangte seine Theorie volle Anerkennung. Die Entdeckung der Eizellen der Säugetiere durch Karl Ernst von Baer (1792–1876) wird als Geburtsstunde der modernen Embryologie gesehen, und die Präformationstheorie wurde damit endgültig widerlegt.

Bei den embryologischen Untersuchungen wurde nunmehr nicht nur deutlich, dass der Embryo bereits vor dem 40. Tag menschenähnliche Formen annimmt, die Sukzessivbeseelung an sich geriet ebenso ins Wanken. Ab dem Moment, da klar wurde, dass sich der Mensch durch Epigenese entwickelt und die Epigenese mit der Befruchtung beginnt, konnte nur noch schwerlich ein späterer Beseelungstermin als der der Befruchtung angenommen werden. So konnte das Argument der stufenweisen Schutzwürdigkeit nur so lange glaubhaft vertreten werden, wie keine hinreichenden Kenntnisse über die frühesten embryologischen Entwicklungsstufen bekannt waren. Ab dem Moment, in dem klar wurde, dass die gesamte Entwicklung des Embryos von Anfang an einem selbstgesteuerten Prozess folgt, erschien es unlogisch, eine Sukzessivbeseelung anzunehmen, und sowohl die Theologie als auch das Rechtssystem haben daraufhin den Schutz des ungeborenen Lebens von Anfang an reklamiert.

Zu diesen neuen wissenschaftlichen Entdeckungen kam die Denkströmung der Aufklärung hinzu, die sich mit besonderer Aufmerksamkeit nicht nur dem Kind, sondern auch dem vorgeburtlichen Leben zuwandte, sodass man ab dem 18. Jahrhundert eine allgemeine Sensibilisierung dem Ungeborenen gegenüber feststellen kann. Diese hat aber auch bevölkerungspolitische Ursachen. So wurde im Kontext der neuen Bürgergesellschaft das ungeborene Leben zunehmend gewissermaßen als »ungeborener Bürger« betrachtet: »Auch der Embryo ist ein Mensch, und wenn gleich der Staat nicht verpflichtet ist, ihn zu schützen, so ist er doch berechtigt, sich in ihm einen künftigen Bürger zu erhalten«, so Anselm von Feuerbach (1775–1833) im Jahre 1812 (Feuerbach 1812, S. 548). Schlussfolgernd lässt sich sagen, dass all diese Strömungen – Naturwissenschaft, Philosophie und Politik – zu einer Umdefinierung des Embryos geführt haben.

13.2
Der Embryo als Mensch?

Ob der Embryo sich *als* Mensch oder *zum* Menschen entwickelt, ist die Kernfrage, die sich hinter allen medizinethischen Problemen im Umgang mit Embryonen (Stammzellforschung, Reproduktionsmedizin, Präimplantationsdiagnostik etc.) verbirgt. Für die Position, den Embryo als Menschen zu betrachten bzw. ihn als solchen anzuerkennen und zu schützen, gibt es vier zentrale Argumente:

13.2.1
Potenzialität

Dieses Argument besagt, dass ein Embryo deswegen als Mensch zu schützen ist, weil nicht etwa die bloße und grundsätzliche Möglichkeit besteht, sich *zu* einem Menschen zu entwickeln, sondern weil *im* Embryo selbst das Prinzip verankert ist, den menschlichen Organismus aufzubauen. Die Betonung liegt hier auf der Befähigung aus sich selbst heraus. Zu berücksichtigen wäre hier der elementare Unterschied zwischen aktiver und passiver Potenzialität. **Aktive Potenzialität** liegt dann vor, wenn der Träger der

13.2 Der Embryo als Mensch?

Potenzialität sowohl die Bestimmung als auch die Fähigkeit besitzt, sich aus sich selbst heraus zu dem zu entwickeln, was als schützenswert gilt. Diese Fähigkeit – Aristoteles sprach hier von Entelechie – darf nicht von einer fremden bestimmenden Instanz abhängig sein. Da der Embryo in sich selbst bereits das vollständige Prinzip besitzt, sich als Mensch zu entwickeln, kann hier von einer aktiven Potenzialität gesprochen werden. Spermium und Eizelle hingegen besitzen nur **passive Potenzialität**, weil sie lediglich die Möglichkeit haben, ein Mensch zu werden, ohne dass das Prinzip zur Menschwerdung in ihnen schon enthalten wäre. Bei Spermium und Eizelle muss eben noch Vieles geschehen, damit aus der bloßen Möglichkeit eine tatsächliche Fähigkeit zur weiteren Entwicklung wird. Aufgrund dieser Differenzierung lässt sich ein prinzipieller Unterschied zwischen Keimzelle und Embryo ausmachen, und auch im Zeitalter der Reprogrammierbarkeit somatischer Zellen wird diese Unterscheidung relevant bleiben. Denn auch bei der etwaigen Reprogammierung der somatischen Zelle in eine totipotente Zelle kann man nicht der somatischen Zelle, sondern nur der totipotenten Zelle eine aktive Potenzialität bescheinigen, weil der Akt der Reprogrammierung etwas konstitutiv Neues ist.

13.2.2
Gattungszugehörigkeit

Nach diesem Argument ist der Embryo nicht wegen seiner faktischen Fähigkeiten und Potenziale zu schützen, sondern aufgrund seiner Zugehörigkeit zur Gattung Mensch. Denn auch sonst sind Fähigkeiten allein keine statusbegründenden Momente. Man könnte einwenden, dass zum Menschsein doch weniger die Gattungszugehörigkeit als vielmehr die Befähigung zur Vernunft gehöre. Allerdings muss hier bedacht werden, dass nicht die Aktualisierung der Vernunft entscheidend sein kann, sondern doch vielmehr die grundsätzliche Veranlagung zur Vernunft, also die Vernunftbegabtheit, die wiederum an die Gattung gebunden ist und nicht an bestimmte Fähigkeiten. Ein Beispiel: Stellen wir uns ein Kind vor, das mit einer schweren Fehlbildung auf die Welt kommt, und es zeigt sich, dass sich im Rahmen dieser Fehlbildung sein Gehirn nicht ausgebildet hat. Das Kind kommt ohne Gehirn auf die Welt und wird innerhalb kürzester Zeit sterben. Würde man das Menschsein an das Vorhandensein des Gehirns koppeln, müsste man diesem – lebenden – Kind konsequenterweise sein Menschsein absprechen. Da diese Konsequenz von niemandem ernsthaft gezogen wird, kann man schon daraus ableiten, dass die Zuschreibung Mensch gerade nicht von der Aktualisierung bestimmter Anlagen abhängen kann. Daraus könnte man folgern, dass die Schutzwürdigkeit von

Embryonen nicht aus dem Vorhandensein bestimmter empirisch nachweisbarer Fähigkeiten resultiert, sondern sich aufgrund der Zugehörigkeit zu einer Gattung ergibt, die grundsätzlich als Vernunftgattung betrachtet werden muss. Es geht also um die Vernunftbegabtheit, nicht um die Ausprägung der Vernunft. Analog dazu kann es hinsichtlich der Schutzwürdigkeit des Embryos nicht um die Frage gehen, ob der Embryo bestimmte Eigenschaften besitzt, sondern darum, ob er sie im Prinzip besitzen könnte, was nichts anderes ist als die Frage nach der Gattungszugehörigkeit.

13.2.3
Identität

Dieses Argument verweist darauf, dass die früheste Existenzphase eines jeden Menschen als relevante Phase eines Lebens zu betrachten ist, und es erscheint kaum plausibel, anzunehmen, dass es ein Bewusstsein vom eigenen Leben geben könnte, in dem die ersten Tage der eigenen embryonalen Entwicklung nicht als Teil der eigenen Identität betrachtet werden müssten. Ein Mensch, der weiß, dass er künstlich gezeugt worden ist, wird sich also unweigerlich fragen, was er in den ersten Tagen seines Lebens im Neonlicht »erlebt« hat und wie sich diese Umstände seiner frühesten Existenz auf seine Person ausgewirkt haben könnten. Die gegenteilige Annahme, ein früher Embryo wäre noch kein Mensch, würde also implizieren, dass jeder Mensch zwar zuallererst ein Embryo ist (von dem man sogar Bilder machen kann), er aber zunächst kein Mensch ist, und dies trotz der Tatsache, dass er – sollte er den Embryo, der er einst war – später sehen, sicher sagen würde, dass dieser Embryo er gewesen sei. Das Identitätsargument verweist also auf die Schwierigkeit, die sich ergäbe, wenn man sagte, dass der Mensch am Anfang seiner Existenz kein Mensch ist, obwohl es diesen Menschen de facto schon als Embryo gab.

Mit dem Argument der Identität ist dasjenige der Individualität verbunden. Allerdings wird das Argument der Individualität von verschiedenen Autoren mit dem Einwand in Frage gestellt, dass in dem embryonalen Stadium, in dem noch eine Mehrlingsbildung möglich ist, nicht von einer Individualität gesprochen werden könne (Tauer 1997). In der Tat liegt Individualität im wörtlichen Sinne (»Unteilbarkeit«) beim pränidativen Embryo nicht vor, doch auf der anderen Seite kann die Möglichkeit der Zwillingsbildung nicht bedeuten, dass die Phase vor der etwaigen Mehrlingsbildung nichts mit der eigenen Person zu tun hätte. Außerdem wäre es unlogisch, einem Embryo in diesem Frühstadium deswegen das Menschsein abzusprechen, weil aus ihm noch Zwillinge entstehen könnten. Man stelle sich zwei Embryonen nebeneinander vor: einen Embryo, aus dem nur ein Organismus werden wird, und neben diesem Embryo einen anderen, aus dem sich Zwillinge herausbilden werden. Es wird in dieser Konstellation wenig plausibel sein, zu behaupten, dass nur der eine Embryo ein Mensch sei und der Embryo in der Nachbarschale nicht. Hinzu kommt noch folgende Überlegung: Der pränidative Embryo mag sich zwar noch in Zwillinge teilen, aber er selbst ist genetisch eindeutig bestimmt. Es handelt sich also nicht um eine unbestimmte Entität, sondern die Individualität in dem Sinne, dass da eine konkrete Identität da ist, bleibt unanfechtbar. Man kann die Zwillingsbildung so begreifen, dass hier aus einem Individuum zwei Individuen werden, und es bleibt eine genetische Identität zwischen dem pränidativen Embryo und dem weiterentwickelten Embryo. Aus diesen Gründen erscheint es nicht logisch, den pränidativen Embryo als Nicht-Menschen zu bezeichnen, denn dann müsste man auch erklären, wie denn aus einem Nicht-Menschen allein durch die Existenz des Primitivstreifens dann zwei Menschen hervorgehen sollen. Hier bleibt die Problematik eines unplausiblen ontologischen Sprungs in der menschlichen Entwicklungsphase.

13.2.4
Kontinuität

Diesem Argument zufolge ist der Embryo bereits deswegen ab der Fertilisation zu schützen, weil keine weiteren ethisch relevanten Zäsuren nach der Befruchtung zu erkennen sind. Jede Festlegung eines anderen Zeitpunktes als dem der Befruchtung wäre mit der Gefahr der Willkür behaftet. Hier können wiederum zwei Gegenargumente formuliert werden: Zum einen ist allein damit, dass kein weiterer bedeutsamer Punkt nach der Fertilisation festzumachen ist, nicht der Beweis erbracht, dass nur die Fertilisation als Beginn gelten kann. Man müsste also die Frage der Nachweisbarkeit einer Zäsur von der Frage nach dem Beginn einer neuen Entität trennen. Analog dazu lässt sich zwar nicht genau bestimmen, ab welcher Anzahl von Bäumen man von einem Wald sprechen kann; und doch kann man von einem Wald nicht bereits ab dem Bestand eines Baums sprechen. Zum anderen wird oft vorgebracht, dass die Nidation durchaus eine solche entscheidende Zäsur sein könnte. Wenn aber die Nidation ein solcher Anfangspunkt des Menschseins sein soll, muss man in der Entwicklung des Embryos einen ontologischen Sprung annehmen, der indes auf Plausibilitätsdefizite stößt (s. oben). Denn wenn die befruchtete Eizelle erst ab der Nidation als Mensch zu betrachten wäre, wie könnte dann aus einem Nicht-Menschen durch die Nidation ein Mensch werden? Wer postuliert, dass der Mensch erst mit der Nidation ein Mensch wird, muss darlegen, was bei der Implantation so Entscheidendes geschieht, dass hier der Schritt vom Nicht-Menschen zum Menschen gemacht wird. Was die Nidation hier vollbringen können soll, ist nichts weniger als der Wandel einer Wesenheit zu einer anderen oder sogar die Verwandlung von einem Objekt zu einem Menschen. Auch wenn man das Menschwerden angesichts des Prozesscharakters der Fertilisation nicht als punktuelles Ereignis, sondern als eine Phase verstehen muss, so bleibt die Position, dass der Mensch erst mit der Nidation Mensch wird, unweigerlich mit der Problematik eines nicht plausiblen ontologischen Sprungs behaftet. In dieser Hinsicht hat das Argument der Kontinuität insofern seine Berechtigung, als es auf die Notwendigkeit verweist, solche unlogischen ontologischen Sprünge zu vermeiden.

13.3
Der Embryo als Nicht-Mensch?

Jene Position, die den Embryo erst ab einem späteren Zeitpunkt als dem der Fertilisation als Menschen sieht, beruft sich auf ganz andere Argumente. Ein entscheidendes Argument haben wir oben schon genannt und erörtert, nämlich das Argument, dass aus dem pränidativen Embryo noch Zwillinge entstehen können und man daher nicht von einem individuellen Menschen sprechen könne. Darüber hinaus werden in der ethischen Diskussion folgende drei Argumente verwendet, die hier auf ihre Stichhaltigkeit hin überprüft werden sollen.

13.3.1
Natur-Argument

Dieses Argument besagt, dass die Natur verschwenderisch mit Embryonen im Präimplantationsstadium umgehe, da ja ein beträchtlicher Teil der frühen Embryonen durch unbemerkte »Fehlgeburten« spontan abgetrieben werde. Wie könne nun der Mensch – so die Argumentation – etwas so sehr schützen wollen, das schon von der Natur her kaum geschützt werde? Dieses Argument erscheint zwar vielen plausibel, es beruht allerdings auf einem naturalistischen Fehlschluss. So kann allein aus dem Naturhaften eines Ereignisses heraus nicht umstandslos gefolgert werden, dass es per se moralisch akzeptabel sei, wenn der Mensch solche naturhaften Ereignisse nun selbst herbeiführe. Allenfalls verrät unser weitgehend gleichgültiger

Umgang mit dem Faktum alltäglich auftretender Spontanaborte, dass wir im Grunde Embryonen in unserem Alltag kaum als Menschen betrachten. Wenn man nämlich davon ausginge, dass ein Embryo ein Mensch ist, so wäre es kaum zu verantworten, diese alltäglichen Spontanaborte einfach hinzunehmen.[17] Zwar muss man bedenken, dass die meisten Frauen den Spontanabort in der frühen Phase gar nicht bewusst wahrnehmen können. Wer hingegen im Bewusstsein der Faktizität unzähliger täglicher Spontanaborte gleichgültig bleibt, kann nicht gleichzeitig den Embryo als Menschen betrachten. In diesem Sinne kann das Natur-Argument relevant sein, indem es die Inkonsistenz von Intuitionen demaskiert.

13.3.2
Phänomenologie-Argument

Vertreter dieses Arguments behaupten, dass in den Embryo Formen des Menschseins hineingelesen werden, die im Embryo faktisch gar nicht enthalten seien. Der Embryo als Mensch ist nach dieser Auffassung eine reine Imagination. Dieses Argument macht auf die Diskrepanz zwischen der wahrnehmbaren Erscheinung des Embryos und der moralischen Bewertung seiner Schutzwürdigkeit aufmerksam. Damit ist die Frage verbunden, wie sehr wir uns bei der Statusbestimmung auf unsere Sinne verlassen können. Es gilt hierbei zunächst zu bedenken, dass das Urteil darüber, was der Embryo ist, nicht allein aus dem aktuellen Zustand der Zygote abgeleitet werden kann, sondern vielmehr aus der Beobachtung des Embryos in seiner weiteren Entwicklung. Was eine Larve ist, können wir nicht aus der momentanen Betrachtung der Larve heraus ableiten. Erst durch die Geduld, die Entwicklung der Larve weiterzuverfolgen, erwächst die Erkenntnis, dass die Larve mehr ist, als sie zunächst zu sein scheint. Der Status einer Entität wird somit also erst im Nachhinein angemessen bestimmt, und nicht ad hoc. Daher kann es trügerisch sein, die Phänomenologie des Embryos als Grundlage für seine Statusbegründung zu nehmen.

Außerdem muss beim Phänomenologie-Argument bedacht werden, dass der naturwissenschaftliche Beobachter nur das sehen kann, was ihm durch den Sehfilter der Naturwissenschaft zu sehen möglich ist. Gerade weil der wissenschaftliche Blick den Anspruch erhebt, ein objektiver Blick zu sein, blendet er systemimmanent jenen Zugang aus, der für die moralische Bewertung des Embryos entscheidend ist, nämlich, ihn als Wesen zu

---

17 Dieser Einwand muss insofern relativiert werden, als viele Spontanaborte durch Chromosomenstörungen bedingt sind, die eine Überlebensfähigkeit in Frage stellen.

betrachten, das seinen Zweck und Wert in sich selbst trägt (Hauskeller 2000). Mit der Wahl der Brille haben wir sozusagen das Ergebnis des zu Betrachtenden bereits methodisch vorweggenommen. Der naturwissenschaftliche Blick ist daher automatisch ein selektiver Blick. Da er inhärent dazu neigt, das Seinshafte zu etwas Objekthaftem zu machen (Badura-Lotter 2001), blendet er unwillkürlich bestimmte Blickwinkel aus. Wer das Phänomenologie-Argument als relevant erachtet, kann dies nur als Positivist tun, da mit dieser Argumentation suggeriert wird, dass man allein mit den wissenschaftlichen Methoden das Wesenhafte ausmachen könne. Diese positivistische Sicht ist jedoch gerade im Umgang mit dem Embryo wenig überzeugend. Die vordergründige Plausibilität des Phänomenologie-Arguments beruht nicht auf seiner logischen Stringenz, sondern letztlich darauf, dass der frühe Embryo keine Schutzimpulse hervorruft.

13.3.3
Argument der Relationalität

Dieses Argument betont die besondere Angewiesenheit des Embryos auf den mütterlichen Organismus, ohne den der Embryo nicht weiterleben könnte. Nach dieser Argumentation wird aus der Abhängigkeit des Embryos von der Mutter geschlossen, dass der Embryo außerhalb des Mutterleibes und von sich aus kein Mensch sein könne. Dieses Argument ist insofern relevant, als es auf die Sondersituation des extrakorporal gezeugten Embryos hinweist (Steinbock 1997). Es wäre jedoch zu einfach, wollte man allein aus dem Angewiesensein des Embryos auf den mütterlichen Organismus eine Begründung dafür ableiten, diesen für weniger schutzwürdig zu erachten. Denn alle Lebewesen sind letztlich angewiesen auf äußere Umstände, um sich entwickeln zu können; doch bedeutet dies nicht, dass der Grad ihres Angewiesenseins auf äußere Bedingungen ihre Schutzwürdigkeit bestimmen oder etwas über ihren ontologischen Status aussagen könnte. Ein Fisch, der in die unglückliche Situation gerät, sich nicht mehr im Wasser zu befinden, wird deswegen nicht seinen Status als Fisch verlieren. Also kann auch beim Embryo der Status nicht von der Angewiesenheit auf die Mutter abhängig gemacht werden.

Relevant könnten die Erkenntnisse über die besonderen Kommunikationsstrukturen zwischen Mutterleib und Embryo nur dann sein, wenn sie im Sinne einer Relativierung des Potenzialitätsarguments interpretiert werden könnten. Hierfür müsste geklärt werden, ob der Embryo sich von sich aus zum reifen Organismus entwickelt oder ob ihm diese Fähigkeit in entscheidender Weise nur über den mütterlichen Organismus verliehen wird. Es müsste der Beweis erbracht werden, dass der mütterliche Organismus für die Entwicklung des Embryos eine ähnlich konstitutive Rolle spielt wie beispielsweise das Spermium für die weitere Entwicklung der Eizelle durch den Akt der Befruchtung. Die Frage lautet also: Ist tatsächlich mit der Befruchtung ein weitgehend selbst gesteuertes Programm in Gang gesetzt, das – den natürlichen Verlauf vorausgesetzt – zur Entwicklung des Organismus führt, oder ist die Befruchtung nur ein Schritt von mehreren, die der menschliche Organismus durchlaufen muss, damit er sich voll entwickeln kann? Selbst für den Fall, dass die Kommunikation zwischen Mutter und Embryo wesentlich ausgeprägter ist, als man bisher annehmen konnte, wird es dennoch schwierig bleiben, unter Beweis zu stellen, dass die Mutter eine so konstitutive Rolle spielt, dass der frühe Embryo für sich allein genommen nicht als Mensch betrachtet werden kann. Der mütterliche Organismus müsste also nicht weniger bewirken können als die Überführung von einer passiven in eine aktive Potenzialität. Denn nur dann könnte man tatsächlich sagen, dass allein durch den mütterlichen Organismus aus dem Embryo eine grundlegend neue Entität wird. Dieses Argument zeigt, wie wichtig es für die moralische Bewertung ist, die naturwissenschaftlichen Fakten zu berücksichtigen. Andererseits ist es nicht ganz so einfach, allein durch neue Erkenntnisse über Botenstoffe zwischen Embryo und Mutter dem Embryo seine Potenzialität so weit abzusprechen, dass er zwangsläufig als Nicht-Mensch betrachtet werden müsste.

13.4 Argumente für die Verwendung von Embryonen zur Stammzellforschung

Die Möglichkeiten und Hoffnungen der Stammzellforschung haben die Frage nach der Vertretbarkeit der Forschung mit Embryonen aufgeworfen. Im Folgenden werden daher die einzelnen Argumente für die Stammzellforschung näher beleuchtet und kritisch reflektiert.

13.4.1 Argument der Hilfspflicht für zukünftige Patienten

Eines der gängigsten Argumente für die Forschung mit Embryonen bedient sich eines konsequenzialistischen Begründungsmodells. Es besagt, dass die Legitimität der Forschung mit Embryonen für die Stammzellforschung sich aus der Hilfsverpflichtung ergibt, die man zukünftigen Patienten gegenüber hat. Hinter dieser Argumentationslinie verbirgt sich die implizite Annahme, dass die Schutzwürdigkeit des Embryos keine feststehende Größe wäre, sondern vom Ausmaß der Hilfspflicht abhänge. Der moralische Status des Embryos würde also davon abhängig gemacht, inwiefern es andere, der Schutzwürdigkeit überlegene Güter gäbe. Konsequent zu Ende gedacht setzt dieser Argumentationstyp insofern die Vorentscheidung voraus, dass der Embryo kein Mensch ist. Denn wenn der Embryo Mensch wäre, so könnte ein noch so großer Nutzen für Dritte nicht als Begründung ausreichen, um die Beendigung des embryonalen Lebens zu rechtfertigen (s. die Differenzierung von vollkommenen Unterlassungspflichten und unvollkommenen Hilfspflichten in Kapitel 2.3.1). Wer den Embryo als Menschen anerkennt, kann die Hilfspflicht nicht zum Ausgangspunkt eines Plädoyers für die Forschung an Embryonen nehmen. Von dieser Position aus ist kein vernünftiges Argument denkbar, das die Verwendung von Embryonen – zu welchen Forschungszwecken auch immer – rechtfertigen könnte. Wer aber in der Verpflichtung zur Hilfe ein Argument für die Forschung mit Embryonen anerkennt, hat sich implizit dagegen entschieden, den Embryo als Menschen zu sehen. Diese implizite Vorannahme müsste daher bei einer solchen Argumentation auch akzeptiert und zugegeben werden.

13.4.2
Das Argument des »Verwaistseins« der Embryonen

Für viele ist allein die Tatsache, dass die sogenannten überzähligen Embryonen »verwaist« sind, ein ausreichendes Argument dafür, sie für die Forschung freizugeben. Diese Argumentation befürwortet also eine ungleiche Behandlung von Embryonen, abhängig davon, ob sie noch eine Chance zur Transferierung haben oder nicht. Gegen eine solche ungleiche Bewertung der »verwaisten« und zu transferierenden Embryonen lässt sich als **ersten Einwand** vorbringen, dass es sich hier um einen argumentativen Zirkelschluss handelt. Wenn man nämlich davon ausgeht, dass das Verwaistsein einen Grund für niedrigere Schutzpflichten darstellt und überdies vom menschlichen Handeln abhängig ist, so würde man unweigerlich die Schutzwürdigkeit des Embryos vom eigenen menschlichen Verhalten abhängig machen; man hätte also mit dieser Argumentation nichts bewiesen, sondern das Resultat bereits in die Prämisse hineingelegt – daher der Einwand des Zirkelschlusses.

Der **zweite Einwand** gegen die Ungleichbewertung von »verwaisten« und zu transferierenden Embryonen zielt darauf ab, dass handlungstheoretisch ein Unterschied besteht, ob man einen verwaisten Embryo absterben lässt oder ob man ihn zu Forschungszwecken verwendet. Das Sterbenlassen

13.4 Argumente für die Verwendung von Embryonen zur Stammzellforschung

eines bereits »verwaisten« Embryos ist moralisch weniger schwerwiegend als die Forschung mit diesem Embryo. Die moralische Verantwortung für das Sterbenlassen des Embryos liegt dort, wo das Verwaistwerden mehr oder weniger billigend in Kauf genommen wurde. Ab dem Moment der Faktizität dieser Situation ist das Sterbenlassen nur eine unvermeidbare und ausweglose Hinnahme einer Situation, die zu verhindern man versäumt hat. Die Verwendung verwaister Embryonen zu Forschungszwecken ist hingegen ein moralisch relevantes Handeln, das zusätzlich zum vorausgegangenen Inkaufnehmen des Verwaistseins nun neu verantwortet werden muss. Mit der Verwendung zu Forschungszwecken ist ein Grad an Instrumentalisierung verknüpft, der beim Sterbenlassen nicht vorhanden ist. Dieser Einwand ist jedoch nur so lange überzeugend, wie man für die moralische Beurteilung einer Handlung eine deontologische Begründung wählt (vgl. Kap. 2), also von Prinzipien, Regeln und Verpflichtungen her argumentiert, die nicht primär folgenorientiert begründet sind. Wenn man sich hingegen für die Beurteilung eines rein konsequenzialistischen Begründungsmusters bedient, also folgenorientiert argumentiert, so erscheint bei diesem ethischen Theoriemodell die Forschung an verwaisten Embryonen so lange nicht unmoralischer als das Sterbenlassen, wie durch diese Forschung nicht andere negative Folgen zu befürchten sind.

Ein letzter und **dritter Einwand** gegen diese Ungleichbewertung zielt darauf ab, dass de facto kein ontologischer Unterschied zwischen verwaisten und nicht verwaisten Embryonen besteht. Damit besteht auch handlungstheoretisch kein Unterschied zwischen der Forschung an verwaisten Embryonen und der Forschung an nicht verwaisten Embryonen. Warum also soll ein moralisch relevanter Unterschied gemacht werden können zwischen diesen beiden Forschungshandlungen? Stellen wir uns eine Petrischale mit zwei Embryonen vor: einem Embryo, der von den Eltern nicht mehr »gebraucht« wird, weil diese doch keine Schwangerschaft mehr wünschen, und daneben einem anderen Embryo, der am nächsten Tag transferiert werden soll. Kann es hier überzeugend sein, dass man den einen Embryo zu Forschungszwecken verwenden darf und den anderen direkt daneben hingegen nicht? Nur unter der Voraussetzung, dass wir den moralischen Status des Embryos von äußeren Bedingungen abhängig machen, erscheint es möglich, es für weniger unmoralisch zu halten, den ersten, nicht aber den zweiten Embryo für Forschungszwecke zu benutzen. Wir müssten es also für akzeptabel halten, dass man einen Embryo nur insofern schützt, als er sich in einer günstigen Situation befindet, und wir müssten es für gut befinden, dass man ihn dann zu Forschungszwecken benutzte, wenn sich seine Überlebenschancen verschlechtern würden. Bedeutsam an dieser Argumentation ist, dass damit implizit der Wert eines Embryos konsequenzialistisch bestimmt wird. Wenn wir also sagen, dass die verwaisten Embryonen weniger schutzwürdig sind als die nicht verwaisten, so fällen wir damit eine Grundentscheidung. Wir entscheiden uns dagegen, den Wert des Embryos ausschließlich in seinem Sein begründet zu sehen. Damit ist die grundsätzliche Frage, die die gesamte Diskussion um die Stammzellforschung aufwirft, gestellt: Kommt dem Embryo allein aus seinem Sein heraus Schutzwürdigkeit zu, oder soll das Ausmaß der Schutzwürdigkeit von Faktoren abhängen, die außerhalb seiner selbst liegen (vgl. Maio 2003, 2009)?

13.4.3
Argument des Wertungswiderspruchs zum Schwangerschaftsabbruch

Als Argument für eine Zulassung der Forschung mit Embryonen wird oft unser sonstiger Umgang mit frühen Embryonen angeführt. Wie kann man – so die Argumentation – pränidative Embryonen für unantastbar erklären, wenn vorgeburtliches Leben bis zur zwölften Schwangerschaftswoche ohne besonders hohe Hürden beendet werden kann? Dies wird von vielen Menschen als Widerspruch empfunden, weil für sie hier mit zweierlei Maß gemessen wird. Nun lässt sich zur Rechtfertigung dieses unterschiedlichen Bewertens zunächst einwenden, dass die Wertekollision beim Schwangerschaftsabbruch eine andere ist als bei der embryonalen Stammzellforschung, da ja der Schwangerschaftsabbruch nur durch die Konfliktsituation der Mutter straffrei bleiben kann. Beim Schwangerschaftsabbruch werden Persönlichkeitsrechte der Mutter tangiert, während der extrakorporale Embryo niemandes Interessen direkt bedroht. Gleichzeitig müssen wir die konkreten Interessen, die beim Schwangerschaftsabbruch berührt werden, genauer in den Blick nehmen. Denn de facto werden Schwangerschaftsabbrüche in den allermeisten Fällen gerade ohne medizinische Indikation vorgenommen, also ohne dass eine gesundheitliche Gefährdung der Schwangeren vorläge. Wenn Schwangerschaftsabbrüche also auf jedweden Wunsch hin vorgenommen werden, so drückt sich darin aus, dass der Embryo auch sonst als Entität betrachtet wird, die man im eigenen Interesse und ohne Sanktionen opfert. Innerhalb dieser sonst weit akzeptierten Logik erscheint es vielen als nicht einleuchtend, wenn nun für die frühen extrakorporalen Embryonen eine größere Schutzwürdigkeit reklamiert wird als für weiterentwickeltes Leben im Mutterleib, das man ja auch sonst opfern dürfe – so die Argumente vieler.

Diese Argumentationsstruktur ist allerdings nicht stringent. Denn die Entkriminalisierung des Schwangerschaftsabbruchs ist nicht gleichzusetzen mit einer Herabsetzung der Schutzwürdigkeit ungeborenen Lebens (vgl. Kap. 14). Vielmehr ist das Absehen von Strafe als Resultat der Erkenntnis zu verstehen, dass ungeborenes Leben faktisch nicht gegen den Willen der Mutter geschützt werden kann. Ferner muss bedacht werden, dass ein kategorisches Verbot des Schwangerschaftsabbruchs für die Schwangere nicht nur bedeuten würde, dass sie dem Embryo keinen Schaden zufügen darf. Vielmehr würde eine solche strikte Regelung von der Schwangeren verlangen, dass sie aktiv etwas für das vorgeburtliche Leben tun müsste, es nämlich austragen und gebären (s. Kap. 14.2). Die damit verbundenen Pflichten wären also nicht nur Unterlassungspflichten, sondern auch und in besonderer Weise Hilfspflichten, die unter Zwang einzufordern umso schwieriger ist.

■ **Fazit**: Der von weiten Kreisen der Gesellschaft befürwortete Schwangerschaftsabbruch sowie die breite Akzeptanz der Nidationshemmer und die weitgehende Gleichgültigkeit Spontanaborten gegenüber machen deutlich, dass viele Menschen den Embryo in ihrem alltäglichen Tun nicht als Menschen in seiner vollumfänglichen Schutzwürdigkeit betrachten. Wer für einen umfassenden Embryonenschutz plädiert, muss sich mit dieser Tatsache auseinandersetzen. Doch welche Konsequenz ergibt sich aus dem Umstand, dass Embryonen schon längst wie selbstverständlich anderen Interessen geopfert werden? Selbst wenn das Beenden embryonalen Lebens als Ultima Ratio in anderen Kontexten hingenommen wird, so kann diese Hinnahme kein Argument dafür liefern, Embryonen auch in anderen Situationen zu opfern. Dies lässt sich nur dann rechtfertigen, wenn es gute Gründe dafür gäbe, den Embryo als Nicht-Menschen anzusehen.

13.5
Der Import von Stammzelllinien und der Vorwurf der »Doppelmoral«

Abschließend folgen einige ethische Überlegungen zur Diskussion um Stammzellen. Da embryonale Stammzellen für sich genommen keine Embryonen sind, stellt nicht der Umgang mit den Stammzellen per se, sondern deren Gewinnung das ethische Problem dar. Wenn also Stammzelllinien nicht als Träger bestimmter Schutzrechte betrachtet werden können, warum sollte man sie dann nicht zu Forschungszwecken verwenden? Zur Beantwortung dieser Frage muss zunächst geklärt werden, worin genau das moralisch strittige Handeln besteht. Die Beurteilung der etwaigen Verwendung bestehender Stammzelllinien ist de facto weniger eine Frage des moralischen Status. Vielmehr ist der Aspekt der Komplizenschaft zu be-

denken, also die Frage danach, inwiefern man sich dadurch schuldig machen kann, dass man aus unmoralischem Handeln einen Nutzen zieht oder es unterstützt. Hier lassen sich theoretisch vier verschiedene Formen der moralischen Verstrickung ausmachen (Green 2001):
- Das direkte Mitwirken an dem unmoralischen Handeln (Beispiel: Forscher schließt sich einer Forschergruppe an, die Embryonenforschung betreibt);
- die direkte Förderung eines unmoralischen Handelns (Beispiel: Forscher ermutigt einen anderen Forscher dazu, Embryonenforschung zu betreiben, indem er ihm verspricht, die Stammzelllinien für hohe Summen zu erwerben);
- die indirekte Förderung der Embryonenforschung (Beispiel: Forscher nimmt Studien vor, die die Akzeptanz der Embryonenforschung vergrößern);
- ein Handeln, bei dem kein Ausdruck der Ablehnung des unmoralischen Handelns manifest wird, wodurch dieses unmoralische Tun implizit gebilligt wird.

Hinsichtlich der Stammzelllinien wird am ehesten die vierte, allenfalls die dritte Form der Komplizenschaft zutreffend sein. Nun könnte man behaupten, dass derjenige, der diese Zellen benutze, sich indirekt mitschuldig mache. Sich deshalb aber gänzlich fernzuhalten von jeglicher Forschung an diesen Zellen würde ein Verschanzen hinter Grundsätzen bedeuten, die kaum aufrechterhalten werden könnten. Der Grundsatz, keinen Vorteil aus moralisch fragwürdigen Handlungen ziehen zu wollen, widerspricht schon geltender Praxis, denn die Reproduktionsmedizin, die in Deutschland etabliert ist, wurde letzlich in hohem Maße erst durch die Forschung an Embryonen im Ausland möglich. Es wäre also zu begründen, warum man hier die Anwendung der reproduktionsmedizinischen Erkenntnisse für vertretbar hält. Wer bei den Stammzelllinien die Komplizenschaft für problematisch hält, muss eine solche Komplizenschaft auch in anderen Kontexten für unvertretbar halten.

Unabhängig von der Komplizenschaft ließe sich argumentieren, dass der Import von embryonalen Stammzelllinien deswegen für illegitim zu halten wäre, weil man mit der Verwendung der Stammzelllinien den vorausgegangenen Embryonenverbrauch implizit gutheißen würde. Nach dieser Argumentation hängt die Legitimität des Imports letztlich davon ab, ob es gelingt, diesen Eindruck der nachträglichen und impliziten Befürwortung eines als unmoralisch gehaltenen Handelns zu vermeiden. Man müsste also trotz oder gerade wegen des Imports glaubhaft zum Ausdruck bringen – und nicht nur als Lippenbekenntnis –, dass das Verwenden von

Embryonen zu Forschungszwecken als unmoralisch angesehen wird. Die Frage ist also: Wie kann der Import zur regulären Praxis werden und gleichzeitig zum Ausdruck gebracht werden, dass man alles tut, um diese Situation zukünftig zu vermeiden? Nur solange man dieses Anliegen glaubhaft machen kann, ist man vor dem Vorwurf der Doppelmoral gefeit.

■ **Fazit:** Ob die Forschung mit embryonalen Stammzellen zu vertreten ist, hängt letztlich von grundsätzlichen Fragen ab. Soll ein eher deontologischer oder ein konsequenzialistischer Argumentationstyp leitend sein? Gilt das Interesse also vornehmlich den Folgen oder vornehmlich bestimmten verallgemeinerbaren Grundprinzipien? Soll der Wert des Embryos von seinen Fähigkeiten, seinem Können und seinen Chancen abhängig gemacht werden, oder ist seine Schutzwürdigkeit allein an sein Sein gebunden? Je nach Begründungstheorie gelangt man zu ganz unterschiedlichen Schlussfolgerungen, die unvereinbar aufeinanderprallen. Während in den Proklamationen rein rhetorisch ein eher deontologischer Grundtenor angeschlagen wird, folgt die konkrete Praxis eher der konsequenzialistischen Grundannahme und stellt das Leben des Embryos dort in Frage, wo der Preis für dessen Erhalt für zu hoch gehalten wird.

Literatur

Badura-Lotter, Gisela: Ethische Aspekte der Forschung an embryonalen Stammzellen. In: Gisela Bockenheimer-Lucius (Hrsg): Forschung an embryonalen Stammzellen. Ethische und rechtliche Aspekte. Köln: Deutscher Ärzte-Verlag 2001; 9–26.

Feuerbach, Paul Johann Anselm von: Lehrbuch des gemeinen in Deutschland gültigen peinlichen Rechts. Gießen: Georg Friedrich Heyer 1812.

Green, Ronald Michael: The human embryo research debates. Oxford: Oxford University Press 2001.

Hauskeller, Christiane: Die Stammzellforschung und das ärztliche Selbstverständnis zwischen wissenschaftlicher und ethischer Perspektive. Ethica 2000; 8(4): 367–383.

Maio, Giovanni: Zur Begründung der Schutzwürdigkeit des Embryos e contrario. In: Giovanni Maio u. Hanjörg Just (Hrsg): Die Forschung an embryonalen Stammzellen in ethischer und rechtlicher Perspektive. Baden-Baden: Nomos 2003; 168–177.

Maio, Giovanni: Warum der Embryo Würdeschutz und nicht nur Respekt braucht. Zeitschrift für medizinische Ethik 2009; 55(1): 90–95.

Steinbock, Bonnie: The moral status of extracorporeal embryos. Pre-born children, property or something else. In: Anthony Dyson u. John Harris (eds): Ethics and biotechnology. London/New York: Routledge 1997; 79–92.

Tauer, Carol A.: Embryo Research and Public Policy: A Philosopher's Appraisal. The Journal of Medicine and Philosophy 1997; 22: 423–439.

Weiterführende Literatur

Ahrens, Jörn: Frühembryonale Menschen? Kulturanthropologie und ethische Effekte der Biowissenschaften. München: Wilhelm Fink 2007.

Bayer, Vera: Der Griff nach dem ungeborenen Leben. Zur Subjektgenese des Embryos. Pfaffenweiler: Centaurus-Verlagsgesellschaft 1993.

Beckmann, Jan P.: Der Schutz von Embryonen in der Forschung mit Bezug auf Art. 18 Abs. 1 und 2 des Menschenrechtsübereinkommens zur Biomedizin des Europarats. In: Jochen Taupitz (Hrsg): Das Menschenrechtsübereinkommen zur Biomedizin des Europarates: taugliches Vorbild für eine weltweit geltende Regelung? Berlin: Springer 2002; 155–181.

Beckmann, Jan P.: Ontologische Status- oder pragmatische Umgangsanalyse? Zur Ergänzungsbedürftigkeit des Fragens nach dem Seinsstatus des extrakorporalen frühen menschlichen Embryos in ethischen Analysen. In: Giovanni Maio (Hrsg): Der Status des extrakorporalen Embryos. Perspektiven eines interdisziplinären Zugangs. Stuttgart: Frommann-Holzboog 2007; 275–304.

Beckmann, Jan P.: Zur Frage begrifflicher Klarheit und praxisbezogener Kohärenz in der gegenwärtigen Stammzelldebatte. In: Konrad Hilpert (Hrsg): Forschung contra Lebensschutz? Der Streit um die Stammzellforschung. Freiburg: Herder 2009; 60–75.

Beckmann, Rainer, u. Mechthild Löhr (Hrsg): Der Status des Embryos. Medizin – Ethik – Recht. Würzburg: Johann Wilhelm Naumann 2003.

Damschen, Gregor, u. Dieter Schönecker: Der moralische Status menschlicher Embryonen. Pro und contra Spezies-, Kontinuums-, Identitäts- und Potentialitätsargument. Berlin: De Gruyter 2002.

Duden, Barbara, Jürgen Schlumbohm u. Patrice Veit (Hrsg): Geschichte des Ungeborenen: Zur Erfahrungs- und Wissenschaftsgeschichte der Schwangerschaft, 17.–20. Jahrhunderts. Göttingen: Vandenhoeck & Ruprecht 2002.

Engelhardt, Dietrich von, Franz Haslinger u. Ulrich H. J. Körtner (Hrsg): Lebensanfang und Lebensende in den Weltreligionen: Beiträge zu einer interkulturellen Medizinethik. Neukirchen: Neukirchener Verlag 2009.

Heinemann, Thomas, u. Jens Kersten: Stammzellforschung. Naturwissenschaftliche, rechtliche und ethische Aspekte. Freiburg: Alber 2007.

Körtner, Ulrich H. J., u. Christian Kopetzki (Hrsg): Stammzellforschung: Ethische und rechtliche Aspekte. Wien: Springer 2008.

Lenzen, Wolfgang (Hrsg): Wie bestimmt man den moralischen Status von Embryonen? Paderborn: Mentis 2004.

Maio, Giovanni (Hrsg): Der Status des extrakorporalen Embryos. Stuttgart: Frommann-Holzboog 2007.

Oduncu, Fuat, Ulrich Schroth u. Wilhelm Vossenkuhl (Hrsg): Stammzellenforschung und therapeutisches Klonen. Göttingen: Vandenhoeck & Ruprecht 2002.

Weigl, Adrienne: Der preisgegebene Mensch. Überlegungen zum biotechnischen Umgang mit menschlichen Embryonen. Gräfeling: Verlag Dr. Ingo Resch 2007.

14 Pränataldiagnostik und Schwangerschaftsabbruch

14.1	Ethik der Pränataldiagnostik....................223
14.2	Schwangerschaftsabbruch......................225
	Literatur....................................230
	Weiterführende Literatur.......................230

> »Das Wunder, das den Lauf der Welt und den Gang der menschlichen Dinge immer wieder unterbricht und vor dem Verderben rettet, das als Keim in ihm sitzt und als ›Gesetz‹ seine Bewegung bestimmt, ist schließlich die Tatsache der Natalität, das Geborensein, welches die ontologische Voraussetzung dafür ist, dass es so etwas wie Handeln überhaupt geben kann.«
>
> Hannah Arendt

Das Kapitel vermittelt einen differenzierenden Blick auf die Pränataldiagnostik und benennt die Voraussetzungen, die erfüllt sein müssen, um von einem guten Umgang mit der Pränataldiagnostik sprechen zu können. In einem zweiten Teil wird auf das schwierige Problemfeld des Schwangerschaftsabbruchs eingegangen und erläutert, warum dieser eine besondere Herausforderung für die moderne Medizin darstellt.

― Patientengeschichte (15) ―

Schwangerschaftsabbruch bei Wachstumsretardierung?
Eine 29-jährige Patientin hat während ihrer ersten Schwangerschaft ein HELLP-Syndrom (Schwangerschaftsgestose) entwickelt mit damals bedrohlicher Thrombopenie und Hypertonie. Diese damalige Lebensgefahr der Patientin konnte zwar abgewendet werden, aber es kam zu einer Frühgeburt. Die Patientin gebar in der ersten Schwangerschaft ein Kind in der 24. Schwangerschaftswoche mit einem Geburtsgewicht von unter 500 Gramm. Dank der medizinischen Technik konnte das Kind damals alle Komplikationen überstehen und entwickelte sich gut. Seit Beginn der nunmehr zweiten Schwangerschaft wird die Patientin mit Antihypertensiva behandelt. In der 18. Schwangerschaftswoche stellt sich im

Rahmen einer Pränataldiagnostik heraus, dass das Kind deutlich unterversorgt ist und eine ausgeprägte Wachstumsretardierung hat. Die untersuchende Gynäkologin betont, dass das Kind höchstwahrscheinlich nicht überleben könne. Sie rät der Patientin zu einem Schwangerschaftsabbruch, da das Warten auf den Tod im Mutterleib zu belastend sei. Die Patientin lehnt einen Schwangerschaftsabbruch aus Überzeugung dezidiert ab und stellt sich in einer größeren Klinik vor. Dort bestätigt man zwar die ernste Prognose für das Kind, lässt aber offen, ob ein Schwangerschaftsabbruch die richtige Entscheidung in dieser Situation sei. Die Patientin entschließt sich nach diesem Gespräch umso überzeugter, die Schwangerschaft, wenn auch unter strenger ärztlicher Beobachtung, fortzusetzen.

Die weitere Entwicklung der Schwangerschaft verläuft zunächst unter medikamentöser Behandlung komplikationslos. In der 22. Schwangerschaftswoche muss aber aufgrund der schlechten Versorgungslage des Kindes ein Kaiserschnitt vorgenommen werden, um zu verhindern, dass das Kind im Mutterleib verstirbt. Das Kind kommt mit einem Geburtsgewicht von 430 Gramm auf die Welt, muss beatmet und im Inkubator versorgt werden. Die Überlebenschance ist gering, aber es besteht zumindest eine kleine Hoffnung, dass das Kind auf Dauer gerettet werden könnte, zumal sich das erstgeborene Geschwisterkind auch so gut entwickelt hatte. Das Bild sieht zunächst stabil aus, aber am dritten Tag verschlechtert sich der Befund dramatisch. Man entscheidet sich schließlich, auf weitere Maßnahmen zu verzichten, und ermöglicht dem Kind, in Ruhe zu sterben. Die Eltern nehmen mit großem Schmerz von dem Kind Abschied, empfinden aber – im Hinblick darauf, dass eine dritte Schwangerschaft bei der Konstellation geradezu ausgeschlossen scheint – die drei gelebten Tage mit ihrem Sohn als große Bereicherung.

Kommentar

Diese Patientengeschichte zeigt die Janusköpfigkeit der Pränataldiagnostik deutlich auf. Die Möglichkeit der Pränataldiagnostik ist für diese Patientin sicher von großem Wert gewesen; ohne eine solche Diagnostik hätte sich das Kind womöglich in einer noch bedrohlicheren Situation befunden. Ferner ermöglichte die Diagnostik der Patientin, ein realistisches Bild der zu erwartenden Komplikationen zu gewinnen. Auf der anderen Seite hat allein die Existenz der Diagnostik ihr eine Entscheidung abgenötigt, die ohne Diagnostik überhaupt nicht hätte gefällt werden müssen: die Entscheidung, ob dieses Kind weiterleben oder ob sein Leben frühzeitig aktiv beendet werden soll. Diese Patientin hat sich entschieden der ärztlichen (!) Empfehlung eines Schwangerschaftsabbruchs widersetzt; die Geschichte macht jedoch deutlich, wie leicht es geschehen kann, dass Betroffene in die Entscheidung eines Abbruchs hineingedrängt werden, wenn sich in der vorgeburtlichen Untersuchung Negativbefunde häufen. Was ohne Pränataldiagnostik faktisch der Fall gewesen wäre (nämlich, dass das Kind so lange lebt, wie es leben kann), wird mit der möglichen Diagnostik zur persönlichen Wahlentscheidung.

Der Ausgang dieser tragischen Patientengeschichte zeigt, welchen Unterschied es macht, ob man selbst ein Kind tötet oder ob man ein Kind sterben lässt. Dieses Paar hat sich überzeugt dafür entschieden, den weiteren Verlauf abzuwarten und es der Natur, dem Schicksal oder Gott zu überlassen, ob das Kind weiterleben darf oder nicht. Der ärztlich angeratene Schwangerschaftsabbruch hätte zumindest dieser Mutter enorme Schuldgefühle aufgebürdet und hätte ihr zugleich die Erfahrung verwehrt, ihr eigenes Kind, wenn auch nur für wenige Tage, erleben zu dürfen.

14.1
Ethik der Pränataldiagnostik

Sinnvolle Pränataldiagnostik ist Bestandteil einer guten Frauenheilkunde. Sie erfüllt mehrere wichtige Funktionen. Zum einen dient sie dazu, Entwicklungsstörungen frühzeitig zu erkennen, um damit gegebenenfalls eine Frühbehandlung des Kindes zu ermöglichen. Ferner dient sie bei richtiger Handhabung dazu, die Befürchtungen und Sorgen der Schwangeren abzubauen und sie auf den weiteren Verlauf der Schwangerschaft vergewissernd einzustimmen. Es gehört also zur Sorgfaltspflicht des Arztes, die Pränataldiagnostik anzubieten. Trotzdem hat sie ihre Schattenseiten. Diese Schattenseiten ergeben sich aber nicht aus der Pränataldiagnostik per se, sondern resultieren genau genommen aus ihrer Handhabung. Je mehr nämlich das Durchmustern des Ungeborenen zur Routine wird und je detaillierter die Informationen sind, die man über das Kind bekommt, desto eher wird das Gegenteil dessen erreicht, was eine sinnvolle Pränataldiagnostik bewirken sollte. Denn bei einer unreflektierten oder schematischen Handhabung führt die Pränataldiagnostik nicht zu der erwünschten Vergewisserung, sondern allzu oft zu einer Verunsicherung der Schwangeren. Dies kann zu einer schweren Belastung werden, und nicht selten führt die kleinste diagnostische Unsicherheit zur Beendigung einer Schwangerschaft (Hepp 2002).

Mit dem neuen Gendiagnostikgesetz, das am 1. Februar 2010 in Kraft getreten ist, wurde speziell die genetische Pränataldiagnostik umfassend gesetzlich geregelt (vgl. Eberbach 2010). Der Blick auf diese Bestimmungen ist wichtig, weil in der Öffentlichkeit – und auch in der Medizin – die genetische Pränataldiagnostik zuweilen als Dienstleistung auf Wunsch betrachtet wird. Dies ist jedoch nicht die gesetzliche Grundlage. So wird in § 15 Abs. 1 des Gendiagnostikgesetzes festgeschrieben, dass eine vorgeburtliche Gendiagnostik nur zulässig ist, wenn ein medizinischer Zweck vorliegt, d. h., dass man für eine Chorionzottenbiopsie (Gewebeentnahme am »Mutterkuchen«) oder eine Fruchtwasseruntersuchung eine medizinische Indikation braucht. Ferner ist die vorgeburtliche Gendiagnostik nur für die Fälle zulässig, in denen der Genbefund die Gesundheit des Fetus während der Schwangerschaft oder kurz danach gefährden könnte. Die Untersuchung müsste also auf jene Fälle beschränkt bleiben, bei denen sich eine therapeutische Option aus dem Testergebnis ableiten ließe. Eine Testung auf eine sich spät manifestierende genetische Erkrankung ist ausdrücklich gesetzlich verboten.

Die Kehrseite der für sich genommen segensreichen Pränataldiagnostik zeigt sich also dort, wo der Zustand der guten Hoffnung, wie man die Schwangerschaft früher genannt hat, zum Problemzustand wird. Mit einer unreflektierten Handhabung der Pränataldiagnostik wird der Verlust eines unbefangenen Umgangs mit der Schwangerschaft erreicht, was nicht selten dazu führt, dass die Schwangerschaft gedanklich in zwei Phasen eingeteilt wird: Zunächst kommt eine Schwangerschaft auf Vorbehalt, die erst nach einer unauffälligen Pränataldiagnostik zur akzeptierten Schwangerschaft wird. Schon daraus wird deutlich, welch hohe Verantwortung der Arzt zu tragen hat, wenn er Pränataldiagnostik durchführt. Denn bereits über die Art und Weise, wie er die Befunde vermittelt, wird er die Entscheidung der Schwangeren zum Schwangerschaftsabbruch oder zum Austragen entscheidend mitprägen. Eine ethische Verantwortung der modernen Medizin wäre es, ihren Teil dazu beizutragen, dass die Unbeschwertheit des Schwangerseins nicht komplett aufgegeben wird.

▪ **Fazit:** Die Pränataldiagnostik ist grundsätzlich sinnvoll. Sie kann sich aber bei unreflektierter oder schematischer Handhabung negativ auf die Einstellung der Mutter zum Kind auswirken und dann zum vorschnellen Schwangerschaftsabbruch führen. Daher ist es von besonderer Bedeutung, dass der Arzt die Diagnosestellung ohne eigene (negative) Wertung vornimmt und sich im Gespräch darüber im Klaren bleibt, dass seine Aufgabe darin besteht, der Schwangeren in ihrer krisenhaften Situation eine Hilfe zu einer nachhaltig guten Entscheidung anzubieten.

14.2 Schwangerschaftsabbruch

Der Schwangerschaftsabbruch ist ohne Zweifel eine der größten ethischen Herausforderungen der Medizin. Er ist deswegen eine Herausforderung, weil er einen Akt des Tötens darstellt. An dieser Tatsache kommt man nicht vorbei. Erfahrungen aus früheren Zeiten haben allerdings gezeigt, dass die Aufrechterhaltung der Schwangerschaft gegen den Willen der Frau wenig aussichtsreich ist. So hat die Strafandrohung bei Schwangerschaftsabbruch nicht etwa zur Akzeptanz des Kindes geführt, sondern dazu, dass viele Betroffene den Abbruch heimlich vornahmen, und dies unter Bedingungen, die oft ihr eigenes Leben in Gefahr brachten. Daher hat man seit den 70er Jahren des 20. Jahrhunderts in fast allen Ländern Europas (Ausnahmen sind Polen und Irland) von der prinzipiellen Strafbarkeit Abstand genommen. Mittlerweile führt das Absehen von Strafe allerdings dazu, dass viele Menschen glauben, sie dürften in eigener Entscheidung, vollkommen frei und nach Belieben über die Schwangerschaft entscheiden. Dies ist allerdings – schon rechtlich – nicht der Fall. So wird häufig übersehen, dass der Gesetzgeber den Schwangerschaftsabbruch zwar straffrei gestellt, aber keineswegs für rechtmäßig erklärt hat; vielmehr hält der Gesetzgeber fest, dass der Schwangerschaftsabbruch (bis auf zwei Ausnahmen) rechtswidrig bleibt. Das Bundesverfassungsgericht spricht in seinem zweiten Urteil zum Schwangerschaftsabbruch vom 28. Mai 1993 vom »eigenen Lebensrecht des Ungeborenen«. Darüber hinaus formuliert es dezidiert: »Menschenwürde kommt schon dem ungeborenen menschlichen Leben zu.« Das Bundesverfassungsgericht schließt daraus: »Der Schwangerschaftsabbruch muss für die ganze Dauer der Schwangerschaft grundsätzlich als Unrecht angesehen und demgemäß rechtlich verboten sein.«

Somit stellt der Schwangerschaftsabbruch ein Unrecht dar, und der Staat ist verpflichtet, das Ungeborene zu schützen. Daraus kann zunächst abgeleitet werden, dass die Schwangere von Gesetzes wegen keine Verfügungsbefugnis über das Leben des Ungeborenen hat. Dies wiederum bedeutet nicht, dass es gestattet ist, die Schwangere als reines Objekt zum Schutze des Kindes zu betrachten. Das ist von zentraler Bedeutung, da das absolute Verbot des Schwangerschaftsabbruchs ja nicht nur bedeuten würde, dass die Schwangere alles unterlassen müsste, was das Leben des Kindes gefährdet; sie müsste darüber hinaus dazu verpflichtet werden, etwas Positives für das Kind zu tun, nämlich es auszutragen (s. Kap. 13.4). Genau diese Pflicht zum Austragen des Kindes wird der Schwangeren zwar grundsätzlich auferlegt, aber nicht um jeden Preis (Laufs et al. 2010). Vielmehr folgt aus der Würde und Unverfügbarkeit der schwangeren Frau, dass sie dann nicht zum Austragen der Schwangerschaft gezwungen werden kann, wenn dies die Grenze der Unzumutbarkeit erreicht. Der moralische Konflikt, der dem Schwangerschaftsabbruch zugrunde liegt, ist also nicht so sehr ein Konflikt zwischen dem Selbstbestimmungsrecht der Schwangeren und dem Lebensrecht des Ungeborenen. Vielmehr geht es um die Frage, wie weit der Zwang zum Austragen des Kindes gehen kann bzw. ab wann die Austragung für die Schwangere zu einer unzumutbaren Situation wird (ebd.).

Dies macht deutlich, dass die ethische Analyse des Schwangerschaftsabbruchs die besondere Beziehung zwischen Mutter und Kind als einer Leibeseinheit mit reflektieren muss. Es wäre nicht adäquat beschrieben, wenn man hier lediglich das Recht des Kindes dem Recht der Mutter gegenüberstellte. Das Spezifische, Besondere und Schwierige beim Schwangerschaftsabbruch ist die besondere Situation der »Zweiheit in der Einheit« (so die Formulierung des Bundesverfassungsgerichts).

Rechtliche Grundlagen des Schwangerschaftsabbruchs

1. Voraussetzungen für die *Straffreiheit* des Abbruchs (Fristenregelung mit Beratungszwang, der Abbruch bleibt hier rechtswidrig):
- Schwangerschaftskonfliktberatung und dreitägige Bedenkzeit
- Maximal zwölf Wochen nach Empfängnis

2. Voraussetzungen für die *Rechtmäßigkeit* des Abbruchs:
- Kriminologische Indikation: z. B. nach Vergewaltigung (gilt nur bis maximal zur 12. Schwangerschaftswoche)
- Medizinische Indikation (früher sog. embryopathische Indikation): Voraussetzungen sind »Gefahr für das Leben oder Gefahr einer schwerwiegenden Beeinträchtigung des körperlichen oder seelischen Gesundheitszustandes der Schwangeren, die nicht auf eine andere für sie zumutbare Weise abgewendet werden kann.«

3. Bedingungen für einen *Spätabbruch* nach dem Gesetz von 2009:
- Der Arzt muss eine medizinische Indikation stellen
- Der Arzt muss die Schwangere beraten (Beratungspflicht)
- Zwischen Diagnose und Abbruch müssen mindestens drei Tage liegen

14.2 Schwangerschaftsabbruch

Diese Rechtslage ist zustande gekommen, weil der Gesetzgeber der Auffassung war, dass das Kind nicht gegen den Willen der Mutter geschützt werden könne. Der Gesetzgeber setzt daher nicht auf Strafe, sondern auf Beratung. Weil der Schwangerschaftsabbruch rechtswidrig bleibt, muss im Umgang mit Schwangeren bedacht werden, dass der Abbruch (rein theoretisch) nicht im Belieben der Frau steht – auch wenn de facto jede Frau abtreiben »kann«, »darf« sie es eigentlich nicht (Laufs et al. 2010). Mit der Formulierung »rechtswidrig, aber straffrei« ist die reelle Gefahr verbunden, dass ein sich abschwächendes Unrechtsbewusstsein entsteht, weil diese Formulierung von vielen Menschen als eine implizite bzw. versteckte Rechtfertigung des Schwangerschaftsabbruchs gedeutet und verstanden wird (ebd.).

Für den Arzt ist diese Situation allerdings alles andere als befriedigend: Da ist der Gesetzgeber, der sagt, der Abbruch sei ein Vergehen, da gibt es Urteile des Bundesverfassungsgerichtes, die den Schwangerschaftsabbruch als Unrecht bezeichnen, und gleichzeitig wird dem Arzt die Aufgabe überantwortet, die Bevölkerung mit der Möglichkeit des Schwangerschaftsabbruchs zu »versorgen«. So sind viele Krankenhäuser von politischer Seite vertraglich dazu verpflichtet worden, den Bedarf an sachgerechten Schwangerschaftsabbrüchen abzudecken. Zwar hat der einzelne Arzt das Recht, einen Abbruch aus Gewissensgründen grundsätzlich abzulehnen, aber als Einrichtungen haben viele Kliniken eine vertraglich festgelegte Verpflichtung zur Vornahme von Schwangerschaftsabbrüchen; es wird hier von einem »Sicherstellungsauftrag« gesprochen. Das heißt nichts anderes, als dass generell dem Arzt zugemutet wird, etwas zu tun, was der Gesetzgeber eigentlich für gar nicht vertretbar hält (Laufs et al. 2010). Bedenkt man, dass dieses Unrechtsbewusstsein bei den Betroffenen in weiten Teilen gar nicht mehr vorhanden ist, wird deutlich, dass der Arzt in einen Sog hineingerät, der weder von der Politik noch von der Ärzteschaft eigentlich gewollt, der aber dennoch sehenden Auges zugelassen wird.

Das für den Arzt Befremdliche an der Beratungslösung liegt darin, dass er eine Maßnahme ergreifen soll, ohne dass eine medizinische Indikation vorläge. Insofern stellt der Schwangerschaftsabbruch in den ersten zwölf Wochen eine ausgesprochene Ausnahmesituation für den Arzt dar: Für seine »Behandlung« genügt allein das Verlangen der Schwangeren nach einem Abbruch. Es handelt sich hier also um eine Tötung ungeborenen Lebens auf Wunsch. Man könnte auch sagen, dass der Schwangerschaftsabbruch per se keine medizinische Maßnahme sei, sondern lediglich eine von Staats wegen indirekt geforderte Methode, mit der verhindert werden soll, dass Schwangere durch unsachgemäße Abbrüche ihre eigene Gesundheit gefährden.

Anders sieht es erst aus, wenn der Abbruch mit medizinischer Indikation vorgenommen wird. Hier dient dieselbe Maßnahme zur direkten Abwendung eines gesundheitlichen Schadens von der Schwangeren. Die medizinische Indikation ist neben der kriminologischen Indikation die einzige Möglichkeit, einen nicht rechtswidrigen Abbruch vorzunehmen. Für Schwangerschaften nach der zwölften Schwangerschaftswoche steht nur dieser Weg offen; daher trägt hier der Arzt eine große Verantwortung.

--- Patientengeschichte (16) ---

Schwangerschaftsabbruch bei notwendiger Chemotherapie?
Eine 26-jährige Patientin wird in der 18. Schwangerschaftswoche wegen Kopfschmerzen eingeliefert. Es findet sich ein großer rechtshemisphärischer, basisnaher Tumor, der sofort operiert wird. Postoperativ ist unklar, ob noch Tumorreste vorhanden sind, die einer zweiten Operation bedürfen. Sicher ist aufgrund der histologischen Diagnose, dass der Tumor hochmaligne ist und dass eine kleine Überlebenschance für die Patientin besteht, wenn unverzüglich eine Chemotherapie, kombiniert mit Strahlentherapie, eingeleitet wird. Die Bestrahlungstherapie muss dabei den Spinalbereich, also auch das Kind mit erfassen. Nach Ansicht der Onkologen duldet die Therapie keinen Aufschub. Die Pädiater prognostizieren, dass das Kind erst ab der 30. Schwangerschaftswoche überlebensfähig sein wird.

Kommentar
Juristisch gesehen liegt hier der eindeutige Fall einer medizinischen Indikation vor. Die Gesundheit der Mutter ist vital bedroht, daher kann eine Indikation zum Schwangerschaftsabbruch gestellt werden, auch wenn die gesundheitliche Bedrohung nicht von der Schwangerschaft, sondern von der Grunderkrankung ausgeht, die eine akute Strahlenbehandlung unabdingbar macht, da die Patientin ansonsten nicht gerettet werden kann. Genau genommen liegt hier eine Dilemma-Situation vor, bei der man keine wirklich gute Entscheidung fällen kann. Verzichtet man auf den Schwangerschaftsabbruch, würde man dem Kind durch die Bestrahlung bewusst und willentlich einen massiven Schaden zufügen, mit allen mehr oder weniger fatalen Konsequenzen. Führt man den Schwangerschaftsabbruch durch, so nimmt man ebenfalls eine schwere Hypothek auf sich. Verzichtet man auf beides, sowohl auf den Abbruch als auch auf die Strahlenbehandlung, nimmt man in Kauf, dass sowohl Mutter als auch Kind möglicherweise sterben. Alle Lösungen sind daher belastende Lösungen.

Der Gesetzgeber hält fest, dass nicht nur die physisch vitale Bedrohung, sondern auch die psychische Belastung der Frau in die Indikationsstellung mit einbezogen werden soll. Unter psychischen Belastungen ist aber nach geltender rechtlicher Lehrmeinung keineswegs nur jene Belastung zu verstehen, die einer Lebensgefahr ähnelt; vielmehr genügt z. B. auch eine psychosomatische oder depressive Symptomatik. Dadurch entsteht ein großer Beurteilungsspielraum, den der Gesetzgeber dem Arzt bewusst überlässt. Der Grundgedanke ist der, dass der Schwangerschaftsabbruch dann indiziert sein darf, wenn das Austragen des Kindes für die Schwangere nicht zumutbar ist, d.h., wenn das Austragen auf Kosten des eigenen Lebens oder des körperlichen und seelischen Gesundheitszustandes geht. Hier sind nicht nur die gegenwärtigen, sondern auch die zukünftigen Lebensverhältnisse der Schwangeren zu berücksichtigen. Insofern ist es keine rein medizinische, sondern eher eine medizinisch-soziale Indikation, weil psychische und soziale Umstände in die Beurteilung mit einfließen. Durch die Einbeziehung dieser Kriterien ist freilich ein Missbrauch der Indikation nicht ausgeschlossen, weil soziale und psychische Gründe sozusagen nachgeschoben werden können, um auch nach der 12. Woche einen Abbruch vornehmen lassen zu können.

Die ethische Herausforderung im Kontext des Schwangerschaftsabbruchs besteht darin, sich intensiv mit den Problemen der Schwangeren auseinanderzusetzen und nach Möglichkeiten zu suchen, den Betroffenen dabei zu helfen, sich vielleicht doch für das Austragen der Schwangerschaft zu entscheiden. Denn den Schwangerschaftsabbruch von ärztlicher Seite geradezu zu empfehlen würde den ärztlichen Auftrag, zu helfen, in eklatanter Weise konterkarieren. Zum einen ist es fraglich, ob der Arzt etwas empfehlen kann, was vom Gesetz her als rechtswidrige Handlung gilt. Zum anderen würde der Arzt die schwere Verantwortung für das Töten übernehmen. Schon seiner Berufspflicht nach ist der Arzt aber zur Erhaltung des ungeborenen Lebens angehalten. So sieht die Musterberufsordnung der Ärzte, die das Standesrecht kodifiziert, ausdrücklich vor, dass der Arzt »jedem Menschenleben von der Empfängnis an Ehrfurcht entgegenzubringen« hat. De facto steckt der Arzt in der Zwickmühle: Von seiner Standesethik her sollte er Leben erhalten, von Rechts wegen ist er der einzige Adressat für die Durchführung eines zwar rechtswidrigen, aber eben doch möglichen Schwangerschaftsabbruchs. Diese Situation ist umso belastender, als der Schwangerschaftsabbruch nach wie vor eine Praxis ist, die zumindest bei einem Teil der Bevölkerung zu heftigen Protesten Anlass gibt. Erst im Jahr 2010 hat ein Gericht entschieden, dass es sogar legal sei, vor Praxen, die Schwangerschaftsabbrüche vornehmen, öffentlichen Protest anzumelden. Das zeigt, dass der Schwangerschaftsabbruch auch in einer pluralistischen Gesellschaft nicht zur Normalität geworden ist und letztlich auch nie werden kann.

■ **Fazit:** Der Schwangerschaftsabbruch geht mit zahlreichen ethischen Problemen einher. Es kommt darauf an, dass die Medizin die Schwangeren in ihrer Konfliktsituation nicht alleine lässt. Ob der Arzt den Schwangerschaftsabbruch empfehlen soll, bleibt aus rein ethischer Sicht fraglich, weil die Empfehlung einer rechtswidrigen Handlung nicht seine Aufgabe sein kann und er von seiner Berufsordnung her zum Schutz des vorgeburtlichen Lebens angehalten wird. Es gibt wenige Ausnahmen, wo der Abbruch rechtmäßig, also bei medizinischer Indikation erfolgen kann. Hierfür aber muss eine schwerwiegende gesundheitliche Beeinträchtigung der Frau vorliegen.

Literatur

Eberbach, Wolfram H.: Das neue Gendiagnostikgesetz. Ein Überblick aus juristischer Sicht. Medizinrecht 2010; 28: 155–163.

Hepp, Hermann: Aporie der Pränatalmedizin. Gynäkologisch-geburtshilfliche Rundschau 2002; 42: 67–74.

Laufs, Adolf, Wilhelm Uhlenbruck, Herbert Genzel u. Bernd-Rüdiger Kern: Handbuch des Arztrechts. München: Beck 2010.

Weiterführende Literatur

Hürlimann, Denise C., Ruth Baumann-Hölzle u. Hansjakob Müller (Hrsg): Der Beratungsprozess in der pränatalen Diagnostik. Frankfurt a. M.: Peter Lang 2008.

Kind, Christian, Suzanne Braga u. Annina Studer: Auswählen oder annehmen? Pränatale und präimplantive Diagnostik. Zürich: Chronos Verlag 2010.

Kindl, Manfred: Philosophische Bewertungsmöglichkeiten der Abtreibung. Berlin: Duncker & Humblot 1996.

Kohler-Weiß, Christiane: Schutz der Menschwerdung. Der Schwangerschaftsabbruch als Thema der evangelischen Ethik. Gütersloh: Gütersloher Verlagshaus 2003.

L'hoste, Sibylle H.: Ambivalenz der Medizin am Beginn des Lebens. Der Schwangerschaftsabbruch. Kann die Philosophie zu einer Lösung beitragen? Münster: Lit-Verlag 2004.

Maier, Barbara: Ethik in Gynäkologie und Geburtshilfe. Berlin: Springer 2000.

Rhonheimer, Martin: Abtreibung und Lebensschutz: Tötungsverbot und Recht auf Leben in der politischen und medizinischen Ethik. Paderborn: Schöningh 2003.

Wewetzer, Christa, u. Thela Wernstedt (Hrsg): Spätabbruch der Schwangerschaft: Praktische, ethische und rechtliche Aspekte eines moralischen Konflikts. Frankfurt a. M.: Campus 2008.

15 Präimplantationsdiagnostik

15.1	Zeugung auf Probe als Kernproblem	232
15.2	Vermeidung eines Schwangerschaftsabbruchs?	234
15.3	Das Argument der schiefen Ebene	236
15.4	Gefahr der Entsolidarisierung	237
	Weiterführende Literatur	238

»Wir planen zu wenig, wenn wir Dinge, die in unserer Hand liegen, dem Zufall überlassen. Wir planen zu viel, wenn wir das Ganze der menschlichen Dinge in die Hand unserer Absicht nehmen und verändern wollen.«

Karl Jaspers

Das Kapitel verdeutlicht, warum die Präimplantationsdiagnostik besonders strittig diskutiert wird und was sie in moralischer Hinsicht von der Pränataldiagnostik unterscheidet. Die in den ethischen Debatten vorgebrachten Argumente werden auf ihre Stichhaltigkeit untersucht, um auf diese Weise zu einer differenzierten ethischen Bewertung der Präimplantationsdiagnostik zu gelangen.

--- Patientengeschichte (17) ---

Präimplantationsdiagnostik statt Schwangerschaftsabbruch? (Lübecker Fall)

Ein Ehepaar stellt sich beim Gynäkologen mit folgender Vorgeschichte vor: Das Paar war fünf Jahre zuvor mit der Geburt eines Kindes mit schwerer Verlaufsform einer Mukoviszidose konfrontiert. Das Kind starb kurz nach der Geburt. Per Gentest konnte man damals feststellen, dass beide Eltern Träger einer Mutation im entsprechenden Gen sind. Bei einer erneuten Schwangerschaft bestünde ein Wiederholungsrisiko von 25 %. Es kommt zur zweiten Schwangerschaft; das Paar will einen erneuten Todesfall nach der Geburt vermeiden und lässt eine Pränataldiagnostik mit Amniozentese vornehmen. Der Befund der Amniozentese ist positiv. Das Paar entscheidet sich für einen Schwangerschaftsabbruch. Es kommt zu einer dritten Schwangerschaft. Erneute Amniozentese, erneut positiver Befund, erneuter Schwangerschaftsabbruch. Das Paar wendet sich an den Gynäkologen mit der Frage, ob man nicht mittels einer Präimplantationsdiagnostik helfen könne.

Der beschriebene Lübecker Fall veranschaulicht auf eindringliche Weise, wie die Medizin mit der Erweiterung ihrer genetischen Untersuchungsmöglichkeiten nicht nur alte Probleme »löst«, sondern zugleich neue Probleme schafft und neue Fragen aufwirft. Darf an einem Embryo ein Gentest vorgenommen werden, sozusagen als vorgeschaltete Pränataldiagnostik? Oder anders gefragt: Solange man im Mutterleib alles untersuchen darf und ungeborene Kinder nach der Pränataldiagnostik ablehnen und abtreiben kann, wie kann man gleichzeitig Einwände gegen die Präimplantationsdiagnostik vorbringen?

15.1
Zeugung auf Probe als Kernproblem

Bei der Präimplantationsdiagnostik werden künstlich befruchtete Embryonen genetisch untersucht, um dann nur solche Embryonen in die Gebärmutter zu transferieren, die keine genetische Disposition für schwere Krankheiten aufweisen. Die Präimplantationsdiagnostik eröffnet also die Möglichkeit, aus einer Mehrzahl von Embryonen einen einzelnen auszusuchen. Beim Schwangerschaftsabbruch nach Pränataldiagnostik kann man sich »lediglich« für oder gegen ein Leben entscheiden; bei der Präimplantationsdiagnostik hingegen entscheidet man sich nicht nur gegen den einen Embryo, sondern gleichzeitig für einen anderen. Es erfolgt also eine Auswahl, und zwar eine solche Auswahl, dass der Mensch darüber entscheidet, welcher Embryo leben darf und welcher nicht.

Das Grundproblem der Präimplantationsdiagnostik liegt darin, dass de facto ein Embryo zwar gezeugt, aber erst unter der Bedingung, dass er nicht Träger eines bestimmten Gendefekts ist, am Leben erhalten wird. Der Embryo wird also unter Vorbehalt gezeugt und seine Annahme nicht von seiner Existenz, sondern von der genetischen Qualitätsprüfung abhängig gemacht. Der Embryo darf nur leben, wenn er eine Prüfung besteht. Das Problematische dieser Handlung liegt nicht allein darin begründet, dass das Lebensrecht des Embryos in Frage gestellt wird, sondern darüber hinaus auch darin, dass menschliches Leben in diesem Fall auf Probe gezeugt und hinsichtlich seiner genetischen Ausstattung nicht bedingungslos angenommen wird. Schon durch die pränatale Gendiagnostik hat sich ein Umgang mit dem vorgeburtlichen Leben etabliert, durch den das genetische Sosein des vorgeburtlichen Lebens nicht mehr als gegeben, sondern als kontrollierbarer und zu kontrollierender »Gegenstand« menschlicher Entscheidungen betrachtet wird. Die zunehmenden diagnostischen Möglichkeiten haben das ungeborene Kind immer mehr in die Logik einer »Qualitätskontrolle« eingespannt. Immer häufiger muss das ungeborene Kind Prüfungen bestehen, bevor man sich definitiv für es und somit für sein Leben entscheidet. Die Präimplantationsdiagnostik kann tatsächlich als Fortsetzung dieses Denkens betrachtet werden, allerdings in einer ganz neuen Dimension, weil die Selektion der »wünschenswerten« Embryonen im vornherein systematisch einkalkuliert wird und nicht auf schicksalhafte Notlagen beschränkt bleibt.

Ein erster Einwand gegen die ethische Bedenklichkeit der Präimplantationsdiagnostik wäre, dass eine kritisierbare Selektion bereits durch die legale Durchführung einer Pränataldiagnostik vorliege. Denn de facto wählt man auch hier die Kinder aus, die man haben möchte. Hier gilt es allerdings zu bedenken, dass die Pränataldiagnostik ursprünglich nicht als Selektionsmittel gedacht war; vielmehr bestand ihr eigentlicher Sinn in der Betreuung des Kindes und der Abwehr von Gefahr für Mutter und Kind. Heute wird die Pränataldiagnostik lediglich unter dem Aspekt des Wählenkönnens verstanden, doch das ist nicht der eigentliche Sinn gewesen. Das Gesetz sieht vor, dass die Entscheidung gegen das Austragen eines Kindes nicht dem freien Belieben einer Schwangeren überlassen ist. Die Schwangere kann den Abbruch nur dann rechtmäßig vornehmen, wenn ihre Gesundheit gefährdet ist. Ohne diese Indikation ist der Schwangerschaftsabbruch rechtswidrig (vgl. Kap. 14). Das heißt also, dass die Pränataldiagnostik nicht gleichzusetzen ist mit der Wahlfreiheit der werdenden Mutter, sich nach eigenem Belieben für oder gegen das Kind zu entscheiden. Zwar sieht der Gesetzgeber von Strafe ab, wenn ein Abbruch auch ohne drohende Gesundheitsgefährdung vorgenommen wird, aber diese Straflosigkeit bedeutet keine Legitimierung. Der Gesetzgeber setzt in dieser Konfliktsituation bewusst nicht auf Strafe, sondern auf Beratung, um der Frau zu helfen. Bei der Präimplantationsdiagnostik hingegen liegt eine solche Konfliktsituation nicht vor. Wenn also eine Zeugung auf Probe vorgenommen wird, kann dabei nicht auf eine bestehende Not der Noch-nicht-Schwangeren verwiesen werden. Vielmehr wird sie de facto nur durch den Wunsch der Eltern nach einem Kind ohne Gendefekt gerechtfertigt. Etwas anders liegt die Wertekollision beim selektiven Schwangerschaftsabbruch, da sich in diesem Fall die Zumutbarkeit auf das Leben mit einem behinderten Kind bezieht und nicht auf den Verzicht oder die Adoption. Bemerkenswert ist, dass in den Diskussionen um die Präimplantationsdiagnostik die durchaus vorhandenen Alternativen zu einem

Kind mit Gendefekt, nämlich der Verzicht auf ein Kind bzw. die Adoption, negiert bzw. grundsätzlich als unzumutbar postuliert werden.

Ein zweiter Einwand gegen die ethische Bedenklichkeit der Präimplantationsdiagnostik lautet, dass die Frau zwar nicht schwanger und somit nicht in einer Konfliktsituation ist, dass sie aber sehr wohl den Konflikt antizipieren kann. Dem ist insofern zuzustimmen, als die Paare, die nach der Präimplantationsdiagnostik fragen, häufig betroffene Paare sind, die Erfahrung haben mit der Krankheit, die sie über den Test bei ihren Nachkommen verhindern möchten. Die Paare können also die Situation meist sehr wohl antizipieren; es stellt sich dennoch die Frage, ob der (nur) antizipierte Konflikt ausreicht, um eine Selektion vorzunehmen. Ferner ist zu fragen, ob man hier tatsächlich von einem »Konflikt« sprechen kann, wenn der Konflikt nicht einfach schon da ist, sondern wenn er erst über ein bewusstes und intendiertes Handeln herbeigeführt wird. Es besteht eben ein Unterschied, ob man sich in einer Konfliktlage befindet oder ob man diese Lage ganz bewusst herbeiführt.

15.2
Vermeidung eines Schwangerschaftsabbruchs?

Der dritte Einwand gegen die Bedenklichkeit der Präimplantationsdiagnostik ist der am häufigsten vorgebrachte. Er lautet, dass man damit etwas Gutes erreichen könne, nämlich einen Schwangerschaftsabbruch zu verhindern. Allerdings ist auch diese Argumentation nicht ohne Tücken. Zum einen muss bedacht werden, dass zwar die Belastung des Abbruchs für die Frau vermieden wird, aber das Beenden des frühen Lebens wird mit der Präimplantationsdiagnostik gerade nicht verhindert, sondern nur vorgezogen. So wird eben nicht eine Behinderung verhindert, sondern der Träger des genetischen Befundes für die Behinderung wird frühzeitig aussortiert. Die Behauptung, mit der Präimplantationsdiagnostik einen Abbruch verhindern zu können, impliziert ferner, dass der Abbruch sozusagen die logische Reaktion auf ein Kind als Träger eines Gendefekts sei. Schon dies ist kritisch zu hinterfragen. Der Gesetzgeber hat 1995 mit gutem Grund die ehedem geltende embryopathische Indikation zum Schwangerschaftsabbruch (also die Indikation, die sich allein aus einem krankhaften Befund des vorgeburtlichen Lebens ergibt) aufgehoben und stellt seitdem nur die Konfliktsituation der Frau in den Vordergrund, nicht den Gesundheitszustand des vorgeburtlichen Lebens. Wenn man den Test im Reagenzglas als alleinige Rechtfertigung zur Selektion heranzöge, so läge hier eine genuin embryopathische Indikation vor, die eigentlich nicht sein darf, denn eine solche Indikation stellt ein Unwerturteil über das Leben des Embryos dar. Dagegen könnte man einwenden, dass – wie in der Patientengeschichte 17 beschrieben – eine Frau so oft schwanger werden bzw. so oft einen Schwangerschaftsabbruch vornehmen könnte, bis sie ein Kind ohne Gendefekt erwartet. Um eine solche Schwangerschaft auf Probe zu verhindern, wäre – so die Argumentation – die Präimplantationsdiagnostik das kleinere Übel. Bei dieser Argumentationsstruktur gilt es allerdings zu bedenken, dass ein vorsätzlich einkalkulierter Schwangerschaftsabbruch vom Gesetzgeber nicht vorgesehen ist. Der rechtmäßige Abbruch gilt als Notlösung, wenn es keine andere zumutbare Möglichkeit gibt, eine schicksalhaft eingetretene Krisensituation zu meistern. Wenn man aber die Krisensituation nicht mehr als schicksalhafte Notlage betrachtet, sondern sie mit Kalkül und Berechnung bewusst herbeiführt und den Abbruch bereits im Voraus als ein selbstverständliches Mittel zur Therapie dieser Konfliktsituation einkalkuliert, so ist dies nicht im Sinne des Gesetzes. Es ist das Verhängnis einer Notlage, die den Gesetzgeber von Strafe absehen lässt, und es ist die Gefährdung der Gesundheit, die den Abbruch erst zum rechtmäßigen Akt erklärt. Wenn gesagt wird, mit der Präimplantationsdiagnostik könne ein Schwangerschaftsabbruch verhindert werden, definiert man diesen als automatische Selbstverständlichkeit, als regulären Umgang mit erblich vorbelastetem Leben. Das Problem liegt hier also nicht in der Rechtslage, sondern in der Praxis.

Solange eine Praxis akzeptiert wird, in der das vorgeburtliche Leben de facto komplett zur Disposition der werdenden Eltern steht, erscheint es unplausibel und gegen alle Intuition, wenn man nun im Umgang mit dem Embryo in vitro hohe Hürden aufbaut. In Gynäkologenkreisen hat sich der zynische Satz eingebürgert: »Der Embryo wird so lange im Reagenzglas geschützt, bis er im Mutterleib abgetrieben werden kann.« Dieser Satz hat etwas Wahres, wenn man allein die Praxis betrachtet. Daher gibt es nur zwei Möglichkeiten: Entweder man lässt angesichts der geltenden Praxis die Präimplantationsdiagnostik gesetzlich zu. Dann müsste man aber auch begründen, warum der Embryo als eine Sache verwendet werden darf, warum dieser sein Lebensrecht erst über den guten Willen der Eltern erhalten soll und warum das totale Verfügen über vorgeburtliches Leben unproblematisch sein soll. Die Alternative wäre, politische Signale zu setzen, die verdeutlichen, dass weder eine routinemäßige Selektion von Menschen im Mutterleib noch eine Verfügungsfreiheit über das vorgeburtliche Leben in Form einer Schwangerschaft auf Probe im Sinne des Gesetzes sind. Am 7. Juli 2011 hat der Deutsche Bundestag mit deutlicher Mehrheit beschlossen, die Präimplantationsdiagnostik zwar im Grundsatz verboten zu lassen, sie aber in Ausnahmefällen für zulässig zu erklären. Diese Ausnahmefälle sind dann gegeben, wenn eine hohe Wahrscheinlichkeit für eine schwerwiegende Erbkrankheit gegeben ist oder die Gefahr besteht, dass die Schwangerschaft mit einer Fehl- oder Totgeburt endet. Voraussetzung für die Präimplantationsdiagnostik ist eine vorherige Beratung und die Zustimmung einer Ethikkommission.

15.3
Das Argument der schiefen Ebene

Wir haben bislang erörtert, ob es stichhaltige Argumente dafür gibt, die Präimplantationsdiagnostik für sich genommen als nicht zu rechtfertigende unmoralische Handlung zu bezeichnen. Es bleibt weiter zu prüfen, ob, wenn nicht die Präimplantationsdiagnostik als solche, so doch die mit ihr verbundenen Risiken und Folgen derart schwerwiegend sind, dass das Verfahren deswegen verurteilt werden müsste. Diese Begründung hebt auf das Argument der schiefen Ebene ab.

Das Argument der schiefen Ebene
Das Argument der schiefen Ebene besagt, dass man eine erste Handlung vollzieht, die als solche zunächst als vertretbar gilt, die aber unweigerlich eine nicht beherrschbare Handlungskaskade in jeweils kleinen Schritten in Gang setzt, an deren Ende eine letzte Handlung steht, die als inakzeptabel gilt.

In Bezug auf unser Problemfeld bedeutet dies, dass die Präimplantationsdiagnostik deswegen zu verurteilen wäre, weil die zunächst eng begrenzte Einführung unweigerlich zur Folge hätte, dass die initiale strenge Indikationsstellung innerhalb kurzer Zeit sukzessive aufgegeben werden müsste. Diese Ausweitung der Indikation würde sich nach dem Schiefe-Ebene-Argument in kleinen Schritten vollziehen, und jeder weitere kleine Schritt erschiene als unabwendbar, weil man die Verweigerung dieses Schrittes angesichts des vorangegangenen kaum rechtfertigen könnte. Konkret heißt das also, dass es ab dem Moment, da man die Präimplantationsdiagnostik für erblich belastete Paare erlaubt, schwierig sein wird, diese Diagnostik denen zu verwehren, die Genträger für vielleicht weniger schwerwiegende Erkrankungen sind. Am Ende dieser Kaskade würde dann die Zulassung der Präimplantationsdiagnostik für nicht krankheitsrelevante Merkmale stehen, und genau dieser letzte Schritt ist das eigentlich Unmoralische, das im Sinne dieses Arguments als Rechtfertigungsgrund für die moralische Verurteilung der Präimplantationsdiagnostik gälte.

Natürlich müsste geprüft werden, ob die gesetzliche Zulassung der Präimplantationsdiagnostik tatsächlich mittel- oder langfristig zu einer Ausweitung der Indikation führt. Die Schwäche des Schiefe-Ebene-Arguments besteht darin, dass es Kausalzusammenhänge voraussetzt, die am Anfang einer Entwicklung nicht bewiesen werden können. Es hat daher immer eine probabilistische Komponente, beruht also zumindest teilweise auf bloß wahrscheinlichen Annahmen. Doch selbst wenn die Ausweitung der Indikation tatsächlich drohte, so wäre das Argument der schiefen Ebene erst dann stichhaltig, wenn auch die zweite Prämisse, die in diesem Argument steckt, erfüllt wäre. Diese lautet, dass die Ausweitung der Indikation nicht nur eintritt, sondern dass sie unbeherrschbar wird. Es stellt sich also die Frage, ob man davon ausgehen kann, dass die Einführung der Präimplantationsdiagnostik Folgen hat, deren Eigendynamik durch keinerlei Maßnahmen mehr beherrschbar wäre. Es zeigt sich, dass das Argument der schiefen Ebene einerseits sehr wichtig ist, weil es auf drohende Entwicklungen hinweist, die man bestenfalls schon am Anfang antizipierend mit reflektieren sollte, damit man später keine Reparaturethik betreiben muss. Andererseits hat das Argument seine beschriebenen Schwächen, sodass es nur selten als Grund ausreicht, neue Methoden zu verbieten.

15.4
Gefahr der Entsolidarisierung

Ein weiterer Aspekt der ethischen Brisanz der Präimplantationsdiagnostik ist die Frage, inwiefern das Verfügbarmachen dieser Methode Auswirkungen auf die Solidarität haben könnte, namentlich die Solidarität mit den Eltern, die in Rechtfertigungsnot geraten könnten, wenn sie als Genträger auf die Präimplantationsdiagnostik verzichteten und ein Kind mit Behinderungen in Kauf nähmen. Wenn die Präimplantationsdiagnostik allgemein angeboten werden wird (wie es nun auch in Deutschland seit dem BGH-Urteil vom Juni 2010 und dem Bundestagsbeschluss vom 7. Juli 2011 Realität sein wird), kann allmählich ein gesellschaftliches Klima entstehen, in dem die Gemeinschaft es als verantwortungslos empfände, wenn Risikopaare dieses Angebot nicht annähmen. Es kann eine Individualisierung der Verantwortlichkeit stattfinden, was nichts anderes bedeutet als die gesellschaftliche Aufkündigung der Solidarität gegenüber dem einzelnen Paar, sei es finanziell oder auch »nur« emotional. Das Angebot der Präimplantationsdiagnostik kann die Geburt eines Kindes mit vordiagnostizierter genetischer Erkrankung als grundsätzlich verhinderbar und nicht (mehr) als schicksalhaft erscheinen lassen. Eine solche Konsequenz wäre sicher gravierend. Es besteht hier ein Unterschied zur Pränataldiagnostik. Denn es ist anzunehmen, dass eine Frau, die einen selektiven Schwangerschaftsabbruch ablehnt, eher auf gesellschaftlichen Rückhalt hoffen kann als ein Paar, das die Präimplantationsdiagnostik nicht in Anspruch nimmt. Das Angebot der Präimplantationsdiagnostik könnte also möglicherweise die Einführung einer unterschwelligen sozialen Verpflichtung zur Inanspruchnahme dieses Angebots bei IVF-Paaren zur Folge haben.

■ **Fazit:** Die Problematik der Präimplantationsdiagnostik besteht darin, dass Embryonen auf Probe gezeugt und einer Qualitätsprüfung unterzogen werden, bevor man sich für sie entscheidet. Damit erklärt man, dass nicht jedes Leben bedingungslos anzunehmen ist, sondern nur das Leben, das bestimmte, von uns gewählte Kriterien erfüllt. Ethisch gesehen stellt sich die Frage, ob diese Abkehr von der bedingungslosen Annahme eines jeden Lebens sich erst bei der Präimplantationsdiagnostik vollzieht oder ob diese nicht schon längst durch die Handhabung der Pränataldiagnostik eingetreten ist. Selbst wenn sich sagen ließe, dass die Praxis der Pränataldiagnostik genau ein solches Denken bereits zum Ausdruck bringt, müsste man darüber nachdenken, ob man eine solche Praxis für gut befinden möchte. Daher wirft die Präimplantationsdiagnostik die grundlegende Frage auf, welche Kultur des Umgangs mit vorgeburtlichem Leben tatsächlich vertretbar ist und welche nicht.

Weiterführende Literatur

Haker, Hille: Ethik der genetischen Frühdiagnostik: sozialethische Reflexionen zur Verantwortung am Beginn des menschlichen Lebens. Paderborn: Mentis 2002.
Haker, Hille: Hauptsache gesund? München: Kösel 2011.
Heyer, Martin, u. Hans-Georg Dederer (Hrsg): Präimplantationsdiagnostik, Embryonenforschung, Klonen: Ein vergleichender Überblick zur Rechtslage in ausgewählten Ländern. Freiburg: Alber 2007.
Huster, Stefan, u. Carl Friedrich Gethmann: Recht und Ethik in der Präimplantationsdiagnostik. München: Wilhelm Fink Verlag 2010.
Kollek, Regine: Präimplantationsdiagnostik. Embryonenselektion, weibliche Autonomie und Recht. Tübingen: Francke 2000.
Körtner, Ulrich H. J.: »Lasset uns Menschen machen«: Christliche Anthropologie im biotechnologischen Zeitalter. München: Beck 2005.

Nacke, Bernhard, u. Stephan Ernst (Hrsg): Das Ungeteiltsein des Menschen. Stammzellforschung und Präimplantationsdiagnostik. Ostfildern: Matthias Grünewald Verlag 2002.

Steinke, Verena, Nils Rahner, Annette Middel u. Angela Schräer: Präimplantationsdiagnostik: medizinisch-naturwissenschaftliche, rechtliche und ethische Aspekte. Freiburg: Alber 2009.

16 Ethik der Reproduktionsmedizin

16.1	Das Ziel der assistierten Reproduktion	242
16.2	Die Mittel der assistierten Reproduktion	244
16.2.1	Herstellung von befruchteten Eizellen auf Vorrat	244
16.2.2	Nur die »besten« Embryonen für die Schwangerschaftsrate (Single-embryo-transfer)	246
16.3	Der selektive Fetozid als problematische Folge	247
16.4	Spezielle ethische Probleme	248
16.4.1	Heterologe Insemination (donogene Insemination)	248
16.4.2	Eizellspende	251
16.4.3	Gängige Argumente für die Samen- und Eizellspende	252
	Literatur	256
	Weiterführende Literatur	256

Das Kapitel zeigt zunächst auf, warum eine ausschließlich technische Herangehensweise an das Problem der ungewollten Kinderlosigkeit defizitär bleiben muss. In einem zweiten Teil werden die verschiedenen Methoden der künstlichen Herbeiführung einer Schwangerschaft kritisch reflektiert und dabei die Fragen erörtert, warum viele Techniken der Reproduktionsmedizin umstritten sind und worin sich die ethischen Fragen je nach Verfahren voneinander unterscheiden.

Als 1978 in Großbritannien mit Louise Brown das erste Kind zur Welt kam, das mittels künstlicher Befruchtung gezeugt worden war, wurde dies von den Medien sehr kritisch aufgenommen. Heute scheint die Reproduktionsmedizin ein weitgehend akzeptiertes Verfahren zu sein, das für sich genommen kaum noch kritisch hinterfragt wird. Und doch gehen mit der Technik der assistierten Reproduktion bzw. mit der Entscheidung, das Leiden an der unerwünschten Kinderlosigkeit durch Aufwendung technischer Mittel zu »behandeln«, nach wie vor viele ethische Probleme einher, die nichts an Aktualität eingebüßt haben. Oder anders gesagt: Die Tatsache allein, dass sich die Bevölkerung an die Praxis der assistierten Reproduktion gewöhnt hat, sagt noch nichts über die moralische Vertretbarkeit der Verfahren aus.

Obwohl das Verfahren der In-vitro-Fertilisation seit 30 Jahren klinische Anwendung findet, ist es nach wie vor recht ineffektiv, definiert man als Erfolg der Behandlung der unerwünschten Kinderlosigkeit die Geburt eines Kindes. Über die Hälfte der Paare mit Kinderwunsch bleibt auch nach drei Zyklen kinderlos. In den allermeisten Fällen bedarf es einer Vielzahl von Versuchen, bis sich der »Erfolg« einstellt; oft stellt er sich gar nicht ein, vor allem bei älteren Frauen. Hinzu kommt, dass die Behandlung selbst eine nicht nur stressreiche, sondern auch psychisch, physisch und sozial belastende Prozedur bedeutet – man denke an die Belastungen der hormonellen Stimulation, an die klinisch kontrollierte Sexualität, an die gehäuften Aborte, die vielen Extrauterinschwangerschaften und anderes mehr. Zahlreiche Berichte belegen, dass ein Teil der Paare am Ende mehr unter den wiederholten erfolglosen Versuchen leidet als unter der unerwünschten Kinderlosigkeit selbst (s. beispielsweise Spiewak 2005). Zwar darf nicht übersehen werden, dass mittlerweile ca. 4 Millionen Menschen mithilfe der künstlichen Befruchtung geboren wurden. Das zeigt auf, wie weit verbreitet diese Technik ist und auch, in wie vielen Fällen die Reproduktionsmedizin ein Segen für viele Eltern sein kann. Es darf jedoch auch nicht übersehen werden, dass in nicht wenigen Fällen die Reproduktionsmedizin mehr Probleme schafft, als sie löst. Daher tut eine ethische Reflexion der Reproduktionsmedizin Not.

16.1
Das Ziel der assistierten Reproduktion

Zwischen ärztlicher Hilfe und Dienstleistung

Eine Ethik der Reproduktionsmedizin zu formulieren bedeutet, grundlegend nach Ziel und Mittel der Reproduktionsmedizin zu fragen. Oft wird suggeriert, ausschließliches Ziel aller reproduktionsmedizinischen Behandlungen sei die Geburt eines Kindes. Angesichts dessen, dass die gewollte Kinderlosigkeit zusehends zum bevorzugten Lebensstil wird, wäre zu fragen, ob es denn überhaupt ein medizinisches Ziel sein kann, etwas erreichen zu wollen, was viele andere Paare gar nicht mehr für erstrebenswert halten. Auch sonst definieren wir die Ziele der Medizin nach Gütern, die für alle Menschen erstrebenswert sind. Auch wenn die WHO die ungewollte Kinderlosigkeit als Krankheit klassifiziert hat, gilt diese Definition nicht nur innerhalb der Ethik, sondern auch innerhalb des deutschen Rechtssystems als diskussionswürdig. Wenn man nun die ungewollte Kinderlosigkeit nicht als Krankheit einstufe, so ergäben sich zwei mögliche

Folgerungen: Entweder man verortet die gesamten Verfahren der assistierten Reproduktion außerhalb der Medizin – mit allen ökonomischen und versicherungsrechtlichen Konsequenzen – oder man formuliert ein anderes, genuin medizinisches Ziel. Die Auslagerung aus der Medizin erschiene auf den ersten Blick gar nicht so abwegig, weil in der Tat viele Menschen – die selbst nicht betroffen sind – der Meinung sind, dass die künstlichen Befruchtungen nicht etwa medizinisch notwendige Behandlungen sind, sondern eher Lifestyle-Methoden, für die man auch privat aufkommen müsste. Spezielle Rückfragen ergeben sich für die künstliche Befruchtung bei lesbischen Paaren und auch für die assistierte Reproduktion bei Frauen in der Postmenopause. In diesen Anwendungsbereichen könnte es unter Umständen noch einleuchten, wenn man keine medizinische Indikation dafür sähe und diese Methoden möglicherweise unter Lifestyle-Interventionen subsumieren würde. Kaum begründbar wäre es hingegen, die gesamte Reproduktionsmedizin als Lifestyle-Medizin zu bezeichnen, denn damit würde man dem Leiden, das mit einer ungewollten Kinderlosigkeit einhergehen kann, nicht gerecht werden.

Leidenslinderung als Ziel

Aus dem Dargelegten wird deutlich, dass es notwendig ist, über eine alternative Deutung der Zielsetzung der Reproduktionsmedizin intensiver nachzudenken. Solange nämlich die Geburt eines Kindes als einziges Ziel medizinischen Handelns gesehen wird, erscheinen alle Maßnahmen, die nicht zur Geburt führen, als sinnlos. Bedenkt man aber, dass man Menschen mit ungewollter Kinderlosigkeit auch anders helfen kann, so wird deutlich, dass nicht die Geburt eines Kindes, sondern vielmehr der Leidenszustand der Paare als zentraler Orientierungspunkt der Medizin (als Heilkunde) betrachtet werden müsste. Nicht also die »Herbeiführung« einer Geburt, sondern das Lindern einer Leiderfahrung oder die Hilfe zur Bewältigung des Leidens an der ungewollten Kinderlosigkeit müsste als adäquates Ziel der Reproduktionsmedizin formuliert werden. Mit dieser Zielsetzung könnte verhindert werden, dass die Medizin Hilfe mit der Anwendung technischer Apparaturen gleichsetzt. Bedenkt man, dass Paare mit ungewollter Kinderlosigkeit in eine Sinnkrise geraten, wird deutlich, wie einseitig es wäre, wenn die Medizin auf diese Sinnkrise allein mit technischen Angeboten reagierte und damit suggerierte, dass die technische Lösung die einzig mögliche Antwort auf die Herausforderung wäre, die sich aus einer ungewollten Kinderlosigkeit ergibt. Eine sich so verstehende Medizin würde die Chance vertun, die Paare früh genug auf das Potenzial alternativer Lebensentwürfe einzustimmen. Folge einer solchen Verabsolutierung der technischen Lösung ist die Verstetigung der Abhängigkeit infertiler Paare von den technischen Lösungsangeboten der Medizin, anstatt sie aufzuschließen für die Einsicht, dass die Sinnkrise auch durch eine neue Sinnstiftung bewältigt werden kann – eine Sinnstiftung, die sich durch das Eröffnen neuer Lebensperspektiven ergibt. Heidegger hat die Grenzen des rein technischen Zugangs wie folgt auf den Punkt gebracht:

> »Es wäre kurzsichtig, die technische Welt als Teufelswerk verdammen zu wollen. Wir sind auf die technischen Gegenstände angewiesen; sie fordern uns sogar zu einer immerzu steigenden Verbesserung heraus. Unversehens sind wir jedoch so fest an die technischen Gegenstände geschmiedet, dass wir in die Knechtschaft zu ihnen geraten.« (Heidegger 2008, S. 22)

Wo die Reproduktionsmedizin eine Hilfe für den Menschen ist und wo sie den Menschen eher noch unfreier macht als ohne Technik, das ist die entscheidende ethische Frage.

■ **Fazit:** Ziel der Reproduktionsmedizin müsste es idealerweise sein, das Leiden kinderloser Paare zu behandeln; dabei kann sich die Reproduktionsmedizin nicht allein auf die Technik zurückziehen, sondern sie muss sich ebenso dafür verantwortlich fühlen, den Paaren bei der psychischen Bewältigung der Kinderlosigkeit zu helfen. Zu einer guten Reproduktionsmedizin gehört nicht nur die technische Versiertheit, sondern auch eine gute Beratung, die im Einzelfall auch das mögliche Scheitern der Reproduktionsversuche thematisieren müsste.

16.2
Die Mittel der assistierten Reproduktion

16.2.1
Herstellung von befruchteten Eizellen auf Vorrat

Um eine Schwangerschaft zu erreichen, ist man in der Praxis dazu übergegangen, mehrere Eizellen gleichzeitig zu befruchten, damit sie im Vorkernstadium, also in dem Stadium, in dem die Kernverschmelzung noch nicht abgeschlossen ist und definitorisch noch kein Embryo vorliegt, konserviert und für etwaige spätere Zyklen bereitgehalten werden können. Obwohl diese befruchteten Eizellen nach deutschem Recht noch keine Embryonen darstellen, wirft diese weit verbreitete Praxis dennoch Fragen auf. Zum einen werden durch dieses Verfahren der Zeitpunkt der Befruchtung und der Zeitpunkt der Austragung dissoziert, d. h., es wird theoretisch möglich, dass ein heute gezeugter Mensch erst in einigen Jahren ausgetragen wird. Dies kann theoretisch nicht nur zu der Situation führen, dass der Vater bei Eintritt der Schwangerschaft möglicherweise schon verstorben sein könnte, sondern auch in Bezug auf die Geschwister könnten sich aus dieser Ungleichzeitigkeit Situationen ergeben, die man sich in ihrer Tragweite bislang nicht so recht vor Augen geführt hat. Vorstellbar wird damit sogar die Situation, dass zwei Menschen zur gleichen Zeit gezeugt sind und dennoch von ihrem »Lebensalter« her eine Generation auseinanderliegen.

Ein weiteres Problem der Konservierung von befruchteten Eizellen im Vorkernstadium besteht darin, dass nur ein kurzer Zeitraum von wenigen Stunden diese Eizellen vom Status des Embryos trennt, sodass man im Sinne einer Vorwirkung sogar annehmen könnte, dass auch diese Vorkernstadien Schutzwürdigkeit beanspruchen dürfen. In jedem Fall stellt die Konservierung im Vorkernstadium eine trickreiche Umgehung des Embryonenschutzgesetzes dar, die lediglich auf einer beinahe haarspalterisch zu nennenden Embryo-Definition beruht. Würde man der Tatsache, dass nur wenige Stunden diese befruchteten Eizellen vom Embryo trennen, ehrlich Rechnung tragen, müsste man eher dazu übergehen, eine solche »Vorratsproduktion« von Vorkernstadien genauso zu vermeiden wie die »überzähliger« Embryonen.

Damit ist auch schon das nächste große Problem der Mittelanwendung in der Reproduktionsmedizin angesprochen. Nicht nur befruchtete Eizellen werden gewissermaßen auf Vorrat produziert, sondern letztlich werden auch Embryonen so »produziert«, dass bewusst ihr vorzeitiges Absterben in Kauf genommen wird. Dies ergibt sich schon grundsätzlich aus der Reproduktionsmedizin, denn der im Reagenzglas gezeugte Embryo befindet sich eo ipso in einer sehr vulnerablen Lage, in der eher mit seinem Sterben als mit seinem Weiterleben gerechnet werden muss. Dies ist grundsätzlich nicht unproblematisch, denn betrachtet man den Embryo als menschliches Wesen, so müsste man sich eingestehen, dass bewusst viele Embryonen in Lebensgefahr gebracht werden, um einigen wenigen zum Weiterleben zu verhelfen. Bedenkt man außerdem, dass durch die künstliche Befruchtung die – für alle Embryonen lebensgefährliche – Mehrlingsrate steigt und dass Frühaborte und auch Eileiterschwangerschaften häufiger vorkommen, so wird man sich eingestehen müssen, dass die Reproduktionsmedizin mit einem Verschleiß an Embryonen einhergeht, und zwar mit einem Verschleiß, der sich nicht schicksalhaft ereignet oder infolge eines extremen Notfalls hingenommen werden muss, sondern den man ganz bewusst schon im Vorfeld einkalkuliert. Diese Implikation kann nur dann vertretbar erscheinen, wenn man eine abgestufte Schutzwürdigkeit der Embryonen postuliert (vgl. Kap. 13.3); geht man aber von einem umfassenden Embryonenschutz aus, wiegt diese Implikation schwer.

16.2.2
Nur die »besten« Embryonen für die Schwangerschaftsrate (Single-embryo-transfer)

Seit einigen Jahren wird im Ausland mit dem sogenannten *Single-embryotransfer* eine neue Methode der Embryonenauswahl angewandt, mit der die Schwangerschaftsrate deutlich gesteigert werden kann (Diedrich u. Griesinger 2006). Diese Embryonenauswahl besteht darin, die künstlich befruchteten Eizellen länger zu kultivieren, um sie nach rein morphologischen Gesichtspunkten in verschiedene »Güteklassen« einteilen zu können. Durch diese morphologische Klassifizierung – deren Terminologie bezeichnenderweise aus der Wirtschaftssprache stammt – soll erreicht werden, dass die potenziell entwicklungsfähigsten Embryonen tatsächlich transferiert und die weniger »aussichtsreichen« vom Transfer ausgeschlossen und damit verworfen werden. In Deutschland wird innerhalb der Reproduktionsmedizin (und unterstützt durch die betroffenen Paare) zunehmend dafür plädiert, diese Selektionstechnik auch hierzulande zu ermöglichen, und zwar mit der Begründung, dass man kinderlosen Paaren die bisherige nicht embryonenverbrauchende Technik nicht länger mit gutem Gewissen anbieten könne, da die Erfolgsaussichten durch die neuen Selektionsmethoden nachweislich höher seien. Daher erscheint vielen deutschen Reproduktionsmedizinern das Festhalten an der »alten« Technik nicht mehr vertretbar.

Das ethische Grundproblem besteht hier in der Notwendigkeit des Abwägens zwischen der Schutzwürdigkeit des Embryos und den Interessen ungewollt kinderloser Paare. Es muss hier bedacht werden, dass sich die Interessen der Paare gegen die Schutzwürdigkeit des Embryos nur unter der Voraussetzung abwägen lassen, dass man den Embryo nicht als Menschen betrachtet. Geht man jedoch davon aus, dass der Embryo ein Mensch ist, müssten die Interessen der sterilen Paare in jedem Fall hintangestellt werden, weil das Lebensrecht nicht durch einen – wie auch immer zu artikulierenden – Behandlungsanspruch eines Dritten relativiert werden darf (vgl. Kap. 13.4.1). Der *Single-embryotransfer* ist jedoch unausweichlich mit dem Entstehen zusätzlicher »verwaister« Embryonen verbunden. Im Zuge einer Betonung des Elternwunsches nach hohen Schwangerschaftsraten würde die Lebensbedrohung für menschliche Embryonen nicht nur billigend in Kauf genommen, sondern bewusst herbeigeführt, indem absichtlich mehr Embryonen gezeugt würden als transferiert werden können. Dies stellte nichts anderes dar als eine vorsätzliche und bewusste Opferung von Embryonen im Interesse einer höheren Schwangerschaftsrate. Das besonders Strittige an dieser Technik besteht also darin, dass das

Zustandekommen überzähliger Embryonen geradezu systematisch einkalkuliert wird.

16.3
Der selektive Fetozid als problematische Folge

Eine häufige und gefürchtete »Nebenwirkung« der erfolgreichen künstlichen Befruchtung ist das Auftreten einer Mehrlingsschwangerschaft. Diese versucht man dadurch zu vermeiden, dass man seit einiger Zeit für die Transferierung von maximal zwei Embryonen (oder gar für den *Single-embryo-Transfer*) plädiert. Trotzdem tritt eine solche für Mutter und Kind bedrohliche Mehrlingsschwangerschaft immer wieder auf, und es ergibt sich das schwer belastende Dilemma, dass das Überleben der vorgeburtlichen Kinder nur gewährleistet werden kann, wenn eines davon selektiv getötet wird. Eine solche Situation stellt eine Aporie dar, d. h., man kann sie nicht ohne Inkaufnahme eines Übels lösen. Man muss sich also vergegenwärtigen, dass der selektive Fetozid einen moralisch problematischen und psychisch schwer belastenden Tötungseingriff darstellt, der gerade deswegen im Vorfeld durch alle nur denkbaren Vorkehrungen verhindert werden müsste. Das bedeutet, dass die ethische Verantwortung bereits dort beginnt, wo man sehenden Auges eine Mehrlingsschwangerschaft als mögliche Nebenfolge in Kauf nimmt. Eine gute Lösung kann hier also nur darin bestehen, diese Eventualität gar nicht erst einzukalkulieren und damit von vornherein die Dilemma-Situation zu vermeiden.

Alle vorgebrachten Einwände gegen die klassischen ebenso wie gegen die neuen Methoden der assistierten Reproduktion setzen einen umfassenden moralischen Status des Embryos voraus und sind daher nur so lange von Bedeutung, wie der Embryo als Mensch betrachtet wird (vgl. Kap. 13). Für denjenigen, der den Embryo nicht als Menschen betrachtet, sondern von einem eher abgestuften Schutz des Embryos ausgeht, sind die benannten Gefährdungen des Embryos hingegen abwägbar mit den berechtigten Interessen der Eltern und vor allem der Frauen, die einerseits effektive Behandlungen fordern und andererseits für sich selbst eine nur minimale Belastung wünschen. Das heißt also, dass dann, wenn man dem Embryo keinen Würde- und Lebensschutz gewährt, nur noch ein Abwägungsprozess stattfindet. Selbst wenn man dem Embryo keinen reinen Objektstatus zuschriebe, sondern ihm einen Pietätsschutz zugestehen würde, könnte es angesichts des konkurrierenden Gesundheitsinteresses der Mutter kaum mehr gelingen, den Pietätsschutz höher zu veranschlagen.

Dies ist wohl auch der Grund, warum die Reproduktionstechniken von vielen Menschen als probate Mittel akzeptiert werden. Sowohl der Gesundheitsschutz der Paare, die nicht mehr Risiken auf sich nehmen möchten, als es der Stand der Technik unbedingt erfordert, als auch die Autonomie der Frau, die unter dieser Prämisse selbst festlegen möchte, wie viele Embryonen wann und mit welchen Methoden im Interesse des eigenen Kinderwunsches verbraucht werden, würden unter der Voraussetzung einer Negierung des Würdeschutzes des Embryos allesamt schwerer wiegen. Bemerkenswert ist dabei, dass das Gesetz den Würdestatus des Embryos festschreibt (s. Kap. 14), den Embryo aber nicht konsequent schützt. So verwundert es nicht, dass ein gesellschaftliches Rechtsempfinden entsteht, das die Techniken der Reproduktionsmedizin als probate und legitime Mittel zur Herbeiführung einer Schwangerschaft betrachtet (Maio 2009).

16.4
Spezielle ethische Probleme

16.4.1
Heterologe Insemination (donogene Insemination)

Bis hierher haben wir das Augenmerk auf den Status des Embryos als zentrale ethische Streitfrage gerichtet. Mit speziellen Fragen der assistierten Reproduktion werden wir ein weiteres Problemfeld betreten. Die ethischen Probleme der heterologen Insemination, also der künstlichen Befruchtung mittels einer Samenspende von einem Spender, der nicht zugleich der soziale Vater sein wird, finden sich in zwei Hauptaspekten.

Samenspende als bezahlte Dienstleistung?
Die heterologe Samenspende ist nur mit einem freiwilligen Samenspender möglich. Es bedarf also einer Person, die gegen Bezahlung Samen abgibt, ohne jedoch selbst Vater sein zu wollen. Hier stoßen wir auf ein erstes ethisches Problem, nämlich auf die Frage, ob es vertretbar sein kann, bewusst Samen zu spenden, von denen zu erwarten ist, dass sie zu Kindern führen werden, ohne für diese irgendeine elterliche Verantwortung auf sich nehmen zu wollen. In jedem Fall erscheint allein schon das Ansinnen, Samen gewissermaßen wie Blut zu spenden, nicht unproblematisch. Bedenkt man, dass das aus der Samenspende entstehende Kind – vorausgesetzt, es wird darüber aufgeklärt – sicherlich später einmal danach fragen wird, von wem

es genetisch abstammt, so wird deutlich, dass es wenig angemessen wäre, die Samenspende als reine Dienstleistung gegen Geld zu betrachten. Das vorliegende Grundproblem lässt sich so beschreiben: Der Spender beteiligt sich an einem artifiziellen und nur mittelbaren »Zeugungsakt«, ohne dass er irgendeine Beziehung herstellen will. Es wird hier also ein Vorgang, der eigentlich nur als ein Beziehungsgeschehen adäquat beschrieben werden kann, aus der Beziehung vollkommen herausgelöst und als rein technisches Herstellen verstanden. Eine solche Abspaltung der Entstehungsbedingung des Menschen aus den relationalen Strukturen stellt eine Herausforderung für den so gezeugten Menschen dar, weil sich dieser nicht als gezeugt, sondern nur als »gemacht« begreifen könnte. Was also im Zuge der heterologen Samenspende geschieht, ist eine Umformung eines elementaren Beziehungsgeschehens in einen technischen Prozess. Damit setzt man sich aber darüber hinweg, dass der Mensch darauf angewiesen ist, in der Vorstellung zu leben, aus einem Beziehungsgeschehen hervorgegangen zu sein. Es kommt nicht von ungefähr, dass Menschen, die durch Samenspende entstanden sind, beklagen, mit der Vorstellung leben zu müssen, in beziehungsloser Kälte entstanden zu sein.[18] Das Klagen hierüber hängt nicht nur damit zusammen, dass die Samenspende tabuisiert ist. Diese Klagen machen auch deutlich, dass mit der Samenspende das grundlegende Selbstverständnis des Menschen tangiert ist, das durch die Etablierung neuer Befruchtungsmethoden durch eine zunehmend marktorientierte Reproduktionsmedizin möglicherweise erschüttert wird. So wird außer Acht gelassen, dass es möglicherweise ein menschliches Grundbedürfnis gibt, von Eltern abzustammen, die eine Beziehung zueinander haben.

Hier ließe sich einwenden, dass man die Vorstellung, Produkt einer Beziehung zu sein, nicht allein an den Zeugungsakt knüpfen dürfte, denn ansonsten würde man einem reduzierten Verständnis von Beziehungsgeschehen aufsitzen. Es stellt sich daher die Frage, inwiefern man auch dann von einem Beziehungsgeschehen sprechen könnte, wenn ein Paar sich darauf vorbereitet, ein »Samenspenderkind« in seine Obhut zu nehmen und mit Liebe und Fürsorge aufziehen zu wollen und zu können. Die Frage lautet also, ob ein etwaiges Grundbedürfnis des Menschen, von Menschen abzustammen, die sich gekannt haben, nicht auch dadurch gestillt werden

---

18 Sehr anschaulich schildert dies Sibylle Steidl aus ihrer Betroffenensicht in mehreren Medienberichten: Vgl. »Die Last des unbekannten Vaters. Anonym gezeugte Kinder auf der Suche nach ihrer Herkunft.« Radiofeuilleton Deutschlandradio 2.4.2009 (http://www.dradio.de/dkultur/sendungen/thema/944311/); s. auch »Auf der Suche nach der halben Herkunft«, TV-Sendung »37 Grad« vom 14.1.2009, sowie »Papa Mama Kind« im Südkurier (3.12.2009).

könnte, dass er von Menschen abstammt, die zwar ihre Gene nicht ausgetauscht haben, die sich aber sozusagen für einen »mentalen Zeugungsakt« entschieden haben.

Vorsätzliche Bescherung einer fremden Identität?

Galt die erste kritische Überlegung mehr dem Entstehungsprozess selbst, so richtet sich die zweite Kritik auf den Aspekt der Abstammung von fremden »Eltern«. Das Ansinnen, für das eigene Kind einen genetischen Vater auszusuchen, der nicht Bestandteil der eigenen Lebenswelt des Kindes sein wird, bedeutet, diesem Kind ganz bewusst eine fremde Herkunft aufzuerlegen, die zwar bewältigbar sein kann, aber dennoch eine Herausforderung bedeuten wird. Eine solche Fremdheit der eigenen Herkunft muss zwar auch in anderen Fällen hingenommen werden, beispielsweise, wenn der Vater noch während der Schwangerschaft oder in der allerersten Lebenszeit des Kindes verstirbt, doch im Fall der donogenen Samenspende wird diese Situation für das Kind von vornherein ganz bewusst herbeigeführt. Es handelt sich also um das mutwillige Bescheren eines Defizits (Böckle 1979). Einwenden lässt sich hier, dass dieses Defizit durch entsprechende frühe Aufklärung und sensibles Behandeln des Themas bewältigt werden kann. Bleibt allerdings die Frage, ob es gerechtfertigt ist, eine solche Herausforderung dem Kind willentlich aufzuerlegen.

Relevanz der Beratung

Die heterologe Samenspende ist in Deutschland zwar erlaubt, aber sie ist – wie wir gesehen haben – ethisch betrachtet mit verschiedenen Problemen behaftet. Um einige der problematischen Aspekte der heterologen Samenspende in der Praxis so gut wie möglich aufzufangen, muss man sich darüber im Klaren sein, dass es für jedes Kind eine Herausforderung darstellt, in dem Bewusstsein zu leben, dass der genetische Vater ein Samenspender war, der Geld dafür bekommen hat, aber keine Beziehung zum Kind haben möchte. Studien belegen, dass diese Herausforderung dann am besten gemeistert werden kann, wenn das Kind schon früh mit dieser fremden Herkunft des Vaters vertraut gemacht wird (Lenzen-Schulte u. Queisser-Luft 2006). Hier kommt dem Reproduktionsmediziner die besondere Verantwortung zu, die Paare, die sich für eine heterologe Samenspende entscheiden, auf diese psychischen Herausforderungen der entstehenden Kinder hinzuweisen und die Beteiligten entsprechend zu begleiten. Die meisten Kinder wollen gar keine Beziehung zu dem biologischen Vater aufbauen, aber die Erfahrung zeigt, dass allzu oft die Samenspende innerhalb der Familie so lange verschwiegen wird, bis sie zuweilen durch Zufall ans Licht kommt. Wenn das Kind erst im Erwachsenenalter davon erfährt, womöglich gar erst über Dritte, stellt das häufig die Eltern-Kind-Beziehung komplett in Frage. Daher stellt die Beratung im Hinblick auf einen offenen Umgang mit der heterologen Samenspende die beste Prävention innerfamiliärer Konflikte dar.

■ **Fazit:** Die heterologe Samenspende ist gesetzlich erlaubt, aber ethisch nicht unumstritten. Wichtig für die Praxis ist die Einstellung des Paares dazu, frühzeitig so offen wie möglich mit dem Kind über die Samenspende zu sprechen. Nur auf diesem Weg können Identitätsprobleme und innerfamiliäre Konflikte frühzeitig aufgefangen werden.

16.4.2
Eizellspende

— **Patientengeschichte (18)** —

Eizellspende
Eine 51-jährige Patientin in sehr gutem Gesundheitszustand hat neu geheiratet und möchte eine Familie gründen. Sie hatte sich immer schon Kinder gewünscht, bisher aber nicht den geeigneten Partner dazu gefunden. Sie fühlt sich körperlich absolut fit, ist beruflich und finanziell unabhängig. Sie ist der Auffassung, der Schwangerschaft, Geburt und Erziehung in jeder Hinsicht gewachsen zu sein. Ein Kind wäre für sie die Erfüllung eines lang gehegten Lebenstraums. Im Hinblick auf die bestehende Menopause käme nur eine Eizellspende in Betracht. Da diese in Deutschland verboten ist, erwägt sie, eine solche Eizellspende im Ausland, beispielsweise in Tschechien, vornehmen zu lassen.

Befürworter der Eizellspende verweisen darauf, dass es angesichts der Zulässigkeit der heterologen Samenspende nicht gerechtfertigt sei, die Eizellspende zu verbieten. Ob eine solche Argumentation überzeugen kann, ist fraglich. Denn sie verkennt zum einen, dass die heterologe Samenspende trotz fehlenden Verbots moralisch problematisch bleibt. Aus dem rechtlichen Nicht-Verbot kann nicht geschlossen werden, dass sie moralisch wünschenswert ist. Zum anderen und vor allem verkennt diese Argumentation aber, dass die Eizellspende mit spezifischen Problemen einhergeht, die bei der Samenspende nicht bestehen. So ist es nicht überzeugend, die Co-Existenz eines genetischen Vaters (Samenspender) und eines sozialen Vaters mit der Co-Existenz einer genetischen Mutter (Eizellspenderin) und einer biologischen Mutter, die im Fall der Eizellspende zugleich die soziale Mutter ist, zu vergleichen. Bei der Samenspende handelt es sich nicht um eine »dissoziierte« Vaterschaft, sondern es liegt eine eindeutig »fremde« Vaterschaft vor. Das Kind hat nur einen Vater, von dem es abstammt. Bei der Eizellspende hingegen hat das Kind de facto nicht nur eine, sondern zwei Mütter, von denen es abstammt. So hat nämlich nicht nur die Eizellspenderin dem Kind ihre Gene mitgegeben, sondern auch die biologische Mutter hat in nicht unbeachtlicher Weise das Sosein des Kindes durch das Austragen mitbestimmt, weil schon in der Schwangerschaft eine Prägung des Kindes über den mütterlichen Organismus erfolgt. Daher kann hier berechtigt von »dissoziierter« Mutterschaft gesprochen werden, weil nur hier zu erwarten ist, dass das Kind sich von seiner Identität her beiden Müttern zugehörig fühlen wird.

Die ethischen Probleme der Eizellspende hängen also mit der Identität des Kindes zusammen. Bei der heterologen Samenspende wird das Kind bewusst mit einer fremden Vaterschaft konfrontiert; bei der Eizellspende dagegen ist es nicht nur die Fremdheit der Eizellspenderin, sondern die Abstammung von gleich zwei Frauen, die eine zusätzliche Problematik bedeutet. Damit wird ein Verwandtschaftsverhältnis kreiert, das es in dieser Form bislang nicht gegeben hat, da bisher immer der Grundsatz galt, dass die Mutter immer sicher ist. Durch die Eizellspende wird ein Kind gezeugt, dessen Zuordnung erst einmal geregelt werden muss, weil sie sich eben nicht mehr selbstverständlich ergibt. Rechtlich ist das in Deutschland zwar geregelt: Es gilt hier der Grundsatz, dass das Kind nur der austragenden Frau »gehört«. Dennoch hat es eines Gesetzes zur Klärung bedurft.

Diese Hinweise stellen keine kategorischen Einwände gegen die Eizellspende dar, aber sie verweisen auf die Grundfrage, die durch die Eizellspende aufgeworfen wird, nämlich die Frage, welche Herausforderungen einem Kind bewusst und willentlich auferlegt werden dürfen. Auch wenn eine ähnliche Erfahrung, im Kontext einer schicksalhaften Fügung gemacht, durch günstige Bedingungen akzeptiert und möglicherweise auch bewältigt werden kann, bedeutet die Bewältigbarkeit dieser Herausforderung nicht umstandslos, dass eine solche dem Kind auch vorsätzlich und bewusst auferlegt werden darf.

16.4.3
Gängige Argumente für die Samen- und Eizellspende

Reproduktive Freiheit?

Zunächst lässt sich einwenden, dass ein Verbot dieser Techniken gegen die reproduktive Freiheit verstieße, denn der Staat mischt sich mit gutem Grund auch sonst nicht in Angelegenheiten der privaten Familienplanung ein. Wie, so lautet diese Argumentation, kann man es also rechtfertigen, dem Menschen in seinem privatesten Bereich Freiheiten zu rauben und ihm vorzuschreiben, auf welche Weise er Kinder bekommen darf und auf welche nicht? Dieser Einwand mag zunächst einleuchten. Kein Paar darf durch staatliche Maßnahmen in seiner Freiheit gehindert werden, so viele Kinder zur Welt zu bringen, wie es selbst für richtig hält. Diese Freiheit ist als ein Abwehrrecht zu verstehen, als ein Anrecht darauf also, dass der Staat ein Paar nicht an der Zeugung hindert. Aber diese Freiheit – als Unterlassungsanspruch verstanden – bedeutet nicht, dass dieses Paar zugleich auch einen absoluten Erfüllungsanspruch hat, also ein Recht darauf besitzt, dass der Staat aktiv alles tut, damit auch unfruchtbare Paare Kinder bekommen können. Dieses Anspruchsrecht ist begrenzt, weil es sich ab dem Moment, da Dritte involviert sind, hier nicht mehr um ein rein privates Freiheitsrecht handelt, sondern um die Schaffung einer sozialen Praxis. Das Ansinnen, die Eizellspende zuzulassen, steht nicht nur in Beziehung zu einem privaten Wunsch, sondern vor allem in Beziehung dazu, ob eine Gesellschaft das Geborenwerden von Kindern mit zwei Müttern als soziale Praxis etablieren möchte oder nicht. Es ist daher nicht allein eine Frage der Privatmoral, sondern es geht um eine Sozialmoral, bei der eben weitere Gesichtspunkte eine Rolle spielen als nur der private Wunsch. Daher lässt sich sagen, dass die reproduktive Freiheit nur ein Aspekt unter mehreren anderen ist. In Bezug auf diese technischen Verfahren aber wird sie als einzige Begründung nicht ausreichen. Vielmehr kommt es hier auf die Frage an, ob die Etablierung einer solchen sozialen Praxis generell verantwortet werden kann.

Lieber ein »Spender-Kind« als gar kein Kind?

In den Diskussionen um Eizellspende und Samenspende wird immer wieder vorgebracht, dass die Existenz von Kindern, die ansonsten gar nicht geboren würden, einen Wert an sich darstelle und allein schon deswegen die Techniken erlaubt sein müssten, welche die Existenz weiterer Menschen ermöglichen. Auch dieses Argument hat zunächst etwas für sich, denn wer wollte der Auffassung widersprechen, dass die Existenz eines Menschen besser sei als dessen Nicht-Existenz? Dennoch beruht auch dieses Argument auf einem Gedankenfehler. Wollte man behaupten, dass allein die Existenz eines Menschen – als Wert an sich – ausreiche, um die Entstehungsbedingungen dieses Menschen zu rechtfertigen, ergäben sich unhaltbare Widersprüche. Denn in dieser Logik müsste man alles für grundsätzlich akzeptabel halten, was zur Entstehung eines Menschen führt. Wäre es beispielsweise technisch möglich, Menschen zu klonen, würde das Argument, dass dadurch Menschen entstünden, die es sonst nicht gäbe, dennoch nicht ausreichen, um die Klonierungstechnik zu legitimieren. Vielmehr würden wir doch fragen müssen, ob die Klonierungstechniken für sich genommen vertretbar wären. Hier machen wir einen Unterschied zwischen dem Entstehungsprozess an sich und der Tatsache, dass ein Mensch entsteht. Wenn sämtliche Entstehungsbedingungen allein durch die Existenz eines Menschen gerechtfertigt werden könnten, müssten wir inhumane Handlungen, wie z. B. erzwungene Schwangerschaften, für vertretbar halten, die wir aber eindeutig – und mit gutem Grund – verurteilen. Damit soll nicht gesagt sein, dass die Eizellspende eine inhumane Handlung sei; aber dieser Vergleich macht deutlich, dass die Bewertung einer Technik von deren Resultat grundsätzlich getrennt betrachtet werden muss. Die Frage lautet also nicht, ob ein Mensch entsteht, sondern sie lautet, ob die Technik als solche vertretbar oder problematisch ist.

Ungleichbehandlung im Vergleich zu fruchtbaren Paaren?
Viele unfruchtbare Paare empfinden es als Ungerechtigkeit, dass bei ihnen ethische Bedenken in Bezug auf das Kindeswohl geäußert werden, während bei fruchtbaren Paaren hingegen kaum auf deren Verantwortung für das Kindeswohl geachtet wird. So darf ein fruchtbares Elternpaar selbst dann Kinder zeugen, wenn von vornherein feststeht, dass es die Sorge für das Kind nicht wird übernehmen können, während einem unfruchtbaren Elternpaar der Zugang zur Technik selbst dann verwehrt wird, wenn gewährleistet ist, dass es in jedem Fall in bester Weise für das Kind sorgen wird.

Um diesen Einwand beurteilen zu können, ist es grundlegend wichtig, sich den Unterschied zwischen Legalität und Moralität vor Augen zu führen (vgl. Kap. 2). Die oben genannten ethischen Kritikpunkte gegen Eizellspende und – in geringerem Maße – auch gegen die Samenspende sind genuin ethische Gesichtspunkte, die nicht über die Legalität oder Illegalität einer Handlung entscheiden. Moralische Einwände bedeuten nicht automatisch, dass aus ihnen auch ein rechtliches Verbot, also eine Illegalität abzuleiten ist. Das heißt, es können ethische Einwände gegen die Eizellspende und Samenspende erhoben werden, ohne dass diese Techniken kategorisch verboten werden müssten. So ist es nun umgekehrt auch mit dem Beispiel der Eltern, die Kinder auf die Welt bringen, für die sie nicht sorgen können; der Staat kann die Zeugung von Kindern – zum Glück – nicht verbieten. Das heißt aber nicht, dass jede Zeugung von Kindern moralisch vertretbar oder gar wünschenswert ist. Es ist daher durchaus möglich, im Rückgriff auf die elterliche Verantwortung das Verhalten der Eltern, die auf natürlichem Weg und vollkommen legal Nachwuchs gezeugt haben, den sie nach der Geburt in fremde Obhut geben müssen, unter bestimmten Zusatzvoraussetzungen (Fähigkeit zur Wahrnehmung von Verantwortung; absichtliche Herbeiführung einer Schwangerschaft; Vorhersehbarkeit der Folgen) dennoch moralisch zu kritisieren. Daher löst sich – wenn man sich auf die Ethik beschränkt – die scheinbare Wertungswidersprüchlichkeit hier wieder auf.

▪ **Fazit:** Die ethische Bewertung der reproduktionsmedizinischen Verfahren hängt vor allem vom Status des Embryos ab. Solange man dem Embryo keinen Würdeschutz zuspricht, liegt folgende Situation vor: Weil die werdenden Eltern die effektivsten Verfahren zur Herbeiführung einer Schwangerschaft in Anspruch nehmen wollen, müsste man zu diesem legitimen Zweck auch jene Mittel für gerechtfertigt halten, durch die der Tod von Embryonen nicht nur in Kauf genommen, sondern auch bewusst einkalkuliert wird. Es läge hier also ein sanktionierter bewusster Verschleiß von Embryonen im Interesse der Eltern vor. Wenn man aber dem Embryo Würdeschutz zuspricht, stehen die Verfahren der assistierten Reproduktion, die mit einer Gefährdung des embryonalen Lebens einhergehen, unter einem hohen Legitimationsdruck.

Bezogen auf die speziellen Verfahren der Samenspende und der Eizellspende bestehen die ethischen Probleme vor allem in der vorsätzlichen Trennung von genetischer und sozialer Elternschaft. Entscheidend ist die Frage, ob und inwiefern ein Mensch, der seine Keimzellen in dem Bewusstsein spendet, dass daraus ein Kind entstehen wird, für diese Spende elterliche oder sonstige Verantwortung übernimmt. Weil sowohl die Samenspende als auch die Eizellspende zumindest im Ausland weitgehend kommerzialisiert worden sind (mit allen Problemen der Ausbeutung sozial schwacher bzw. finanziell abhängiger Menschen), stellt sich die Frage, inwiefern es statthaft sein kann, die Zeugung eines Menschen in einer so grundlegenden Weise nicht nur einem technologischen, sondern zunehmend einem kommerziellen Diktat zu unterwerfen. Denn so werden Kinder am Ende zu Produkten eines Auftrags gegen Geld, zu Resultaten eines Herstellungsprozesses im »Unternehmen Reproduktionsmedizin«. Am Ende einer solchen Entwicklung wird das geborene Kind immer weniger als Gabe betrachtet werden können, als ein verborgenes Wesen, das sich uns erst allmählich erschließt. Vielmehr besteht zumindest die Gefahr, dass ein solches Kind zunehmend zum teuer erkauften Dienstleistungsprodukt herabgestuft wird, an das man früher oder später selbstverständlich auch persönliche Qualitätsansprüche stellen wird. Die ethisch gravierendsten Probleme verweisen auf diese Tiefenschichten des menschlichen Selbstverständnisses und lassen sich nicht allein durch Vorkehrungen, durch Verbote lösen. Vielmehr verweist die Reproduktionsmedizin auf anthropologische Grundfragen.

Literatur

Böckle, Franz: Biotechnik und Menschenwürde. Über die sittliche Bewertung extrakorporaler Befruchtung. Die neue Ordnung in Kirche, Staat, Gesellschaft, Kultur 1979; 33: 356–362.

Diedrich, Klaus, u. Georg Griesinger: Deutschland braucht ein Fortpflanzungsmedizingesetz. Geburtshilfe und Frauenheilkunde 2006; 66: 345–348.

Heidegger, Martin: Gelassenheit. 14. Aufl. Stuttgart: Klett-Cotta 2008.

Lenzen-Schulte, Martina, u. Annette Queisser-Luft: Zum Konflikt zwischen Kindeswohl und elterlichem Wunschdenken: Gesundheitsrisiken bei assistierter Reproduktion. In: Thomas Sören Hoffmann u. Walter Schweidler (Hrsg): Normkultur versus Nutzenkultur. Über kulturelle Kontexte von Bioethik und Biorecht. Berlin: De Gruyter 2006: 311–338.

Maio, Giovanni: Warum der Embryo Würdeschutz und nicht nur Respekt braucht. Das Beispiel der Reproduktionsmedizin. Zeitschrift für medizinische Ethik 2009; 55(1): 90–95.

Spiewak, Martin: Wie weit gehen wir für ein Kind? Im Labyrinth der Fortpflanzungsmedizin. Frankfurt a. M.: Eichborn 2005.

Weiterführende Literatur

Fortpflanzungsmedizin in Deutschland: wissenschaftliches Symposium des Bundesministeriums für Gesundheit in Zusammenarbeit mit dem Robert Koch-Institut vom 24. bis 26. Mai 2000 in Berlin. Baden-Baden: Nomos 2001.

Hofheinz, Marco: Gezeugt, nicht gemacht: In-vitro-Fertilisation in theologischer Perspektive. Münster: Lit-Verlag 2008.

Maier, Barbara: Ethik in Gynäkologie und Geburtshilfe: Entscheidungen anhand klinischer Fallbeispiele. Berlin, Heidelberg: Springer 2000.

Müller, Stephan E., Ingolf Schmid-Tannwald u. Otto P. Hornstein (Hrsg): Unerfüllter Kinderwunsch: Assistierte Fortpflanzung im Blickfeld von Medizin und Ethik. Münster: Lit-Verlag 2008.

17 Prädiktive Gendiagnostik

17.1	Prädiktive Medizin und das Prinzip der Autonomie	259
17.2	Recht auf Nichtwissen	259
17.3	Moralisierung von Krankheit	260
17.4	Spezialfall: Gendiagnostik bei Minderjährigen	261
17.4.1	Gentests mit unmittelbarer therapeutischer Konsequenz	261
17.4.2	Gentests auf spätmanifestierende Erkrankungen	262
17.4.3	Test auf rezessive Genträgerschaft	263
	Literatur	264
	Weiterführende Literatur	264

»Das Ende jeder Hoffnung ist der Tod.«
Al-Mutamid

Das Kapitel geht auf die Fragen ein, warum die Gentestung bei Erwachsenen wie bei Kindern ein ethisches Problem darstellt und wie ein angemessener Umgang mit Gentests auszusehen hätte. Es erfolgt eine Problematisierung der prädiktiven Gendiagnostik, um einen differenzierten Umgang mit Gentests zu ermöglichen.

> **Patientengeschichte (19)**
>
> **Gentest auf BRCA1/2-Gen (Mammakarzinom)**
> Eine 35-jährige Patientin sucht ihren Gynäkologen auf, weil mehrere ihrer Verwandten in den letzten Jahren an Brustkrebs erkrankt sind und sie Angst hat, auch daran zu erkranken. Die Patientin hat in den Medien von einem Gentest gehört, mit dem man feststellen kann, ob man krebsgefährdet ist oder nicht. Tatsächlich liegt bei 5% der Brustkrebserkrankungen eine erbliche Mutation im BRCA1/2-Gen vor. Diese Mutation lässt sich mit einem Gentest feststellen. Bei einem positiven Gentestbefund liegt das Lebenszeitrisiko, an einem Mammakarzinom zu erkranken, zwischen 56% und 84%. Damit wäre die Erkrankungswahrscheinlichkeit 10- bis 20-fach höher als in der Normalbevölkerung. Der Gynäkologe sagt der

Patientin, dass der Gentest keinen großen Aufwand bedeute und nicht invasiv sei. Im Fall eines positiven Befundes könne man als Prophylaxe eine Mastektomie (Entfernung der Brüste) vornehmen.

Die Möglichkeiten der genetischen Diagnostik haben in den letzten Jahren rasant zugenommen. Ursache hierfür ist die zunehmende medizinische Forschung im Bereich der Genetik, die immer mehr genetische Ursachen für Krankheiten ausfindig gemacht hat, was wiederum zu stets zunehmenden genetischen Diagnosemöglichkeiten führt. Die Expansion der genetischen Untersuchungsmöglichkeiten wird durch die Verbreitung von DNA-Chips noch beschleunigt. Beinahe täglich kommen neue Erkenntnisse über die Vererbbarkeit von Krankheiten hinzu, und ebenso schnell werden neue Testmethoden entwickelt, durch die bald jeder Mensch in kürzester Zeit erfahren kann, für welche Krankheiten er mit welchem Prozentsatz anfällig ist. Die Medizin wendet diese diagnostischen Methoden an und wandelt sich damit immer mehr von einer kurativen zu einer prädiktiven Medizin.

Die prädiktive Medizin mit ihren genetischen Untersuchungsmöglichkeiten an Kindern und Erwachsenen eröffnet immerhin die Möglichkeit, dass der Mensch durch dieses Wissen seine Zukunft besser planen kann und möglicherweise auch in die Lage versetzt wird, durch bessere Vorsorge Krankheiten schon im Frühstadium erkennen oder gar verhindern zu können. Gerade weil die Gendiagnostik solche positiven Auswirkungen in Aussicht stellen kann, wird ein ethisches Nachdenken über die Gendiagnostik auf mehrere Differenzierungen angewiesen sein. So muss man zunächst unterscheiden zwischen gendiagnostischen Maßnahmen mit therapeutischen Konsequenzen oder ohne solche. Wenn beispielsweise durch die Gendiagnostik eine Prädisposition erkannt wird, die durch entsprechende Maßnahmen positiv beeinflusst werden kann (wie z. B. beim medullären Schilddrüsenkarzinom, s. Kap. 17.4.1), leuchtet es sofort ein, dass derartige Untersuchungen grundsätzlich zu begrüßen sind. Solche präventionseröffnenden Tests sind jedoch zum jetzigen Zeitpunkt noch eher die Ausnahme. In den meisten Fällen besteht die Möglichkeit, mittels Gendiagnostik eine Prädisposition festzustellen, die keine Möglichkeiten der Prävention eröffnet, sondern »lediglich« einen Wissenszuwachs über die Erkrankungsrisiken generiert. Deshalb hängt die Bewertung der prädiktiven Diagnostik davon ab, was ein solcher Test für den Patienten respektive Noch-nicht-Patienten bedeutet.

Betrachtet man die prädiktive Gendiagnostik aus einer grundlegenden Perspektive, so muss man bedenken, dass mit der weiten Verbreitung der Tests eine Kultur der Angst geschaffen werden könnte und dass man sich damit immer mehr von einem Leben in Unbefangenheit entfernt. Je mehr Testverfahren entwickelt werden, umso schneller wird der unbelastete

Mensch abgeschafft. Alle Gesunden werden allmählich zu lediglich noch nicht Erkrankten, die sich jedoch durch die Belastung des genetischen Wissens bereits krank fühlen. Allein durch das Angebot der Testverfahren würde man aus beschwerdefreien Menschen besorgte Menschen machen. Über diese Implikationen gilt es nachzudenken, wenn es um die Etablierung von Gentests geht.

17.1
Prädiktive Medizin und das Prinzip der Autonomie

Freilich könnte man sagen, dass es angesichts des hohen Stellenwerts der Autonomie geboten sei, die Entscheidung über den Gentest jedem Einzelnen selbst zu überlassen. Zugleich aber ist zu bedenken, dass eine wohlinformierte Entscheidung über die Testung oder Nicht-Testung ein hohes Maß an Vorstellungskraft und Antizipation erfordert. Daher sieht das neue Gendiagnostikgesetz von 2009 auch vor, dass für genetische Testungen nicht nur eine Aufklärung, sondern eine spezielle genetische Beratung erforderlich ist (Eberbach 2010). Konkret ist nach dem Gendiagnostikgesetz vorgeschrieben, dass bei einer einfachen diagnostischen Untersuchung im Nachgang eine genetische Beratung über das gewonnene Ergebnis angeboten werden muss. Eine solche Beratung kann jeder Arzt vornehmen. Handelt es sich speziell um eine prädiktive genetische Untersuchung, dann ist zwingend vorgeschrieben, dass sowohl vor als auch nach der Gentestung eine genetische Beratung durchgeführt wird. Diese Beratung muss von einem Facharzt für Humangenetik durchgeführt werden. Diese neuen gesetzlichen Bestimmungen zeigen deutlich, für wie schwerwiegend der Gesetzgeber die prädiktive Diagnostik hält. Ob diese zwingenden Vorschriften zu einer guten Praxis führen, wird sich allerdings erst zeigen müssen.

17.2
Recht auf Nichtwissen

Eine zentrale ethische Herausforderung, die sich aus den Möglichkeiten der prädiktiven Gendiagnostik ergibt, besteht folglich darin, dass das Wissen um die genetische Bedingtheit bestimmter Krankheiten dazu führen könnte, dass der Mensch eher Freiheiten einbüßt, als dass er solche hinzugewinnt. Je mehr wir von unserer genetischen Ausstattung wissen, umso mehr könnten wir in unserer Entfaltung behindert werden. So kann der

Mensch am Ende nur dann kreative Pläne schmieden, wenn er nicht um seine Zukunft weiß. Je offener die Zukunft ist, desto freier ist der Mensch. Und je weniger festgelegt sich der Mensch glaubt, desto größer bleibt seine Hoffnung (Siep 2001). Auch das Gegenteil kann der Fall sein: Bevor man von einer genetisch bedingten Erkrankung überrascht wird, kann man sich aufgrund von Gentestwissen vielleicht darauf einstellen.

Zahlreiche Studien zeigen, dass die Testergebnisse bei vielen Menschen einen Fatalismus evozieren. Die Betroffenen erkennen nicht hinreichend, dass sie sich trotz des Tests viele Freiheiten bewahren können, denn es liegt an ihnen, wie sie sich dazu verhalten. De facto aber neigen viele Betroffene dazu, sich in ungerechtfertigter Weise zu Sklaven ihrer Testergebnisse zu machen, und sie vergessen darüber oft völlig, zu leben. Sie bedenken zu wenig, dass sie sich auch mit einem positiven Ergebnis eine bejahende Lebenseinstellung bewahren können. Auch hier ist das Problem nicht die Diagnostik als solche, sondern der falsche Umgang damit und die inadäquate Deutung. Deshalb ist es umso wichtiger, dass der Einzelne sich selbst die Freiheit bewahrt, sich gegebenenfalls auch für ein Nichtwissen zu entscheiden. Auch ein nur impliziter sozialer Druck zum Wissen erschiene problematisch und müsste im klinischen Alltag konsequent vermieden werden.

Den hier benannten ethischen Herausforderungen kann nicht durch Testverbote begegnet werden, sondern lediglich durch eine bessere Aufklärung darüber, aus welchen Gründen die Gendiagnostik eingesetzt wird, welche Motivationen dabei eine Rolle spielen dürfen und mit welchen Herausforderungen für das Selbstverständnis des Menschen sie einhergeht. Insofern ist das Gendiagnostikgesetz von 2009 zu begrüßen, da hier die genetische Beratung definitiv vorgeschrieben wird.

17.3
Moralisierung von Krankheit

Doch nicht nur die informationelle Selbstbestimmung ist eine ethische Herausforderung im Kontext der prädiktiven Gendiagnostik. Eine weitere und ebenso relevante ethische Herausforderung ist der Aspekt der Moralisierung von Krankheit. So gilt es zu bedenken, dass die zunehmenden Möglichkeiten der Diagnose von Prädispositionen zur Folge haben könnten, Krankheit immer weniger als etwas Schicksalhaftes zu betrachten. Je mehr sich diese diagnostischen Möglichkeiten ausweiten, umso mehr könnten sich in Zukunft Patientinnen und Patienten, die z. B. an Krebs erkranken, möglicherweise fragen lassen müssen, ob sie ihre Erkrankung nicht viel früher schon hätten erkennen und damit verhindern können.

Die prädiktive Gentestung könnte also mittelfristig dazu führen, dass Krankheit immer weniger als Schicksal angesehen und immer mehr als das Resultat bestimmter Verhaltensweisen oder Unterlassungen von Betroffenen wahrgenommen wird. Auf diese Weise könnten neue Formen von Verantwortungszuschreibung entstehen, was am Ende zu einer zunehmenden Entsolidarisierung mit dem kranken Menschen führen könnte. Wenn gendiagnostische Tests umfassend zur Verfügung gestellt werden, so könnte es à la longue schwierig sein, diese nicht in Anspruch zu nehmen, falls durch den Verzicht auf die Inanspruchnahme Kosten entstünden, welche die Solidargemeinschaft zu tragen hätte. Es ist daher nicht auszuschließen, dass durch den massiven Einsatz gendiagnostischer Methoden unterschwellig ein immer größerer impliziter sozialer Druck entsteht, die diagnostischen Maßnahmen ab dem Moment, da sie angeboten werden, auch in Anspruch zu nehmen.

17.4
Spezialfall: Gendiagnostik bei Minderjährigen

Ein Spezialbereich der prädiktiven Medizin sind gendiagnostische Tests bei Kindern. Die Gendiagnostik bei Kindern weist derartig viele Besonderheiten auf, dass sie hier gesondert reflektiert werden muss (vgl. auch Kap. 18). Schon die Einteilung der gendiagnostischen Untersuchungsmöglichkeiten ist bei Kindern anders als bei Erwachsenen. So kann man bei Kindern grob zwischen drei Gruppen gendiagnostischer Untersuchungen unterscheiden:

17.4.1
Gentests mit unmittelbarer therapeutischer Konsequenz

Ein Beispiel hierfür ist die Möglichkeit, einen Gentest auf erhöhtes Krankheitsrisiko für das medulläre Schilddrüsenkarzinom vorzunehmen. Im positiven Fall bestünde die Möglichkeit der Schilddrüsenentfernung, um den Ausbruch der Erkrankung effektiv abzuwenden. Ähnlich wie bei Erwachsenen sind solche Tests unter der Voraussetzung der Einwilligung der Eltern (und der etwaigen Zustimmung der Kinder) weitgehend unumstritten.

17.4.2
Gentests auf spätmanifestierende Erkrankungen

Eine der gängigsten Untersuchungsmöglichkeiten dieser Art ist der Gentest auf Chorea Huntington (Veitstanz), also auf eine Erkrankung, die meist erst im vierten oder fünften Lebensjahrzehnt auftritt. Auch eine Untersuchung auf das Vorliegen eines Krankheitsrisikos für Polyposis coli, also den erblichen Dickdarmkrebs, fällt in diese Kategorie. Das neue Gendiagnostikgesetz schreibt eindeutig fest, dass solche Tests im Rahmen der vorgeburtlichen Diagnostik nicht gemacht werden dürfen. So weit besteht Klarheit. Wie verhält es sich aber nach der Geburt? Wäre hier ein Test auf spätmanifestierende Erkrankungen vertretbar? Zentral ist hier die Grundfrage, ob dieser Test im Interesse des Kindes liegen kann. Zunächst ließe sich anführen, dass er einige potenziell positive Auswirkungen haben kann. Es können Ängste verringert, es kann Unsicherheit abgebaut werden. Der Test kann sicher auch zu einer besseren Identifikation des Kindes mit der späteren Erkrankung beitragen. Ferner ermöglicht er eine adäquatere Ausbildungs- und Lebensplanung für das Kind. Vielleicht eröffnet ein solcher Test auch die Chance, dass die Kommunikation in der Familie über die Krankheit gefördert wird. Allerdings belegen viele empirische Studien, dass der Test doch eher zu einer Behinderung der Kommunikation in der Familie führt, weil die Eltern oft durch Schuldgefühle belastet werden. Schuldgefühle empfinden auch die Geschwisterkinder, die Nicht-Genträger sind. Für dieses Gefühl hat man den Begriff *survivor guilt* geprägt. Das ethische Problem wäre hier freilich nicht durch die Testung selbst evoziert, sondern durch eine inadäquate Deutung des Testergebnisses, was möglicherweise durch eine gute genetische Beratung abgefedert werden könnte.

Ferner belegen Studien, dass ein positives Testergebnis auf Chorea Huntington eine negative Auswirkung auf das Selbstwertgefühl vieler Kinder hat, die sich für ihre Genträgerschaft oft von Anfang an schämen. Auch hier ist nicht der Test selbst, sondern die Wahrnehmung und Verarbeitung des Testergebnisses das Problem, das gegebenenfalls durch entsprechende Beratungen positiv beeinflusst werden kann. Auch Eltern reagieren bei positivem Testergebnis ihres Kindes oft mit inadäquater Wahrnehmung. In der Literatur ist der Begriff *premature mourning* geprägt worden für die Neigung vieler Eltern, ihre Kinder noch vor Ausbruch der Krankheit bereits als kranke und gebrechliche Kinder wahrzunehmen und sie entsprechend mit überprotektiver Erziehung negativ zu prägen. Hierfür wird in der Literatur auch der Begriff *vulnerable child syndrome* verwendet.

Da all diese Reaktionen auf den Test nicht »naturgegeben« sind, sondern durch entsprechende Beratungsgespräche beeinflusst werden können, reichen die empirischen Ergebnisse nicht aus, um die Gentests auf spätmanifestierende Krankheiten für unmoralisch zu erklären. Schwerwiegender ist das oben erwähnte Recht auf Nichtwissen des Kindes und das Recht eines jeden Kindes auf eine offene Zukunft (vgl. Kap. 18). Nimmt man dieses Recht ernst, so muss man anerkennen, dass eine Testung auf eine spätmanifestierende Erkrankung dem Kind ein wichtiges Persönlichkeitsrecht raubt: nämlich selbst entscheiden zu können, ob es mit oder ohne das Wissen um seine genetische Anlage leben möchte. Indem die Eltern einen Test durchführen lassen, rauben sie dem Kind diese ganz entscheidende Freiheit, weil sie ihm dieses Wissen gewissermaßen aufzwingen. Freilich ließe sich einwenden, dass ein früher Test möglicherweise zu einer besseren Integration dieses Wissens in die eigene Identität führen könne, aber angesichts dessen, dass die Mehrzahl der befragten erwachsenen Risikopersonen eine Nicht-Testung vorzieht, scheint es wenig plausibel, für eine Testung bei Kindern zu plädieren. Viel mehr spricht dafür, erst bis zur Einwilligungsfähigkeit oder Volljährigkeit zu warten, um dem Betroffenen die Freiheit zu lassen, über seine eigene Zukunft zu entscheiden. Jede Testung dieser Art wäre also eine Beschränkung des Rechts auf eine offene Zukunft, weil man dem späteren Erwachsenen eine ganz entscheidende Wahlmöglichkeit raubt. Außerdem wird mit der Gentestung auch das Recht des Kindes auf Privatheit eingeschränkt, weil das Kind bzw. der spätere Erwachsene nicht selbst entscheiden durfte, wer über solch sensible und persönliche Befunde Bescheid weiß. Schlussfolgernd lässt sich also festhalten, dass der Test auf spätmanifestierende Erkrankungen bei fehlendem therapeutischen Potenzial nicht nur pränatal, sondern auch postnatal bis zur Einsichtsfähigkeit des Kindes ethisch bedenklich ist. Der Gesetzgeber hat in Anbetracht dieser ethischen Einwände im Gendiagnostikgesetz von 2009 bei Minderjährigen Tests auf spätmanifestierende Erkrankungen eindeutig untersagt.

17.4.3
Test auf rezessive Genträgerschaft

Ein Beispiel hierfür ist ein Gentest, mit dem man erkennen kann, ob ein gesundes Kind möglicherweise rezessiver Genträger für eine erbliche Erkrankung wie beispielsweise die zystische Fibrose (Mukoviszidose) ist. Warum sollten Eltern überhaupt einen solchen Test durchführen? Man könnte argumentieren, dass die Eltern damit das Kind auf dessen spätere Partnerwahl vorbereiten könnten, da für Nachkommen mit einem Partner, der ebenfalls rezessiver Genträger wäre, eine Gefahr von 25 % bestünde, an Mukoviszidose zu leiden. Analog zur Gentestung auf spätmanifestierende Krankheiten haben empirische Studien bezeichnenderweise aufgezeigt, dass selbst bei lediglich rezessiver Genträgerschaft viele Eltern ihre Kinder dennoch als krank wahrnehmen und diese dann allein aufgrund ihres Genträgerstatus innerhalb der Familie stigmatisiert werden. Auch in diesem Fall wiegen also die Argumente der Autonomie (Recht auf Nichtwissen und Recht auf Privatheit) stärker, sodass die Gentestung bei Kindern auf eine rezessive Genträgerschaft ethisch problematisch erscheint. Bleibt zu betonen, dass viele der erwähnten Probleme durch eine gute Beratung und psychologische Betreuung abgefedert werden können.

■ **Fazit:** Jeder Gentest stellt einen schwerwiegenden Eingriff in die Integrität des Betroffenen dar. Daher setzt eine verantwortungsvolle Gentestung nicht nur ein Informations-, sondern ein genetisches Beratungsgespräch voraus, durch das der Patient in die Lage versetzt wird, die Tragweite einer Testung zu ermessen und auf dieser Grundlage eine autonome Entscheidung zu fällen. Diese Beratungsgespräche sind auf der Grundlage des Gendiagnostikgesetzes von 2009 verpflichtend anzubieten. Zugleich stellt die stetc Zunahme an Testmöglichkeiten nicht nur eine individualethische, sondern auch eine sozialethische Herausforderung dar, weil mit der breiten Akzeptanz von Gentests eine Individualisierung der Risiken mit schleichender Entsolidarisierung von den Genträgern denkbar ist, die nur durch entsprechende Aufklärungsarbeit verhindert werden kann.

Literatur

Eberbach, Wolfram H.: Das neue Gendiagnostikgesetz. Ein Überblick aus juristischer Sicht. Medizinrecht 2010; 28: 155–163.

Riemann, Rainer: Stigmatisierungen und Diskriminierungen aufgrund genetischer Unterschiede? In: Ludger Honnefelder u. Peter Propping (Hrsg): Was wissen wir, wenn wir das menschliche Genom kennen? Köln: Du Mont 2001; 213–215.

Siep, Ludwig: Genomanalyse, menschliches Selbstverständnis und Ethik. In: Ludger Honnefelder u. Peter Propping (Hrsg): Was wissen wir, wenn wir das menschliche Genom kennen? Köln: Du Mont 2001; 196–205.

Weiterführende Literatur

Beckmann, Jan P.: Ethische Herausforderungen der modernen Medizin. Teil II: Gentechnische Diagnostik. Freiburg: Alber 2009.

Bertram, Claus R., Jan P. Beckmann u. Friedrich Breyer: Humangenetische Diagnostik: Wissenschaftliche Grundlagen und gesellschaftliche Konsequenzen. Berlin, Heidelberg: Springer 2000.

Haker, Hille: Ethik der genetischen Frühdiagnostik. Paderborn: Mentis 2002.

Hildt, Elisabeth: Autonomie in der biomedizinischen Ethik. Genetische Diagnostik und selbstbestimmte Lebensgestaltung. Frankfurt a. M.: Campus 2006.

Hirschberg, Irene, Erich Grießler, Beate Littig u. Andreas Frewer (Hrsg): Ethische Fragen genetischer Beratung. Frankfurt a. M.: Peter Lang 2009.

Honnefelder, Ludger, u. Peter Propping (Hrsg): Was wissen wir, wenn wir das menschliche Genom kennen? Köln: Du Mont 2001.

18 Ethik in der Kinder- und Jugendmedizin

18.1	Grundüberlegungen zu einer kindorientierten Ethik	269
18.2	Bedeutung und Grenze der Therapieverweigerung des Kindes	270
18.3	Was ist das Wohl des Kindes?	273
18.4	Grenze der Verfügungsmacht der Eltern	275
	Weiterführende Literatur	280

»Das Neugeborene, dessen bloßes Atmen unwidersprechlich ein Soll an die Umwelt richtet, nämlich: sich seiner anzunehmen. Sieh hin und du weißt.«
Hans Jonas

In diesem Kapitel wird beschrieben, welche spezifischen ethischen Probleme im medizinischen Umgang mit Minderjährigen entstehen und in welcher Weise sich diese Probleme von denjenigen mit Erwachsenen unterscheiden. Ein besonderer Fokus liegt auf einer eigenständigen kindorientierten Ethik, die einen anderen Zugang erfordert, als dies im Umgang mit Erwachsenen der Fall ist.

Die Betreuung der Patienten und das ärztliche Behandeln in der Kinder- und Jugendmedizin sind etwas Besonderes. Zum einen sind die Folgewirkungen des ärztlichen Tuns in der Pädiatrie in der Regel viel weitreichender als in der Erwachsenenmedizin. Denn durch die Behandlung und Betreuung kann möglicherweise Einfluss auf die Entwicklung des Kindes genommen werden, und dieser Einfluss kann Auswirkungen auf das gesamte zukünftige Leben haben, die in manchen Fällen irreversibel sind. Zum anderen ist das Verhältnis des Arztes zu seinem minderjährigen Patienten viel komplexer als zu einem Erwachsenen. Während man es in der Erwachsenenmedizin idealerweise mit einer Begegnung von zwei Menschen zu tun hat – dem Patienten in Not und dem Arzt als Helfer –, erfolgt die Behandlung des Kindes, von Notsituationen abgesehen, immer in einer Dreierbeziehung. Es kann keine Entscheidung über die Behandlung des Patienten Kind ohne die Einbeziehung der Eltern oder Sorgeberechtigten getroffen werden. Das Arzt-Patient-Verhältnis ist also komplexer und somit auch störanfälliger, weil es oft strittig ist, welche Funktion genau die Eltern zu erfüllen haben und welche Rolle das

Kind selbst zu spielen hat. In der Erwachsenenmedizin ist dies vergleichsweise einfach, weil man dort einen konkreten einzelnen Patienten hat, der sowohl Ansprechpartner als auch Adressat der ärztlichen Maßnahme ist. In der Pädiatrie steht nur fest, dass das Kind Adressat ärztlichen Tuns ist, oft weiß man aber nicht, wie weit Eltern über dieses Tun bestimmen dürfen und wann der Arzt eine Garantenpflicht für das Kind zu übernehmen hat.

Diese Vorüberlegungen machen deutlich, dass es für die Behandlung von Kindern nicht einfach einer etwas veränderten Erwachsenenethik bedarf. Vielmehr erfordert die Spezifität des Kindseins eine besondere kindorientierte Ethik.

Patientengeschichte (20)

Kontrazeption bei Minderjährigen ohne Wissen der Eltern?

Eine 15-jährige Patientin bittet ihren Gynäkologen um die Verschreibung einer Antibaby-Pille. Sie hat seit Kurzem einen Freund und hat sich über die Möglichkeiten der Schwangerschaftsverhütung informiert. Allerdings weiß sie, dass ihre Eltern sehr ärgerlich wären, wenn sie von den geplanten sexuellen Kontakten erführen. Daher bittet die Patientin den Arzt darum, ihren Eltern nichts von der Verschreibung der Pille zu erzählen. Wenn der Arzt ihr das Versprechen nicht geben wolle, dann verzichte sie lieber auf die Pille.

Der Arzt fragt die Patientin, warum sie denn nicht wolle, dass ihre Eltern von der Verschreibung der Pille erfahren. Das Mädchen antwortet, dass sie sich zwar gut mit den Eltern verstehe, dass sie aber in Bezug auf ihre Freizeitgestaltung und in Fragen der Sexualität so unterschiedliche Meinungen hätten, dass schon ein Gespräch über die etwaige Einnahme der Pille ihr großen Ärger einbrächte.

Der Arzt ist im Zweifel, wie er sich in dieser Situation verhalten soll.

Kommentar

Die Entscheidung des Arztes muss sich orientieren an der Einsichtsfähigkeit der Minderjährigen. Diese Einsichtsfähigkeit ist nicht direkt mit einem bestimmten Alter assoziiert, sondern hängt von den individuellen Fähigkeiten ab. In der Regel kann diese Einsichtsfähigkeit spätestens mit 16 Jahren vorausgesetzt werden, sodass es naheliegt, hier dem Wunsch der Minderjährigen Folge zu leisten. Die Grenzen der Freiheit von einsichtsfähigen Minderjährigen sind recht eng; sie gelten beispielsweise bei sehr einschneidenden Eingriffen, wie etwa der Sterilisation, oder auch bei bestimmten weitreichenden Entscheidungen, wie der Patientenverfügung. Der Schwangerschaftsabbruch fällt in einen Grenzbereich. Im vorliegenden Fall aber wäre eine Nichtbeachtung des Anliegens der Minderjährigen, in ihrer Privatheit respektiert zu werden, nur schwer begründbar. Überdies hätte eine solche Negierung der Autonomie der Minderjährigen möglicherweise gravierende Folgen hinsichtlich der Gefahr einer ungeschützten Sexualität. Allerdings kann die Berücksichtigung der Autonomiefähigkeit der Minderjährigen in diesem Fall bedeuten, dass damit ein ärztlicher Auftrag verbunden ist, mit ihr ein Gespräch darüber zu führen, wie wichtig ein offener Umgang mit den Eltern zur Vorbeugung belastender Familienkonflikte ist. Ein vertrauensvolles Gespräch mit den Eltern wäre auch deswegen sinnvoll, weil es durchaus im Interesse der Minderjährigen sein könnte, in grundlegenden Fragen wie der Sexualität durch ihre Eltern beraten und begleitet zu werden. Nimmt man die ärztliche Aufgabe ernst, muss man im beschriebenen Fall die Rolle des Arztes als Helfer in einem umfassenden Sinn unterstreichen. Ein guter Arzt wird sich auf die Lage des Mädchens intensiv einlassen und es nicht nur medizinisch beraten, sondern auch in Bezug auf die Bedeutung von Sexualität und Partnerschaft für die Biografie.

18.1
Grundüberlegungen zu einer kindorientierten Ethik

Lange wurden ethische Fragen in der Kinder- und Jugendmedizin nach den Maßgaben einer Ethik der Erwachsenenmedizin behandelt, weil Kinder als Eigentum betrachtet wurden und es allein Erwachsene waren, die über das Wohl eines Kindes entschieden. Doch in den letzten Jahrzehnten ist dieser Blick auf Kinder zunehmend und mit Recht in Frage gestellt worden. Heute werden Kinder als Wesen betrachtet, die ihren eigenen Wert und Anspruch besitzen und die in ihrem Kindsein respektiert werden müssen. Das bedeutet, dass das Kindsein für sich genommen einen Eigenwert hat, der eine eigenständige kindorientierte Ethik erfordert. Für Erwachsene oder auch schon für einwilligungsfähige Jugendliche gilt der Informed consent, die Einwilligung nach Aufklärung, als eine zentrale Voraussetzung für moralisches Handeln. Der Informed consent ist aber für sich genommen kein ethisches Prinzip, sondern eine erwachsenenspezifische Vorkehrung, mit der das Prinzip des Respekts der Autonomie des Erwachsenen und damit die Achtung seiner grundsätzlichen Unverfügbarkeit garantiert werden soll. Auch Kinder müssen in ihrer grundsätzlichen Unverfügbarkeit respektiert werden. Allerdings wäre es ein Irrtum zu glauben, man könne dies auf dieselbe Weise tun wie beim Erwachsenen. Während Erwachsene nämlich zu Recht als Freiheitsträger respektiert werden müssen, lässt sich dieses Konzept der Freiheit auf das Kind nicht in gleicher Weise anwenden, weil wir im Umgang mit dem

Tab. 18-1 Kindorientierte Ethik im Vergleich zur Erwachsenenethik

Erwachsenenmedizin	Kinder- und Jugendmedizin
Die Achtung der Selbstzwecklichkeit des Erwachsenen realisiert sich über die freie Einwilligung.	Die Achtung der Selbstzwecklichkeit des Kindes realisiert sich über den Respekt des Kindseins.
Respektierung des Erwachsenen als **Freiheitsträger** (Jeder Mensch hat die Freiheit, für sich selbst Nutzen und Schaden zu definieren.)	Schutz des Kindes vornehmlich als **Interessenträger** 1. Schutz der Entwicklungsfähigkeit 2. Schutz des Angewiesenseins auf Beziehungen 3. Schutz der Vulnerabilität 4. Schutz des Rechts auf eine offene Zukunft
Zentrales Prinzip: **Autonomie des Patienten**	Zentrales Prinzip: **Gesamtwohl des Kindes**

Kind andere Verpflichtungen haben, als nur auf das Gewähren von Freiheitsräumen zu achten. Bei Kindern hilft die Frage nach der Freiheit allein nicht weiter, weil das Kind zur Formulierung eines autonomen Willens noch nicht fähig ist. Daher muss der Schwerpunkt einer kindorientierten Medizinethik darin liegen, das Kind nicht zunächst als Freiheitsträger zu betrachten, sondern es vor allem als Interessenträger zu sehen (s. Tab. 18-1).

Da das Kind bis zu einer bestimmten Entwicklungsstufe vornehmlich als Interessenträger zu schützen ist, verlagert sich der Schwerpunkt ethischen Argumentierens insbesondere auf die Definierbarkeit der Interessen des Kindes. Letztlich lässt sich der Respekt vor dem Kind als solchem vor allem durch die Sorge um das Wohl des Kindes erreichen. Diese Sorge impliziert den Schutz der Interessen, aber zugleich auch die Anerkennung des Kindes als einer unverwechselbaren, einzigartig wertvollen und zugleich unverfügbaren Person. Zentral ist hier die Frage, wie diese Unverfügbarkeit des Kindes zum Ausdruck gebracht und wie das Kindeswohl definiert werden kann.

18.2
Bedeutung und Grenze der Therapieverweigerung des Kindes

Beim Erwachsenen wird seine grundsätzliche Unverfügbarkeit dadurch respektiert, dass keine Maßnahme an ihm vorgenommen wird, in die er selbst oder sein Betreuer (in seinem mutmaßlichen Sinne) nicht eingewil-

18.2 Bedeutung und Grenze der Therapieverweigerung des Kindes

ligt hat. Beim Kind lässt sich die Unverfügbarkeit in analoger Weise zum Ausdruck bringen, indem die Eltern bei jedem Eingriff gefragt werden. Allein schon dadurch, dass die Ärzte die Eltern fragen, bringen sie zum Ausdruck, nicht willkürlich am Kind zu handeln, sondern das Kind als eine grundsätzlich unverfügbare Person anzusehen. Wenn man aber Kinder tatsächlich in ihrem Kindsein respektieren möchte, wird es mit deren zunehmendem Alter immer weniger genügen, sich auf das Befragen der Eltern zu beschränken. Der Respekt vor dem Kind erfordert es, dieses so früh wie möglich (spätestens ab einem Alter von sieben Jahren) in die Entscheidung mit einzubeziehen, wobei der Grad der Einbeziehung mit zunehmendem Alter immer größer wird. Was aber ist zu tun, wenn das Kind seine Zustimmung verweigert? Ist es gerechtfertigt, sich über die fehlende Zustimmung eines Kindes hinwegzusetzen, also das Kind gegen dessen Willen zu behandeln? Beim einwilligungsfähigen Erwachsenen (vgl. Kap. 8) ist es nicht statthaft, eine Therapieverweigerung zu übergehen. Beim Kind ist die Situation schwieriger. Wenn wir von dem oben Genannten ausgehen und das zentrale Kriterium bei Kindern nicht in der Gewährung von Freiheit, sondern im Schutz (der gesundheitlichen Kindesinteressen) sehen, so bedeutet dies, dass die Freiheit immer so weit gewährt werden muss, wie durch diese Gewährung dem gesundheitlichen Wohl des Kindes nicht zuwidergehandelt wird.

Wenn Eltern etwa bei einem zehnjährigen Kind einen operativen Eingriff vornehmen lassen möchten, der allerdings elektiv, also nicht zwingend notwendig und damit nicht eine eindeutige Hilfe für das Kind bedeutete, dann wäre es ethisch problematisch, diesen Eingriff auch dann vorzunehmen, wenn das Kind seine Zustimmung dazu verweigerte. Denn die Gewährung der Freiheit für das Kind, den Eingriff abzulehnen, würde seiner Gesundheit in diesem Fall nicht schaden. Würden die Eltern dem Kind diese Freiheit nicht gewähren und auf den Eingriff beharren, so würde dies dem Kind als unverfügbares Wesen nicht gerecht werden.

Auf der anderen Seite ist eine Zustimmung des Kindes nicht immer auch eine moralische Entlastung, denn das Kind befindet sich in einer grundsätzlich vulnerablen Position. Diese Position ist primär gekennzeichnet durch die Abhängigkeit von den Eltern, im schlimmsten Fall aber auch durch Angst vor den Eltern oder die Angst, von den Eltern allein gelassen zu werden. Aus diesem Grund muss sich der Arzt auch für die Art der Eltern-Kind-Beziehung interessieren und nach der Zustimmung des Kindes fragen, diese aber auch im Kontext der Eltern-Kind-Beziehung deuten können.

Was aber, wenn ein Kind seine Zustimmung zu einem eindeutig notwendigen Eingriff verweigert? Stellen wir uns ein zehnjähriges Kind vor, das an einem Osteosarkom, also an einem bösartigen Knochentumor, erkrankt ist, der nach fehlgeschlagener Chemotherapie chirurgisch mittels einer Amputation behandelt werden muss, um eine Metastasierung zu verhindern. Wenn das Kind hier die Operation mit dem Hinweis, dass es kein »Krüppel« sein wolle, ablehnt, so wäre – nach eingehenden Überzeugungsversuchen – in diesem Fall eine Behandlung trotz der Ablehnung nicht nur statthaft, sondern angezeigt, weil ein Gewähren von Freiheit in diesem Fall eindeutig gegen die gesundheitlichen Interessen des Kindes verstoßen würde. Man nähme damit nämlich in Kauf, dass das Kind, obwohl möglicherweise kurativ behandelbar, in absehbarer Zeit an seiner Grunderkrankung stürbe. Beim Kind steht – anders als beim Erwachsenen – nicht die Frage nach den Wünschen des Betroffenen im Zentrum, sondern jene danach, wie dem Kind ein größtmöglicher Interessenschutz gewährt werden kann, ohne die Freiheit unnötig einzuengen. Es geht letzten Endes immer um das Wohl des Kindes.

― Patientengeschichte (21) ──────────────────

Ablehnung einer Organtransplantation durch Minderjährige (Fall Hannah Jones)

Hannah Jones, 13 Jahre alt, leidet seit acht Jahren an Leukämie. Sie hat unzählige Klinikaufenthalte hinter sich. Durch die jahrelange Chemotherapie hat sich eine toxische Herzschädigung entwickelt. Die einzige therapeutische Möglichkeit besteht in einer Herztransplantation. Allerdings, so die Ärzte, wäre die Operation riskant und nicht sicher erfolgreich. Die Patientin lehnt die Organtransplantation ab und möchte stattdessen nach Hause, um sterben zu können. Es schließt sich eine große öffentliche Debatte darüber an, ob dem Wunsch nachgegeben werden dürfe.

Kommentar

Die Gerichte entscheiden, dass Hannahs Wunsch erfüllt werden solle. Hannah wird nach Hause entlassen. Die Reaktionen in der Presse sind fast einstimmig positiv; die Schlagzeilen lauten: »Hannah Jones kämpfte, um in Würde sterben zu dürfen« oder »13-Jährige erstreitet sich Recht auf Tod in Würde«. Acht Monate später erleidet Hannah ein Nierenversagen. Eine Dialyse ist wegen der Herzinsuffizienz nicht möglich. Nach Abwägung entscheidet sich Hannah nun doch dazu, in eine Herztransplantation einzuwilligen. Einer Zeitung gegenüber äußert sie sich wie folgt: »Ich weiß, ich hatte entschieden, dass ich das absolut nicht wollte. Aber jeder hat das Recht, seine Meinung zu ändern.« Hannah begründet ihre neue Entscheidung vor allem damit, dass sie sich zu Hause Zeit zum Nachdenken genommen hatte und dass ihr die Ärzte dieses Mal die Prognose optimistischer geschildert hätten.

18.3
Was ist das Wohl des Kindes?

Zwar gibt es zur materialen Konkretisierung des Kindeswohls große Mengen an juristischer Literatur, nicht zuletzt in Bezug auf das Unterhaltsrecht und Ähnliches. Wie aber das Wohl des Kindes aus genuin ethischer Sicht und vor allem in Bezug auf die medizinische Behandlung zu definieren ist, wurde bislang nur spärlich untersucht. Um das Wohl des Kindes in ethischer Hinsicht definieren zu können, muss zunächst nach den spezifischen Merkmalen des Kindseins gefragt werden. Ein paar zentrale Merkmale des Kindseins könnten folgende sein:
- Die Ausrichtung auf Entwicklung: Der Schutz der Entwicklungsfähigkeit des Kindes ist zentrale Grundlage für die Definition des Kindeswohls.
- Damit verknüpft ist die Verpflichtung, dem Kind die größtmöglichen Chancen für seine Zukunft zu gewähren. Der US-amerikanische Philosoph Joel Feinberg (1926–2004) spricht in Bezug auf eine kindorientierte Ethik vom »Recht des Kindes auf eine offene Zukunft«.
- Vulnerabilität: Das Kind ist wie kein anderes menschliches Wesen durch seine besondere Verletzlichkeit charakterisiert. Es ist verletzlich, weil es manipulierbar, verführbar und ausnutzbar ist. Daher muss eine kindorientierte Ethik gerade den Schutz des Kindes vor Ausbeutung im Blick haben.
- Das Angewiesensein auf ein soziales Umfeld: Kinder sind in besonderem Maße auf intakte Beziehungen angewiesen. Dieser Aspekt ist eng mit dem der Vulnerabilität verknüpft, denn die Achtung des Kindes als verletzliches Wesen kann vor allem dadurch gewahrt werden, dass das Kind in seinem sozialen Gefüge wahrgenommen und sein Umfeld als Teil seiner eigenen Identität und seines Wohlergehens betrachtet wird.

Weil die Eltern in der Regel das soziale Gefüge des Kindes bilden, kommt ihnen die entscheidende Rolle zu. Das bedeutet allerdings nicht, dass sie frei über das Wohl ihrer Kinder entscheiden dürften. So werden Eltern eben verpflichtet, ihre Kinder in die Schule zu schicken. Die Grundidee dahinter ist, dass die Eltern nur das entscheiden dürfen, was im objektiven

Interesse des Kindes liegt. Allerdings ist auch diese Maßgabe relativ, denn Eltern sind zwar verpflichtet, sich für das Wohl ihrer Kinder einzusetzen, aber dieses Wohl ist eher als ein Mindestwohl zu verstehen, nicht als ein bestes oder ein maximales Wohl. Beispiel: Auch wenn alle wissen, dass die Ausbildung der Kinder die größten Freiheitsräume für später eröffnet, begnügt sich der Staat damit, lediglich eine allgemeine Schulpflicht zu postulieren. Auch greift der Staat dort nicht ein, wo Kindern offensichtlich geschadet wird – man denke nur an Nikotin oder Alkohol in der Schwangerschaft. Die entscheidende Frage lautet also: Wann darf ein Wunsch der Eltern missachtet werden und wann nicht?

> **Patientengeschichte (22)**
>
> **Experimentelle Hirnstamm-Implantation bei gehörlosem Kind?**
> Ein dreijähriges Kind mit einer an Gehörlosigkeit grenzenden Schwerhörigkeit beidseits bei beidseits fehlender Innenohranlage (Innenohraplasie) wird vorgestellt. Normalerweise kann man bei Gehörlosigkeit eine Cochlea-Implantation vornehmen, d.h. eine Versorgung mit einer technischen Hörprothese, mit der das Innenohr stimuliert wird. Bei fehlendem Innenohr ist diese Operation jedoch nicht möglich. Stattdessen könnte man ein Hirnstamm-Implantat einsetzen, mit dem das Gehirn direkt stimuliert wird. Das Problem bei dieser Methode ist, dass sie bislang bei Kindern nicht vorgenommen wurde; man weiß also nicht, ob sie bei Kindern funktionieren wird. Zudem besteht ein Risiko, da die Schädeldecke geöffnet werden muss. Dieses Risiko entspricht dem Risiko, das auch bei anderen Eingriffen am Gehirn besteht. Versorgt man das Kind nicht jetzt mit diesem Implantat, wird es gehörlos bleiben. Die Eltern tendieren wegen der geringen Erfahrung mit der Technik dazu, das Kind nicht operieren zu lassen.

Kommentar

Diese Patientengeschichte macht deutlich, wie schwierig die Definition des Kindeswohls sein kann. In jedem Fall birgt der medizinisch-naturwissenschaftliche Blick die Gefahr, dass man Maßnahmen für notwendig erachtet, die sich aus einer ganzheitlichen Perspektive dann doch als nur elektiv herausstellen. In diesem speziellen Fall tauchen mehrere Fragen auf: 1. Wie sicher können wir sein, dass das Hören für das Kind tatsächlich besser ist als das Nicht-Hören? Je nachdem, wie wir die Gehörlosigkeit deuten, kommen wir hier zu unterschiedlichen Antworten. Viele Eltern gehörloser Kinder verstehen Gehörlosigkeit nicht als Krankheit und auch nicht als Behinderung (die Behinderung ergäbe sich ja aus dem Ausmaß der Partizipationsmöglichkeiten und nicht aus der Gegebenheit oder dem Fehlen der

Funktion). Für sie ist die Gehörlosigkeit eine Lebensform. 2. Ab welchem Nutzen kann ein experimenteller Eingriff gerechtfertigt sein? In diesem speziellen Fall ergibt sich aus dem experimentellen Stadium der Methode durchaus ein Risikoprofil, das es zweifelhaft erscheinen lässt, hier von einer absoluten medizinischen Indikation zu sprechen. Zusammengenommen wird es bei diesem Fall nicht möglich sein, die experimentelle Operation eindeutig als dem Kindeswohl entsprechend zu deuten; man muss es also den Eltern überlassen, hier eine für das individuelle Kind gute Entscheidung zu treffen.

18.4 Grenze der Verfügungsmacht der Eltern

— Patientengeschichte (23) —

Schwerstgeschädigtes Neugeborenes

Ein Frühgeborenes in der 26. Schwangerschaftswoche liegt auf der neonatologischen Intensivstation. Im CT sind mehrere intrazerebrale Blutungen mit konsekutivem Hydrozephalus sichtbar. Die Prognose ist offen: Es ist zu erwarten, dass das Kind eine geistige Behinderung davontragen wird, aber das Ausmaß der Behinderung ist nicht vorhersehbar (Besuch einer Behindertenschule ist genauso denkbar wie Mehrfachbehinderung mit Debilität). Der Hydrozephalus müsste durch einen invasiv einzulegenden Shunt entlastet werden. Bei Nichtentlastung wird sich der Zustand weiter verschlechtern. Die Eltern lehnen einen solchen invasiven Eingriff zunächst ab. Sie verweisen darauf, dass das Kind behindert sein wird und dass es besser sei für das Kind, wenn es sterben darf. Ohnehin hätten sie kein behindertes Kind haben wollen.

Dieses Beispiel macht erneut deutlich, dass Ärztinnen und Ärzte gerade in der Kinder- und Jugendmedizin eine besondere Verantwortung tragen. Sie sind gehalten, nichts ohne die Einwilligung der Eltern zu unternehmen. Gleichzeitig aber müssen sie darauf achten, die Einwilligung der Eltern stets mit den Interessen des Kindes abzugleichen. In gewisser Weise nimmt der Kinderarzt die Rolle eines Garanten für das Kind ein. Er könnte es in ethischer Hinsicht nicht verantworten, dem Kind auf Wunsch der Eltern eine nützliche Therapie vorzuenthalten, geschweige denn, einem Kind auf Wunsch der Eltern Schaden zuzufügen (s. Einbecker Empfehlungen am

Ende des Kapitels). Freilich ist auch hier die Grenzziehung zwischen nützlicher und verzichtbarer Behandlung schwierig. Grundsätzlich ist es jedoch wichtig, sich vor Augen zu führen, dass nicht nur die Zustimmung des Kindes, sondern letzten Endes auch die Einwilligung der Eltern den Arzt moralisch nicht völlig entlastet, weil immer wieder Situationen eintreten können, in denen die Eltern ihrer Fürsorgepflicht nicht nachkommen wollen oder aufgrund ihrer prekären Situation nicht dazu in der Lage sind. Hier wird es dann vor allem von den behandelnden Ärzten abhängen, ob die Interessen des Kindes gewahrt bleiben oder den Umständen geopfert werden.

> **Patientengeschichte (24)**
>
> **Verweigerung einer effektiven Behandlung durch die Eltern**
> Ein vierjähriges Kind wird in die Klinik gebracht zur Abklärung eines pathologischen Blutbildes. Es wird die Diagnose »Akute lymphatische Leukämie« gestellt. Die Ärzte erstellen einen Behandlungsplan mit entsprechenden Chemotherapiezyklen und klären die Eltern über die Notwendigkeit der Therapie auf, die in über 80 % der Fälle kurativ wirksam ist. Die Anordnung der Eltern lautet: »Mit Ausnahme der lebensrettenden Maßnahmen möchten wir über allfällige Arzneimittelanwendungen und über die invasiven sowie radiodiagnostischen Untersuchungen im Voraus verständigt werden. Für Impfungen, Vitamin-D-Gabe, Chemotherapiegabe und MRT- und CT-Untersuchungen fehlt unsere Zustimmung.« Eine alternative effektive Behandlung der Leukämie besteht nicht.

Kommentar
Diese Patientengeschichte macht eindringlich deutlich, dass die Interessen des Kindes nicht in jedem Fall durch seine Eltern am besten vertreten sind. Ziehen wir nämlich in diesem Fall alle benannten Kriterien für das Wohl des Kindes zurate, so werden wir unschwer erkennen, dass die elterliche Ablehnung einer grundsätzlich effektiven Therapie, deren Verzicht unweigerlich den baldigen Tod des Kindes zur Folge hätte, gegen alle Kriterien des Kindeswohls verstößt. Erstens ist der Schutz der Entwicklungsfähigkeit des Kindes nicht gewährleistet, weil diese durch das Fortschreiten der Erkrankung stark beeinträchtigt wäre. Verbunden damit wird das Recht auf eine offene Zukunft hier nicht respektiert. Zweitens bleibt auch die Vulnerabilität des Kindes unberücksichtigt, deren Ausmaß sich in Fällen wie diesem, wo ein Kind mit Eltern konfrontiert ist, die ihm mit einer Entscheidung gegen rettende Therapiemaßnahmen den Schutz verweigern, besonders deutlich zeigt. Gleichzeitig wird hier die extreme Angewiesenheit des

18.4 Grenze der Verfügungsmacht der Eltern

Kindes auf Beziehungen deutlich. Aus alldem lässt sich folgern, dass der Arzt in diesem Fall dem Wunsch der Eltern nicht Folge leisten kann, sondern dass er aufgefordert ist, in intensive Überzeugungsgespräche mit den Eltern zu treten und, sollten diese nicht fruchten, den Weg zum Richter nicht zu scheuen, damit den Eltern für diesen Behandlungsschritt das Fürsorgerecht entzogen wird.

— **Patientengeschichte (25)** —

Verhinderung der Pubertät im Interesse des Kindes? (Fall Ashley)

Ein neunjähriges Mädchen mit schwerer geistiger Behinderung bei statischer Enzephalopathie wird von den Eltern versorgt. Die Ernährung findet über eine Sonde stand; das Kind ist im Rollstuhl und wird oft von den Eltern getragen. Durch die zunehmende Körpergröße wird die Pflege des Kindes aufgrund des Gewichts immer schwieriger.

Seit dem sechsten Lebensjahr erhält das Kind eine hoch dosierte Östrogentherapie zur Verhinderung des Längenwachstums. Damit soll zugleich auch die Pubertät verhindert werden, um das Mädchen in einem Zustand »permanenter Kindheit« zu halten. Zusätzlich wurden der Uterus und die Brustdrüsen entfernt, um die Menstruation und die Sexualentwicklung zu verhindern.

Die Eltern, die mit ihren Ärzten diese Eingriffe befürwortet haben, argumentieren, dass das Kind dadurch leichter zu pflegen und zu baden sei. Durch die Verhinderung der Sexualentwicklung könne sie keine eigenen Kinder bekommen und sei vor sexuellen Übergriffen geschützt.

Kommentar

Auch dieses Beispiel zeigt auf, wie ein drastischer Verstoß gegen den Respekt vor dem Kindsein aussehen kann. In diesem Fall sind sowohl der Schutz der Entwicklungsfähigkeit als auch das Recht des Kindes auf eine offene Zukunft massiv verletzt. Eine solche »Therapie« kann also nicht als im Interesse des Kindes bezeichnet werden. Hier soll die Lösung eines sozialen Problems (Pflegebedürftigkeit) durch die medizinische Manipulation des Mädchens herbeigeführt werden, anstatt das soziale Problem auch tatsächlich sozial zu lösen.

Das Beispiel macht in seiner genuin utilitaristischen Argumentationsstruktur noch etwas anderes deutlich. Die Begründungen der Eltern offenbaren, dass sie das Kind nicht als grundsätzlich unverfügbar ansehen, sondern die Behandlung einzig von der Verrechnung von Nutzen und Schaden abhängig machen. Da man mit der Verstümmelung des Mädchens – und um nichts anderes handelt es sich hier – einen positiven Nutzen, nämlich die Verbesserung der Pflege, erreichen kann, erscheint den Eltern ein solches Vorgehen gerechtfertigt. Doch auch aus utilitaristischer Perspektive ließe sich hier ein Einwand formulieren: dass nämlich die psychischen Folgewirkungen der operativen Eingriffe möglicherweise das Glück der Patientin mehr beschädigen als die bessere Pflege an Positivem bewirken könnte. Nach einer deontologischen Argumentation wären die verstümmelnden Eingriffe an dem Kind eindeutig nicht zu rechtfertigen, weil das Kind grundsätzlich unverfügbar und sein Leib ein absoluter Freiheitsort ist, der keines Nutzenkalküls wegen angetastet werden darf.

■ **Fazit:** Der Umgang mit Minderjährigen erfordert eine eigenständige kindorientierte Ethik, weil die ethischen Konzepte, die für Erwachsene entwickelt worden sind, nicht unhinterfragt auf die Behandlung mit Kindern übertragen werden können. So ist der Schwerpunkt ethischen Argumentierens im Umgang mit Kindern nicht so sehr die Frage nach dem Informed consent, sondern vielmehr die Frage nach dem Wohl des Kindes, zu dem sicher auch die Freiheit des Kindes gehört. Jedoch hat die Freiheit im Umgang mit Minderjährigen einen anderen Stellenwert als im Umgang mit Erwachsenen. Hinzu kommt, dass das Beziehungsgefüge in der Kinder- und Jugendmedizin komplex ist, da jeweils eine Balance gefunden werden muss zwischen der Beurteilung der Eltern, dem Kindeswohl und der Autonomie des Kindes.

Einbecker Empfehlungen der Deutschen Gesellschaft für Medizinrecht zu den Grenzen ärztlicher Behandlungspflicht bei schwerstgeschädigten Neugeborenen (Revidierte Fassung von 1992)
Präambel:
[…]
Ausgangspunkt bleibt die grundsätzliche Unverfügbarkeit menschlichen Lebens in jeder Entwicklungs- und Altersstufe. Dennoch können in den Empfehlungen angesprochene Grenzsituationen dazu führen, daß dem Bemühen um Leidensvermeidung oder Leidensminderung im wohlverstandenen Interesse des Patienten ein höherer Stellenwert eingeräumt werden muß als dem Bemühen um Lebenserhaltung oder Lebensverlängerung. Hierzu ist Einvernehmlichkeit mit allen Betroffenen zu suchen und anzustreben, daß die Entscheidung von ihnen mitgetragen werden kann.
I. 1. Das menschliche Leben ist ein Wert höchsten Ranges innerhalb unserer Rechts- und Sittenordnung. Sein Schutz ist staatliche Pflicht (Art. 2 Abs. 2 Grundgesetz), seine Erhaltung vorrangige ärztliche Aufgabe.
2. Eine Abstufung des Schutzes des Lebens nach der sozialen Wertigkeit, der Nützlichkeit, dem körperlichen oder dem geistigen Zustand verstößt gegen Sittengesetz und Verfassung.

II. Die gezielte Verkürzung des Lebens eines Neugeborenen durch aktive Eingriffe ist Tötung und verstößt gegen die Rechts- und die ärztliche Berufsordnung.
Der Umstand, daß dem Neugeborenen ein Leben mit Behinderungen bevorsteht, rechtfertigt es nicht, lebenserhaltende Maßnahmen zu unterlassen oder abzubrechen.
III. Eine Pflicht zur Behandlung und zur personalen Betreuung endet mit der Feststellung des Todes des Neugeborenen. Tod ist nach der übereinstimmenden medizinischen und rechtlichen Auffassung als irreversibler Funktionsausfall des Gehirns (Gesamthirntod) zu definieren.
IV. Der Arzt ist verpflichtet, nach bestem Wissen und Gewissen das Leben zu erhalten sowie bestehende Schädigungen zu beheben oder zu mildern. Die ärztliche Behandlungspflicht wird jedoch nicht allein durch Möglichkeiten der Medizin bestimmt. Sie ist ebenso an ethischen Kriterien und am Heilauftrag des Arztes auszurichten. Das Prinzip der verantwortungsvollen Einzelfallentscheidung nach sorgfältiger Abwägung darf nicht aufgegeben werden. Es gibt daher Fälle, in denen der Arzt nicht den ganzen Umfang der medizinischen Behandlungsmöglichkeiten ausschöpfen muß.
V. Diese Situation ist gegeben, wenn nach dem aktuellen Stand der medizinischen Erfahrungen und menschlichem Ermessen das Leben des Neugeborenen nicht auf Dauer erhalten werden kann, sondern ein in Kürze zu erwartender Tod nur hinausgezögert wird.
VI. Angesichts der in der Medizin stets begrenzten Prognosesicherheit besteht für den Arzt ein Beurteilungsrahmen für die Indikation von medizinischen Behandlungsmaßnahmen, insbesondere, wenn diese dem Neugeborenen nur ein Leben mit äußerst schweren Schädigungen ermöglichen würden, für die keine Besserungschancen bestehen. Es entspricht dem ethischen Auftrag des Arztes, zu prüfen, ob die Belastung durch gegenwärtig zur Verfügung stehende Behandlungsmöglichkeiten die zu erwartende Hilfe übersteigt und dadurch der Behandlungsversuch ins Gegenteil verkehrt wird.
VII. Auch wenn im Einzelfall eine absolute Verpflichtung zu lebensverlängernden Maßnahmen nicht besteht, hat der Arzt für eine ausreichende Grundversorgung des Neugeborenen, für Leidenslinderung und menschliche Zuwendung zu sorgen.
VIII. Die Eltern/Sorgeberechtigten sind über die bei ihrem Kind vorliegenden Schäden und deren Folgen sowie über die Behandlungsmöglichkeiten und deren Konsequenzen aufzuklären. Sie sollen darüber hinaus durch Beratung und Information in den Entscheidungsprozeß mit einbezogen werden. In den Prozeß der Entscheidungsfindung gehen auch die Erfahrungen der mit der Betreuung und Pflege des Kindes betrauten Personen mit ein. Gegen den Willen der Eltern/Sorgeberechtigten darf eine Behandlung nicht unterlassen oder abgebrochen werden.
Verweigern die Eltern/Sorgeberechtigten die Einwilligung in ärztlich gebotene Maßnahmen oder können sie sich nicht einigen, so ist die Entscheidung des Vormundschaftsgerichtes einzuholen. Ist dies nicht möglich, hat der Arzt die Pflicht, eine medizinisch dringend indizierte Behandlung (Notmaßnahmen) durchzuführen.
IX. Die erhobenen Befunde, die ergriffenen Maßnahmen sowie die Gründe für den Verzicht auf eine lebenserhaltende Behandlung sind in beweiskräftiger Form zu dokumentieren.

Weiterführende Literatur

Burgio, Roberto G., u. John D. Lantos (eds): Primum non nocere today. A symposium on pediatric bioethics. Amsterdam: Elsevier 1994.

Dell, Mary Lynn (ed): Ethics: An issue of child and adolescent psychiatric clinics. New York: Saunders 2007.

Engelhardt, Dietrich von: The ethics of pediatrics and the ill child in history. In: Roberto G. Burgio u. John D. Lantos (eds): Primum non nocere today. A symposium on pediatric bioethics. Amsterdam: Elsevier 1994; 13–23.

Frank, Reiner: Ethische Fragen in der Kinder- und Jugendpsychiatrie. Stuttgart: Kohlhammer 2002.

Frankel, Lorry R., Amnon Goldworth, Mary V. Rorty, u. William A. Silverman: Ethical dilemmas in pediatrics: cases and commentaries. Cambridge University Press 2005.

Marckmann, Georg, u. Dietrich Niethammer (Hrsg): Ethische Aspekte der pädiatrischen Forschung. Köln: Deutscher Ärzte-Verlag 2009.

Miller, Geoffrey (ed): Pediatric Bioethics. Cambridge: Cambridge University Press 2009.

Miller, Richard B., David H. Smith u. Robert M. Veatch: Children, ethics, and modern medicine. Bloomington: Indiana University Press 2003.

Ross, Lainie Friedman: Children, families, and health care decision making. Oxford: Oxford University Press 2002.

Wiesemann, Claudia, Andrea Dörries, Gabriele Wolfslast u. Alfred Simon (Hrsg): Das Kind als Patient: Ethische Konflikte zwischen Kindeswohl und Kindeswille. Frankfurt a. M.: Campus 2003.

Zimmermann, Mirjam: Geburtshilfe als Sterbehilfe? Zur Behandlungsentscheidung bei schwerstgeschädigten Neugeborenen und Frühgeborenen. Frankfurt a. M.: Peter Lang 1997.

19 Transplantationsmedizin

19.1	Der Hirntod als der Tod des Menschen? 282
19.2	Welche Art der Einwilligung? 284
19.3	Welche Verteilung von Organen ist gerecht? 285
19.3.1	Kriterien für die Aufnahme von Patienten in die Warteliste. 285
19.3.2	Kriterien zur Verteilung der Organe 287
	Literatur 288
	Weiterführende Literatur 288

»Philosophie ist ein Nachdenken über den Tod. Wer ihn in seinem Nachdenken verfehlt, hat die Wirklichkeit des Menschen verfehlt.«
Platon

In diesem Kapitel wird erläutert, unter welchen Bedingungen eine Organtransplantation vertretbar ist. Es werden die verschiedenen Modelle vorgestellt, angefangen mit der engen Zustimmungslösung bis hin zur Widerspruchslösung. Ferner wird erläutert, was man unter einer gerechten Organverteilung verstehen kann. Ein weiterer Fokus liegt auf der Erörterung des Hirntodkonzeptes. Es erfolgt eine Problematisierung der Gleichsetzung des Hirntodes mit dem Tod des Menschen.

Die Vorstellung, man könne die Organe des Menschen durch künstliche Organe, Tierorgane oder gar durch Organe anderer Menschen ersetzen, war schon Gegenstand der antiken Mythen und wurde bereits vor ihrer technischen Realisierbarkeit in zahlreichen Erzählungen der Weltliteratur immer wieder aufgegriffen. Doch es war erst das 20. Jahrhundert, das die technische Umsetzung dieser Idee ermöglichte. Die erste erfolgreiche Nierentransplantation fand im Jahr 1950 statt (durch Richard H. Lawler [1895–1982] in Chicago), nachdem schon einige Jahrzehnte zuvor erfolgreich entsprechende Tierversuche durchgeführt worden waren. Ein zunächst nicht lösbares Problem bereiteten die Abstoßungsreaktionen, die man erst im Laufe der 50er Jahre in den Griff bekam. Am 3. Dezember 1967 erfolgte die erste Herztransplantation am Menschen, durchgeführt von dem Chirurgen Christiaan Neethling Barnard (1922–2001) in Kapstadt. Sehr rasch setzte ein weltweiter »Boom« von Herztransplantationen ein. Gleichwohl warfen diese Transplantationen schon von Anfang an vielfältige ethische Fragen auf, vor allem jene nach der freien Einwilligung der Spender und nach der Bestimmung des genauen Todeszeitpunktes beim Menschen. Diese Fragen sind bis heute aktuell geblieben und trotz gesetzlicher Regelungen weiterhin Gegenstand ethischer Diskussionen.

19.1
Der Hirntod als der Tod des Menschen?

Die Möglichkeiten der intensivmedizinischen Behandlung und die neue Praxis der Organtransplantation erforderten eine Entscheidung darüber, wie lange Menschen beatmet werden sollen, die sich in einem ansonsten deletären Zustand befinden. Jahrhundertelang hatte der Mensch dann als tot gegolten, wenn sein Herz stillstand. Das Herz nämlich galt seit Aristoteles als das Zentralorgan, dem stets eine besondere Bedeutung zugeschrieben wurde. Daher zögerten viele Chirurgen zunächst, eine Transplantation bei noch schlagendem Herzen vorzunehmen. Bei Operateuren und Patienten bestanden große psychologische Barrieren und moralische Vorbehalte hinsichtlich der Entnahme von Organen. Erst im Jahre 1966 legte die französische Akademie der Medizin als eine der ersten medizinischen Fachgesellschaften überhaupt den irreversiblen Ausfall der Hirnaktivität als Zeitpunkt des Todes des Menschen fest. 1968 publizierte eine Kommission an der Harvard Medical School unter Federführung von Henry K. Beecher (1904–1976) einen Bericht, der den Hirntod als den eigentlichen Tod des Menschen definierte und die Kriterien benannte, die zur Feststellung des Hirntodes erfüllt sein müssen. Seither gilt in den meisten westlichen Ländern der Gesamthirntod als der Tod des Menschen und wurde so auch im deutschen Transplantationsgesetz aus dem Jahr 1997 festgeschrieben. Diese Definition des menschlichen Todes hat viele Kritiker von verschiedenen Seiten auf den Plan gerufen.

Das Grundproblem der Hirntoddefinition besteht darin, dass die Bestimmung des Todes weit mehr impliziert als das, was lediglich durch Empirie nachgewiesen werden kann. Zwar lässt sich sagen, dass ab dem Moment des Hirnausfalls eine zentrale Voraussetzung für ein Weiterleben nicht mehr gegeben ist. Damit ist eine Irreversibilität des Sterbevorgangs eingetreten. Ob aber allein mit dem Ausfall des Gehirns schon vom Tod des Menschen gesprochen werden kann, hängt davon ab, was man unter

Tod und somit auch unter Leben versteht. Das Wort »Tod« impliziert mehr als nur den irreversiblen Verlust einer lebenswichtigen Funktion, seine Bedeutung geht weit über die rein naturwissenschaftliche empirische Beschreibung hinaus und hat sowohl philosophisch-theologische als auch soziale Implikationen. Da der Tod eines Menschen mehr ist als der Tod eines Organs, ist es verständlich, dass die Gleichsetzung des Hirntodes mit dem Tod des Menschen auf Widersprüche stößt. Diese Kritik ist nicht nur akademischer Natur, vielmehr spiegelt sie sich gerade auch im Alltag der Transplantationsmedizin wider. Viele Menschen, die mit hirntoten Patienten umgehen, haben Schwierigkeiten damit, dass diese Patienten – obwohl qua Definition tot – aufgrund der intakt gebliebenen oder auch künstlich aufrechterhaltenen Funktionen phänomenologisch gar nicht wie Tote wahrgenommen werden können. Dies gilt für die Angehörigen, die Abschied nehmen müssen von einem Menschen, der noch lebend aussieht und »nur« definitorisch tot ist. Es gilt aber auch für die Pflegenden. Der Status des Hirntoten ist schwer zu klassifizieren. Es fällt schwer, den Hirntoten als Toten anzuerkennen, weil der Körper nicht als toter Körper erscheint. Da der Körper Austragungsort der menschlichen Identität ist, stößt man hier auf große Schwierigkeiten, wenn man lebendig aussehende Körper wie Leichen behandeln soll.

Ob es tatsächlich legitim ist, den Hirntod als eigentlichen Tod des Menschen zu definieren, wird auch in Zukunft strittig bleiben. Deshalb sollte bei der ethischen Auseinandersetzung mit der Transplantationsmedizin zwischen zwei grundsätzlich verschiedenen Fragen unterschieden werden: Erstens: Von welcher Definition des Todes wird ausgegangen? Zweitens: Ab welchem Zeitpunkt kann eine Organtransplantation als ethisch vertretbar eingeschätzt werden?

Während die erste Frage auch weiterhin umstritten bleiben dürfte, ist hinsichtlich der zweiten Frage relativ unstrittig, dass der Hirntod als verlässliches Kriterium für den Zeitpunkt gilt, ab dem eine Explantation bei entsprechender vorausgegangener Einwilligung vorgenommen werden darf. Der Philosoph Michael Quante (1996) bezeichnet es als durchaus möglich, den Hirntod zwar als Definition des Todes abzulehnen, ihn aber gleichzeitig als geeignetes Kriterium für die Vertretbarkeit einer Explantation anzunehmen. Wenn wir den Hirntod als Tod des Menschen ablehnen und zugleich die Explantation für gerechtfertigt halten, stünden wir aber vor dem Problem, dass man es für vertretbar halten müsste, einem Sterbenden bei noch nicht totem Körper Organe zu entnehmen. Wenn also der Hirntod nicht der endgültige Tod des Menschen wäre, hätte man es mit zwar Sterbenden, aber doch noch Lebenden zu tun. Damit stellt sich die schwierige Frage, ob man so mit noch Lebenden umgehen darf, auch wenn sie selbst vorher in eine Explantation eingewilligt haben. Dies allein zeigt, dass die Frage der Organtransplantation ein sehr sensibles Problemfeld ist, das auch weiterhin Anlass für Diskussionen geben wird.

19.2
Welche Art der Einwilligung?

Die freie Einwilligung in die Spende stellt neben dem Hirntod die zentrale Voraussetzung für die Organentnahme dar. Grundsätzlich können an diese Einwilligung unterschiedliche Anforderungen gestellt werden. So geht man im Rahmen der sogenannten **Widerspruchslösung** schon dann von einer Einwilligung in die Organentnahme aus, wenn der potenzielle Spender der Entnahme nicht ausdrücklich widersprochen hat. Eine solche weitreichende Regelung gilt beispielsweise in Österreich. Die strengsten Anforderungen hingegen werden bei der sogenannten **engen Zustimmungslösung** gestellt. Hiernach ist eine Organentnahme nur dann möglich, wenn der Spender zu Lebzeiten selbst in die Maßnahme eingewilligt hat, indem er beispielsweise einen Spenderausweis ausgefüllt hat. Eine Zwischenposition stellt die sogenannte **erweiterte Zustimmungslösung** dar, bei der die Organentnahme dann als vertretbar erachtet wird, wenn entweder der Spender selbst in diese eingewilligt hat oder wenn Hinweise auf eine entsprechende mutmaßliche Willenslage vorliegen. Im Juni 2011 ist erstmals im Deutschen Bundestag die Frage erörtert worden, ob nicht von jedem Bürger eine Erklärungspflicht für oder gegen die Spende gefordert werden könnte (**Entscheidungslösung**). Das in ethischer Hinsicht diskussionswürdigste Modell ist die Widerspruchslösung, weil diese ein hohes Maß an Informiertheit eines jeden Bürgers voraussetzt. Daher lässt sich diese Lösung nur dann guten Gewissens vertreten, wenn eine entsprechende Aufgeklärtheit der Bevölkerung insgesamt vorausgesetzt werden kann.

Ein spezielles Problem hinsichtlich der Einwilligungsfrage stellt die zunehmend praktizierte **Lebendspende** dar. Hier ist in akzentuierter Form zu klären, ob eine Einwilligung in die Explantation eines paarigen Organs überhaupt dem Kriterium der Freiwilligkeit genügt. Dies ist bei der Lebendorganspende deswegen von besonderer Relevanz, weil Konstellationen familiärer Abhängigkeiten, moralischer Verpflichtungen und impliziter Schuldzuweisungen vorstellbar sind, die sich auf den potenziellen Spender so massiv auswirken können, dass dieser einwilligt, obwohl dies nicht authentischer Ausdruck seiner Grundhaltung ist. Um solche Zwickmühlen zu vermeiden, sieht das Transplantationsgesetz vor, in jedem Einzelfall eine entsprechende Landeskommission zur Beratung heranzuziehen. Eine weitere Gefahr der Lebendspende besteht in der grundsätzlich denkbaren Käuflichkeit von Organspendern, die dadurch gesetzlich abgewendet werden soll, dass nur »persönlich besonders nahestehende Personen« als potenzielle Spender zugelassen werden dürfen.

19.3
Welche Verteilung von Organen ist gerecht?

Bei der Verteilung der Organe sind zwei Problemfelder zu unterscheiden: die Kriterien zur Aufnahme eines Patienten auf die Warteliste und die Kriterien der Verteilung der vorhandenen Organe unter den Patienten auf der Warteliste.

19.3.1
Kriterien für die Aufnahme von Patienten in die Warteliste

Patientengeschichte (26)

Aufnahme eines Kindes mit Missbildungen in die Warteliste?
Ein 13-jähriger Patient leidet an zerebralen Krampfanfällen, die bereits kurz nach der Geburt zum ersten Mal auftraten. Seine psychomotorische Entwicklung ist stark retardiert, er kann nicht sprechen und nur an der Hand gehen. Seit 2006 ist ein nephrotisches Syndrom mit fokaler Sklerose diagnostiziert, das aller Voraussicht nach in der nächsten Zukunft zur Dialysepflicht führt. Der Patient wird für ein paar Tage stationär aufgenommen, um die Möglichkeit einer Nierentransplantation zu klären.

Kommentar
Es stellt sich für die behandelnden Ärzte die Frage, ob der neurologische Zustand des Patienten aus ethischer Sicht gegen die Aufnahme auf die Warteliste zur Nierentransplantation spricht. Wie bei der Durchführung jedes anderen medizinischen Eingriffs muss zuvor sichergestellt sein, dass der Eingriff ein therapeutisches Ziel hat und nicht vielmehr zur Verlängerung eines unabwendbaren Sterbeprozesses oder unerträglichen Leidenszustandes führt. Hieran orientieren sich auch die Kriterien der Indikation zur Organtransplantation. Eine Indikation dürfte genau dann nicht gegeben sein, wenn der Eingriff nicht dauerhaft zur Stabilisierung des Zustandes des Patienten führen würde. Entsprechend lauten die Richtlinien der Bundes-

ärztekammer zur Organtransplantation gemäß § 16 Abs. 1, Nr. 2, 5 TPG von 2009:

> »Ausschlaggebend für die Aufnahme in die Warteliste ist der voraussichtliche Erfolg einer Transplantation. [...] Bei der Entscheidung über die Aufnahme auf die Warteliste für eine Organtransplantation ist zu prüfen, ob die individuelle medizinische Gesamtsituation des Patienten einen Transplantationserfolg erwarten lässt.«

Der dauerhafte Erfolg der Transplantation wäre z. B. dann in Frage gestellt, wenn der Patient an einer progredienten, zum Tod führenden und nicht behandelbaren Krankheit litte. Nach ärztlicher Einschätzung ist dies bei dem hier vorgestellten Patienten nicht der Fall. Zwar ist die genaue Ursache seiner psychomotorischen Retardierung nicht bekannt, jedoch deutet nichts darauf hin, dass die festzustellende – vermutlich anlagebedingte – Kleinhirnhypoplasie progredient wäre. Auch die Spasmen, unter denen der Patient leidet, sind nicht so heftig und häufig, dass sie einen lebenszeitverkürzenden Effekt hätten. Es kann auch nicht davon gesprochen werden, dass die Transplantation bei dem Patienten die Verlängerung eines unerträglichen Leidenszustandes bedeuten würde. Zwar hat die Mutter eine Verminderung seiner Kondition beobachtet. Entscheidend ist aber aus ethischer Sicht, dass eine Behinderung wie die des Patienten nicht mit Krankheit und Leid gleichzusetzen ist, sondern als eine Form des Lebens gelten muss, die auch mit Sinn und Glück verbunden sein kann. Der Patient ist nach Ansicht der Ärzte und Aussage der Mutter ein Mensch mit Lebensfreude, der in ein gut funktionierendes soziales Gefüge eingebunden ist und kompetent betreut wird. Er wird daher aller Voraussicht nach auch die Belastungen, die mit der Transplantation einhergehen, verkraften können. Man kann darüber hinaus sogar hoffen, dass sich der Gesamtzustand des Jungen nach erfolgter Transplantation weiter bessert, wenn die mit der Niereninsuffizienz einhergehenden Beschwerden, die die Lebensqualität des Patienten bereits jetzt mindern und in Zukunft noch deutlich stärker beeinträchtigen werden, durch die Transplantation gelindert werden.

Aus all dem folgt: Allein die Tatsache, dass der Patient an einer ernsten Grunderkrankung leidet und dass er retardiert ist, kann aus ethischer Sicht kein Grund sein, ihn nicht auf die Warteliste zu setzen. Der Ausschluss von der Warteliste wäre nur möglich, wenn die Transplantation selbst zu risikoreich oder die Transplantatfunktion nicht längerfristig gesichert wäre. Da der weitere Verlauf der Erkrankung keineswegs frustran sein muss, wäre es ethisch nicht zu rechtfertigen, dem Patienten mögliche Behandlungschancen zu versagen. Es gibt also aus ethischer Sicht keinen Grund, den Patienten nicht für die Aufnahme in die Warteliste zur Nierentransplantation anzumelden.

Für die Aufnahme in die Warteliste ist die Erfolgsaussicht der Transplantation entscheidend. Die Aufnahme richtet sich also nach einem medizinischen Kriterium. Sie schließt soziale Kriterien, wie die Schwere einer Behinderung oder Ähnliches, eindeutig aus.

19.3.2
Kriterien zur Verteilung der Organe

Da es mehr Patienten auf der Warteliste gibt, als Spenderorgane vorhanden sind, braucht man Kriterien zu deren Verteilung, um ein vernünftiges Maß an Verteilungsgerechtigkeit zu erreichen. Die Verteilung übernimmt für die Bundesrepublik die Stiftung Eurotransplant in den Niederlanden. Die dabei maßgeblichen Kriterien, wie sie in den Richtlinien zur Organtransplantation gemäß § 16 TPG (Transplantationsgesetz) vom 18.12.2009 der Bundesärztekammer festgehalten sind, setzen sich aus drei Gesichtspunkten zusammen: Erfolgsaussicht, Dringlichkeit und Chancengleichheit. Zum Kriterium der **Erfolgsaussicht** heißt es in den Richtlinien: »Kriterien des Erfolgs einer Transplantation sind das Überleben des Empfängers, die längerfristig gesicherte Transplantatfunktion sowie die verbesserte Lebensqualität.« Das Kriterium der **Dringlichkeit** wird bestimmt durch den »Schaden, der durch die Transplantation verhindert werden soll. Patienten, die ohne Transplantation vom Tod unmittelbar bedroht sind, werden der Gruppe der Patienten mit erhöhter Dringlichkeit zugeordnet und bei der Organzuteilung vorrangig berücksichtigt.« Der Gesichtspunkt der **Chancengleichheit** schließlich wird in der Weise spezifiziert, dass Wartezeiten angerechnet werden. Dadurch soll einer Benachteiligung von Patienten, die beispielsweise durch besondere Unverträglichkeiten oder durch eine seltene Blutgruppe länger auf ein geeignetes Spenderorgan warten müssen, vorgebeugt werden. Außerdem erhalten Kinder allein schon aufgrund ihres Alters einen Bonus, weil sich die Dialyse gerade bei ihnen besonders ungünstig auf die Entwicklung auswirkt. Weiter halten die Richtlinien fest, dass die »Chancen auf eine Transplantation von Wohnort, sozialem Status, finanzieller Situation und der Meldung bei einem bestimmten Transplantationszentrum unabhängig sein [müssen]«.

Nimmt man diese Kriterien zusammen, so wird man feststellen, dass sie in dieser Kombination nicht nur eine Mischung aus medizinischen und sozialen Gesichtspunkten darstellen, sondern auch, dass sich in ihnen verschiedene Gerechtigkeitsmodelle vermengt wiederfinden (vgl. Kap. 6.4). Mit dem Kriterium der Erfolgsaussichten wird dem Effizienzmodell von Gerechtigkeit entsprochen. Dem Prinzip der Gerechtigkeit als Fairness, wie es von John Rawls formuliert wurde, entsprechen das Kriterium der Dringlichkeit (Differenzprinzip nach Rawls) und der Aspekt der Chancengleichheit (Gleichheitsprinzip nach Rawls).

■ **Fazit:** Die Transplantationsmedizin wirft eine Reihe ethischer Fragen auf. Die schwierigste dieser Fragen ist jene nach dem Tod des Menschen. Wer den Hirntod als den Tod des Menschen ansieht, wird die Organentnahme bei gegebener oder mutmaßlicher Einwilligung des Spenders für unproblematisch halten. Wer hingegen hirntote Menschen nicht als Tote akzeptiert, wird hier Vorbehalte haben. Wichtig bleibt, dass selbst bei eingetretenem Hirntod der definitorisch tote Mensch in einer pietätvollen Weise behandelt wird. Ein spezielles Problem der Transplantationsmedizin stellt die Lebendspende dar, weil diese besonders hohe Anforderungen an das Kriterium der Freiwilligkeit der Spende stellt. Die Allokation der Organe verlangt eine Kombination unterschiedlicher Gerechtigkeitsmodelle, damit keine moralisch unvertretbare Benachteiligung einzelner Gruppen hingenommen werden muss.

Literatur

Quante, Michael: Hirntod und Transplantationsmedizin. Jahrbuch für Wissenschaft und Ethik 1996; 1: 243–262.

Weiterführende Literatur

Beckmann, Jan P.: Zur Lebendspende menschlicher Organe aus ethischer Sicht. Zeitschrift für medizinische Ethik 2007; 53: 3–16.
Beckmann, Jan P.: Menschenbild und Ökonomie: zur aktuellen Diskussion ethischer Fragen in der Transplantationsmedizin. In: Ralph Charbonnier u. Martin Laube (Hrsg): Organ- und Gewebetransplantation: zehn Jahre Transplantationsgesetz; Resümee und Reformbedarf. Rehburg-Loccum: Evangelische Akademie Loccum 2008; 47–58.
Beckmann, Jan P., Hans-Ludwig Schreiber, Günter Kirste u. Dieter Sturma: Organtransplantation: Medizinische, rechtliche und ethische Aspekte. Freiburg: Alber 2008.
Bickeböller, Ralf: Grundzüge einer Ethik der Nierentransplantation. Ärztliche Praxis im Spannungsverhältnis von pragmatischer Wissenschaftstheorie, anthropologischen Grundlagen und gerechter Mittelverteilung. Münster: Lit-Verlag 2000.
Boldt, Joachim: Noncompliance: Kontraindikation für die Organtransplantation? Deutsche Medizinische Wochenschrift 2008; 133: 1142–1145.
Hoff, Johannes, u. Jürgen in der Schmitten (Hrsg): Wann ist der Mensch tot? Organverpflanzung und Hirntod-Kriterium. Reinbek: Rowohlt 1995.

Kalitzkus, Vera: Dein Tod, mein Leben. Warum wir Organspenden richtig finden und trotzdem zurückschrecken. Frankfurt a. M.: Suhrkamp 2009.

Morris, Sir Peter (Hrsg): Organtransplantationen – ethisch betrachtet. Münster: Lit-Verlag 2006.

Oduncu, Fuat S., Ulrich Schroth u. Wilhelm Vossenkuhl (Hrsg): Transplantation, Organgewinnung und -allokation. Göttingen: Vandenhoeck & Ruprecht 2003.

Quante, Michael (Hrsg): Personale Identität. Paderborn: Ferdinand Schöningh 1999.

Sitter-Liver, Beat: Gerechte Organallokation. Zur Verteilung knapper Güter in der Transplantationsmedizin. Freiburg: Academic Press 2003.

Stöcker, Ralf: An den Grenzen des Todes – Ein Plädoyer für die moralphilosophische Überwindung der Hirntod-Debatte. Ethik in der Medizin 1997; 9: 194–208.

Wagner, Wolfgang: Zur Bedeutung des Hirntodes als Todeszeichen des Menschen. Zeitschrift für medizinische Ethik 1998; 44: 57–65.

Wolbert, Werner: Zur neueren Diskussion über den Gehirntod. Ethik in der Medizin 1996; 8: 6–18.

20 Forschung am Menschen

20.1	Was ist ein Experiment am Menschen?	292
20.2	Geschichte der Forschung am Menschen	294
20.2.1	Der Neißer-Skandal in Breslau	295
20.2.2	Deutschland als Vorreiter der Regularien	296
20.3	Der ethische Grundkonflikt bei der Forschung am Menschen	298
20.4	Das Prinzip der Freiwilligkeit	299
20.5	Forschung an nicht einwilligungsfähigen Patienten	300
20.6	Forschung an Minderjährigen	302
	Literatur	304
	Weiterführende Literatur	305

Das Kapitel benennt die ethischen Grundkonflikte, die entstehen, wenn man Menschen zu Forschungszwecken heranzieht. Es wird erläutert, wie man die Interessen der Wissenschaft mit den Interessen der Patienten und Probanden in Einklang bringen kann. Ein besonderer Fokus liegt auf der ethisch heftig diskutierten Forschung mit nicht einwilligungsfähigen Menschen und der Forschung mit Kindern.

> **Patientengeschichte (27)**
>
> **Studie oder Heilversuch?**
> Herr D. leidet an einer generalisierten Amyloidose mit Befall von Herz, Magen und Kolon. Insbesondere die Herzamyloidose bereitet dem Patienten Schwierigkeiten; er hat bereits eine Herzinsuffizienz NYHA III entwickelt, die mit den Standardmethoden therapeutisch nicht weiter zu verbessern ist. Als letzte Möglichkeit käme eine Hochdosis-Chemotherapie mit anschließender autologer Blutstammzelltransplantation in Frage. Diese Therapieform stellt allerdings keine Standardtherapie dar. Bislang liegen nur wenige Phase-I-Studien mit dieser Methode vor. Weltweit sind nur etwa 100 Fälle bekannt. Bei diesen Studien zeigte sich eine Letalität bis zu 50 % unter dieser Behandlung. Allerdings waren bei den meisten Studien die Ausgangsbedingungen ungünstiger als dies bei

Herrn D. der Fall ist. Im konkreten Fall von Herrn D. muss unter der Behandlung mit einer Letalität von 20–40 % gerechnet werden. Andererseits besteht bei Nichtanwendung dieser nicht etablierten Methode eine Lebenserwartung von etwa einem Jahr, allerdings unter subjektiv schlechteren Bedingungen als derzeit, da mit einer raschen Progredienz der Herzinsuffizienz gerechnet werden muss. Im günstigen Fall könnte der Patient durch die autologe Stammzelltransplantation eine größere Beschwerdefreiheit erlangen, was ihm die Möglichkeit gäbe, noch jahrelang bei guter Lebensqualität zu leben. Für das Team stellte sich die Frage, ob eine solche Behandlung ethisch vertretbar sein könne und ob man diese als Forschung bezeichnen und behandeln müsste.

Kommentar

Die Behandlung eines Patienten ist auch mit einer nicht etablierten Therapie möglich, sofern ein therapeutischer Nutzen realistisch zu erwarten ist und der Patient hinreichend über die Risiken aufgeklärt wurde. In dem beschriebenen Fall liegen zwar keine sehr validen Daten vor, aber es ist zu erwarten, dass die Behandlung mit einem Nutzen für den Patienten einhergeht. Insofern wäre die Stammzelltransplantation ethisch gerechtfertigt. Solange diese Behandlung nur in diesem Einzelfall durchgeführt wird, dient sie eindeutig der Behandlung und nicht der Forschung. Daher handelt es sich hier nicht um eine klinische Studie zu Forschungszwecken, sondern um einen Heilversuch. Die Behandlungsmaßnahme braucht also nicht der lokalen Ethikkommission zur Beurteilung vorgelegt werden.

20.1
Was ist ein Experiment am Menschen?

Eine der prägnantesten Begriffsbestimmungen des Experiments am Menschen stammt von Tom L. Beauchamp, der in einer Publikation von 1995 das Experiment am Menschen bzw. die Forschung am Menschen definiert als »the systematic investigation of hypotheses and theories that is controlled by sound scientific techniques and designed to develop or contribute to generalizable knowledge« (Beauchamp 1995, S. 235). Beauchamp knüpft das Experiment an die drei wesentlichen Elemente: 1. Ausrichtung auf wissenschaftliche Erkenntnis (Zielgerichtetheit), 2. systematische Planung (Planmäßigkeit), 3. festgelegter prozeduraler Ablauf (Standardisierung). Aus dieser paradigmatischen Begriffsbestimmung wird ersichtlich,

20.1 Was ist ein Experiment am Menschen?

dass nicht jede Anwendung unerprobter Verfahren gleichzusetzen ist mit einem Experiment. Unsicherheit alleine genügt nicht, um aus einer Anwendung ein Experiment zu machen. Das Charakteristische eines Experiments liegt vielmehr in der Verbindung der Zielrichtung auf verallgemeinerbares Wissen und dem notwendigen methodischen Aufbau. Diese Merkmale sind es, die für die Abgrenzung zur Heilbehandlung entscheidend sind. Denn bei der Heilbehandlung steht eben nicht das Erkenntnisinteresse, also nicht mehr das verallgemeinerbare, sondern im Gegenteil das individuelle Wohl des einzelnen Patienten als Zielrichtung im Vordergrund. Und zweitens folgt die Heilbehandlung nicht ausschließlich einem standardisierten und vom Protokoll vorgegebenen Verfahren, sondern richtet sich an den spezifischen Merkmalen des einzelnen Patienten aus. Die Zielgerichtetheit, die Planmäßigkeit und die Standardisierung sind also Grundelemente des Experimentes und zugleich Differenzierungskategorien in der Gegenüberstellung von Forschung und Heilbehandlung.

Daraus folgt, dass in dem beschriebenen Beispiel keine Forschung vorliegt, denn alle drei Voraussetzungen sind hier nicht erfüllt. Eine Heilbehandlung im klassischen Sinn liegt aber auch nicht vor, da keine etablierte Therapie verwendet wird, sondern eine unerprobte. Die Behandlung hat also durchaus etwas mit einem Versuch zu tun; sie ist aber keine Forschung, sondern ein Heilversuch. Der Heilversuch ist also ein dritter Begriff, der sich sowohl vom Experiment als auch von der Heilbehandlung abhebt. Hans-Ludwig Schreiber definiert Heilversuche als »Eingriffe und Behandlungsweisen am Menschen, die der Heilbehandlung in einem Einzelfall dienen, also zur Erkennung, Verhütung und Heilung einer Krankheit oder eines Leidens vorgenommen werden, obwohl ihre Auswirkungen und Folgen aufgrund der bisherigen Erfahrung noch nicht ausreichend zu übersehen sind« (Schreiber 1986, S. 17). Zwar sind sowohl Heilversuch als auch Humanexperiment durch die Unsicherheit des Ergebnisses gekennzeichnet, doch der entscheidende Unterschied besteht hier in ihrer Zielsetzung. Der Heilversuch ist von der Definition her auf das Wohl des Patienten ausgerichtet, daher kann hier nicht von Forschung im echten Sinne gesprochen werden. Ausgehend von den drei genannten konstitutiven Merkmalen des Experimentes muss man den Heilversuch eher zur Heilbehandlung zählen als zum Experiment, denn weder die Zielgerichtetheit auf verallgemeinerbares Wissen noch der methodische Aufbau sind Merkmale, die dem Heilversuch zuzuschreiben sind. Die Unsicherheit des Erfolgs alleine macht eine Handlung noch nicht zum Experiment. Daher ist die entscheidende Frage, die sich beim Heilversuch stellt, nicht etwa, ob er als Forschung erlaubt ist, sondern ob das Risiko eines Schadens durch ein nicht genügend getestetes Verfahren in Kauf genommen werden kann oder nicht.

Zusammenfassend lassen sich also folgende drei Begriffe unterscheiden: **Heilbehandlung** (ärztliche Behandlung nach den Regeln der ärztlichen Kunst – Standardtherapie), **Heilversuch** (Behandlung außerhalb der Standardtherapie mit dem Ziel, dem Patienten zu helfen), **Humanexperiment** (Versuch am Menschen nach einem standardisierten Verfahren [Protokoll], der aus rein wissenschaftlichen Gründen erfolgt und primär keine therapeutischen Ziele verfolgt).

20.2
Geschichte der Forschung am Menschen

Medizinische Versuche am Menschen hat es seit der Antike gegeben. Sie dienten am Anfang vornehmlich der Klärung anatomischer Verhältnisse. Überliefert sind vor allem Experimente an Sklaven und an Menschen, die zum Tode verurteilt waren. Schon in der Antike wurden solche Experimente kritisiert. Vor allem aber war man in der Antike in überwiegendem Maße der Überzeugung, dass es nicht Aufgabe des Arztes sei, Experimente zu machen. Der ärztliche Auftrag, so die Lehrmeinung, bestehe eher in der Therapie des Patienten und nicht in der Forschung. Der antike Patient erwartete vom Arzt eine kunstgerechte Behandlung, und viele Quellen deuten darauf hin, dass der Mensch in der Antike nicht gewillt war, Risiken in Kauf zu nehmen, die sich durch neue Behandlungsmethoden oder gar nicht-therapeutische Experimente ergäben. Die Medizin in der Antike verstand sich als eine praktische Wissenschaft, als eine Kunst, die sich auf ihr vorhandenes Wissen konzentrierte – und dies, ohne einen Imperativ zur Anhäufung neuen Wissens in dem Maße zu kennen, wie es die Neuzeit tut. Nicht dem Fortschritt, sondern dem Fortschreiben der empirisch erlangten Kunstfertigkeiten war die antike Medizin verpflichtet. Diese Grundausrichtung der Medizin blieb auch über das Mittelalter erhalten. Mehr noch: Gerade im Mittelalter ging es nicht um die Entdeckung des Neuen, sondern um die Bestätigung des bestehenden Lehrbuchwissens.

Spätestens im 19. Jahrhundert hat die experimentelle Methode Eingang in die Medizin gefunden, womit auch die Frage nach der Erlaubtheit der Forschung am Menschen virulent wurde. Die Implementierung von Forschung in die Kliniken des 19. Jahrhunderts brachte einen Rollenkonflikt hervor: Fühlte sich der klinisch tätige Arzt bis dahin nur seinem jeweiligen Patienten verpflichtet, stand nun beim naturwissenschaftlichen Experiment am Menschen nicht mehr das therapeutische Mandat des Arztes, sondern das Forschungsinteresse und damit eine rein theoretische Zweckbestimmung im Vordergrund des Handelns. Der Arzt war nun Behandler und Forscher zugleich (Maio 2002). Der französische Physiologe Claude Bernard (1813–1878), maßgeblicher Begründer der experimentellen Methode, beantwortete die Frage nach der Zulässigkeit des Humanexperiments knapp und ohne Umschweife: »Man hat die Pflicht und infolgedessen auch das Recht, am Menschen einen Versuch auszuführen, wenn er ihm das Leben rettet, ihn heilen oder ihm einen Nutzen bringen kann.« (Bernard 1961, S. 146) Bezeichnend für den Forscher Bernard und für das Selbstverständnis der Naturwissenschaften im 19. Jahrhundert ist, dass dabei eine etwaige Einwilligung des Patienten nicht einmal in Erwägung gezogen wurde. Aber auch Bernard rechtfertigte das Experiment am Menschen nicht mit der Wissenschaft an sich, sondern mit dem Verweis auf den Nutzen für den Kranken. Bernard ging davon aus, dass der Gewinn einer wissenschaftlichen Erkenntnis unmittelbar dem Patienten nutze. Daher sei die Forschung am Patienten in dessen eigenem Interesse. Also war es allein der Arzt und Forscher selbst, der für den Patienten diesen Nutzen glaubte definieren zu können. Eine Einwilligung der Versuchsperson war in diesem Konzept nicht vorgesehen. Diese Haltung von Claude Bernard ist symptomatisch für die Haltung mehrerer Forschergenerationen des 19. und 20. Jahrhunderts. Nur wenn man diese Haltung versteht, kann man auch die weitere Geschichte des Humanexperimentes begreifen.

20.2.1
Der Neißer-Skandal in Breslau

Von besonderer Tragweite für die weitere Diskussion um den Versuch am Menschen war der aufsehenerregende Neißer-Skandal. Der Breslauer Dermatologe Albert Neißer (1855–1916) wollte eine Serumtherapie gegen Syphilis entwickeln und startete dazu Ende des 19. Jahrhunderts einen Versuch mit acht jungen Patientinnen, denen er absichtlich Syphiliserreger übertrug, ohne sie darüber aufzuklären. Die Patientinnen, unter ihnen fünf Prostituierte, wurden damit zum Objekt der Forschung gemacht. Vier der Patientinnen infizierten sich mit Syphilis, wobei nicht geklärt werden konnte, ob dies ursächlich auf den Versuch zurückzuführen war. Nach Bekanntwerden dieser Versuche gab es eine heftige öffentliche Diskussion, und es zeigte sich, dass Versuche dieser Art keine Einzelfälle waren. Dass sie sich in der zweiten Hälfte des 19. Jahrhunderts häuften, hängt aber nicht nur mit dem Selbstverständnis der Forscherärzte zusammen, sondern hatte nicht zuletzt sozialhistorische Gründe. Man muss bedenken, dass sich bis in die Anfänge des 20. Jahrhunderts hinein die Krankenhauspatienten vornehmlich aus Angehörigen der Unterschicht zusammensetzten, aus »armen, leidenserfahrenen und autoritätsgewohnten« Menschen (Elkeles 1998, S. 262), die mit der Aufnahme in das Krankenhaus eine asymmetrische Arzt-Patient-Beziehung eingingen und wenig Gestaltungsfreiräume hatten. Überdies galt es als eine Art Gegenleistung für die ärztliche Behandlung, dass die Armen »für die erwiesenen Wohltaten ihren Körper zu Unterrichts- und Forschungszwecken hergaben« (Elkeles 1998, S. 263). Doch gegen diese Praktiken in den Krankenhäusern regte sich gerade um die Jahrhundertwende zunehmender Widerstand – von Seiten der Naturheiler, von Seiten der Bevölkerung, wie auch von Seiten der Politiker.

20.2.2
Deutschland als Vorreiter der Regularien

Als direkte Folge gerade des Neißer-Skandals erließ das Preußische Kultusministerium im Jahre 1900 eine »**Anweisung an die Vorsteher der Kliniken, Polikliniken und sonstigen Krankenanstalten**«, die weltweit erstmalig die Erfordernis einer Einwilligung von Patienten für jeden wissenschaftlichen Versuch offiziell festlegte. Konkret lautete diese Anweisung wie folgt:

> »Die Vorsteher an Kliniken, Polikliniken und sonstigen Krankenanstalten weise ich darauf hin, dass medicinische Eingriffe zu anderen als diagnostischen, Heil- und Immunisierungszwecken, auch wenn die sonstigen Voraussetzungen für die rechtliche und sittliche Zulässigkeit vorliegen, doch unter allen Umständen ausgeschlossen sind, wenn 1. es sich um eine Person handelt, die noch minderjährig oder aus anderen Gründen nicht vollkommen geschäftsfähig ist, 2. die betreffende Person nicht ihre Zustimmung zu dem Eingriffe in unzweideutiger Weise erklärt hat, 3. dieser Erklärung nicht eine sachgemässe Belehrung über die aus dem Eingriffe möglicherweise hervorgehenden nachtheiligen Folgen vorausgegangen ist.«

Im Jahre **1931** erließ der Reichsgesundheitsrat – abermals als Reaktion auf einen Skandal (den Lübecker Impfskandal) – »**Richtlinien für die neuartige Heilbehandlung und Vornahme wissenschaftlicher Versuche am Menschen**«. Auch diese verlangten die Einwilligung der Versuchsperson und untersagten Versuche an bestimmten Versuchsgruppen wie Kindern, Jugendlichen und Sterbenden. Beide Regularien blieben jedoch weitgehend unbeachtet. Es sollten erst die verbrecherischen Humanexperimente in den deutschen Konzentrationslagern während der nationalsozialistischen Diktatur sein, die nach Kriegsende eine breite, weltweite Diskussion über die Legitimität der Forschung am Menschen entfachten. Als Reaktion auf diese Versuche erließ das US-amerikanische Militärgericht in Nürn-

20.2 Geschichte der Forschung am Menschen

berg im Jahre 1947 den **Nürnberger Kodex**, ein Regelwerk zur Durchführung von Experimenten am Menschen, in dem erstmals international die Forderung nach der Einwilligung des Patienten vor der Durchführung von Studien formuliert wurde. Der Nürnberger Kodex machte die Einwilligung des Patienten nicht nur zu einer unabdingbaren Voraussetzung für Humanexperimente, er stellte diese Forderung sogar an allererster Stelle und räumte der Einwilligung dadurch einen zentralen Stellenwert ein.

Doch auch der Nürnberger Kodex übte zunächst nur wenig Einfluss auf die Praxis von Humanexperimenten aus. So wurde der Kodex in den USA kaum wahrgenommen, schien er doch eher für »Nazis« und »Verrückte« (*mad scientists*) bestimmt zu sein, nicht jedoch für redliche Ärzte und Forscher. Die Problematik der Forschung am Menschen wurde in der westlichen Welt danach sogar eine Weile lang überhaupt nicht mehr erörtert. Erst im Laufe der 1960er Jahre, als mehrere Forschungsskandale in den USA und in Großbritannien ans Licht kamen, ließ sich eine verstärkte Sensibilisierung der Gesellschaft für diese Fragen wahrnehmen.

Im Jahre 1966 entfachte eine Publikation von **Henry Beecher** im *New England Journal of Medicine* von Neuem die Debatte über die Zulänglichkeit der Kontrolle in der Forschung. Beecher diskutierte in seinem Beitrag 22 Fälle ethischer Übertretungen in der Forschung, die kurz zuvor in medizinischen Zeitschriften veröffentlicht worden waren. Einer der Fälle, eine Studie am Brooklyn Jewish Chronic Disease Hospital, bestand in der Injektion lebender Krebszellen bei Patienten, die keine Einwilligung zu diesen Versuchen erteilt hatten. Ein anderer Fall, die Willowbrook-Studie, belegte, dass geistig retardierte Kinder unter fragwürdigen Einwilligungsbedingungen von Forschern mit einem Hepatitis-Virus infiziert worden waren. Und dann kam es 1972 zu der Aufdeckung der Syphilis-Studie von Tuskegee. In dieser Studie wurden Hunderte von verarmten afro-amerikanischen Männern mit behandelbarer Syphilis über 40 Jahre lang absichtlich unbehandelt gelassen, um den Verlauf der Krankheit zu studieren, die schließlich zu Demenz und zum Tod führte. Dieses vom Public Health Service durchgeführte Experiment schien eindrücklich zum Ausdruck zu bringen, wie wenig man sich bis dahin für den Missbrauch von Untersuchungspersonen interessiert hatte, besonders dann, wenn diese den ärmeren Minoritäten angehörten.

Einen wesentlichen Fortschritt brachte die Deklaration des Weltärztebundes von Helsinki aus dem Jahre 1964, die jegliche nicht therapeutische Forschung am Menschen ohne Einwilligung für unzulässig erklärte. In der Revision der Helsinki-Deklaration von 1975 wird zum ersten Mal neben der Einwilligung der Versuchsperson und einer Risiko-Nutzen-Analyse auch gefordert, dass solche Forschungsvorhaben einer unabhängigen Ethikkommission zur Begutachtung vorgelegt werden müssen. Diese Begutachtungsstellen waren zumindest in den USA schon seit den 1960er Jahren Teil der Praxis und wurden im Laufe der 1980er und 1990er Jahre in mittlerweile allen westlichen Ländern rechtlich verankert. Heute ist es Pflicht, dass jede Studie am Menschen einer unabhängigen Ethikkommission zur Begutachtung vorgelegt wird.

Der Nürnberger Kodex von 1947
(Auszug, zit. nach Mitscherlich u. Mielke 1960, S. 272 f.)
1. »Die freiwillige Einwilligung der Versuchsperson ist unbedingt erforderlich. Das heißt, daß der Betreffende die anerkannte Fähigkeit haben muß, seine Einwilligung zu geben. Er muß in der Lage sein, eine freie Entscheidung zu treffen, unbeeinflußt durch Gewalt, Betrug, List, Druck, Vortäuschung oder irgendeine andere Form der Beeinflussung oder des Zwangs. Er muß genügend Kenntnis von und Einsicht in die wesentlichen Fakten des betreffenden Versuchs haben, um eine verstehende und aufgeklärte Entscheidung treffen zu können. Diese letzte Bedingung macht es notwendig, daß der Versuchsperson vor der Annahme ihrer zustimmenden Entscheidung das Wesen, die Dauer und der Zweck des Versuchs klargemacht werden; sowie die Methode und die Mittel, welche angewendet werden sollen, alle Unannehmlichkeiten und Gefahren, welche mit Fug zu erwarten sind, und die Folgen für ihre Gesundheit oder ihre Person, welche sich aus der Teilnahme ergeben mögen. Die Pflicht und die Verantwortlichkeit, den Wert der Zustimmung festzustellen, obliegt jedem, der den Versuch anordnet, leitet oder ihn durchführt. Dies sind persönliche Pflichten und persönliche Verantwortungen, welche nicht ungestraft auf andere übertragen werden können.«

20.3
Der ethische Grundkonflikt bei der Forschung am Menschen

Warum ist die Forschung am Menschen überhaupt ein Problem der Ethik? Um dies zu beantworten, müssen wir den inhärenten moralischen Grundkonflikt genau benennen. Einer der am meisten rezipierten Denker, die sich schon früh mit dem Problembereich der Forschung am Menschen beschäftigt haben, ist der Philosoph Hans Jonas (1903–1993). Jonas sieht das ethische Problem der Forschung am Menschen in der wissenschaftlichen Methode des Experiments begründet. Denn diese Methode verlange, dass das Subjekt sowohl verdinglicht, also zum Objekt der Studie gemacht, als auch instrumentalisiert, d.h. zu einem subjektäußeren Zweck benutzt wird. Diese Momente von Verdinglichung und Verzweckung verstoßen gegen die grundsätzliche Unverfügbarkeit und Selbstzwecklichkeit des Menschen und stehen daher unter einem ethischen Legitimationsdruck (Jonas 1969). Das ethische Problem der Forschung am Menschen dreht sich also um die Frage, wie diese Momente illegitimer Versachlichung und Verzweckung aufgehoben werden können. Genau hier greift das Instrument der Einwilligung nach Aufklärung. Dies zur zentralen Forderung zu machen ist ethisch damit zu begründen, dass die Versuchsperson mit der freien Einwilligung in einen Versuch den Zweck des Versuchs zu ihrem eigenen Zweck macht. So wird der instrumentalisierende Charakter der Forschung wieder aufgehoben. Es ist das Prinzip der Autonomie, das auf diese Weise gewahrt bleibt und das eine Verzweckung und Verdinglichung der Versuchsperson verhindert. Die Versuchsperson kann ihr Subjektsein wahren, indem sie selbst aktiv teilnimmt am Unternehmen Forschung. Entscheidend für die moralische Rechtfertigung der Forschung sind also die Autonomie des Patienten und damit die aufgeklärte Einwilligung. Und trotzdem kann in bestimmten Fällen die Umsetzung dieses Prinzips schwierig sein, gerade in solchen Situationen, in denen die Freiwilligkeit in Frage steht.

20.4 Das Prinzip der Freiwilligkeit

Wie schwierig es sein kann, eine gute Entscheidung über die moralische Legitimität der Forschung am Menschen im Hinblick auf das Prinzip der Freiwilligkeit zu treffen, soll mit folgendem Beispiel erläutert werden:

— Patientengeschichte (28) ————————————————————

Täuschung bei klinischer Studie?
Ein klinischer Forscher möchte herausfinden, ob ein neues, noch nicht erprobtes Medikament tatsächlich wirksam ist, und startet eine placebokontrollierte Studie. Im Rahmen dieser Studie bekommt eine Gruppe von Testpersonen das neue Medikament und eine andere Gruppe ein Placebo, also eine Tablette, die genauso aussieht wie das richtige Medikament, aber keine wirksame Substanz enthält. Mit dieser Studie möchte der klinische Forscher den statistischen Beweis der tatsächlichen Wirksamkeit des neuen Medikaments erbringen, weil er diese Wirksamkeit bereits vermutet. Nun muss der Forscher, der hier zugleich Kliniker ist, seine Patienten über diese Studie aufklären. Er teilt ihnen auf der Station mit, dass es ein neues Medikament gebe, dessen Wirksamkeit nicht erwiesen sei, und dass er den Zufall entscheiden lassen wolle, wer dieses neue Medikament und wer das Placebo bekomme.

Im weiteren Verlauf wird dieser Arzt und Forscher von Patienten gefragt, ob seiner Meinung nach das neue Medikament wirksam sei oder nicht. Der Arzt steht nun in einem Konflikt. Einerseits glaubt er, dass das neue Medikament mit großer Wahrscheinlichkeit wirkt; andererseits hat er Skrupel, dies den Patienten so auch mitzuteilen. Denn dann wäre es den Patienten der Placebogruppe nicht mehr zu vermitteln, warum sie den Wirkstoff nicht bekommen. Also müsste der Forscher seine Vermutung verschweigen und damit in gewisser Weise die Patienten täuschen.

Aus der Patientengeschichte ergibt sich die ethische Frage, ob eine solche Täuschung gegen das Prinzip der Autonomie der Testpersonen verstößt. Moralisch relevant ist hier allerdings nur der Aspekt der Ehrlichkeit, nicht so sehr die Frage der Legitimität der Placebogabe an sich. Die Placebogabe ist ja schon deshalb moralisch gerechtfertigt, weil mit dem noch unerprobten Medikament nicht nur ein potenzieller Nutzen verbunden ist, sondern möglicherweise auch ein potenzieller Schaden in Form von unerwarteten Nebenwirkungen entstehen kann. Erhält also ein Patient »nur« das Placebo, ist er nicht automatisch gegenüber den Testpersonen der anderen Gruppe benachteiligt, sondern könnte unter Umständen sogar im Vorteil sein, weil er keine unerwarteten Nebenwirkungen riskiert (vgl. Maio 2001a).

Die Autonomie ist auch dort von zentraler Bedeutung, wo es beispielsweise um die Teilnahme von Gefängnisinsassen an der Forschung geht. Hier stellt sich die Frage, ob Inhaftierte in ihrer Entscheidung tatsächlich frei oder ob sie aufgrund ihrer speziellen Situation möglicherweise eher beeinflussbar sind, in etwas einzuwilligen, was sie als freie Menschen ablehnen würden. Die Frage der Freiwilligkeit der Einwilligung betrifft schließlich auch die Teilnahme von Studierenden an Testreihen. Denn sind sie wirklich frei, ihren Lehrern die Bitte um Teilnahme als Versuchspersonen abzuschlagen? Ähnliches gilt auch für schwerkranke Patienten. Stehen sie nicht in einem Abhängigkeitsverhältnis zu ihren Ärzten, das es ihnen erschwert, wirklich frei zu entscheiden?

20.5
Forschung an nicht einwilligungsfähigen Patienten

Ein weiteres ethisches Problem der Forschung am Menschen ist die Frage nach der Legitimität von Forschung an nicht einwilligungsfähigen Patienten. Geht man nämlich von dem Grundsatz aus, dass nur die Einwilligung der Testpersonen die Durchführung von Studien rechtfertigen kann, wäre es nicht möglich, Studien mit nicht einwilligungsfähigen Patienten vorzunehmen. Zu diesen zählen beispielsweise viele psychiatrische Patienten, aber auch Kinder, Bewusstlose und Demenz-Patienten. Ein genereller Ausschluss dieser Personengruppen von der Forschung würde diese in besonderer Weise benachteiligen, weil für sie keine ausreichende Medikamentensicherheit und möglicherweise auch kein Fortschritt in der Erforschung ihrer jeweiligen Erkrankungen erzielt werden könnte. Trotz dieser Bedenken gegen einen kategorischen Ausschluss dieser Personengruppen von (nicht therapeutischer) Forschung wird die Problematik in der öffentlichen Diskussion sehr kritisch behandelt. Daher soll im folgenden Abschnitt auf diese Frage näher eingegangen werden.

Geht man zunächst davon aus, dass eine Studie am Menschen durch dessen Einwilligung gerechtfertigt und durch einen potenziellen Nutzen zumindest leichter vertretbar scheint, so wird deutlich, warum gerade die fremdnützige Forschung an nicht einwilligungsfähigen Patienten besondere Probleme aufwirft. Hier fallen nämlich diese beiden Momente – Autonomie und Nutzen – schon definitionsgemäß aus. Also stellt sich die Frage, ob die fremdnützige Forschung an nicht einwilligungsfähigen Patienten grundsätzlich illegitim ist.

Vor allem die Unantastbarkeit der Menschenwürde wird als Argument gegen eine fremdnützige Forschung mit nicht einwilligungsfähigen Patienten vorgebracht. Zu klären wäre also, ob fremdnützige Studien grundsätzlich einen Verstoß gegen die Menschenwürde darstellen oder ob auch Studien vorstellbar sind, die trotz der fehlenden direkten Einwilligung und trotz des fehlenden therapeutischen Nutzens für den Kranken dennoch mit der Menschenwürde vereinbar wären. Die Menschenwürde als solche ist als ein Anspruch zu verstehen, der die Verbindlichkeit von Werten, allen voran der Menschenrechte, begründen kann. Man kann also sagen: Allein weil der Mensch Würde besitzt, sind seine Menschenrechte zu wahren und darf er nicht wie eine Sache oder wie ein Mittel behandelt werden. Mit der sogenannten Zwecke-Formel des kategorischen Imperativs (vgl. Kap. 2) hat Kant den Würdebegriff im Sinne der Selbstzweckhaftigkeit des einzelnen Menschen geprägt, wonach jeder Mensch »jederzeit zugleich als Zweck, niemals bloß als Mittel« gebraucht werden solle. Die Menschenwürde kann also im Sinne des Instrumentalisierungsverbots interpretiert werden. Doch nicht jede Instrumentalisierung des Menschen ist eine Verletzung des Menschenwürdeprinzips. Wollte man jede Instrumentalisierung als Angriff auf den Kern persönlicher Schutzrechte werten, dann wäre eine soziale Interaktion unter den Menschen gar nicht möglich, denn soziale Rollen sind unvermeidbar mit wechselseitigen Instrumentalisierungen verbunden, die stillschweigend toleriert oder gar akzeptiert werden.

Bei genauer Betrachtung lässt sich zwischen mehreren qualitativen Instrumentalisierungsformen differenzieren. Letztlich hängt die ethische Legitimität einer Instrumentalisierung an der Beurteilung, ob die entsprechende Versuchsperson, wäre sie einwilligungsfähig, dieser Instrumentalisierung zustimmen würde oder nicht. Somit wäre ein nicht therapeutischer Versuch an einem nicht einwilligungsfähigen Menschen – auch bei denkbar kleinstem Risiko – dann eine illegitime Instrumentalisierung, wenn die Auswahl der Versuchsperson nur aufgrund ihrer Wehrlosigkeit erfolgen würde. Eine Studie an einer nicht einwilligungsfähigen Person ist eindeutig nicht zu rechtfertigen, wenn sie nur deswegen vorgenommen wird, weil die Möglichkeit dazu besteht oder weil es der einfachste Weg zur Durchführung des Versuchs wäre. In diesem Fall wäre der Respekt vor der Freiheit des anderen nicht gegeben.

Eine legitime Instrumentalisierung hingegen läge vor, wenn sie mit der Instrumentalisierung von einwilligungsfähigen Menschen in deren Alltagsleben vergleichbar wäre, weil solche Instrumentalisierungsformen normalerweise gemeinhin akzeptiert werden. Dürfte man also plausibel davon ausgehen, dass die Versuchsperson bei Einwilligungsfähigkeit einem solchen Versuch zustimmen würde, könnte man von einer vertretbaren Instrumentalisierung sprechen. Es bleibt das Problem, dass man in diesen Situationen eben nur mutmaßen kann und es keine Garantie gibt, dass die betroffene Person tatsächlich so entschiede.

20.6
Forschung an Minderjährigen

Forschung mit Kindern tut not. Daran dürfte kein Zweifel bestehen, wird doch kaum ein Bereich der Medizin so unzureichend beforscht wie der Arzneimittelsektor für Kinder. Maßnahmen zur Behebung dieses Defizits scheitern an der weitverbreiteten Auffassung, dass Kinder nicht nur vor der Pharmaindustrie, sondern auch vor forschender Medizin geschützt werden müssten. Die zentrale ethische Frage im Kontext der Forschung mit Kindern lautet daher: Berechtigt uns dieser unbefriedigende Forschungsstand dazu, Kinder zu Forschungszwecken heranzuziehen, und zwar selbst dann, wenn weder die kindlichen Versuchspersonen selbst noch andere Kinder einen gegenwärtigen Nutzen von dieser Forschung haben würden?

Die Frage ist deshalb brisant, weil Kinder bis zu einem bestimmten Alter nicht einwilligungsfähig sind. Dadurch scheidet die für Erwachsene gültige zentrale Rechtfertigungsmöglichkeit aus. Wenn wir uns nun gedanklich mit fremdnütziger Forschung an Kindern beschäftigen, also mit einer Forschung, die mit keinem individuellen Nutzen für das Kind einhergeht, so muss gefragt werden, ob eine solche Forschung überhaupt im Interesse des Kindes sein kann.

Hier handelt es sich um eine ernste ethische Konfliktsituation. Forschung an Kindern vorzunehmen ist ebenso problematisch wie auf diese Forschung zu verzichten. Allerdings lässt sich in der Tat eine Hilfspflicht für Kinder formulieren, aus der die Notwendigkeit klinischer Studien abgeleitet werden könnte. Gerade den Arzt kann diese Hilfspflicht nicht unberührt lassen. Mit gutem Recht lässt sich nämlich behaupten, dass auch medizinische Forschung als Dienst am kranken Menschen zu betrachten ist. Doch wenn das Kind selbst keinerlei therapeutischen Vorteil aus der Studienteilnahme ziehen kann, ergibt sich folgender moralischer Konflikt: Dem Kind der Gegenwart müsste eine Studie zugemutet werden, die vielleicht erst zukünftigen Generationen zugutekommen wird. Dies generiert einen Konflikt zwischen zwei konkurrierenden Verpflichtungen: auf der einen Seite die negative Verpflichtung zur Vermeidung einer unmittelbaren Instrumentalisierung des Menschen, auf der anderen Seite die positive Verpflichtung zur mittelbaren Hilfeleistung für kranke Kinder in der Zukunft. Aus philosophischer Sicht hat die unmittelbare Verpflichtung zur Vermeidung einer Instrumentalisierung Vorrang vor der mittelbaren Verpflichtung zur zukünftigen Hilfe (vgl. Pflichten bei Kant, Kap. 2), weil nur so die Anerkennung fremder Grundrechte garantiert werden kann.

Es ist also nicht möglich, Kindern in der Gegenwart ein relevantes Opfer dafür abzuverlangen, dass später einmal Menschen geholfen werden kann. So wünschenswert es auch ist, dass nachkommende Kinder später unbedenkliche Medikamente bekommen, scheint diese rein utilitaristische Argumentation nicht haltbar, weil man damit die grundsätzlich unveräußerlichen Grundrechte des Kindes gegenüber Interessen Dritter abwägen würde. Wäre der Forschungsnutzen groß, müsste man bei dieser Abwägung auch ein großes Opfer des Kindes fordern. Dass genau das nicht geschehen darf, ist aber sowohl in der Deklaration von Helsinki als auch im Übereinkommen über Menschenrechte und Biomedizin des Europarates festgehalten worden. Hier heißt es in Artikel 2: »Die Interessen und das Wohlergehen des Menschen haben Vorrang vor dem alleinigen Interesse von Gesellschaft oder Wissenschaft.« (Deutsche Übersetzung vom 4. April 1997, veröffentlicht durch das Bundesministerium der Justiz) Damit ist bereits verbindlich festgelegt, dass das dringende Angewiesensein anderer Patienten auf die Durchführung solcher Studien zu deren Legitimation allein nicht ausreicht. Die zentrale Frage ist hier vielmehr, bei welcher Forschung das Wohl des Kindes tatsächlich tangiert ist. Daher spielt das Kriterium des »minimalen Risikos« als ethische Voraussetzung der Forschung mit Kindern eine große Rolle.

■ **Fazit:** Seit sich die Medizin als experimentierende Wissenschaft versteht, wurde versucht, eine jeweils zeitgemäße Antwort auf das Problem der Forschung am Menschen zu finden. Im 19. Jahrhundert verließ man sich dabei ausschließlich auf das Wissen und Gewissen des Wissenschaftlers. Spätestens mit dem Nürnberger Kodex von 1947 jedoch wurde die aufgeklärte Einwilligung des Patienten zur entscheidenden Vorbedingung für die Vornahme von wissenschaftlichen Studien. Seit den ausgehenden 1960er Jahren versucht man der Problematik mit differenzierten Verfahrensregeln (Stichwort Ethikkommissionen) gerecht zu werden. Gerade dort, wo ein persönlicher Nutzen von Forschung am Menschen nicht gegeben ist, kommt der Einwilligung der Versuchsperson eine zentrale Bedeutung zu. Daher ist besonders die Forschung an nicht einwilligungsfähigen Patienten umstritten. Am Beispiel der Forschung mit Kindern lässt sich erkennen, dass die moralische Vertretbarkeit jeder Forschung davon abhängt, inwiefern man dabei den Menschen als grundsätzlich unverfügbares Wesen begreift und behandelt.

Literatur

Beauchamp, Tom L.: The intersection of research and practice. In: Amnon Goldworth (ed): Ethics and Perinatology. New York: Oxford University Press 1995; 231–244.

Bernard, Claude: Einführung in das Studium der experimentellen Medizin. Leipzig: J. A. Barth 1961.

Elkeles, Barbara: Der moralische Diskurs über das medizinische Menschenexperiment im 19. Jahrhundert. München: Urban & Fischer 1998.

Jonas, Hans: Philosophical reflections on experimenting with human subjects. Daedalus 1969; 98: 219–247.

Maio, Giovanni: Die ethische Problematik der placebokontrollierten Studie. Jahrbuch für Wissenschaft und Ethik 2001a; 6: 259–267.

Maio, Giovanni: Zur Begründung einer Ethik der Forschung an nicht einwilligungsfähigen Patienten. Zeitschrift für evangelische Ethik 2001b; 45: 135–148.

Maio, Giovanni: Ethik der Forschung am Menschen. Stuttgart: Frommann-Holzboog 2002.

Maio, Giovanni: Forschung an Kindern ohne Individualnutzen: Ist sie ethisch zu rechtfertigen? In: Dietrich Niethammer u. Georg Marckmann (Hrsg): Ethische Aspekte der pädiatrischen Forschung. Köln: Deutscher Ärzteverlag 2009; 51–57.

Mitscherlich, Alexander, u. Fred Mielke (Hrsg): Medizin ohne Menschlichkeit. Dokumente des Nürnberger Ärzteprozesses. Frankfurt a. M. 1960.

Schreiber, Hans-Ludwig: Rechtliche Regeln für Versuche mit Menschen. In: Hanfried Helmchen (Hrsg): Versuche mit Menschen in Medizin, Humanwissenschaft und Politik. Berlin: De Gruyter 1986; 15–33.

Weiterführende Literatur

Boos, Joachim, Tade M. Spranger u. Bert Heinrichs: Forschung mit Minderjährigen. Freiburg: Alber 2010.

Brudermüller, Gerd, Peter W. Lückert, Martin Westhofen u. Max E. Hauck (Hrsg): Forschung am Menschen: Ethische Grenzen medizinischer Machbarkeit. Würzburg: Königshausen & Neumann 1995.

Fuchs, Michael, Thomas Heinemann, Bert Heinrichs et al.: Forschungsethik. Eine Einführung. Stuttgart: Metzler 2010.

Heinrichs, Bert: Forschung am Menschen: Elemente einer ethischen Theorie biomedizinischer Humanexperimente. Berlin: De Gruyter 2006.

Lippert, Hans-Dieter, u. Wolfgang Eisenmenger (Hrsg): Forschung am Menschen: der Schutz des Menschen – die Freiheit des Forschers. Berlin: Springer 1999.

Niethammer, Dietrich, u. Georg Marckmann (Hrsg): Ethische Aspekte der pädiatrischen Forschung. Köln: Deutscher Ärzteverlag 2009.

Roelcke, Volker, u. Giovanni Maio (eds): Twentieth Century Research Ethics: Historical Perspectives on Values, Practices and Regulations. Stuttgart: Steiner 2004.

Van Spyk, Benedikt: Das Recht auf Selbstbestimmung in der Humanforschung. Zürich: Dike 2011.

Wiesing, Urban, u. Dietrich von Engelhardt (Hrsg): Ethik in der medizinischen Forschung. Stuttgart, New York: Schattauer 2000.

21 Medizin und Ökonomie

21.1	Was ist eine notwendige Maßnahme?	309
21.1.1	Ziel und Relevanz	309
21.1.2	Zweckmäßigkeit und Effektivität	310
21.2	Effizienz: Verhältnismäßigkeit von Nutzen und Kosten	311
21.3	Was ist eine ethisch illegitime Rationierung?	314
21.4	Ökonomie und Ethik: Gemeinsamkeiten und Trennendes	314
	Literatur	319
	Weiterführende Literatur	319

»Die ärztliche Praxis ist eine Kunst, kein Handelsgeschäft, eine Berufung, kein Laden; eine Art Erwählung, die das Herz ebenso wie den Kopf fordert.«
Sir William Osler

Das Kapitel geht auf das Spannungsverhältnis zwischen Medizin und Ökonomie ein. Es beschreibt das Verbindende und Trennende dieser beiden Gebiete. Es wird auf die Gefahren hingewiesen, die sich ergeben, wenn die Medizin sich nur noch als Markt versteht. Gleichzeitig wird eine Systematik angeboten, die es ermöglicht, eine notwendige von einer nicht notwendigen Maßnahme zu unterscheiden.

Bei nahezu jeder Behandlung von Patienten werden Leistungen angeboten, die grundsätzlich einer Verknappung unterliegen, da alle Leistungen finanzielle Ressourcen verbrauchen, die dann für andere Güter nicht mehr zur Verfügung stehen. Weil diese Ressourcen aus den Mitgliedsbeiträgen der Krankenkassen stammen, sollte von einer allgemeinen Verpflichtung zum »vernünftigen« Einsatz dieser Ressourcen ausgegangen werden. Auch wenn die gerechte Mittelverteilung im Gesundheitswesen heutzutage in aller Munde ist, stellt diese doch keineswegs eine grundsätzlich neue Herausforderung für das öffentliche Gesundheitswesen dar. Schon immer war der sinnvolle Einsatz medizinischer Leistungen Ausdruck eines verantwortungsbewussten ärztlichen Handelns. Allerdings ist in den letzten Jahrzehnten die grundsätzliche Verknappung der Güter im Gesundheitssystem weiter verschärft worden. Daher ist die Frage nach der gerechten Verteilung dieser Güter heute drängender denn je.

Ist eine Rationierung vertretbar? Um diese Frage zu klären, muss zunächst erörtert werden, was genau unter Rationierung verstanden werden soll. Denn Rationierung wird je nach Disziplin ganz unterschiedlich definiert. Viele Ökonomen verstehen unter Rationierung schlicht die Zuteilung von Gütern, nach denen die Nachfrage größer ist als das Angebot. Dabei wird nicht differenziert, um welche Art von Gütern es sich handelt und wie wichtig diese Güter sind. Diese weite Definition des Rationierungsbegriffs kann Missverständnisse hervorrufen. Denn eigentlich weckt der Begriff der Rationierung Assoziationen zu Notlagen, z. B. infolge eines Krieges oder einer Naturkatastrophe, die eine Zuteilung notwendig machen. Daher schwingt bei diesem Begriff in den öffentlichen Diskussionen unweigerlich eine dramatische Note mit. Wenn nun in dem weiter unten vorgestellten Baseler Fall (vgl. S. 312) von Rationierung gesprochen wird, so wird damit suggeriert, dass hier eine Notlage das Vorenthalten von Gesundheitsleistungen notwendig gemacht hätte. Das ist jedoch genau besehen nicht der Fall.

Nicht jede eingeschränkte Verteilung knapper Güter stellt auch eine Rationierung im engeren Sinn dar. Um tatsächlich von Rationierung in diesem Sinn sprechen zu können, muss das zu verteilende Gut neben der Eigenschaft, nur in begrenzter Zahl vorhanden zu sein, zugleich ein anerkannt wichtiges, als notwendig beurteiltes Gut darstellen. So kann eben nicht von einer Rationierung von Luxusgütern gesprochen werden, sondern nur von einer Rationierung von Grundgütern. Daraus folgt: Nicht jede Allokationsentscheidung ist eine Rationierungsentscheidung, und nicht jede Leistungsbegrenzung ist eine Rationierung. Wer jede Leistungsbegrenzung als Rationierung bezeichnet, hat sich auf die Position festgelegt, alle diese Leistungen wären auch anerkannt wichtige Leistungen. Allerdings trifft dies z. B. in Bezug auf Wahlleistungen oder Zusatzleistungen nicht zu. Die Antwort auf die oft gestellte Frage, ob bereits im heutigen Gesundheitssystem Rationierung stattfindet, fällt daher kontrovers aus, weil diese Frage auf die tiefer liegende Frage verweist, was überhaupt ein notwendiges und allgemein anerkannt wichtiges Gut sein soll. Wenn man untersuchen möchte, was eine gerechte Verteilung sein könnte, ist es erforderlich, den Grad der Notwendigkeit des Gutes festzulegen. Die gerechte Verteilung erfordert also zunächst eine Reflexion über das Notwendige. Hierzu ein Beispiel: Immer wieder wird berichtet, dass Privatpatienten doppelt so häufig eine Gesundheitskontrolle erhalten wie Kassenpatienten. Daraus wird dann gelegentlich der Schluss gezogen, dass bei der Untersuchung von Kassenpatienten rationiert werde.

Eine solche Schlussfolgerung berücksichtigt allerdings nicht, ob denn die häufigeren Kontrollen tatsächlich einen Nutzen für den Patienten mit sich bringen und ob dieser mögliche Nutzen überhaupt ein relevanter Nutzen ist. Damit stellt sich die Frage, was also eine notwendige medizinische Maßnahme ist. Erst wenn das geklärt ist, kann darüber nachgedacht werden, wie diese notwendige Maßnahme am gerechtesten verteilt werden kann.

21.1
Was ist eine notwendige Maßnahme?

21.1.1
Ziel und Relevanz

Eine Behandlung ist nur dann als notwendig anzusehen, wenn sie als nützlich gelten kann. Ist eine Behandlung nicht nützlich, kann sie auch nicht als notwendig angesehen werden. Wann aber ist eine medizinische Maßnahme nützlich? Zunächst einmal kann die Nützlichkeit immer nur in Bezug auf ein bestimmtes Ziel evaluiert werden. Ob eine Behandlung medizinisch nützlich ist oder nicht, hängt davon ab, zu welchem Ziel sie führen soll und ob dieses Ziel ein anerkanntes Ziel (der Medizin) darstellt. Es geht also um eine Festlegung darüber, welcher Endzustand erstrebenswert ist. Beispielsweise wäre zu fragen: Wie lange ist das Ziel der Lebensverlängerung auf der Intensivstation ein sinnvolles Ziel? Oder aus einem ganz anderen Bereich: Ist das Ziel der Steigerung des subjektiven Wohlbefindens einer Person ein legitimes medizinisches Ziel (z. B. die Verschreibung von stimmungsaufhellenden Mitteln auf Wunsch)? Das sind Fragen, deren Beantwortung nicht leicht ist (s. Kap. 22). Unstrittiger ist die Frage nach der Nützlichkeit bei den anerkannten Zielen der akuten Lebensrettung und der Linderung von krankheitsbedingtem Leid. Doch auch dort gibt es Schwierigkeiten, weil man oft nicht genau bestimmen kann, ab wann eine Beeinträchtigung tatsächlich einen Krankheitswert hat (Beispiel: ADHS); ebenso wenig, wie man genau sagen kann, für welches Leid die Medizin eigentlich zuständig sein soll (Beispiel: das weitverbreitete Leiden am Altwerden). Weder der Krankheitsbegriff noch der Leidensbegriff lassen sich rein naturwissenschaftlich definieren. Vielmehr sind in beiden Begriffen Grundvorstellungen enthalten, die über die medizinischen Tatsachen hinaus bestimmte Sichtweisen auf die Beurteilung als »gut« und »richtig« mit sich bringen. Um in einem allgemein verbindlicheren Sinn festzulegen, was nützlich ist, bedarf es einer Einigung darüber, was gemeinhin als relevantes Gut anerkannt werden soll. Für die Definition eines solchen relevanten Gutes, auf das hin die Medizin sich ausrichten soll, kann nicht allein die je individuelle Präferenz ausschlaggebend sein. Vielmehr bedarf es einer allgemeinen Übereinkunft in zwei Fragen: 1. Ist das angestrebte Gut ein gesellschaftlich relevantes und gemeinhin erstrebenswertes Gut? 2. Ist das als gemeinhin erstrebenswert anerkannte Gut auch ein medizinisch relevantes Gut? Für Letzteres sei als Beispiel auf die strittige Frage verwiesen, ob denn das Ziel, den Körper nach ästhetischen Kriterien chirurgisch zu modellieren, ein medizinisches Ziel sein kann. Doch selbst wenn ein erstrebenswertes und zugleich medizinisches Behandlungsziel nach allgemeiner Auffassung vorliegt, kann dennoch nicht alles, was zur Erreichung dieses Ziels vorgenommen wird, automatisch auch als notwendige Maßnahme klassifiziert werden. Dazu muss erst eine weitere Bedingung erfüllt sein, nämlich die Zweckmäßigkeit der Mittel.

21.1.2
Zweckmäßigkeit und Effektivität

Zweckmäßig ist eine medizinische Maßnahme dann, wenn sie geeignet ist, den behandlungsbedürftigen Zustand zu beheben oder zumindest zu lindern. Bei einer entsprechenden Beurteilung wäre auch zu prüfen, ob möglicherweise andere, außerhalb des Gesundheitswesens liegende – etwa pädagogische, soziale oder seelsorgerische – Maßnahmen für dieselben Zwecke besser geeignet und insgesamt erfolgversprechender sein könnten. Zur Klärung dieser Frage, die zugleich als Frage der Effektivität bezeichnet werden kann, ist man auf empirische Fakten angewiesen. Wenn bestimmte Behandlungen vorgenommen wurden und sich eine Maßnahme als unwirksam herausstellt (wobei weiter zu fragen wäre, nach welchen Kriterien Wirksamkeit gemessen werden kann und ob jede Wirkung messbar ist), dann wäre sie eigentlich nicht nur unnötig, sondern vielleicht sogar nicht vertretbar. Denn mit jeder Maßnahme werden dem Patienten zugleich auch Risiken zugemutet, die im Fall einer unwirksamen Maßnahme durch keinerlei Vorteil für den Patienten gerechtfertigt werden könnten. Schwierig ist auch die Frage, wie hoch die Wahrscheinlichkeit sein muss, mit der die gewünschte Wirkung eintritt. In rechtlicher Hinsicht hat man sich hier auf die Formulierung »mit nicht nur ganz geringer Erfolgaussicht« geeinigt (vgl. Ratajczak 1999, S. 14).

Schlussfolgernd lässt sich also sagen, dass eine Maßnahme dann als notwendig angesehen werden kann, wenn sie beide erwähnte Bedingungen erfüllt, wenn sie also erstens ein allgemein anerkanntes Ziel anstrebt und zweitens das geeignete (zweckmäßige) Mittel darstellt, um dieses spezifische Ziel zu erreichen.

21.2 Effizienz: Verhältnismäßigkeit von Nutzen und Kosten

Doch selbst wenn die Notwendigkeit feststünde, wären noch nicht alle Allokationsfragen geklärt, denn aus der Notwendigkeit einer Maßnahme folgt nicht eo ipso, dass sie auch um jeden Preis vorgenommen bzw. von der Solidargemeinschaft übernommen werden muss. Es muss in einem dritten Schritt danach gefragt werden, welcher Aufwand für das Erreichen von etwas Notwendigem angemessen ist, ab wann also eine an sich wirksame Maßnahme aufgrund des unverhältnismäßigen Aufwands als nicht mehr vernünftig angesehen werden kann. Die bisherige Schlussfolgerung lautet: Selbst wenn eine Behandlung effektiv ist, ist damit noch nicht gesagt, dass sie in jedem Fall vorgenommen bzw. bezahlt werden soll. Hierfür muss über die Effektivität hinaus die Frage nach der Effizienz geklärt werden. Es lässt sich also (wie in Kap. 6 bereits geschehen) fragen, wie viel der größere Nutzen einer neuen Behandlung uns kosten darf.

Unter dem Gesichtspunkt der Effizienz müsste man z. B. fragen, wie viel die Behandlung eines Patienten kosten dürfe, die mit großer Wahrscheinlichkeit das Leben nur um sehr kurze Zeit verlängerte. Diese Verhältnismäßigkeit wird je nach Schweregrad der Erkrankung und je nach Behandlungsbedürftigkeit ganz unterschiedlich zu beurteilen sein. Hinzu kommt, dass Effizienzgesichtspunkte nicht bei sämtlichen medizinischen Zielen berücksichtigt werden können. Wenn es beispielsweise um die Rettung eines akut bedrohten Lebens geht, wird man die etwaige Frage danach, ab wann »es sich lohnt«, ein Leben zu retten, keinem Menschen zumuten können. In solchen Situationen kann das Kriterium der Effizienz nicht berücksichtigt werden, da andere ethische Gesichtspunkte (Unverfügbarkeit des Menschen, Recht auf Leben und körperliche Unversehrtheit, Autonomie des Patienten, Prinzip der Solidarität, Hilfspflicht) stärker zu gewichten sind als Gerechtigkeitsgesichtspunkte. Anders ausgedrückt: Es gibt neben dem Aspekt der Effizienz des Einsatzes von Gütern andere Werte, die zum Teil sogar unhintergehbar sind und somit nicht mit Effizienzgesichtspunkten »verrechnet« werden können. Anders ist das bei Situationen, in denen es nicht unmittelbar, direkt und eindeutig kausal wirksam um die Rettung eines akut bedrohten Lebens geht. Ein Beispiel sind bestimmte Vorsorgeuntersuchungen, für die festgelegte Altersgrenzen gelten, obwohl bekannt ist, dass auch jüngere Menschen unterhalb dieser Altersgrenze, wenn auch nur einige wenige, von der Untersuchung einen Nutzen hätten und »gerettet« werden könnten (Koloskopie, Mammographie etc.). Hier spielen Effizienzgesichtspunkte eine erhebliche Rolle.

> **Patientengeschichte (29)**
>
> **Teure Medikamente für alle?**
> Anfang 1999 wurde im Schweizer Fernsehen berichtet, dass das Medikament »NovoSeven«, ein gentechnisch hergestellter Blutgerinnungsfaktor (aktivierter Faktor VII), aus Kostengründen einem 85-jährigen Patienten vorenthalten worden war. Die Baseler Gesundheitsdirektorin äußerte, es sei nicht richtig, einem hochbetagten, schwer kranken Patienten dieses sehr teure Blutgerinnungsmittel zu verabreichen. In den Medien wurde deshalb von Rationierung gesprochen und das Vorenthalten als unmoralisch bewertet. Diese Entscheidung wurde erst recht als Skandal bewertet, als sich herausstellte, dass es sich bei dem betreffenden Patienten um einen angesehenen ehemaligen Schweizer Spitzenpolitiker handelte.

Kommentar
Beim Baseler Fall ist das Kriterium der Zielsetzung erfüllt, da das Ansinnen, mit der Gabe von »NovoSeven« das Leben des Patienten möglicherweise verlängern zu können, grundsätzlich als sinnvoll angesehen werden kann. Auch die Berücksichtigung der Effektivität ist unstrittig gegeben, da die Wirksamkeit des Mittels für die entsprechende Indikation bekannt ist. Der entscheidend strittige Punkt ist die Frage nach der Effizienz. Rechtfertigt der nur gering höhere Nutzen im Vergleich zum Standardpräparat die Gabe des teuren Mittels? Hier muss also nicht nur die Zweckmäßigkeit, sondern auch die Kosteneffizienz betrachtet werden. Da die Effizienz kein Selbstzweck ist, sondern Ressourcen freimachen soll, die andernorts möglicherweise für wesentlich dringlichere Bedürfnisse zur Verfügung gestellt werden müssten, ist es moralisch legitim, bestimmte Maßnahmen aus reinen Effizienzgesichtspunkten nicht zu veranlassen, wenn der Zusatznutzen zur Standardtherapie nur marginal ist. Vieles spricht dafür, dass im beschriebenen Fall ein Weglassen des extrem teuren Medikamentes vertretbar war, weil dem Patienten auch ohne dieses Medikament effektiv geholfen werden konnte und somit angenommen werden kann, dass ihm kein unzumutbarer Verzicht auf Lebenschancen aufgebürdet worden war.

Wenn in Zusammenhängen wie dem genannten Fallbeispiel in der Öffentlichkeit oft von unmenschlicher Rationierung gesprochen wird, wird verkannt, dass eine gute Medizin sich nicht dadurch auszeichnet, jedem ohne Rücksicht auf Kosten eine Luxusversion von Versorgung zu garantieren. Vielmehr ist sie, um human zu bleiben, dazu verpflichtet, die Verhältnismäßigkeit immer im Blick zu behalten.

▪ **Fazit:** Bei der Frage nach der Definition von notwendigen Leistungen sind mehrere Aspekte zu berücksichtigen. Notwendig kann nur eine **nützliche Maßnahme** sein. Was jedoch nützlich ist, kann nur bestimmt werden, wenn zuvor geklärt wird, was eine gute Zwecksetzung medizinischen Handelns überhaupt ist. Auf der ersten Ebene steht also die Frage nach dem Ziel der Behandlung; dieses Ziel lässt sich nicht statistisch, sondern nur evaluativ, letztlich sogar nur moralisch bestimmen. Auf einer zweiten Ebene stehen die Mittel. Sie berühren die Frage der Zweckmäßigkeit oder **Effektivität**. Welche Mittel zweckmäßig und damit geeignet für die Erreichung einer, wie auch immer zu bestimmenden, Nützlichkeit sind, hängt im Wesentlichen von der Empirie ab, die allerdings von nicht empirischen Vorannahmen beeinflusst wird.[19] Da auch notwendige Maßnahmen nicht unabhängig von Aufwand und Preis von der Solidargemeinschaft übernommen werden können, muss in einem dritten Schritt die Frage der **Effizienz** gestellt werden, die ebenfalls nicht rein statistisch beantwortet werden kann. Diese Frage zieht Überlegungen nach sich wie: Wie viel darf uns die Gesundheit kosten? Wie relevant ist die Gesundheit im Vergleich zu anderen hohen Gütern wie Wohlstand, Sicherheit und Freiheit? Da Wohlstand, Sicherheit und Freiheit grundlegende Werte sind, ist es sehr schwierig, diese Werte gegeneinander abzuwägen und sie in eine hierarchische Reihenfolge zu bringen, zumal niemandem der Verzicht auf einen dieser Werte zugunsten eines anderen zugemutet werden kann. Hinzu kommt, dass die Notwendigkeit einer Maßnahme in der Perspektive eines schwerkranken Patienten anders aussieht als aus der Perspektive der Ökonomie. Daher besteht die besondere Herausforderung darin, trotz der moralisch gebotenen Effizienz die je individuellen Bedürfnisse gerade des schwerkranken Patienten stets mit zu berücksichtigen.

---

19 Es ist beispielsweise nicht »naturgegeben«, dass man Unfruchtbarkeit technisch oder medikamentös behandelt. Dass man überhaupt auf die Idee gekommen ist, diese technischen Parameter zu wählen, liegt an bestimmten Vorstellungen vom Menschen.

21.3
Was ist eine ethisch illegitime Rationierung?

Kommen wir auf die Eingangsfrage zurück: Wann ist Rationierung ethisch problematisch? Wir haben gesehen, dass nicht jede eingeschränkte Verteilung schon eine Rationierung darstellt und deshalb nicht schon für sich genommen als unmoralisch gelten muss, da medizinische Güter immer auch begrenzt sind. Aus diesem Grund muss eine vernünftige und möglichst gerechte Verteilung der Güter erfolgen. Solange die Kriterien, nach denen die Güter verteilt werden, bekannt, transparent und allgemein konsensfähig sind, ist die Verteilung weitgehend unproblematisch. Ethische Probleme werfen vor allem jene Rationierungsmaßnahmen auf, die auf bestimmte Arten erfolgen: **implizit** (wenn z. B. nur der Arzt die Kriterien kennt, der Patient hingegen nicht), **verdeckt** (wenn z. B. die Rationierung als solche verschwiegen wird, indem etwa Patienten gesagt wird, sie bräuchten die Maßnahme nicht), **unsystematisch** (wenn z. B. der Arzt nach eigenem Belieben mal diese, mal jene Maßnahme mal diesem, mal jenem Patienten vorenthält) oder **nach unvernünftigen Kriterien** (wenn z. B. immer zum Quartalsende weniger verschrieben wird oder wenn ältere Menschen allein aufgrund ihres höheren Alters schlechter versorgt werden).

21.4
Ökonomie und Ethik: Gemeinsamkeiten und Trennendes

Häufig wird in Debatten um ökonomische Engpässe in der Medizin eine Trennung von Ökonomie und Ethik vorgenommen, gerade so, als müsste die Medizin sich von ökonomischen Fragen fernhalten, um gut sein zu können. Das ist allerdings eine von Grund auf falsche Polarisierung. Ökonomisches Denken steht nicht im Gegensatz zur Ethik, sondern ist vielmehr sogar ein konstitutiver Bestandteil von Ethik: Denn nur mit ökonomischem Denken kann überhaupt ein sinnvoller Einsatz wertvoller Ressourcen erfolgen. Ohne dieses ökonomische Denken würde die Medizin viele Ressourcen unnötig verbrauchen, was zu noch größeren Engpässen in anderen Bereichen führen würde. Ökonomie wird auch deswegen häufig als eine Art Gegenspieler der Medizin betrachtet, weil die Ökonomie mit in Betracht zieht, dass nicht alles jedem zugutekommen kann. Eine solche Vorstellung scheint dem ärztlichen Behandler zunächst befremdend, da er von seinem Selbstverständnis als Helfer her zuerst bedarfsorientiert denkt und sich nicht als Verteiler von Ressourcen versteht. Es wäre jedoch ein Trugschluss, wenn man aus dieser gesunden Grundhaltung des Helfens folgerte, dass der Arzt als Arzt grundsätzlich dafür da sei, allen seinen Patienten die Maximalversorgung zuteil werden zu lassen. Eine gute Medizin ist nicht eine Medizin, die grundsätzlich nur Maximalversorgung bietet. Eine solche Medizin wäre keine gute, sondern sogar eine verantwortungslose Medizin, weil sie die – im Übrigen auch gesetzlich festgeschriebenen – Aspekte von Zweckmäßigkeit und Wirtschaftlichkeit außer Acht lassen würde. Gesundheitsleistungen sind grundsätzlich knappe Güter, die entsprechend umsichtig verteilt werden müssen und daher nicht unter Vernachlässigung von Wirtschaftlichkeits- und Zweckmäßigkeitsgesichtspunkten gewissermaßen im Überfluss verteilt werden dürfen. Eine verantwortungsvolle Medizin muss danach fragen, wie sinnvoll der Verbrauch von Ressourcen ist, und sie muss darauf achten, dass nicht jeder alles bekommt, sondern jeder nur das jeweils Zweckdienliche und ökonomisch Vertretbare (vgl. Kap. 21.2). Daraus wird deutlich, dass die Kontrastierung von Ökonomie und Ethik sachlich nicht richtig und somit der falsche Ausgangspunkt für das Nachdenken über die ethischen Herausforderungen einer zunehmend ökonomisierten Medizin ist. Durch die Einbindung ökonomischen Denkens hätte man die Chance, über eine verstärkte Effizienz z. B. der Abläufe Freiräume dafür zu schaffen, dass man sich in der dadurch gewonnenen Zeit auf das Wesentliche konzentrieren kann.

Ethische Grenzen der Ökonomisierung

Und doch ist die Allianz von Ökonomie und Medizin nur so lange nicht unheilvoll, wie man versucht, diese in ein gutes Verhältnis zueinander zu bringen. Angesichts dessen, dass der Patient auf den genuin sozialen Charakter der Medizin angewiesen ist, müsste das Verhältnis von Ökonomie und Medizin idealerweise so gestaltet werden, dass die Ziele der Ökonomie in den Dienst der Ziele der Medizin gestellt werden. Die Ökonomie hätte demnach der Medizin zu dienen. Nur diese dienende Funktion der Ökonomie ermöglicht es der Medizin, ihre ureigenen Ziele zu wahren. In der Realität aber ist es leider genau umgekehrt. So hat sich in den modernen Strukturen vieler Kliniken eine bedenkliche Entwicklung eingeschlichen, weil mancherorts der Markt nicht mehr der Medizin, sondern die Medizin zunehmend dem Markt dient. Damit wird der Markt sukzessive zum eigentlichen Zweck der Medizin umgedeutet, während die medizinischen Ziele immer mehr in den Hintergrund gedrängt werden. Eine Grenze muss daher dort gezogen werden, wo die Medizin ökonomisches Denken nicht nur instrumentell in die Behandlung von kranken Menschen integriert, sondern das Diktat der Gewinnmaximierung zum identitätsstiftenden Moment erhebt (Maio 2008).

Konflikte ergeben sich genau dort, wo offenkundig wird, dass die Ziele der Ökonomie grundlegend andere sind als die Ziele, die ein behandelnder Arzt verfolgt. Der Arzt nämlich fühlt sich in seiner Rolle zuallererst als Anwalt des Patienten. Er wird also versuchen, für jeden seiner Patienten den jeweils maximalen gesundheitlichen Nutzen zu erzielen. Es ist dem Arzt am Krankenbett kaum zuzumuten, dass er seinem Patienten einen Nutzen vorenthält, um damit der Gemeinschaft einen Dienst zu erweisen. Zwar mag der Arzt grundsätzlich zur wirtschaftlichen Verteilung der Gesundheitsgüter verpflichtet sein. Er wird jedoch von seinem Selbstverständnis her zunächst weniger an eine gleichmäßige Verteilung seiner Leistungsgüter denken, als vielmehr dafür sorgen wollen, dem hilfsbedürftigen Patienten jene Hilfe zukommen zu lassen, die diesem ärztlicherseits gewährt werden kann. Andernfalls würde der Arzt dem Patienten vermitteln müssen, zwar eigentlich helfen zu können, dass diese Hilfe aber einen zu hohen Preis habe, für den aufzukommen der Gemeinschaft nicht zuzumuten sei. Deshalb werden sich viele Ärzte bei der Wahl der Behandlung ihrer Patienten tendenziell eher bedarfsorientiert als gerechtigkeitsorientiert entscheiden. Überließe man also die Verteilung der Ressourcen allein den Ärzten, wäre damit nicht garantiert, dass diese Verteilung tatsächlich gerecht wäre. Vielleicht würde sie dem jeweils Einzelnen »gerecht«, indem sie die Bedürfnisse – oder auch Wünsche – des Einzelnen optimal erfüllte. Allerdings wäre damit nicht gleichzeitig auch sichergestellt, dass eine gerechte Verteilung stattfinden würde.

Hierzu ein Beispiel: Die meisten Ärzte würden einem ungewollt kinderlosen Paar sicher gerne jedwede technische Möglichkeit anbieten, um ihm über die Methoden der assistierten Reproduktion – oft nach vielen vergeblichen Versuchen – zu einem Kind zu verhelfen. Auch läge es für den Arzt nahe, sich dafür einzusetzen, dass seinen Patienten alle damit verbundenen Kosten durch die Krankenkasse erstattet werden. Ein solches ärztliches Anliegen mag menschlich verständlich scheinen. Ob es auch dem Prinzip der Verteilungsgerechtigkeit entspricht, muss dennoch fraglich bleiben. Denn wenn sämtliche Kosten für die Behandlung eines ungewollt kinderlosen Paares – bis zum »Erfolg« müssen nicht selten sechs Zyklen durchlaufen werden – von den Krankenkassen übernommen würden, entstünden unweigerlich Engpässe in anderen medizinischen Bereichen. Das wiederum könnte zur Folge haben, dass irgendein anderer Patient auf irgendeine andere Maßnahme verzichten oder diese selbst bezahlen müsste. Welche Maßnahme im Einzelnen es jedoch eher verdient, erstattet zu werden, ist allein aus ärztlicher Sicht nicht zu entscheiden. Solche Entscheidungen der Verteilungsgerechtigkeit sind genuin politische Entscheidungen, die letztlich demokratisch abzustützen sind. Eine Gesellschaft muss sich entscheiden, wie wichtig ihr die technische Behandlung der Unfruchtbarkeit im Vergleich zu anderen medizinischen Behandlungen ist. Der einzelne Arzt wurde nicht für die gerechte Verteilung medizinischer Güter ausgebildet, sondern in erster Linie für die optimale Behandlung seiner ihm anvertrauten Patienten. Konflikte können also dort entstehen, wo der Arzt zwar helfen könnte, die Kosten für diese Hilfe aber nicht von der Solidargemeinschaft getragen werden. Der Hauptkonflikt zwischen Medizin und Ökonomie besteht also darin, dass die Medizin von ihrem Grundverständnis her der Sorge um den Kranken verpflichtet ist, die Ökonomie hingegen die Maximierung des Nutzens verfolgt.

Diese Zielsetzungen sind nur bis zu einem gewissen Grad miteinander zu vereinbaren. Wenn der Nutzen abnimmt und gleichzeitig die Kosten steigen, wie z. B. bei schwerkranken Patienten auf der Intensivstation, wird der Ökonom dazu tendieren, Therapien zu begrenzen. Die Medizin als Heilkunde aber wird sich so lange um den Patienten bemühen, wie auch nur eine leise Hoffnung auf Verbesserung des Gesundheitszustandes besteht. Ein rein ökonomisches Kalkül beschränkt sich darauf, die Kosten gegen den Nutzen aufzurechnen; ein medizinisches Vorgehen orientiert sich hingegen vorrangig an der Wahrscheinlichkeit, mit der noch ärztliche Hilfe möglich ist. Hier entstehen Zielkonflikte. Würde die Medizin nicht mehr dem medizinisch Notwendigen folgen, sondern allein die ökonomische Effizienzfrage stellen, so müsste sie zuerst den Schwerstkranken und Behandlungsbedürftigsten mögliche Hilfe versagen, weil bei diesen die Effizienz des Gütereinsatzes besonders ungünstig ist. In ethischer Hinsicht ist das natürlich sehr problematisch, weil man damit genau denen eine Chance zur Besserung vorenthielte, die sie am dringendsten bräuchten. Die Gefahr der Einbürgerung eines solchen rein utilitaristischen Denkens in die Medizin ist nicht zu unterschätzen, da dies unterschwellig und peu à peu geschieht. Nähme man beispielsweise nur jene Lebensjahre, die man in guter Qualität noch weiterleben kann, als Kriterium für den medizinischen Nutzen, benachteiligte man automatisch diejenigen Patienten, die schwerstkrank oder sehr betagt sind, weil man bei ihnen weniger Jahre in »guter Qualität« erzielen könnte. Daher ist die Ausbreitung rein ökonomischen Denkens durchaus gefährlich für die Medizin, weil dieses Denken die Medizin davon abbringen könnte, das zu tun, wofür sie eigentlich da ist: den in größter Not sich Befindenden und damit Schwächsten helfend zur Seite zu stehen.

Ein weiterer Zielkonflikt bezieht sich nicht mehr auf Fragen der Verteilung, sondern auf solche der Grundhaltung. Würde ökonomisches Denken die Medizin vollständig durchdringen, würde dies mittelfristig dazu führen, dass sich Ärzte immer mehr als Unternehmer und Dienstleister, hingegen immer weniger als ärztliche Helfer verstünden, denen die Sorge um den kranken Menschen anvertraut ist. Diese Unterwanderung der ärztlichen Identität vollzieht sich in kleinsten, kaum merklichen Schritten. Der Arzt wird belohnt, wenn er die Patienten schnell durch die Behandlung schleust, er wird belohnt, wenn er bei Diagnose und Therapie viel teure Technik anwendet, er wird belohnt, wenn er häufiger operiert und wenn er billigere Medikamente verschreibt. All diese Anreize sind ökonomisch motiviert. Aber sie entwerten das zentrale Element, auf das es bei der Behandlung von kranken Menschen ankommt, nämlich die Grundhaltung des Helfenwollens. Die Ökonomisierung führt zu der Einstellung, das Heilwerden sei eine Art Prozess, den man nahezu beliebig optimieren könne. Vergessen wird dabei aber, dass die Heilung sich vor allem in einer Beziehung vollzieht. Diese heilsame Beziehung, die von Verständnis und persönlichem Interesse am kranken Menschen bestimmt ist, wird im ökonomischen Denken nicht nur nicht wahrgenommen, sondern erschwert, zuweilen gar unmöglich gemacht. Hier liegt die Kerngefahr einer Ökonomisierung der Medizin (s. Schlusskapitel).

■ **Fazit**: Ethik und Ökonomie sind keine Antipoden. Im Gegenteil gehört das ökonomische Denken zu einer ethisch vertretbaren Medizin unabdingbar dazu, da ansonsten wertvolle Ressourcen verschwendet werden würden. Hinzu kommt, dass medizinische Güter grundsätzlich knappe Güter sind, die in einer vernünftigen Weise eingesetzt werden müssen. Je nach Gerechtigkeitskonzeption wird man zu unterschiedlichen Lösungen kommen, wenn es um die Verteilung dieser knappen Güter geht. Das rein ökonomische Denken fokussiert auf die Maximierung des Nutzens; eine ethische Betrachtungsweise müsste die Nutzenmaximierung zwar mit einbeziehen, aber auch Felder markieren, bei denen eine Einbuße der Nutzenmaximierung zugunsten anderer Werte, wie des Werts auf Chancengleichheit oder des Werts der Schutzpflicht den Schwachen gegenüber, in Kauf genommen werden müsste. Das Verhältnis zwischen Ethik und Ökonomie wird dann zu einer Gefahr für die Medizin, wenn das ökonomische Denken so beherrschend wird, dass die Medizin nicht mehr als eine soziale Errungenschaft, der es um den Menschen in Not geht, wiederzuerkennen ist. Daher ist es wichtig, dass die Ökonomisierung der Medizin nicht zu einer Totalisierung des Marktes in der Medizin führt.

Literatur

Maio, Giovanni: Vom karitativen Dienst am Menschen zum Profitcenter? Zu den ethischen Grenzen der Marktorientierung in der Medizin. Medizinische Klinik 2008; 103(6): 455–459.

Ratajczak, Thomas: Der Behandlungsanspruch des Patienten aus juristischer Sicht. In: Arbeitsgemeinschaft Rechtsanwälte im Medizinrecht e.V. (Hrsg): Medizinische Notwendigkeit und Ethik. Berlin: Springer 1999; 5–20.

Weiterführende Literatur

Gethmann-Siefert, Annemarie, u. Felix Thiele (Hrsg): Ökonomie und Medizin. München: Wilhelm Fink Verlag 2011.

Kettner, Matthias, u. Peter Koslowski (Hrsg): Wirtschaftsethik in der Medizin. Wie viel Ökonomie ist gut für die Gesundheit? München: Wilhelm Fink Verlag 2011.

Marckmann, Georg, Paul Liening u. Urban Wiesing (Hrsg): Gerechte Gesundheitsversorgung. Ethische Grundpositionen zur Mittelverteilung im Gesundheitswesen. Stuttgart, New York: Schattauer 2003.

Walzer, Michael: Sphären der Gerechtigkeit. Ein Plädoyer für Pluralität und Gleichheit. Frankfurt a. M.: Campus 2006.

22 Enhancement und wunscherfüllende Medizin

22.1	Enhancement-Ansätze in der Medizin	322
22.2	Enhancement und die Frage der Selbstbestimmung	323
22.3	Die Rolle der Medizin	325
22.4	Was ist eine Verbesserung des Menschen?	326
22.4.1	Schneller und direkter ist nicht immer besser	326
22.4.2	Enhancement ist nicht immer ein Mittel zum Glück	327
22.5	Ästhetische Chirurgie als Enhancement	328
22.5.1	Der Körper als Projekt	328
22.5.2	Schönheit als das Nicht-Herstellbare	329
22.6	Effizienzsteigerung als gutes Ziel für den Menschen?	330
22.6.1	Offenheit des Lebensvollzugs als Alternative	330
22.6.2	Bewahrung der Authentizität	331
22.6.3	Bewahrung des Sinns für das Gegebene	332
	Literatur	333
	Weiterführende Literatur	334

»Wem genug zu wenig ist, dem ist nichts genug.«
Epikur

Das Kapitel systematisiert die Argumente, die für bzw. gegen die Ansätze der Medizin sprechen, den Menschen zu »optimieren«. Es werden das Spannungsverhältnis und die Identitätskonflikte der Medizin problematisiert, die sich dann auftun, wenn die moderne Medizin unkritisch Enhancement-Methoden anwendet. Abschließend erfolgt eine anthropologisch-kritische Reflexion des generellen Ansatzes, mit der Optimierung dem Diktat der Effizienz zu folgen.

Die moderne Medizin befindet sich gegenwärtig in einem grundlegenden Transformationsprozess. Galt sie lange Zeit als eine Praxis, die von

Patienten erbeten wurde, so entwickelt sich die Medizin in den letzten Jahren zunehmend hin zu einem Dienstleistungssektor, der nicht mehr nur auf Nachfrage hin aktiv wird, sondern der mit medizinischen Angeboten potenzielle »Konsumenten« umwirbt. Diese Veränderung der Medizin führt – unterstützt durch die zeitgenössische Wertschätzung der Selbstentfaltung – dazu, dass immer mehr Bereiche als Dienstleistungsbereiche konzipiert werden, die als Angebot abgefragt werden können. Damit tritt an die Stelle des »klassischen« moralischen Leitbegriffs der ärztlichen Hilfe in vielen Bereichen der Medizin die wunscherfüllende Dienstleistung, die meist für wertneutral gehalten wird.

Angesichts des gegenwärtigen dynamischen Wandels in der Medizin ist schon jetzt absehbar, dass wunscherfüllende Dienstleistungen in Zukunft verstärkt angeboten werden, unterstützt von pharmazeutischen Unternehmen, die hier einen besonders lukrativen Markt sehen. Hinzu kommt, dass viele Kliniken und Praxen angesichts ökonomischer Engpässe zusätzliche Einnahmequellen durch die Dienstleistungsmedizin sehen, die nicht selten als existenzsichernd betrachtet werden. Dies bedeutet einen tief greifenden Identitätswandel der Medizin, was je nach Standpunkt ganz unterschiedlich bewertet wird. Manche wollen die Medizin begrenzt wissen auf die Kernbereiche der Heilung, Linderung und Prävention von Krankheiten, während andere die Aufgabe der Medizin darin sehen, auch Dienstleistungen auf Wunsch zur Verfügung zu stellen, wobei diese Wünsche inhaltlich weder zu prüfen noch gar zu bewerten seien.

22.1
Enhancement-Ansätze in der Medizin

Es gibt mittlerweile eine Vielzahl von Interventionen in der Medizin, die nicht der Krankheitsbehandlung, sondern der Optimierung menschlicher Leistungen oder Qualitäten dienen. Die Enhancement-Ansätze lassen sich nach den von ihnen jeweils verfolgten Zielen unterscheiden.

Eine wichtige Rolle spielt das Erzielen einer »besseren« **Erscheinungsform** des Menschen. Das umfasst alle den Körper modifizierenden Eingriffe ohne Krankheitsbezug, Körpermodifikationen also, die sich allein auf das äußere Erscheinungsbild auswirken. Traditionell gehört hierzu die ästhetische Medizin, die in den letzten Jahren eine immer stärkere Nachfrage erfährt und zu bislang kaum bekannten Spezialisierungen wie der ästhetischen Chirurgie bei Minderjährigen oder der Intimchirurgie geführt hat. Ganze Bereiche der Medizin haben ihren Fokus in ausgeprägter Weise auf die Ästhetik ausgerichtet, allen voran weite Teile der Zahnmedizin. Aber auch Disziplinen wie die Dermatologie oder die Gynäkologie orientieren sich in zunehmendem Maße an ästhetischen Zielsetzungen. Jedoch haben äußerlich optimierende Ansätze in der Medizin nicht nur die Ästhetik als Ziel. Bei der Wachstumshormonsubstitution bei Minderjährigen beispielsweise besteht das Ziel in der »Optimierung« der Körperlänge (s. u.).

In eine zweite Kategorie fallen jene Optimierungen, die nicht auf die äußere Erscheinung abzielen, sondern auf die **Leistungsfähigkeit**, sowohl die körperliche als auch die geistige. Zu nennen wären hier Doping im Sport für die Steigerung der körperlichen und Neuroenhancement für die Steigerung der geistigen Leistungen des Menschen. Eine dritte Kategorie zielt auf den **emotionalen Bereich**: Hierzu zählen alle Ansätze der stimmungsaufhellenden Methoden sowie jene, die Emotionen auf Wunsch gänzlich auszuschalten. Eine vierte Kategorie versucht, die **gesamte menschliche Existenz** zu optimieren, sei dies nun durch die »Optimierung« der Anfangsbedingungen des Menschen oder durch die »Optimierung« der jeweiligen Lebensphase, wie es von der Anti-Aging-Medizin in Bezug auf die Verlängerung der Lebensspanne bereits versucht wird. Eine fünfte Kategorie fokussiert auf die je **spezifischen Präferenzen Einzelner**, die wiederum vielfältig sein können. Beispiele hierfür sind die Optimierung der Reproduktionsphase (etwa das »egg freezing«) oder die Sectio auf Wunsch.

Zur Bewertung dieser Maßnahmen ist entscheidend, zu klären, worin man die Rolle der Medizin sieht und in welchem Maße man der individuellen Selbstbestimmung die entscheidende Legitimation zuerkennt.

22.2 Enhancement und die Frage der Selbstbestimmung

— Patientengeschichte (30) —

Wachstumshormone bei kleinwüchsigen, aber gesunden Kindern?
Die Eltern eines achtjährigen Jungen bitten den Arzt darum, ihrem Sohn Wachstumshormone zu verschreiben, damit er schneller wachse. Der Arzt weist darauf hin, dass die Gabe von Wachstumshormonen nur dann angezeigt ist, wenn eine Erkrankung mit Wachstumshormonmangel vorliegt. Die Eltern ihrerseits weisen darauf hin, dass sie beide kleinwüchsig sind und deshalb in ihrem Leben schon viele gesellschaftliche Nachteile erleiden mussten, die sie ihrem Kind mithilfe der neuen Behandlungsoptionen ersparen wollen.

Wer überzeugt ist, jeder Mensch solle nach seiner Façon leben und niemand dürfe sich in seine Belange einmischen, wird Enhancement-Maßnahmen entschieden zustimmen und ihre Legitimität allein davon abhängig machen, ob solche Entschlüsse wohlinformiert gefällt werden und ob damit alle besprochenen Kriterien der autonomen Willensbildung erfüllt sind. Für diese Position spricht die Unmöglichkeit, ein bestimmtes Lebenskonzept als allein gültiges zu apostrophieren. Diese Einstellung verlangt, jedem die Freiheit zu lassen, sein eigenes Lebenskonzept – und sei es nur mit Enhancement-Maßnahmen erreichbar – zu verwirklichen. Nach dieser Argumentation birgt die Ablehnung von Enhancement-Maßnahmen bereits die Gefahr der Bevormundung, weil anderen ein bestimmtes Konzept des guten Lebens aufgedrängt werde (Boldt u. Maio 2009).

Hinsichtlich der Selbstbestimmung muss allerdings nochmals reflektiert werden, ob und wie weit überhaupt von selbstbestimmten Entscheidungen gesprochen werden kann, wenn sich viele Menschen in ihren Entscheidungen doch eher einem gewissen Konformitätsdruck beugen. So muss kritisch nachgefragt werden, wie selbstbestimmt jemand noch ist, der sich nur von gegenwärtigen Modetrends leiten lässt und deswegen beispielsweise aus Angst vor sozialer Benachteiligung den Weg zum ästhetischen Chirurgen wählt. Studien belegen, dass zahlreiche Menschen, die einen ästhetischen Chirurgen aufsuchen, dies nicht allein aus freiem Willen tun, sondern sich damit vielmehr »dem Diktat internalisierter Schönheitsstandards« (Herrmann 2006), sprich: einem gesellschaftlichen Normierungsdruck (Hyman 1990) unterwerfen. Viele Menschen »wünschen« sich ästhetische Eingriffe nicht aus eigener Vorliebe für ihr »neues« Aussehen, sondern weil sie einem gewissen soziokulturellen Normierungsdruck nicht standhalten können. Solche Patienten sind also nicht die starken autonomen Menschen, auf die sich viele Vertreter der ästhetischen Medizin in der Begründung ihres Tuns gern beziehen, sondern eben eher schwache Menschen. Ob in diesem Zusammenhang – zumindest in ethischer Hinsicht – überhaupt noch von Autonomie gesprochen werden kann, scheint doch eher fraglich. In jedem Fall müsste einer Medizin, die sich als helfend versteht, eher daran gelegen sein, das Selbstvertrauen zu stärken, als diese Menschen noch dabei zu unterstützen, dem Konformitätsdruck nachzugeben. Die Bewertung dieser Maßnahmen wird am Ende davon abhängen, ob der Arzt primär vom Bestreben getragen ist, zu helfen, oder ob er sich den Anpassungsdruck und das fehlende Selbstbewusstsein vieler Menschen für den eigenen Profit zunutze macht.

Noch weit mehr gilt dies für ästhetische Interventionen, die an Minderjährigen vorgenommen werden, wie dies in zunehmendem Maße geschieht. Hier kann von einer autonomen Entscheidung der Patienten erst recht nicht gesprochen werden (vgl. Kap. 18). Eltern, die für ihre Kinder in solche Maßnahmen einwilligen, werden weder dem bestmöglichen Interesse des Kindes noch dessen späterer Autonomie gerecht, weil sie damit nur »den Wettkampf um gewollte Aufmerksamkeit durch körperliche Erscheinung« (Wiesing 2006) unterstützen. Gerade Minderjährige als grundsätzlich vulnerable Personen unterliegen einem Anpassungsdruck unter Gleichaltrigen, der durch ästhetische Interventionen nicht gemindert, sondern eher noch verschärft wird.

Aus den vorangegangenen kritischen Überlegungen kann jedoch nicht geschlossen werden, Enhancement-Maßnahmen wären grundsätzlich illegitim, denn immer wird es Fälle geben, in denen die Entscheidung völlig selbstbestimmt getroffen wurde. Darüber hinaus wird es auch Fälle geben, in denen durch eine körpermodifizierende Maßnahme tatsächlich ein reeller Leidensdruck behoben werden kann.

22.3
Die Rolle der Medizin

Medizin als soziale Praxis hat ihre Rolle von Epoche zu Epoche und je nach den gerade an sie gestellten Erwartungen stetig verändert. Es bleibt fraglich, ob es je gelingen wird, ihr so spezifische Ziele zuzuschreiben, dass das Ziel der Optimierung eindeutig ausgeschlossen werden könnte. Ansätze jedenfalls, Enhancement-Maßnahmen mit Verweis auf das Fehlen eines zugrunde liegenden Krankheitswertes abzulehnen, sind wenig überzeugend. Zwar ist ein Krankheitsbegriff alles andere als eindeutig und klar bestimmbar, denn auch dieser wird durch subjektive Erfahrungsmomente, soziale Erwartungen und den jeweils herrschenden Zeitgeist entscheidend mitbestimmt. Doch selbst wenn das Vorliegen eines Krankheitswertes eindeutig ausgeschlossen werden könnte, bliebe die Frage, warum der Medizin eine Enhancement-Funktion strikt verwehrt werden sollte. Unzählig sind die Beispiele dafür, dass Medizin schon immer auch den Gesunden im Blick hatte. Man denke nur an die Renaissance, die ein ganzes Repertoire an »medizinischer« Literatur zur Verschönerung oder Verlängerung des Lebens hervorgebracht hat (Gadebusch 2005). Man denke an die Methoden der Kontrazeption, die zwar von der Medizin empfohlen und durch sie verschrieben werden, sich aber nicht auf eine Krankheit, sondern – vom präventiven Gebrauch abgesehen – lediglich auf einen Lebensstil beziehen. Allein der Verweis auf einen fehlenden Krankheitswert reicht also nicht aus, Enhancement-Maßnahmen als illegitim zu bezeichnen. Allerdings, so die vorläufige Schlussfolgerung, wird man der ethischen Problematik des Enhancements in dieser Dichotomisierung von Autonomie und Paternalismus bzw. Dienstleistungsmedizin versus heilende Medizin nicht gerecht, weil zahlreiche Fragen, die das Enhancement mit sich bringt, erheblich tiefer gehen.

22.4
Was ist eine Verbesserung des Menschen?

Die entscheidende dieser tiefer gehenden Fragen, die das Enhancement aufwirft, ist die Frage nach dem Menschen. Es geht um die Frage, was gut für den Menschen ist. Denn nur wenn wir das beantworten, können wir wissen, was überhaupt eine Optimierung des Menschen darstellen könnte. Hierin liegt sicherlich der größte Schwachpunkt der gesamten Enhancement-Debatte. Die Befürworter von Enhancement betrachten jegliche Steigerung von Leistungsgrößen des Menschen per se als Optimierung. Sicherlich sind beispielsweise die Steigerung der Effektivität menschlichen Denkens und die Steigerung kognitiver Merkfähigkeiten – bezogen auf ganz bestimmte Ziele – Verbesserungen. Doch solche Verbesserungen von Fähigkeiten sind nur so lange tatsächliche Verbesserungen des Menschen an sich, wie man das Gute für den Menschen definiert als reibungsloses Funktionieren in einer Leistungsgesellschaft. Es ist hier der soziale Rahmen der Leistungsgesellschaft, der das Gute diktiert. Daher hat man mit der Etikettierung der leistungssteigernden Mittel als Optimierungsmittel bereits stillschweigend vorausgesetzt, dass nicht nur diese Mittel, sondern auch das Ziel des schnellen Funktionierens ein gutes Ziel für den Menschen ist. Gerade diese zweite Prämisse aber ist nicht unproblematisch.

22.4.1
Schneller und direkter ist nicht immer besser

In einer Zeit, die von Effizienzdenken geprägt ist, kommt man leicht zu dem Schluss, nicht nur im Beruf, sondern auch im Privatleben wäre das Schnellere und Effizientere stets besser als das weniger Schnelle und nur auf Umwegen Erreichte. Hier muss man jedoch fragen, ob der Mensch nicht sogar angewiesen ist auf Hürden, auf Umwege, auf Widerstände, um reifen zu können (Boldt u. Maio 2009). Enhancement in diesem Effizienzdenken zielt darauf ab, das Ziel ohne Anstrengungen zu erreichen. Dies wäre für den Menschen allerdings nur dann gut, wenn die Anstrengung ausschließlich als Negativumstand für die Zielerreichung betrachtet werden würde. Betrachtete man aber die Anstrengung bereits als Wert an sich, wäre ein solcher Enhancement-Einsatz fragwürdig. Vielmehr wäre zu überlegen, inwiefern eine Anstrengung für den Menschen möglicherweise von Nutzen sein könnte, weil er durch diese Anstrengung etwas hinzulernt, weil er dadurch erst das Gefühl bekommt, selbst Produzent einer Leistung gewesen zu sein, weil er sich durch diese Anstrengung erst selbst erkennt.

22.4.2
Enhancement ist nicht immer ein Mittel zum Glück

Häufig wird behauptet, mit Enhancement-Mitteln, insbesondere jenen, die der Stimmungsaufhellung dienen, könne menschliches Glück schneller erreicht werden. Auch hier bedarf es allerdings eines genaueren Blicks. In der Philosophie hat die Beschäftigung mit dem Glücksbegriff eine lange Tradition. Eine wichtige Traditionslinie dieser Glücksbegriffsbestimmung beginnt schon mit Aristoteles. Für ihn ist die Glückseligkeit nicht einfach ein Zustand des Wohlbefindens, sondern vielmehr eine Tätigkeit, in der sich unser rationales Tun optimal verwirklicht. Für Aristoteles ist das Glück nicht eine bloße Seelenlage. Zwar wurden in der Philosophie auch andere Konzeptionen von Glück entworfen, aber bereits Aristoteles' Glücksbegriff lässt erkennen, dass das Glück als Zielsetzung von Enhancement-Maßnahmen unweigerlich die Frage aufwirft, welche Konzeption von Glück wir meinen. Mit der aristotelischen Glücksdefinition lässt sich – aus dieser wirkmächtigen philosophischen Tradition heraus – sagen, dass das vermeintliche Ziel der Medizin, Glück durch die pharmakologische Herbeiführung eines Glücksgefühls zu verwirklichen, sinnlos wäre. Denn mit diesem Vorgehen kann kein Glück im eigentlichen Sinn hervorgebracht werden.

Stellen wir uns einen Menschen vor, der über eine Pille zwar kurzfristig ein Glücksgefühl erhält, der sich aber gleichzeitig in einer Lebenssituation des Ausgegrenztseins und der Perspektivlosigkeit befindet. Einen solchen Menschen würden wir nicht als glücklich bezeichnen, weil wir bei der Zuschreibung »glücklich« doch eine gewisse Konkordanz zwischen Glücksgefühl und Lebenswelt erwarten. Erscheinen diese diskordant, weil das Glücksgefühl nur künstlich evoziert wurde und keine Entsprechung in der realen Lebenswelt fände, so muss man eben hinterfragen, ob das Versprechen, mit Pillen »Glück« zu erzeugen, nicht eher eine Täuschung darstellt. Es wäre deswegen eine Täuschung, weil das evozierte Glücksgefühl nicht mehr als eine Illusion des Glücklichseins darstellen würde. Die Werbung für die Glückspille führt also nicht zum Glück, sondern doch eher in eine Spirale der Abhängigkeit von Pharmaka.

22.5
Ästhetische Chirurgie als Enhancement

Bis hierher haben wir Enhancement-Maßnahmen lediglich unter dem Aspekt der Leistungssteigerung betrachtet. Nicht alle Enhancement-Ansätze aber verfolgen prima facie dieses Ziel, so z. B. die ästhetische Chirurgie. Zur Bewertung dieses Enhancement-Sektors bedarf es einer gesonderten Reflexion.

22.5.1
Der Körper als Projekt

Eine ethische Einordnung der ästhetischen Medizin ist nur möglich, wenn man die Expansion der Ästhetik in der Medizin in einem etwas größeren Zusammenhang betrachtet. Letztlich ist das Aufblühen der ästhetischen Medizin keine Errungenschaft der Medizin. Vielmehr ist deren weite Verbreitung Ausfluss einer bestimmten, von der Wettbewerbsgesellschaft geprägten Mentalität. Die zunehmenden Wünsche nach ästhetischen Eingriffen am Körper sind nur vor dem Hintergrund richtig zu begreifen, dass der Körper immer mehr zum Projekt gemacht wird, zur Darstellungsmöglichkeit des Menschen in seinem sozialen Umfeld (Ammicht-Quinn 2005). Viele Studien belegen, dass dem äußeren Erscheinungsbild auch im Berufsleben heute eine entscheidende Rolle beigemessen wird, und zwar wesentlich stärker, als dies noch bis vor wenigen Jahrzehnten der Fall war. Heutzutage gelten körperliche Merkmale als Indizien für bestimmte Persönlichkeitsmerkmale, und die äußere Erscheinungsform entscheidet zunehmend mit über einen etwaigen Wettbewerbserfolg. Insbesondere ein dynamisches und jugendliches Aussehen wird als Vorteil für die Karriere betrachtet. Das bedeutet, dass der Körper weniger als etwas Gegebenes betrachtet wird, sondern mehr als das Produkt einer Leistung, die man erbringen kann; aber auch unablässig erbringen muss, will man im Konkurrenzkampf nicht abgehängt werden. Dahinter steht die Vorstellung, man könne sich nicht nur durch eine Ausbildung, sondern auch mit dem eigenen Äußeren gewissermaßen weiterqualifizieren (Böhme 2003).

Der moderne Wettbewerbsmensch folgt einem Imperativ, der da lautet: Du musst schön sein! (Ebd.) Dieses Schönsein-Müssen wird zuweilen zur

Last, weil mancher sich diesem Diktat kaum entziehen kann und damit fast schon versklavt wird. Dieser Zustand ist durchaus mit dem Doping im Leistungssport vergleichbar. Denn je schneller die Wettbewerbsspirale sich dreht, desto mehr sind diejenigen im Nachteil, die sich diesem Wettbewerb nicht aussetzen wollen. Das wiederum hat zur Folge, dass schließlich auch diejenigen mitgerissen werden, die doch eigentlich gar nicht mitmachen wollten. In letzter Konsequenz bedeutet die zunehmende Verbreitung der ästhetischen Medizin, dass ihre Inanspruchnahme zur Verpflichtung wird. Wer heute nicht »schön« ist, der ist selbst dafür verantwortlich, denn er hätte etwas dagegen tun können. Der Darmstädter Philosoph Gernot Böhme hat hierzu bemerkt, dass Schönheit zunehmend in einem Maße erwartet werde wie sonst nur korrektes Benehmen (Böhme 2003).

22.5.2
Schönheit als das Nicht-Herstellbare

Zu behaupten, die ästhetische Medizin sei ursächlich für den Schönheitswahn verantwortlich, wäre sicher zu kurz gegriffen. Das Phänomen jedoch allein als Grundproblem der Gesellschaft anzusehen ist auch nur die halbe Wahrheit. Zu kritisieren ist nicht die ästhetische Medizin per se, sondern die Art und Weise, wie sie mit diesem Trend, dieser gesellschaftlichen Entwicklung umgeht. Das Problem der ästhetischen Medizin besteht darin, dass sie den Trend durch ihre eigene Werbung, die immer exzessiver betrieben wird, noch verstärkt. Durch ihre Werbung suggeriert die Medizin, dass sie mittels Veränderung der äußeren Form Attraktivität und Schönheit und – damit einhergehend – Glück herstellen könnte. Vernachlässigt wird dabei, dass Attraktivität und Schönheit zwar mit der äußeren Form korrelieren, aber nicht in ihr aufgehen. Es wäre ein reduktionistisches Verständnis von Schönheit, diese nur mit einer bestimmten äußeren Form in Verbindung zu bringen (Maio 2007). Ausstrahlung und Natürlichkeit einer Person spielen eine ebenso wichtige Rolle. Erst in diesem Zusammenspiel von äußerer Erscheinungsform, bestimmter charismatischer Ausstrahlung und natürlich-ungezwungener Erscheinung entsteht Attraktivität bzw. Schönheit. Sie ergeben sich als eine wahrgenommene Einheit von äußerer Form und innerer Ausstrahlung. Sobald diese beiden Aspekte auseinanderklaffen, entsteht genau das Gegenteil von Attraktivität. Das lässt sich z. B. an dem »püppchenhaften« Aussehen gestylter Models sehr gut erkennen.

Dies gilt auch für das von der Medizin oft gemachte Versprechen, »Schönheit« zu schaffen. Wer Schönheit nur mit einer bestimmten äußeren Form in Verbindung bringt, zeigt damit ein reduktionistisches Verständnis von Schönheit (Maio 2007). Schönheit ist letztlich das, was der ganze Mensch zum Ausdruck bringt, also nicht die Form allein. Noch etwas kommt hinzu: Je mehr die ästhetische Medizin Menschen zur »Schönheit« verhelfen will, desto mehr läuft sie Gefahr, nicht Schönheit, sondern Uniformität zu generieren. Durch eine solche Standardisierung sorgt sie letztlich dafür, dass sich Menschen von der eigentlichen und eigenen Schönheit entfernen, hat Schönsein doch auch immer etwas mit der Unverwechselbarkeit des Einzelnen zu tun. Deshalb ist das Vorhaben, durch die Schaffung von Standardformen Schönheit zu generieren, genauso vermessen wie das Versprechen, allein mit der Körperform einen Wettbewerbsvorteil durch größere Attraktivität »herzustellen«. Schönheit als Äußerlichkeit ist mittlerweile zur Ware geworden, und die ästhetische Medizin nutzt diese gesellschaftliche Entwicklung zu ihrem eigenen finanziellen Vorteil aus. Dabei bedenkt sie nicht, dass sie à la longue nur verlieren kann, wenn sie nicht sorgsam mit ihren Versprechen und mit ihrer Wunscherfüllung umgeht. Somit wird am Beispiel der ästhetischen Chirurgie nochmals deutlich, dass das wahre Ziel des Enhancements die Einsparung von Zeit, die Vermeidung von Aufwand, die Erreichung eines jedweden Ziels mittels einer Abkürzung ist.

22.6
Effizienzsteigerung als gutes Ziel für den Menschen?

Die Möglichkeiten des Enhancements können als Befreiung aus den Zwängen der menschlichen Natur und als der Triumph technischen Einfallsreichtums betrachtet werden. Man kann darin aber auch die Vorboten einer Zukunft erkennen, in welcher der Mensch im Gegenteil zum Sklaven seiner eigenen Technik wird, einer Technik, die ihn von sich selbst entfremdet.

22.6.1
Offenheit des Lebensvollzugs als Alternative

Die Methoden des Enhancements wollen die Mittel zum schnelleren Erreichen eines für evident gehaltenen Ziels optimieren. Durch diese Fokussierung auf die Optimierung der Mittel gerät jedoch leicht aus dem Blick, worauf es wirklich ankommt. Die Konzentration auf die Beschleunigung ist nicht nur eine Erweiterung, als welche sie oft wahrgenommen wird, oder eine Vergrößerung des Spielraums. Im Gegenteil: Oft wird damit das

Leben selbst eingeengt und auf eine sehr einseitige Perspektive reduziert. Dabei scheint doch das Ziel so klar und unumstößlich zu sein: Schneller soll es gehen. Aber kommt es darauf überhaupt an? Sein Leben zu führen mit der ausschließlichen Fokussierung auf ein einziges, bestimmtes Ziel bedeutet doch, sich für Alternativen zu verschließen, sich zu verschließen für all die Wendungen und Überraschungen, für das Unerwartete, womit das Leben aufwartet. Ein Grundproblem des Enhancements ist daher nicht die Beschleunigung an sich, sondern sind die der Beschleunigung inhärente Ausblendung der Weite des Lebens, die Verkennung des Werts eines Umwegs, die Ignorierung der Tatsache, dass der Mensch nur im Angesicht eines grundsätzlich offenen Lebensvollzugs gut leben kann (Boldt u. Maio 2009). Es geht hier nicht um eine Glorifizierung des Scheiterns – aber die Hindernisse, das punktuelle Scheitern sind nicht jene Katastrophen, für die sie oft gehalten werden. Sie sind vielmehr Notwendigkeiten, die den Menschen häufig erst dazu befähigen, Großes zu leisten. Die Befürwortung des Enhancements lässt diesen Aspekt vollkommen außen vor und suggeriert, dass allein das Ziel das Ziel ist – und nicht auch der Weg.

22.6.2
Bewahrung der Authentizität

»*Das Große ist nicht, dies oder das zu sein, sondern man selbst zu sein.*«
Sören Kierkegaard

Die Befürworter des Enhancements rekurrieren auf Prinzipien wie die Autonomie. Die Freiheit des Einzelnen sei es, die hier zum Tragen kommen solle. Vergessen wird dabei, dass zur Autonomie nicht nur Freiheit respektive Freiwilligkeit gehört, sondern ebenso Authentizität. Der Mensch möchte seine Freiheit so ausüben, dass er sich als Autor seiner Handlungen empfindet. Er möchte selbst den Entwurf seines Lebens schreiben und sich als eigentlicher Verfasser betrachten. Wie aber ist es möglich, sich als Autor einer Handlung, eines Entwurfs zu verstehen, wenn diese Handlung als Resultat einer Medikamenteneinnahme verstanden werden muss? Wie könnte es möglich sein, Autor sein zu wollen und sich gleichzeitig durch die Einnahme von Pillen selbst zu instrumentalisieren, sich zum Objekt eines pharmazeutischen Vorgangs zu machen? Was stammt letztlich noch von mir, wenn ich etwas leiste, das ein Produkt einer Medikamentenwirkung ist? Hiergegen wird immer wieder eingewandt, Kaffeetrinken werde ja auch nicht als Selbstinstrumentalisierung begriffen. Dabei wird allerdings verkannt, dass Kaffeetrinken nicht singulär auf die Funktion der Leistungssteigerung ausgerichtet ist, sondern dass das Kaffeetrinken vielmehr Teil einer gemeinsamen Genusskultur darstellt, bei der der leistungssteigernde Effekt ein mehr oder weniger erwünschter Nebeneffekt unter anderen ist. Die Reduzierung des Kaffeetrinkens auf das Ziel der Leistungssteigerung wird seiner kulturellen Bedeutung nicht gerecht. Das kann man sich auch dadurch klarmachen, dass der Austausch einer Kaffeemaschine in einem Betrieb gegen einen Pillenautomaten von den allermeisten für abwegig gehalten werden würde.

22.6.3
Bewahrung des Sinns für das Gegebene

Mit der Wahl des Enhancements hat man sich nicht nur für eine besondere Methode entschieden. Es stellt sich auch die Frage, ob das Ergebnis dieser Methode für den Menschen wirklich wichtig ist. Das Setzen auf Enhancement geht von der grundsätzlichen Annahme aus, das Leben wäre vor allem ein Projekt, eine Aufbauleistung, bei der das Produkt als Resultat der Veränderung zu betrachten ist. Aus einer solchen Perspektive steht alles Leben und jede mögliche Situation vorrangig unter dem Aspekt des Noch-nicht-Seienden. Das Leben wird betrachtet als das Noch-nicht-Vollendete, als ein Mangel, der behoben werden muss. Zwar ist es völlig richtig, dass das Leben nur gelingen kann, wenn der Mensch es gestaltet und somit (nach Martin Heidegger) erst »eigentlich« lebt. Richtig ist auch, dass ohne die Formulierung eigener Ziele das Leben sich nicht erfüllt. Dennoch ist es eine wiederum bedenkliche Einengung, wenn das Leben nur noch als das betrachtet wird, was zu gestalten ist.

Die Freiheit des Menschen und das Gelingen seines Lebens hängen nicht nur davon ab, was er macht, sondern vor allem davon, ob es ihm gelingt, eine gesunde Balance zwischen Machenkönnen und Seinlassen zu finden. Das Erreichen dieser Balance setzt voraus, dass der Mensch lernt, das Leben nicht nur aus der Perspektive des Noch-nicht-Seienden und Noch-zu-Machenden zu betrachten, sondern den Blick für den Sinn und Wert des bereits Gegebenen immer wieder neu zu schärfen (Maio 2011). Das Nicht-Anerkennen des Guten im Gegebensein ist das Grunddefizit einer an Enhancement-Maßnahmen orientierten Denkweise. Enhancement-Begehren schließen geradezu die Einsicht in das Wertvolle des Gegebenen aus und machen eine Grundhaltung der Dankbarkeit unmöglich. Ohne diese Grundhaltung jedoch wird es dem Menschen schwerfallen, so etwas wie Erfüllung zu finden, weil der Optimierung das Unabschließbare geradezu inhärent ist. Je mehr optimiert wird und je mehr damit das Gefühl der Dankbarkeit für das Gegebene ausgeklammert wird, desto mehr wird der Mensch in eine Tretmühle gezwungen, in der es nie ein Genug gibt.

■ **Fazit**: Im medizinischen Alltag nimmt die Orientierung an den Wünschen der Patienten, die immer mehr als Kunden und Konsumenten betrachtet werden, zu. Wie selbstverständlich folgt die Medizin diesem Trend, ohne darüber nachgedacht zu haben, ob die komplette Loslösung vom individuellen Leid des Patienten und die Hinwendung zur reinen Wunscherfüllung eine segensreiche Entwicklung sein kann. Es stellt sich die Frage, inwiefern die Medizin als Praxis, die sich von ihrer Kernidentität her der Hilfe verschreibt, dieser ihrer Identität gerecht wird, wenn sie so bereitwillig dem Trend des Enhancements folgt und jeden Wunsch erfüllt, ganz gleich, von welchen Motiven und Grundannahmen er geleitet ist. Die Enhancement-Orientierung in der Medizin wirft die Frage nach der Authentizität von Kundenwünschen auf und es muss hinterfragt werden, ob die Hochschätzung des Effizienzgedankens dem Menschsein tatsächlich gerecht wird, insofern diese Ausrichtung den Wert der Umwege und den Wert des Gegebenen ignoriert.

Literatur

Ammicht-Quinn, Regina: Jung, schön, fit – und glücklich? In: Severin J. Lederhilger (Hrsg): Gott, Glück und Gesundheit: Erwartungen an ein gelungenes Leben. Frankfurt a. M.: Peter Lang 2005; 72–88.

Böhme, Gernot: Leibsein als Aufgabe. Leibphilosophie in pragmatischer Hinsicht. Kunsterdingen: Die Graue Edition 2003.

Boldt, Joachim, u. Giovanni Maio: Neuroenhancement. Vom technizistischen Missverständnis geistiger Leistungsfähigkeit. In: Oliver Müller, Jens Clausen u. Giovanni Maio (Hrsg): Das technisierte Gehirn. Neurotechnologien als Herausforderung für Ethik und Anthropologie. Paderborn: Mentis-Verlag 2009; 381–395.

Gadebusch, Mariacarla: Medizinische Ästhetik: Kosmetik und plastische Chirurgie zwischen Antike und früher Neuzeit. München: Wilhelm Fink Verlag 2005.

Herrmann, Beate: Schönheitsideal und medizinische Körpermanipulation. Ethik in der Medizin 2006; 18(1): 71–80.

Hyman, David A.: Aesthetics and ethics: The implications of cosmetic surgery. Perspectives in biology and medicine 1990; 33(2): 190–202.

Maio, Giovanni: Medizin auf Wunsch? Eine ethische Kritik der präferenzorientierten Medizin, dargestellt am Beispiel der ästhetischen Chirurgie. Deutsche Medizinische Wochenschrift 2007; 132(43): 2278–2281.

Maio, Giovanni (Hrsg): Abschaffung des Schicksals? Menschsein zwischen Gegebensein des Lebens und medizinisch-technischer Gestaltbarkeit. Freiburg: Herder 2011.

Wiesing, Urban: Die ästhetische Chirurgie. Eine Skizze der ethischen Probleme. Zeitschrift für medizinische Ethik 2006; 52(2): 139–154.

Wijsbek, Henri: The pursuit of beauty: the enforcement of aesthetics or a freely adopted lifestyle? Journal of Medical Ethics 2000; 26: 454–459.

Weiterführende Literatur

Ach, Johann S., u. Arnd Pollmann (Hrsg): No body is perfect: Baumaßnahmen am menschlichen Körper – Bioethische und ästhetische Aufrisse. Bielefeld: Transcript 2006.

Gesang, Bernward: Perfektionierung des Menschen. Berlin: De Gruyter 2007.

Heilinger, Jan-Christoph: Anthropologische Elemente einer Ethik des »Enhancements«. Berlin: De Gruyter 2010.

Knoepffler, Nikolaus, u. Julian Savulescu (Hrsg): Der neue Mensch? Enhancement und Genetik. Freiburg: Alber 2009.

Runkel, Thomas: Enhancement und Identität: Die Idee einer biomedizinischen Verbesserung des Menschen als normative Herausforderung. Tübingen: Mohr Siebeck 2010.

Savulescu, Julian, u. Nick Bostrom (eds): Human Enhancement. Oxford: Oxford University Press 2009.

Schöne-Seifert, Bettina, u. Davinia Talbot (Hrsg): Enhancement: Die ethische Debatte. Paderborn: Mentis 2010.

V. Ethik am Ende des Lebens

23 Sterbehilfe

23.1	**Formen der Sterbehilfe**	338
23.1.1	Passive Sterbehilfe	339
23.1.2	Aktive Sterbehilfe (Tötung auf Verlangen)	343
23.1.3	Indirekte Sterbehilfe	345
23.1.4	Assistierter Suizid (Beihilfe zur Selbsttötung)	346
23.2	**Ethische Überlegungen zur Patientenverfügung**	351
23.3	**Das Problemfeld der aktiven Sterbehilfe**	356
23.3.1	Aktive Sterbehilfe in der Literatur	356
23.3.2	Argumente für die aktive Sterbehilfe	357
23.3.3	Argumente gegen die aktive Sterbehilfe	363
23.4	**Epilog: Was könnte ein gutes Sterben sein?**	366
23.4.1	Zur Bedeutung der Gelassenheit am Ende des Lebens	367
23.4.2	Notwendigkeit einer Kultur der Angewiesenheit	369
	Literatur	371
	Weiterführende Literatur	371

»Der Tod ist der kürzeste Inbegriff des Lebens, im Tode hast du kurz und knapp vor dir, zu was das Leben führt und wirkt. Wer in Wahrheit über das Menschenleben nachdenkt, kann daher nicht umhin, an Hand dieses kurzen Inbegriffes immer wieder die Probe zu machen, was er vom Leben verstanden hat, denn kein Denker meistert das Leben so wie der Tod, dieser mächtige Denker, der nicht nur jede Sinnestäuschung bis auf den Grund durchdenkt.«

Sören Kierkegaard

In diesem Kapitel wird erläutert, welche unterschiedlichen Formen von Sterbehilfe es gibt und wie sie sich in ethischer Hinsicht voneinander unterscheiden. Es werden die verschiedenen Argumente für und gegen die Sterbehilfeformen vermittelt, und der Leser wird zu einer kritischen Auseinandersetzung mit den verschiedenen Argumentationsstrukturen angeleitet.

23.1
Formen der Sterbehilfe

— Patientengeschichte (31) ———————————————

Extubation mit Todesfolge?

Eine 78-jährige Patientin wird in einer Rehabilitationseinrichtung nach Aortenklappenersatz bewusstlos aufgefunden, vom Notarzt intubiert und in die Klinik gebracht. Dort erleidet sie multiple Hirninfarkte und einen Status epilepticus mit fortbestehender Bewusstlosigkeit. Nach neurologischem Konsil sind bleibende neurologische Ausfälle zu erwarten, jedoch besteht durchaus ein Rehabilitationspotenzial, sodass eine endgültige Einschätzung der Prognose erst nach entsprechenden Rehabilitationsmaßnahmen möglich sein wird. Diese Rehabilitation ist allerdings nur nach Anlage eines Tracheostomas möglich, da die Patientin aktuell über keine ausreichenden Schutzreflexe verfügt. Der Ehemann der Patientin, der als gesetzlicher Betreuer eingesetzt wird, legt glaubwürdig dar, dass diese bei verschiedenen Anlässen eine Langzeitbeatmung für sich abgelehnt habe, insbesondere, da ihre Mutter vor ihrem Tod über längere Zeit künstlich beatmet worden sei. Die Patientin hatte diese Situation nur schwer verkraftet und sich wiederholt gegen solche lebensverlängernden Maßnahmen ausgesprochen, falls sie selbst einmal ähnlich schwer erkranken sollte. Auch habe sie dies in einer Patientenverfügung festgehalten, die jedoch derzeit nicht auffindbar ist. Vor diesem Hintergrund stimmt der Ehemann als gesetzlicher Vertreter einer Tracheotomie nicht zu. Der Verzicht auf die Tracheotomie würde bedeuten, die Patientin extubieren zu müssen, mit der sehr großen Wahrscheinlichkeit, dass sie unter der aktiven Maßnahme der Extubation verstirbt. Die behandelnden Ärzte scheuen vor der Extubation mit möglicher Todesfolge zurück, weil sie unsicher sind, ob sie mit der Extubation nicht schon den Grenzbereich der aktiven Sterbehilfe betreten.

Kommentar

Diese Patientengeschichte zeigt deutlich, dass begriffliche Unklarheiten die Lösung eines ethischen Problems erschweren können. Die Ärztinnen und Ärzte berufen sich auf das Verbot der aktiven Sterbehilfe als Begründung dafür, trotz fehlender Zustimmung des Ehemanns als gesetzlichem Betreuer eine Tracheotomie durchzuführen, um die Patientin weiterbeatmen zu können, was nach Lage der Dinge Körperverletzung wäre. Allerdings stellt sich hier die Frage, ob die Begriffe »aktive Sterbehilfe« und »passive Sterbehilfe« überhaupt im richtigen Sinn benutzt werden.

Bereits in den ersten Kapiteln war zu sehen, dass sich ethische Konflikte am Ende des Lebens in besonders akzentuierter Form ergeben. Im Folgenden wird eine Systematisierung der ethischen Probleme am Lebensende vorgenommen. Eine solche Systematisierung ist deswegen hilfreich, weil sich gerade bei Fragen rund um die Sterbehilfe sehr häufig terminologische Missverständnisse ergeben, die eine sachliche Behandlung des zugrunde liegenden Problems erschweren. In einem groben Schema lassen sich vier klassische Formen von Sterbehilfe unterscheiden: a. passive Sterbehilfe, b. indirekte Sterbehilfe, c. aktive Sterbehilfe und d. assistierter Suizid. Diese Terminologie ist in den letzten Jahren zunehmend in die Kritik geraten, und es sind Vorschläge unterbreitet worden, von dieser Terminologie abzukommen. So hat der Deutsche Ethikrat in seiner Stellungnahme zur Sterbehilfe eine Abkehr von der Unterscheidung zwischen passiver und aktiver Sterbehilfe empfohlen und stattdessen dafür votiert, zwischen a. Sterbebegleitung, b. Therapie am Lebensende, c. Sterbenlassen, d. Beihilfe zur Selbsttötung und e. Tötung auf Verlangen zu differenzieren. Wie wichtig im ethischen Sinn gerade solche Begriffe wie »Sterbenlassen« sind, wird im Folgenden anhand der klassischen Terminologie dargelegt, um daraus die semantischen Schwierigkeiten dieser Begriffe abzuleiten und zur Kernfrage vorzustoßen, wie unabhängig von der Wortwahl die unterschiedlichen Entscheidungen am Lebensende ethisch zu bewerten sind.

23.1.1
Passive Sterbehilfe

Unter passiver Sterbehilfe wird der Verzicht auf eine medizinische Maßnahme, deren Reduktion oder Abbruch bei einem schwerkranken Patienten verstanden. Zu den Maßnahmen, auf die bei passiver Sterbehilfe häufig verzichtet wird, gehören beispielsweise die Reanimation und die antibiotische Behandlung (s. Patientengeschichte 32, S. 342). Ebenso kann auch der etwaige Verzicht auf Einleitung einer Dialysebehandlung als Therapieverzicht zur passiven Sterbehilfe gezählt werden. Die Therapiereduktion betrifft vor allem die Reduktion der kreislaufunterstützenden Medikamente auf der Intensivstation, aber auch die Reduktion von anderen Maßnahmen, die bei einer Maximaltherapie vorgenommen werden. Der Therapieabbruch schließlich kann genauso den Abbruch der künstlichen Beatmung bedeuten wie den Abbruch der Sondennahrung (wie in der weiter unten beschriebenen Patientengeschichte 32) oder den Abbruch der weiteren Dialysebehandlung. Die Heterogenität dieser Maßnahmen, die allesamt zum Komplex der passiven Sterbehilfe zu zählen sind, verdeutlicht, dass der Begriff der passiven Sterbehilfe nicht von der Art der Handlung abhängig ist. Ob eine Maßnahme als passive Sterbehilfe zu gelten hat, hängt eben nicht davon ab, ob etwas aktiv getan oder passiv unterlassen wird. Sowohl das passive Unterlassen (Therapieverzicht) als auch das aktive Tun (Therapieabbruch) gehören – unter bestimmten Zusatzannahmen (s. unten) – zur Kategorie der passiven Sterbehilfe. Eine Unterscheidung zwischen Tun und Unterlassen ist also für die Definition der passiven Sterbehilfe nicht relevant. Ob ein Handeln (zur Erinnerung: Handeln kann sowohl Unterlassen als auch Tun bedeuten, vorausgesetzt, dieses Handeln geschieht intentional, s. Kap. 1) als passive oder als aktive Sterbehilfe zu gelten hat, hängt somit nicht von rein performativen Faktoren ab, sondern von anderen Kriterien.

Ein zentrales dieser Kriterien ist das der **Intention**. Passive Sterbehilfe ist definiert durch die Intention, das Sterben zuzulassen oder geschehen zu lassen. Passive Sterbehilfe beginnt also bereits dann, wenn der Arzt die Absicht hat, das Sterben zu akzeptieren und es nicht mehr zu verhindern. Das erklärt, warum das aktive Abschalten eines Respirators eine passive Sterbehilfe darstellt, wenn mit dem Abschalten die Intention verknüpft ist, einen Sterbeprozess nicht mehr weiter künstlich aufzuhalten. Durch die Einbindung des Intentionskriteriums in die Definition der passiven Sterbehilfe ergibt sich, dass nicht das Handeln alleine den Begriff der passiven Sterbehilfe bestimmt, sondern erst das bestimmende Motiv des Handelns. Würde z. B. ein Angehöriger den Respirator eines sterbenden Patienten abschalten, weil er damit früher an sein Erbe zu gelangen hofft, dann wäre die Absicht des Angehörigen nicht das Geschehenlassen eines Sterbeprozesses, sondern vielmehr die aktive Ingangsetzung eines solchen. Das Abschalten des Respirators mit einer solchen Intention wäre dann keine passive Sterbehilfe, sondern eine Tötung des Patienten. Nun könnte man einwenden, dass man auch in dem Fall, in dem man den Apparat ausstellt, um den Patienten sterben zu lassen, das Sterben des Patienten beabsichtige. Wenn man den Tod des Patienten nicht wollte, würde man ja die Behandlung mit dem Respirator fortsetzen. Um diesen Einwand zu klären, muss man genau hinschauen, worauf die Intention des Arztes zielt, wenn er passive Sterbehilfe vornimmt. Zwar weiß der Arzt um den Tod, der als Folge seines Handelns wahrscheinlich eintreten wird, aber seine Absicht ist nicht der Tod per se, sondern seine Absicht besteht darin, einen etwaigen Sterbeprozess nicht aufzuhalten. Ob in der Folge aus diesem Verzicht auf die Behandlung dann tatsächlich der Tod eintritt oder nicht, ist für die primäre Absicht des Arztes nicht relevant. Wäre der Tod die Absicht des Arztes, so würde er ja, um sicherzugehen, dass dieser Tod auch tatsächlich eintritt, andere Methoden wählen müssen, nämlich die direkte Herbeiführung des Todes. Mit der Wahl des Therapieabbruchs gesteht sich der Arzt lediglich ein, dass seine Behandlungen sinnlos oder nicht vom Patientenwillen gedeckt sind, aber er verfolgt damit nicht das Ziel der Herbeiführung des Todes. Anton van den Beld hat ein schönes Beispiel für diese Differenzierung gefunden: Man stelle sich einen Schachspieler vor, der seine Niederlage voraussieht und deshalb das Spiel aufgibt: »Er könnte noch ein paar Züge machen, aber er verzichtet darauf. Nicht um seine Niederlage herbeizuführen, sondern um diese durch sein Aufgeben als unvermeidlich zu besiegeln.« (Van den Beld 1991, S. 66) Dieses nicht medizinische Beispiel macht deutlich, dass es sehr wohl möglich ist, einen schwerkranken Menschen bewusst sterben zu lassen, seinen Tod zu akzeptieren und auch zu befürworten, ohne deshalb zugleich diesen Tod als eigentlichen Zweck des eigenen Handelns betrachten zu müssen. Obwohl man den Tod des Patienten erwartet, beabsichtigt man ihn nicht, sondern lässt ihn lediglich zu.

Das zweite relevante Kriterium zur Bewertung einer Handlung als passive Sterbehilfe ist die **Kausalität**. Dies soll am Beispiel des Therapieabbruchs gezeigt werden. Das Abschalten eines Respirators hat bei einem sterbenden ateminsuffizienten Patienten dessen Tod zur Folge. Der Therapieabbruch ist hier der **notwendige Grund** für das Sterben des Patienten. Ohne den Abbruch würde der Patient nicht sterben. Gleichzeitig ist dieses Abschalten aber nicht der **hinreichende Grund** für sein Sterben. Wäre der Patient nämlich nicht ernsthaft krank, würde er trotz dieses Therapieabbruchs nicht sterben. Wenn also ein Therapieabbruch bei einem ernsthaft kranken Patienten vorgenommen wird, stellt dieser zwar eine notwendige, aber keineswegs eine hinreichende Bedingung für dessen Sterben dar. Eine Kausalität zwischen Abbruch der Therapie und Tod liegt somit nur eingeschränkt vor.

Ein weiteres relevantes Kriterium stellt die **Grundhaltung zum Sterben** selbst dar. Die der passiven Sterbehilfe zugrunde liegende Haltung lässt sich als eine solche des Akzeptierens beschreiben, des Akzeptierens der Endlichkeit des Menschen. Passive Sterbehilfe ist somit nicht nur eine Handlung, die eine bestimmte Kausalität und eine bestimmte Intentionalität impliziert, sondern sie ist vor allem eine Haltung, die von einer bestimmten Vorstellung des Todes geprägt ist. In dieser Vorstellung wird der Tod als etwas betrachtet, das man nur wartend annehmen kann, als etwas, das man zulassen kann, als etwas, das sich eben nur erwarten und nicht herbeiführen lässt. Hierin liegt ein Hauptunterschied zwischen der passiven und der aktiven Sterbehilfe.

— Patientengeschichte (32) ——————————————————————

Passive Sterbehilfe statt Operation?
Ein 30-jähriger Patient leidet an der seltenen homozygoten Mutation des Polymerase-Gamma1-Gens (homozygote POL G1-Mutation). Folgen dieser Grunderkrankung, die mit einer Störung der Energiebereitstellung in den Zellen einhergeht, sind vor allem neurologische Ausfälle. Der Patient leidet sowohl an motorischen Störungen als auch und vor allem an epileptischen Daueranfällen, die sich in letzter Zeit häufen. Der letzte Status epilepticus ließ sich weder medikamentös noch durch tiefe Narkosen durchbrechen und dauert mittlerweile mehrere Wochen an. Der Patient wird nun seit 70 Tagen intensivmedizinisch behandelt, ist intubiert und wird über eine PEG-Sonde ernährt.

Als Mittel der letzten Wahl wird im Team die Option diskutiert, den Patienten einem neurochirurgischen Eingriff zu unterziehen, bei dem der Anfallfokus abgetragen werden könnte. Dieser Eingriff böte die Chance, den Status epilepticus zu durchbrechen, er hätte allerdings experimentellen Charakter, sodass die Erfolgswahrscheinlichkeit nicht sicher bestimmt werden kann. Zudem wäre der Eingriff so lokalisiert, dass man mit der Folgewirkung einer Hemiparese (Halbseitenlähmung) rechnen müsste. Bei positivem Ausgang stünde das Durchbrechen des Status epilepticus als Ziel im Vordergrund. Aber die Grunderkrankung bliebe unbehandelt, sodass sehr bald mit erneuten Krampfanfällen bzw. epileptischen Daueranfällen zu rechnen wäre. Vor diesem Hintergrund kommt das Team überein, dass ein neurochirurgischer Eingriff rein medizinisch nicht zu empfehlen ist, da der potenzielle Nutzen, wenn überhaupt, nur von kurzfristiger Dauer sein und die negativen Folgewirkungen des Eingriffs nicht aufwiegen könnte. Da es sich hier jedoch um eine Abwägungsentscheidung handelt, wäre durchaus die Situation denkbar, dass man den Eingriff vornimmt, wenn er vom Patienten uneingeschränkt befürwortet würde. Das Team konzentriert sich auf die Eruierung des mutmaßlichen Willens des Patienten und führt ausführliche Gespräche mit dessen Mutter, die zugleich seine Bevollmächtigte ist. Diese erklärt, dass sich ihr Sohn schon bei seinem ersten Krankenhausaufenthalt dezidiert gegen »Eingriffe am Kopf« ausgesprochen und sie gebeten habe, dafür Sorge zu tragen, dass intrazerebrale Eingriffe nicht vorgenommen werden. Für die Mutter besteht kein Zweifel, dass sich an dieser Einstellung des Sohnes seither nichts geändert hat.

So kommt man im Team zu der einhelligen Überzeugung, dass ein neurochirurgischer Eingriff fraglich indiziert und vor allem nicht durch die Autonomie des Patienten abgedeckt wäre. Mit einer Besserung oder Stabilisierung des Zustandes ist nicht zu rechnen, sodass die weitere Behandlung als palliativmedizinische Begleitung eines nicht mehr abzuwendenden Sterbeprozesses zu verstehen ist. Zu diesen Schritten gehören die Entwöhnung von der Beatmung, die Rückverlegung auf eine Normalstation und die Entscheidung, bei Komplikationen wie einer Pneumonie oder Kreislaufversagen auf Antibiotikagabe oder Reanimation zu verzichten, um eine Spirale sinnloser Behandlungen zu vermeiden.

Als noch unklarer Punkt bleibt der Umgang mit der künstlichen Ernährung bestehen. Maßgeblich für die Entscheidungsfindung sind auch hier die Aussagen der Bevollmächtigten; sie berichtet, dass der Patient bei seinem ersten Klinikaufenthalt neben einem Mitpatienten lag, der mit einer PEG-Sonde ernährt wurde. Angesichts dessen und auch später (anlässlich des in den Medien ausführlich dargestellten Falls Terry Schiavo) habe der Patient mehrfach geäußert, dass er nicht mithilfe von künstlicher Ernährung sinnlos am Leben erhalten und »so enden« möchte (wie Terry Schiavo)[20]. Diese Aussage lässt sich so deuten, dass der Patient eine Magensonde zu therapeutischen Zwecken wohl befürworten, aber im Fall der Verlängerung eines nicht mehr abzuwendenden Sterbevorgangs die Maßnahme eindeutig ablehnen würde, sodass eine Fortsetzung der Magensondenernährung nicht befürwortet werden kann. Sie kann auch deswegen nicht befürwortet werden, weil eine weitere künstliche Ernährung nicht mit dem Ziel einer Stabilisierung oder Verbesserung des Zustandes des Patienten verbunden wäre. Die Fortsetzung der Sondennahrung hätte lediglich eine Verlängerung des Sterbeprozesses zur Folge, die für den Patienten unnötiges Leid bedeuten würde.

23.1.2
Aktive Sterbehilfe (Tötung auf Verlangen)

Die aktive Sterbehilfe (Tötung auf Verlangen) ist als das bewusste und intentionale Herbeiführen des Todes auf ausdrücklichen Wunsch des Patienten definiert. Bereits diese Definition weist auf die zentralen Unterschiede zur passiven Sterbehilfe hin. Zur Differenzierung der Definition von akti-

---

20 Terry Schiavo war eine US-amerikanische Wachkoma-Patientin, bei der der Abbruch der Sondennahrung zu einem jahrelangen gerichtlichen Streit zwischen dem Ehemann und den Eltern der Patientin geführt hat. Während sich der Ehemann auf mehrfache Äußerungen der Patientin berief, dass sie bei unheilbarer Krankheit nicht künstlich am Leben erhalten werden wolle, beharrten die Eltern auf eine Fortsetzung der Sondennahrung, da sie noch eine Heilungschance sahen.

ver Sterbehilfe sind dieselben Kriterien von Bedeutung, die bereits bei der passiven Sterbehilfe genannt wurden. Auch hier stellt das Kriterium der Intention dasjenige mit der größten Relevanz dar. Eine aktive Sterbehilfe liegt nur dann vor, wenn tatsächlich die Herbeiführung des Todes der Beweggrund der Handlung war. Während also die passive Sterbehilfe »lediglich« das Sterben zulässt und nicht mehr aufhält, liegt der aktiven Sterbehilfe die Intention zugrunde, den Tod nicht nur zuzulassen, sondern ihn bewusst herbeizuführen. Ferner lässt sich bei der aktiven Sterbehilfe eine andere Kausalität ausmachen als bei der passiven Sterbehilfe. Ist das Handeln im Kontext der passiven Sterbehilfe nur eine notwendige Bedingung für das Sterben, stellt die aktive Sterbehilfe eine sowohl notwendige als auch hinreichende Bedingung für das Sterben dar. Der Patient stirbt einzig infolge der aktiven Sterbehilfe, und nicht an seiner Grundkrankheit. Schließlich spielt auch hier die Grundhaltung zum Sterben eine zentrale Rolle für die Kategorisierung einer Handlung als aktive Sterbehilfe. Die der aktiven Sterbehilfe zugrunde liegende Auffassung vom Tod ist die vom Tod als etwas Gemachtem; das Sterben wird hier nicht mehr nur erwartet, sondern aktiv herbeigeführt und damit gemacht. Nicht die Grundhaltung des Geschehenlassens ist hier tragend, sondern die des Selbstgestaltens (Tab. 23-1, nach Pöltner 2006).

Diese Gegenüberstellung der Unterschiede zwischen passiver und aktiver Sterbehilfe zeigt, dass es nicht um die Handlung selbst geht, sondern um die der Handlung zugrunde liegenden Intentionen und Grundhaltungen. Wie entscheidend dies ist, lässt sich auch bei der dritten Form der Sterbehilfe – der indirekten Sterbehilfe – erkennen.

Tab. 23-1 Unterscheidung zwischen passiver und aktiver Sterbehilfe (nach Pöltner 2006)

		Aktive Sterbehilfe	Passive Sterbehilfe
Deskriptive Ebene		Tun	Unterlassen
Intentionale Ebene		Herbeiführen	Geschehenlassen
Normative Ebene	Ziel	Tod	Sterbenkönnen
	Kausalität	Einzige hinreichende Bedingung	Notwendige, aber nicht hinreichende Bedingung
	Todesvorstellung	Der Tod ist eigene Wahl	Der Tod ist Schicksal
	Einstellung	Machenkönnen	Akzeptierenkönnen

23.1.3
Indirekte Sterbehilfe

Unter indirekter Sterbehilfe ist die medizinische Behandlung eines Leidenszustandes unter Inkaufnahme einer Verkürzung des Lebens zu verstehen. Intentional steht hier also die Schmerzlinderung im Vordergrund. Wer indirekte Sterbehilfe leistet, ist in der Regel motiviert durch die Absicht, dem Patienten Schmerzen zu nehmen. Zwar ist dem Behandelnden durchaus bewusst, dass der Patient unter dieser schmerzlindernden Maßnahme als Nebenwirkung der Medikamente auch früher versterben kann, und diese Folge wird vom Behandelnden auch klar als nicht wünschbare und damit schlechte Folge betrachtet. Angesichts der Schwere der Situation ist man allerdings bereit, die mögliche indirekte Folge der Behandlung, also das frühere Sterben, billigend in Kauf zu nehmen, weil es dem leidenden Patienten nicht zuzumuten wäre, keine Schmerzmedikamente zu erhalten.

Hinsichtlich des Kriteriums der Kausalität lässt sich hier nicht in jedem Fall behaupten, dass die Schmerzbehandlung nur eine notwendige, aber keine hinreichende Bedingung sei. Es mag durchaus Situationen geben, in denen der Patient im Kontext der indirekten Sterbehilfe an der Medikation verstirbt, obwohl er ohne diese Medikation vielleicht hätte weiterleben können. Daher plädieren einige dafür, die indirekte Sterbehilfe als »indirekte aktive Sterbehilfe« zu bezeichnen. Der zentrale Unterschied zwischen indirekter und aktiver Sterbehilfe liegt, wie gesagt, in der Intention. In Kauf genommene Folgen sind Resultat einer unfreiwillig-freiwilligen Handlung. Es sind also Folgen, die man eigentlich nicht haben und somit nicht bewusst herbeiführen will, die man aber in bestimmten Konfliktsituationen als das kleinere Übel in Kauf zu nehmen bereit ist. Das lässt sich etwa im Vergleich mit schmerzhaften Untersuchungsmethoden verdeutlichen. Ein Arzt, der eine notwendige, aber schmerzhafte Untersuchung durchführt, wobei er weiß, dass diese Schmerzen nicht zu vermeiden sind, würde sich zu Recht gegen den Vorwurf wehren, die Schmerzen des Patienten »gewollt« zu haben. Selbstverständlich würde er sagen, er habe diese Schmerzen nicht gewollt, doch er habe keine andere Möglichkeit gesehen, als sie in Kauf zu nehmen. Andererseits aber hat er sich bewusst für diese Untersuchung entschieden. Damit hat er sich auch willentlich für das Bereiten von Schmerzen entschieden. Man kann hier also nicht von völlig unfreiwillig zugefügten Schmerzen sprechen. Der konkrete Handlungskontext hat den Arzt dazu »gezwungen«, dem Patienten freiwillig und zugleich unfreiwillig Schmerzen zu bereiten.

Doch nicht nur die Intention, sondern auch die Grundhaltung zum Tod ist bei der indirekten Sterbehilfe eine andere als bei der aktiven Sterbehilfe. So geht es bei der indirekten Sterbehilfe nicht um die Initiierung eines Sterbeprozesses, sondern um die Einsicht, den früheren Tod in Kauf nehmen zu dürfen, wenn ansonsten der Patient weiterhin in einem extremen Schmerz- und Leidenszustand belassen werden müsste. Diese Denkweise entspricht auch sonstigen Denk- und Handlungsweisen der Medizin; auch in anderen Kontexten werden schwerwiegende Nebenwirkungen in Kauf genommen, wenn eine Therapie notwendig und unabdingbar ist (s. Patientengeschichte 9).

23.1.4
Assistierter Suizid (Beihilfe zur Selbsttötung)

»Der Mensch ist ein trostsuchendes Wesen. Trost ist etwas anderes als Hilfe – sie sucht auch das Tier; aber der Trost ist das merkwürdigste Erlebnis, das zwar das Leiden bestehen lässt, aber sozusagen das Leiden am Leiden aufhebt, er betrifft nicht das Übel selbst, sondern dessen Reflex in der tiefsten Instanz der Seele.«
Georg Simmel

Patientengeschichte (33)

Assistierter Suizid (Fall Julius Hackethal)
Der Chirurg Julius Hackethal (1921–1997) stellte im Jahr 1984 einer schwerkranken Frau, die an einem auf das Gehirn übergreifenden unheilbaren Tumor im Gesichtsbereich litt, das Gift Kaliumzyanid zur Verfügung. Die Frau nahm in Abwesenheit von Hackethal das Gift und starb daran.

Nach Einstellung des strafrechtlichen Ermittlungsverfahrens wurde der Fall vor dem Berufsgericht der Bayerischen Ärztekammer verhandelt. Dieses empfahl, Hackethal wegen »unärztlichen Verhaltens« die Approbation als Arzt zu entziehen. Hierzu kam es nur deswegen nicht, weil sich Hackethal verpflichtete, künftig keine weiteren Verstöße gegen die berufsständigen Regelungen im Bereich der Beihilfe zum Suizid zu begehen.

Der assistierte Suizid, auch Beihilfe zur Selbsttötung genannt, stellt eine von den schon angeführten Sterbehilfeformen abzugrenzende Sterbehilfe dar, die für sich genommen ganz andere ethische Fragen aufwirft. Der assistierte Suizid ist dann gegeben, wenn einem Sterbewilligen dabei geholfen wird, den Suizid zu vollziehen, wobei der Suizident bis zuletzt Herr des

Suizidgeschehens bleibt. Rein rechtlich gesehen ist die Beihilfe zur Selbsttötung nicht strafbar, ebenso wenig wie die Selbsttötung selbst.[21] Die Bundesärztekammer hatte die Beihilfe zur Selbsttötung in ihren Grundsätzen zur Sterbebegleitung bislang als nicht mit dem ärztlichen Ethos vereinbar abgelehnt. In der Neuauflage der Grundsätze zur Sterbebegleitung von 2011 ist der Passus zum ärztlichen Ethos herausgenommen und lediglich bekräftigt worden, dass der ärztlich assistierte Suizid kein Teil der ärztlichen Tätigkeit darstellt, was eben bedeutet, dass es dem Gewissen des Arztes überlassen bleibt, ob er assistierten Suizid leistet oder nicht. Nach heftigem Widerstand aus der Ärzteschaft sah sich die Bundesärztekammer genötigt, eine klärende Stellungnahme abzugeben, in der die ärztliche Unvertretbarkeit der Beihilfe zur Selbsttötung (wieder) unterstrichen wurde.

Aus ethischer Sicht stellt sich zunächst die Frage, ob man beim assistierten Suizid überhaupt von Hilfe sprechen kann, wie es der Begriff der Suizidbeihilfe ja suggeriert. Ist es wirklich eine Hilfeleistung, wenn man einem lebensmüden Menschen ein Mittel besorgt, mit dem er die Selbsttötung vollziehen kann? Hier berühren sich die spezifischen ethischen Fragen mit jenen, die auch bei der aktiven Sterbehilfe aufgeworfen werden. Worin besteht jedoch der ethische Unterschied? Bei der aktiven Sterbehilfe ist es der Arzt, der den Tod herbeiführt, während dies beim assistierten Suizid der Patient selbst ist. Die Verantwortung für das Geschehen liegt im Fall der aktiven Sterbehilfe also beim Arzt und beim assistierten Suizid beim Patienten. Man kann demnach sagen, dass beim assistierten Suizid die Verantwortung doch allein beim Patienten liege: Die Beihilfe ließe sich sozusagen als unparteiische Dienstleistung im Auftrag des Patienten verstehen, der möglicherweise dafür sogar bezahlt. Dabei muss aber berücksichtigt werden, dass der Suizidassistierende trotz allem eine Mitverantwortung übernimmt, da er ja durch Beschaffung eines geeigneten Mittels an der Selbsttötung mitwirkt. Eine Mitwirkung liegt also zunächst einmal in kausaler Hinsicht vor. Man könnte sagen: Nur weil die Assistenz erfolgte, war die Selbsttötung überhaupt durchführbar. Das bedeutet zwar nicht in einem Umkehrschluss, dass der Suizid ohne die Suizidassistenz sicher ausgeblieben wäre. Dennoch ist die Assistenz immer ein zentrales Element in der Kausalkette, an deren Ende die Selbsttötung steht.

Hinzu kommt, dass sich der Arzt mit der Assistenz zum Suizid unweigerlich die Motive des Suizidwilligen zu eigen macht, also implizit das

---

21 Gleichzeitig jedoch wird die versuchte Selbsttötung rechtlich als »Unglücksfall« betrachtet, was wiederum bedeutet, dass spätestens dann, wenn der Patient bewusstlos geworden ist, der Arzt eine Garantenstellung einnimmt und damit verpflichtet wird, Lebensrettungsmaßnahmen einzuleiten.

Ansinnen des Suizidenten nicht nur gutheißt, sondern auch bestätigt und indirekt sogar noch bestärken könnte, weil die einmal bekundete Bereitschaft zur Mithilfe etwaige Zweifel des Suizidenten an der Ausführung seiner Selbsttötung angesichts einer »Gesinnungsgemeinschaft« zerstreuen würde. Kurzum, der Suizidassistierende wird zum Verbündeten des Suizidwilligen und damit unweigerlich mitverantwortlich für das weitere Handeln seines Patienten. Eine unparteiische Dienstleistung kann die Suizidassistenz daher eher nicht sein.

Eine ethische Einordnung der »Hilfe« zum Suizid hängt letztlich davon ab, ob man es als einen Akt der Humanität betrachten will, sich in eine Handlungsgemeinschaft mit dem Ziel der Beendigung eines Lebens zu begeben. Es stellt sich die Frage, ob Humanität nicht vielmehr verlangt, gerade im Umgang mit Suizidwilligen alles zu tun, um den Patienten von seinem Sterbewillen abzubringen, anstatt ihn darin durch Unterstützung noch zu bestärken. Entscheidend ist hierbei die Frage, wie frei jemand noch in seinen Entscheidungen ist, der sich in solcher Not sieht, dass er lieber sterben als weiterleben möchte. Es ist belegt, dass Suizide häufig, aber nicht immer, in Zusammenhang mit einer psychischen Krankheit oder zumindest einem erheblichen psychischen Ausnahmezustand stehen. Allerdings gibt es auch »Bilanzsuizide« oder »philosophische Suizide«, für die dies nicht zutreffen muss und denen möglicherweise eine Freiheitsentscheidung zugrunde liegen kann. Nun gilt es selbst im Fall eines Freiheitsentscheides zu bedenken, dass eine Entscheidung zur Selbsttötung nicht allein aus dem Inneren des Patienten heraus entsteht, sondern dass solche Entscheidungen letztlich Produkt oder Resultat dessen sind, was ein Individuum in der Konfrontation mit seiner Umwelt erlebt und in der Reflexion des Gesamten seiner Welt erfahren hat. Daher könnte man eine zentrale ethische Forderung im Umgang mit Suizid auch darin sehen, zu überlegen, was in gesellschaftlicher Hinsicht getan werden müsste, um das Entstehen solcher Entschlüsse zu verhindern.

Immerhin stimmt es sehr nachdenklich, wenn verschiedene Studien belegen, dass zahlreiche Sterbewillige angaben, eine Hauptmotivation für ihr Sterbenwollen sei die Sorge, anderen zur Last zu fallen (Tolle 2004; Zimmermann-Acklin 2009). Hier stellt sich die drängende Frage, ob die Institutionalisierung der Beihilfe zum Suizid tatsächlich eine adäquate »Therapie« für Menschen in defizitären Lebensumständen sein kann. Die andere drängende Frage lautet, wie man eine Bevormundung von Menschen verhindern kann, die für sich bilanziert haben, dass sie nicht mehr weiterleben wollen. Hier kann der Wunsch zur Hilfe umschlagen in einen Paternalismus. Diese Gratwanderung zu meistern ist die zentrale ethische Herausforderung.

23.1 Formen der Sterbehilfe

> **Exkurs**
>
> **Die Situation in der Schweiz**
> Die Schweiz hat einen Sonderweg der Beihilfe zum Suizid gewählt, indem sie die Niederlassung mehrerer Organisationen auf ihrem Staatsgebiet zuließ, die Sterbewilligen bei der Erfüllung ihres Todeswunsches helfen. Diese Praxis ist nicht gesetzlich geregelt, sondern bislang lediglich geduldet worden. Rechtlich besagt Artikel 115 StGB der Schweiz, dass Suizidbeihilfe legal ist, solange nicht selbstsüchtige Motive leitend sind. Selbstsüchtige Motive liegen vor, wenn die Beihilfe aus einem ökonomischen Gewinnstreben erfolgt. Eine Einschränkung der Suizidbeihilfe nur bei terminal Kranken ist hingegen rechtlich nicht vorgeschrieben. Obwohl die Schweizerische Akademie der Medizinischen Wissenschaften (SAMW) eine solche Begrenzung empfiehlt, zeigt die Statistik, dass jeder dritte »Kunde« der Sterbehilfeorganisationen an keiner lebensbedrohlichen Erkrankung litt (Rehmann-Sutter et al. 2006). Bemerkenswert ist der Wandel der Einstellung der SAMW zum assistierten Suizid. Betrachtete sie noch in älteren Richtlinien die Beihilfe zum Suizid eindeutig »nicht als Teil der ärztlichen Tätigkeit«, nahm sie in der Fassung von 1995 einen Paradigmenwechsel vor. Dort heißt es nunmehr, dass der Arzt »den Willen des Patienten zu achten« habe. Dies könne allerdings auch bedeuten, »dass eine persönliche Gewissensentscheidung des Arztes, im Einzelfall Beihilfe zum Suizid zu leisten, zu respektieren« sei. Gleichzeitig betont die SAMW erneut, dass die Beihilfe zum Suizid nicht zum ärztlichen Auftrag gehöre. Damit wurde zwar verhindert, dass für Patienten ein etwaiger Anspruch auf assistierten Suizid entsteht, jedoch gleichzeitig die Möglichkeit für Ärzte eröffnet, sich in der Suizidbeihilfe zu betätigen. De facto erfolgt die konkrete Suizidbeihilfe bei den Sterbehilfeorganisationen durch Nicht-Ärzte (sog. Sterbehelfer); allerdings bedarf es zuvor einer ärztlichen Stellungnahme.

Die dargelegten begrifflichen Unterscheidungen sind deswegen besonders wichtig, weil bereits die Einordnung einer Maßnahme in die eine oder andere Kategorie der Sterbehilfe weitgehende rechtliche Konsequenzen nach sich zieht. Während die passive und indirekte Sterbehilfe unter der Voraussetzung, dass sie dem Willen – oder beim Kind: dem Interesse – des Patienten entspricht, nicht nur erlaubt sind, sondern auch geboten erscheinen, steht die aktive Sterbehilfe in allen deutschsprachigen Ländern juristisch eindeutig unter Strafe. Je nach Zuordnung wird eine entsprechende Handlung also entweder als Akt der Humanität oder als illegale Straftat angesehen.

Probleme gibt es immer dann, wenn die Zuordnung einer Sterbehilfemaßnahme nicht mehr so eindeutig erfolgen kann. Es entstehen deshalb Entscheidungskonflikte, die oft auf einer Unschärfe in der Kategorisierung beruhen. Beispielsweise könnte sich die Frage stellen, ob der Abbruch einer Sondenernährung bei einem nicht sterbenden Patienten mit konsekutiver Todesfolge »lediglich« als passive Sterbehilfe zu werten sei. Ein anderes Beispiel ist die Frage der Umsetzung einer Patientenverfügung, in welcher der Verzicht auf eine Wiederbelebung auch im Fall von nicht ernsthaften Krankheiten gefordert wird. Solche Probleme gründen letztlich auf der entscheidenden Frage, wie weit der Patient über sich verfügen darf, wie weit seine Autonomie reicht. In der Tendenz lässt sich aus der neueren ethischen wie juristischen Diskussion erkennen, dass dem Selbstbestimmungsrecht des Patienten eine so zentrale Bedeutung beigemessen wird, dass man den Verzicht auf medizinische Maßnahmen auf Wunsch des Patienten selbst dann (rechtlich) respektieren muss, wenn es sich nicht um eine ernsthafte lebensbedrohliche Grunderkrankung handelt. Allerdings müssen die Hinweise auf den Willen des Patienten ausreichend stichhaltig sein und nicht auf bloß vagen Vermutungen beruhen.

> **Patientengeschichte (34)**
>
> **Therapieabbruch nach hypoxischem Hirnschaden?**
> Eine 66-jährige Patientin erleidet durch einen Verkehrsunfall eine Wirbelfraktur mit einem hohen Querschnitt in Höhe C5/C6. Zusätzlich erleidet sie einen hypoxischen Hirnschaden. Sie wird bei schwacher Spontanatmung intubiert und auf die Intensivstation gelegt. Der Ehemann ist als Betreuer bestellt. Im Team stellt sich die Frage nach dem weiteren Vorgehen bei insgesamt sehr ernster Prognose. Es wird erwogen, ob man nicht im Hinblick auf die Verbindung von hoher Querschnittslähmung und hypoxischem Hirnschaden einen Therapieabbruch in Form einer Extubation vornehmen soll.

Kommentar
Im Hinblick auf die ernste Prognose erscheint die Frage nach der Vertretbarkeit der Maximaltherapie allen Beteiligten als drängend. Ein Therapieabbruch kann aber, wenn überhaupt, nur wegen der Gesamtsituation der Patientin in Frage kommen. Würde man einen Abbruch allein wegen der Querschnittslähmung erwägen, wäre das mit der sehr problematischen Vorannahme verbunden, dass ein Leben mit Querschnittslähmung nicht erhaltenswert wäre (vgl. Patientengeschichte 2, S. 125). Entscheidend bei dieser Patientin ist daher zunächst der schwere Hirnschaden. Nach Einschätzung des Neurologen spricht alles dafür, dass die Patientin im Koma

bleiben und höchstwahrscheinlich ein persistierendes vegetatives Syndrom (Wachkoma) entwickeln würde; er fügt aber hinzu, dass in dem frühen Stadium der Krankheit ein gewisses Maß an Prognoseunsicherheit bliebe und man die Entwicklung erst nach geraumer Zeit sicherer abschätzen könne. Vor diesem Hintergrund lässt sich nicht zweifelsfrei abschätzen, ob die medizinischen Maßnahmen sinnlos wären, sodass eine Extubation zum gegenwärtigen Zeitpunkt nicht angezeigt sein kann – es sei denn, die weitere Behandlung verstieße gegen den mutmaßlichen Willen der Patientin. Doch die Eruierung des mutmaßlichen Willens erweist sich in diesem Fall als schwirig, da keine Patientenverfügung vorliegt. Der Ehemann der Patientin berichtet, dass die Patientin in der gegebenen Situation eine Weiterbehandlung nicht gewünscht hätte. Allerdings ist etwas unklar, wie er zu dieser Einschätzung kommt. Zu der Unklarheit über den mutmaßlichen Willen der Patientin kommt erschwerend hinzu, dass die Angehörigen immer noch Hoffnung auf eine Besserung des Zustandes der Patientin haben. Man kommt im Hinblick auf die noch nicht ganz klare Prognose und den Gesprächsbedarf bezüglich des mutmaßlichen Willens überein, die Patientin vorerst weiter zu beatmen. Sobald sich eine größere Sicherheit sowohl in der Prognose als auch in der Eruierung des mutmaßlichen Willens ergibt, wird man entsprechend einen Behandlungsabbruch neu diskutieren können.

23.2 Ethische Überlegungen zur Patientenverfügung

»Wer alles durch Gesetze bestimmen will, wird die Laster mehr aufstacheln als bessern.«
Baruch de Spinoza

Patientengeschichte (35)
Patientenverfügung und Abbruch der Sondennahrung
Eine 69-jährige Patientin erleidet einen ausgedehnten Mediainsult (Schlaganfall) mit rechtsbetonter Tetraplegie (Lähmung an Armen und Beinen). Nach mehreren Klinikaufenthalten wird sie von der neurologischen Klinik in eine Pflegeeinrichtung verlegt. Nach zwei Jahren Aufenthalt schreibt die Wohnbereichsleiterin in einem Brief an den Haus-

arzt, dass die Patientin sich in letzter Zeit sichtlich gegen jegliche Pflegemaßnahme sträube und den Eindruck erwecke, als wünsche sie keinerlei lebenserhaltende und pflegerische Maßnahme. Angesichts der bestehenden Patientenverfügung bat die Wohnbereichsleitung um eine Stellungnahme zum weiteren Vorgehen. In ihrer Patientenverfügung hatte die Patientin festgehalten, dass sie für den Fall einer schweren Dauerschädigung des Gehirns, die ihr ein menschenwürdiges Dasein nicht mehr erlaube, darum bitte, ihr Leben nicht um jeden Preis zu verlängern. Außerdem habe die Anwendung lebenserhaltender Maßnahmen zu unterbleiben. Wörtlich lautet die Verfügung wie folgt:

»Für den Fall, dass ich durch Krankheit, Unfall oder sonstige Umstände zur Bildung oder Äußerung meines Willens nicht mehr in der Lage bin, erkläre ich hiermit:

Ich will nicht, dass mein Leben um jeden Preis verlängert wird. Die Anwendung lebenserhaltender Maßnahmen hat insbesondere dann zu unterbleiben, wenn

a) ein Sterbeprozess eingetreten ist

b) oder eine geringe Aussicht besteht, dass ich mein Bewusstsein wiedererlange

c) oder die Wahrscheinlichkeit dafür spricht, dass ich eine schwere Dauerschädigung meines Gehirns davontrage, die mir ein menschenwürdiges Dasein nicht mehr erlaubt.

Die vorstehenden Verfügungen treffe ich im Vollbesitz meiner geistigen Kräfte [...].«

Der Hausarzt berichtet, dass die Patientin bereits in renommierten Kliniken stationär behandelt worden sei und es von medizinischer Seite her keine Behandlungsmöglichkeiten mehr gebe, die eine Besserung des jetzigen Zustandes erreichen könnten. Nach seiner Einschätzung hat die Patientin angesichts der Perspektivlosigkeit ihrer gesundheitlichen Lage mit zunehmender Verschlechterung der neurologischen Symptomatik seit eineinhalb Jahren einen gewollten Rückzug angetreten. Sie habe aufgehört zu sprechen und zeige eine zunehmende Resignation, in der der Hausarzt den Grund für die Verweigerung jeglicher pflegerischer Maßnahmen sieht. Dieser Eindruck wird von den Mitarbeitern der Pflegeeinrichtung bestätigt. Diese ergänzen, dass die Abwehrreaktionen der Patientin sich auf sämtliche pflegerische Maßnahmen beziehen, einschließlich der Gabe der Sondennahrung. Sie deuten aus ihrem alltäglichen Umgang mit der Patientin deren Haltung als eindeutiges Zeichen, in diesem Zustand nicht mehr weiterleben zu wollen.

Kommentar

Diese Patientengeschichte zeigt, mit welchen hermeneutischen Herausforderungen Patientenverfügungen verbunden sein können. Insbesondere zeigt sie, dass ein adäquates inhaltliches Verstehen einer Patientenverfügung die Auseinandersetzung mit dem Lebensumfeld des Patienten erfordert. So wurde in diesem Fall recht schnell klar, dass allenfalls die unter c. genannte Bedingung auf die Situation der Patientin zutreffen könnte. Allerdings konnte aus der Patientenverfügung selbst nicht mit Gewissheit herausgelesen werden, ob der aktuelle Zustand für die Patientin bereits ein »menschenunwürdiges Dasein« darstellte. Erst im Gespräch mit der Bevollmächtigten und einem weiteren Vertrauten schälte sich die Überzeugung heraus, dass ihre aktuelle Situation in vollem Umfang auf die in der Patientenverfügung festgehaltene Situationsbeschreibung zutraf. Insbesondere das Ausgeliefertsein, die Perspektivlosigkeit und die fehlenden Kommunikationsmöglichkeiten erschienen im Rückschluss auf die im Gespräch mit Angehörigen eruierten persönlichen Wertvorstellungen der Patientin als die wohl konstitutiven Elemente ihrer ureigenen Vorstellung von einem menschenunwürdigen Dasein. Daher die Überzeugung, der Sinn der Patientenverfügung bestehe für die Patientin letztlich genau darin, einen solchen Zustand wie den momentan vorherrschenden nicht auf Dauer aufrechterhalten zu wollen.

Als Nächstes musste geklärt werden, ob die Patientin mit ihrer Formulierung »Verzicht auf lebenserhaltende Maßnahmen« auch einen Abbruch der Sondennahrung gemeint haben könnte. Hierzu wurde von der Bevollmächtigten in Erinnerung gerufen, dass die Patientin bereits bei der Anlage des PEG-Katheters sehr widerstrebend gewesen war und dem offensichtlich nur zugestimmt hatte, weil sie geglaubt hatte, dies wäre nur eine vorläufige Maßnahme. Auch hier konnte erst mithilfe zusätzlicher Informationen der Bevollmächtigten erkannt werden, dass die Patientin mit lebenserhaltenden Maßnahmen offensichtlich auch die Sondennahrung gemeint hatte.

Eine Patientenverfügung kann also Veranlassung dazu geben, sich grundsätzlicher mit dem entsprechenden Patienten und seiner Vorstellungswelt zu beschäftigen. Hier gab diese Anlass dazu, intensive Überlegungen über den Sinn der medizinisch-pflegerischen Maßnahmen anzustellen.

Verallgemeinernd kann festgestellt werden, dass Patientenverfügungen allein schon deswegen wichtig und sinnvoll sind, weil sie Gespräche und Reflexionen über das Sterben nach sich ziehen können. Es wird jedoch auch deutlich, dass es ein gewisses Defizit im Umgang miteinander gibt, wenn es erst einer Patientenverfügung bedarf, damit sich Pflegende und Ärzte darüber Gedanken machen, was das Beste für einen Patienten sein könnte. Die Patientengeschichte macht darüber hinaus deutlich, dass eine Patientenverfügung gerade in solchen Fällen sehr hilfreich ist, in denen ein bestimmter Krankheitsverlauf bereits weitgehend absehbar ist. Die Patientin in diesem Fall konnte recht gut erahnen, was ihr bevorstehen würde. Deshalb ist die Patientenverfügung hier als besonders sinnvolles Mittel zu betrachten, um dem vorzubeugen, was bereits absehbar war. Dennoch zeigt der Verlauf der Patientengeschichte, dass es selbst in solchen eindeutigeren Fällen eine besondere Herausforderung darstellt, lediglich aus der Verfügung konkrete Handlungsanweisungen abzuleiten. Im Umgang mit schwachen und besonders vulnerablen Patienten ist eine gute Medizin nur erreichbar, indem man sich auf den Kranken einlässt, sich also genauer mit ihm beschäftigt und versucht, auf seinen Willen zu hören. Dieses Hören auf den Patienten kann nicht durch die rein technische Umsetzung einer Patientenverfügung ersetzt werden. Vielmehr kann eine Patientenverfügung idealerweise erst dann verantwortungsvoll umgesetzt werden, wenn zuvor eine verstehende Beziehung zum Patienten aufgebaut wurde. Auch bei nicht mehr einwilligungsfähigen Patienten ist eine solche verstehende Beziehung möglich, ja, hier ist sie sogar besonders notwendig. Ob Patientenverfügungen adäquat umgesetzt werden können, hängt also nicht zuletzt davon ab, ob die Umsetzung im Rahmen einer Beziehungsmedizin erfolgt. Patientenverfügungen ohne eine solche verstehende Beziehungsmedizin werden in der Regel defizitär bleiben. Gleichzeitig muss jeder Mensch sichergehen können, dass seine Verfügung, wenn sie auf die Situation zutrifft, ohne Wenn und Aber umgesetzt wird, so wie es das neue Betreuungsgesetz seit 2009 explizit fordert. Gerade weil der Arzt sich nicht einfach über eine Patientenverfügung hinwegsetzen darf, ist es aber umso wichtiger, dass Patienten sich vor dem Erstellen einer verbindlichen Patientenverfügung ausreichend (bei ihrem Arzt) informieren.

Patientengeschichte (36)

Lebensfroher Demenz-Patient mit Patientenverfügung
Ein Patient mit Alzheimer-Demenz hat vor dem Verlust der Einwilligungsfähigkeit in seiner Patientenverfügung festgehalten, dass im fortgeschrittenen Stadium der Demenz bei Pneumonie auf eine Antibiotikagabe verzichtet werden solle. Allerdings fühlt sich der Patient in seinem reduzierten und geistig anspruchslosen Zustand mittlerweile offensichtlich wohl und scheint sein eingeschränktes Leben zu genießen.

Ein weiterer Unsicherheitsfaktor im Umgang mit Patientenverfügungen besteht in der potenziellen Kluft zwischen faktischer Einstellung bei Niederschrift der Verfügung und antizipierter (und damit hypothetischer) zukünftiger Einstellung. Zwar müssen wir auch sonst Verantwortung für

23.2 Ethische Überlegungen zur Patientenverfügung

antizipatorische Entscheidungen übernehmen, aber hinsichtlich des Sterbens als der existenziellen Grenzsituation des Menschen schlechthin ist dies umso schwieriger. Viele Studien belegen die menschliche Neigung dazu, bei noch voller Gesundheit die eigene Einstellung gegenüber schweren Krankheitszuständen zu negativ zu sehen (Sahm 2006). Tritt eine Krankheit dann tatsächlich ein, wird sie häufiger als nicht so belastend empfunden, wie man zuvor glaubte. Hier läge eine Aufklärung durch Ärzte nahe, der eine große Bedeutung zukommt. Auch die Vergegenwärtigung einer grundsätzlichen Fehlbarkeit von Patientenverfügungen ist für einen adäquaten Umgang damit unerlässlich. Keine Überzeugung, erst recht nicht die über die eigene Haltung zu Krankheit und Tod, ist unumstößlich. Die große Gefahr der gesetzlichen Regelung der Patientenverfügung liegt in der Scheinsicherheit hinsichtlich einmal geäußerter Überzeugungen, die die Form des Gesetzes vielen Menschen suggeriert (Maio 2010). Die Antizipierbarkeit des eigenen Umgangs mit neuen Krisensituationen bleibt dabei in besonderer Weise störanfällig. Daher wird jede Diskussion über Patientenverfügungen, die diese inhärente Störanfälligkeit nicht mit reflektiert, zu kurz greifen.

Patientengeschichte (37)

Dialyse und Tracheotomie trotz Patientenverfügung?

Ein 89-jähriger Patient klagt über sehr starke Angina-pectoris-Beschwerden. Es wird eine koronare Dreigefäßerkrankung mit einer proximal hochgradigen Stenose der rechten Koronararterie festgestellt. Der Patient unterzieht sich einer aortokoronaren Bypass-Operation, die zunächst komplikationslos verläuft. Postoperativ entwickelt der Patient eine dialysepflichtige Niereninsuffizienz, und auch eine Tracheotomie (Luftröhrenschnitt) ist indiziert, um die Beatmung des Patienten zu verbessern. Es liegt eine Patientenverfügung vor, die der Patient acht Jahre zuvor verfasst, aber eine Woche vor der Operation nochmals aktuell unterschrieben hat. In der Patientenverfügung erklärt der Patient:

»Ich versichere, dass ich im Fall eines unheilbaren Leidens nicht mit künstlichen Mitteln am Leben erhalten werden will. Ich gebe diese Erklärung nach sorgfältiger Überlegung und zu einer Zeit ab, da ich im Vollbesitz meiner geistigen Kräfte bin. Sofern keine vernünftige Aussicht auf meine Gesundung von körperlicher oder geistiger Krankheit oder von einer Schädigung besteht, von denen angenommen werden muss, dass sie mir schweres Leid verursachen oder mir bewusstes Existieren unmöglich machen werden, fordere ich, dass man mich sterben lässt und nicht durch künstliche Mittel am Leben erhält. Bei Herz-Kreislauf-Stillstand keine Reanimation und keine intensivmedizinischen Maßnahmen.«

Kommentar

Für das Team stellt sich die Frage, ob die medizinisch notwendigen Maßnahmen der Dialyse und Tracheotomie dem Willen des Patienten entsprechen. Es wird deutlich, dass der ausschlaggebende Punkt die Prognose des Patienten ist. Der Patient hatte eindeutig festgelegt, dass der Verzicht auf Behandlung nur dann in Frage komme, wenn »keine vernünftige Aussicht auf Gesundung« besteht oder wenn die Maßnahmen »schweres Leid verursachen oder bewusstes Existieren unmöglich machen«. Wie sich im Gespräch mit dem Team herausstellt, treffen beide Bedingungen nicht zu. Es besteht nach Einschätzung der Ärzte eine sehr hohe Wahrscheinlichkeit, dass der Patient sich bald erholt haben wird und »wieder auf zwei Beinen« in zufriedenstellender geistiger Verfassung die Klinik verlassen kann. Daher steht fest, dass sowohl die (passagere) Dialyse als auch die Tracheotomie dem Inhalt der Patientenverfügung nicht widersprechen.

Auch und gerade nach dem Gesetz aus dem Jahr 2009, durch das die Patientenverfügung definitiv als verbindlich deklariert wird, ist es umso notwendiger, eine Patientenverfügung als Auftrag zu sehen, sich noch viel mehr mit dem Patienten und seinem Umfeld zu beschäftigen. Einen ethisch sorgsamen Umgang mit Patientenverfügungen zu üben bedeutet, die Patientenverfügungen gleichsam als Rückerinnerung daran zu betrachten, dass eine Medizin nur dann human sein wird, wenn sie sich nicht nur nach Formularen richtet, sondern wenn sie eine neue Kultur des Sterbens mit auf den Weg bringt. Dazu gehört auch eine neue medizinische Kultur, die die Patientenverfügung als Teil einer Beziehung begreift sowie als Chance, früh genug über das Sterben in ein Gespräch zu treten.

23.3
Das Problemfeld der aktiven Sterbehilfe

23.3.1
Aktive Sterbehilfe in der Literatur

Nicht nur im medizinischen Schrifttum wurde die aktive Sterbehilfe seit jeher thematisiert (s. Kap. 5 zum Hippokratischen Eid). Auch in der Literatur ist sie ein häufiges Motiv (Engelhardt 1991). So wird in Theodor Storms Erzählung *Ein Bekenntnis* von 1887 der Arzt Dr. Franz Jebe von seiner Frau Elsi, die an einer unerträglichen und für unheilbar gehaltenen

Krebserkrankung leidet, wiederholt um aktive Sterbehilfe gebeten, bis er diesem Wunsch schließlich nachkommt. Dr. Jebe erfährt jedoch später von einem Mittel, das Elsi vielleicht hätte retten können, sodass er durch diesen Umstand vollends zur tragischen Figur wird. Nur wenige Jahre später lässt der schwedische Erzähler Hjalmar Söderberg seinen Protagonisten ganz anders handeln. So sagt der Arzt Dr. Glas in der gleichnamigen Erzählung aus dem Jahr 1905:

> »Warum soll ich mich zum Märtyrer einer Ansicht machen, die früher oder später Gemeingut aller zivilisierten Menschen werden wird, heute aber noch als verbrecherisch gilt […]. Wenn diese Zeit gekommen ist, wird jeder unheilbar Kranke und ebenfalls jeder Verbrecher ein Anrecht auf die Hilfe des Arztes haben, sofern er die Befreiung wünscht.«

Anhand dieser beiden literarischen Figuren wird das Spannungsfeld deutlich, in dem sich auch heute die Diskussion um die aktive Sterbehilfe bewegt (Engelhardt 1991). Für beide Positionen werden ethische Argumente verwendet. Im Folgenden sollen die jeweiligen Argumentationsweisen näher beleuchtet werden.

23.3.2
Argumente für die aktive Sterbehilfe

Das Autonomie-Argument

— **Patientengeschichte (38)** —

Aktive Sterbehilfe bei amyotropher Lateralsklerose? (Fall Diane Pretty)
Eine 43-jährige Patientin leidet seit drei Jahren an amyotropher Lateralsklerose. Die Patientin ist gelähmt, sitzt im Rollstuhl, kann nicht mehr essen und nur mithilfe eines Sprachcomputers kommunizieren. Aus Angst, qualvoll zu ersticken, wünscht sich die Patientin von ihrem Ehemann, mit dem sie seit 25 Jahren verheiratet ist, aktive Sterbehilfe. Sie argumentiert, dass ihre Menschenrechte verletzt würden, wenn sie gezwungen werde, auf den Tod durch Ersticken zu warten. Da jedem Menschen ein Recht auf Leben zustehe, so die Patientin weiter, stehe jedem auch ein Recht auf einen selbstbestimmten Tod zu. Die englischen Gerichte verwehrten ihr diese aktive Sterbehilfe. Die Patientin klagte daraufhin vor dem Europäischen Gerichtshof für Menschenrechte in Straßburg. Das Urteil des Gerichtshofs besagte, dass die Menschenrechte der Patientin nicht verletzt seien und dass der Staat die Verpflichtung habe, das Leben schwerkranker Menschen zu schützen, die besonders leicht in den Tod gedrängt werden könnten.

Gerade hinsichtlich der verschiedenen Formen des Therapieverzichts wird, wie wir an vielen Beispielen gesehen haben, dem Willen des Patienten die Entscheidungs- und Handlungsleitung zugesprochen. Da also eine medizinische Maßnahme nur durch den Willen des Patienten – mittels seiner freien Einwilligung – zur medizinischen Hilfe erklärt werden kann, stellt sich die Frage, warum der Patient nicht auch seinen Todeszeitpunkt selbst bestimmen können soll. Deshalb könnte es kontraintuitiv und unlogisch erscheinen, diesen sonst so entscheidungsleitenden Willen des Kranken in Bezug auf die aktive Sterbehilfe für unerheblich zu erklären. Dies gilt umso mehr, als für die Gewährung der passiven Sterbehilfe bereits ein mutmaßlicher Wille des Kranken genügt; bei der vom Patienten erbetenen aktiven Sterbehilfe läge sogar eine ausdrückliche direkte Willensäußerung vor.

Allerdings wirft der Rekurs auf die Autonomie als Argument für die aktive Sterbehilfe mehrere Schwierigkeiten oder zumindest Fragen auf. So muss **erstens** bei der Verwendung des Autonomie-Arguments bedacht werden, dass es unterschiedliche Autonomiekonzeptionen gibt (vgl. Kap. 6.1). Bei einer rein voluntaristischen Konzeption von Autonomie, die sich nur aus den persönlichen Präferenzen des Einzelnen ergibt, liegen die Grenzen der Freiheit nur dort, wo die Freiheit oder das Wohl Dritter verletzt werden (etwa beim Utilitarismus nach John Stuart Mill oder dem Präferenzutilitarismus nach Peter Singer). Der Konzeption von Immanuel Kant hingegen geht es nicht um eine allein am beliebigen individuellen Willen orientierte Autonomie. Der kantische Autonomiegedanke steht einer Verabsolutierung individueller Maßstäbe entgegen, gerade weil es ihm um die Verallgemeinerbarkeit von Maximen geht und somit um eine Ablösung der Norm von rein persönlichen Vorlieben (vgl. Kap. 2). Aus diesem Verständnis von Autonomie heraus bezeichnet Kant den Willen zur Selbsttötung als Widerspruch zum Autonomieprinzip, weil durch die Selbsttötung dem Subjekt die Grundlage seiner Autonomie entzogen werde. Der Wunsch nach »Selbstentleibung« ist für Kant eine Verletzung der Pflicht gegen sich selbst und kann somit kein Maßstab für eine allgemeine Gesetzgebung und deshalb auch nicht verbindlich sein (vgl. Kap. 2). Für Kant ergibt sich die moralische Ablehnung der Selbsttötung (oder in unserem Fall: der Tötung auf Verlangen) nicht aus den negativen Folgen derselben, sondern aus der Art der Handlung selbst und den der Handlung zugrunde liegenden Maximen. Wenn man also mit der Pflichtenethik Kants argumentiert, ist nicht relevant, ob der Patient aus freien Stücken den Tod wünscht. Nach Kant kann der Wunsch nach aktiver Sterbehilfe die Tötung auf Verlangen moralisch nicht rechtfertigen. Dies wäre nur mittels einer präferenzutilitaristischen Argumentation möglich.

Zweitens ist auch unabhängig davon, welche Autonomiekonzeption man zugrunde legt, zu fragen, ob der ausschließliche Rekurs auf die Autonomie zur moralischen Rechtfertigung einer Tötung ausreichen kann. Für einen Utilitaristen würde dies gelten, denn für ihn hängt die moralische Bewertung nicht von der Art der Handlung selbst, sondern nur von den Folgen bzw. von den Präferenzen derselben ab. Allerdings zeigen die Regelungen jener Staaten, die sich für eine Legalisierung oder Duldung der aktiven Sterbehilfe entschieden haben, dass selbst dort keine rein utilitaristischen Begründungen zugrunde gelegt wurden. So wird in den Niederlanden und in Belgien die aktive Sterbehilfe nur in Fällen unheilbarer Krankheit gestattet. Eine solche Einschränkung erschiene jedoch nicht logisch, wenn die Autonomie das einzige Prinzip wäre, das eine aktive Sterbehilfe rechtfertigen könnte. Wäre sie dies, dann müsste jedem einwilligungsfähigen Menschen die aktive Sterbehilfe erlaubt werden. Die in diesen Staaten geltenden Gesetze müssen letztlich als paternalistisch bezeichnet werden, weil sie implizit den Gesunden die Autonomie bzw. das freie Verfügungsrecht über ihren Körper absprechen. Die Gesetze ließen sich aber auch so interpretieren, dass die Autonomie zwar ein geltendes Prinzip, aber eben keineswegs das einzige Argument für die aktive Sterbehilfe darstellt.

Bedingungen der Straffreiheit bei aktiver Sterbehilfe in den Niederlanden
- Der Patient muss freiwillig und nach reiflicher Überlegung um Sterbehilfe gebeten haben.
- Der Zustand des Patienten muss aussichtslos und sein Leiden unerträglich sein.
- Der Patient muss über seinen Zustand und dessen Aussichtslosigkeit informiert sein.
- Es darf keine andere angemessene Lösung geben.
- Ein weiterer, unabhängiger Arzt muss hinzugezogen werden.

Drittens wäre zu bedenken: Selbst wenn man die liberalistische Autonomiekonzeption als allein gültig ansähe, müsste entschieden werden, welche Anforderungen an die Freiheit und Souveränität der Entscheidung hinsichtlich einer Tötung auf Verlangen zu stellen sind. Ist nicht schon eine Situation, in der der Wunsch aufkommt, sterben zu wollen, als eine solche Extremsituation zu werten, in der es an Souveränität als Grundlage für eine autonome Entscheidung fehlt? Versteht man Autonomie als eine souveräne Selbstbestimmung, stellt sich die Frage, ob in einer Situation der extremen Schwäche, wie sie das Sterben darstellt, die Forderung nach Souveränität überhaupt angemessen sein kann. Kann man mit dem Konstrukt der souveränen Entscheidung der spezifischen Situation, in der sich Menschen befinden, die den Tod dem Weiterleben vorziehen, überhaupt gerecht werden? Ist die Forderung nach Souveränität nicht möglicherweise zu abstrakt für die »suizidale Lebensnot« (Holderegger 2002, S. 77), in der sich die Betroffenen befinden? Andererseits kann freilich nicht ausgeschlossen werden, dass in Einzelfällen dem Selbsttötungswunsch eine nach strengen Maßstäben definierte Autonomie zugrunde liegt, selbst wenn in aller Regel die Situation des Sterbens oder des Sterbenwollens die für die Autonomie notwendige Souveränität erschwert. Dennoch wäre das Argument der Autonomie damit nicht grundsätzlich entkräftet.

Viertens: Das Autonomie-Argument ist auch deshalb von großer Bedeutung, weil das Verbot der aktiven Sterbehilfe bei der Bestimmung des eigenen Todeszeitpunktes von vielen Menschen als »Zwang zu leben« empfunden wird. Offensichtlich ist das ein Grund für die breite Zustimmung zur aktiven Sterbehilfe. Viele Menschen empfinden es als nicht hinnehmbare Bevormundung, wenn man ihnen die Freiheit, sich töten zu lassen, nicht gewährt. Doch kann hier tatsächlich von einem »Zwang zu leben« gesprochen werden? Man kann doch nur gezwungen werden, wenn theoretisch eine Option vorläge, wenn man also zwar wählen könnte, aber nicht wählen dürfte. Hinsichtlich des Verbots der aktiven Sterbehilfe von Zwang zu sprechen bedeutet, das Leben nicht als gegeben, sondern als Option, ja als Resultat einer persönlichen Entscheidung zu betrachten. Das Begehren der aktiven Sterbehilfe setzt die Gegebenheit des Lebens außer Kraft und unterstellt das Weiterleben dem Belieben des Einzelnen. Erst mit der Grundannahme, dass das Leben das Resultat eines persönlichen Wunsches (zum Weiterleben) sei, lässt sich von einem Zwang zum Weiterleben sprechen. Die Kernfrage der Diskussion um die aktive Sterbehilfe ist also nur vordergründig die der Autonomie, denn hinter dem Argument der Autonomie verbirgt sich eine bestimmte Vorstellung vom Leben. Es geht letztlich um die Frage, ob das Leben das Gegebene und damit Unverfügbare ist oder ob es etwas nur Gemachtes ist und damit zu unserer Disposition steht.

Patientengeschichte (39)

Aktive Sterbehilfe bei Gesichtstumor? (Fall Chantal Sébire)

Eine 43-jährige Patientin leidet seit acht Jahren an einem Neuroblastom. Der Tumor ist in der Nasenhöhle lokalisiert und kann nicht operiert werden. Er hat im Laufe der Jahre die Größe eines Tennisballs angenommen und drückt auf Nase und Augen, mit der Folge, dass die Patientin schließlich erblindet. In ihrem Leidensdruck fordert die Patientin per gerichtlichem Antrag für ihren Arzt das Recht ein, ihr aktive Sterbehilfe zu leisten. Anstatt ihren Angehörigen zuzumuten – so ihre Argumentation –, ihr langsames Sterben zu erleben, möchte sie lieber bewusst und zu einem Zeitpunkt ihrer eigenen Wahl aus dem Leben gehen. Wörtlich betont sie: »Ich will dem Tod mit klarem Kopf und bei vollem Bewusstsein entgegentreten. Mein Abschied soll ein Fest werden, zusammen mit meinen Kindern, meinen Freunden und den Ärzten.« Einen Gang ins benachbarte Ausland lehnt sie ab; sie betont, in ihrem eigenen Bett sterben zu wollen.

Die Richter entscheiden, dass der Antrag im Widerspruch stehe zur Verpflichtung der Ärzte, Leben zu retten, und mit dem französischen Strafrecht nicht vereinbar sei. Drei Tage nach dem abgelehnten Gerichtsentscheid wird die Patientin tot in ihrer Wohnung gefunden; vermutlich hatte sie sich mit einer Überdosis Barbiturate (Pentobarbital) selbst getötet.

Das Argument der Verhinderung unerträglichen Leids

Ein zweites wesentliches Argument, das häufig für die aktive Sterbehilfe vorgebracht wird, lautet, man könne mit aktiver Sterbehilfe unnötiges Leid verhindern. Dieses Argument wiegt schwer, stellt doch die Leidenslinderung ein zentrales und identitätsstiftendes Ziel der Medizin dar (vgl. Kap. 10). Wie aber kann man Leid definieren? Sehr häufig wird Leid mit Schmerzen gleichgesetzt, was jedoch irrig ist. Es gibt sowohl Schmerzen ohne Leid als auch Leid ohne Schmerzen. Die aktive Sterbehilfe mit der Verhinderung von Schmerzen zu rechtfertigen kann nicht überzeugen, weil die moderne Medizin viele Möglichkeiten der effektiven Schmerztherapie bietet. Würde man aktive Sterbehilfe mit der Verhinderung von Leid rechtfertigen, würden sich ähnliche Widersprüche einstellen. Leiden nämlich ist letztlich über die menschliche Verlusterfahrung definiert. Der Mensch leidet an einer Erfahrung, mit der sein eigenes Konzept eines guten Lebens in Konflikt geraten ist. Es ist belegt, dass Menschen – selbst im Endstadium beispielsweise einer amyotrophen Lateralsklerose –, die ans Bett gefesselt sind und nur noch über den Computer rudimentär kommunizieren können, ihr Leben durchaus als sinnvoll und lebenswert empfinden können. Es hängt also ganz entscheidend von der jeweiligen Lebenseinstellung des Einzelnen ab, was als Verlust und was als unerträgliches Leid angesehen wird. Ein Leid wird erst dann unerträglich, wenn der Einzelne es – angesichts seiner privaten Lebensziele – als unerträglich definiert. Mit Ausnahme des nicht therapierbaren, extremen körperlichen Schmerzes gibt es kein allgemein definierbares »unerträgliches Leid«. Da dieses letztlich von der je persönlichen Einstellung und nicht von einer Situation als solcher abhängig ist, kann die ärztliche Reaktion auf ein »unerträgliches« Leid auch die sein, dem Patienten dabei zu helfen, sein Leben auch mit der schwersten Behinderung nicht als sinnlos anzusehen.

Es ist in zweierlei Hinsicht problematisch, anzunehmen, die aktive Sterbehilfe wäre zur Verhinderung von Leid notwendig. Einerseits wird Leiden dabei als etwas angesehen, das sich einfach einstellt. Nicht bedacht wird jedoch, dass die Entstehung von Leid nur vor dem Hintergrund einer bestimmten Einstellung möglich ist. Andererseits und vor allem wird bei dieser Argumentationsweise fälschlicherweise vorausgesetzt, Leiden könnte nur durch die Auslöschung des Lebens verhindert werden. Mit der aktiven Sterbehilfe würde aber nicht die eigentliche Ursache für ein Leid behandelt, sondern das Leben selbst vernichtet, womit nicht nur das Leid, sondern jegliche Empfindung ausgeschaltet wird. Eine kausale Behandlung des Leidens angesichts von unheilbarer Krankheit wäre hingegen darin zu finden, dem Patienten bei der Bewältigung seiner Krankheit zu helfen, ihm Hilfe in Bezug auf die Integrierung der Krankheit in sein eigenes Konzept des guten Lebens anzubieten, anstatt die Person selbst auszulöschen. Geht man davon aus, dass das Ausmaß eines Leides vom Grad der Erwartungen an das Leben abhängt, so liegt es nahe, besser an diesen Erwartungen zu arbeiten als an der Vernichtung des gesamten Lebens.

Schwierig wird die Situation erst dann, wenn ein körperlicher Zustand eintritt, der es grundsätzlich unmöglich macht, das Leiden zu bewältigen. Bedenkt man aber, dass z. B. vollständig gelähmte Patienten mit Amyotropher Lateralsklerose in verschiedenen Studien betonen, dass sie ihr Leben als wertvoll empfänden (s. o.), so wird deutlich, dass solche völlig aussichtslosen Extremzustände absolute Ausnahmen darstellen. Auf der anderen Seite ist der Übergang zum Paternalismus hier fließend, denn der Patient kann es durchaus als Bevormundung empfinden, wenn der Arzt versucht, den Patienten zu einer Umdeutung seiner Situation zu bewegen, ein vom Patienten selbst als unerträgliches Leid gedeutetes Sein als nicht unerträglich zu klassifizieren.

Das Argument des menschenwürdigen Sterbens

Als Drittes wird oft argumentiert, die aktive Sterbehilfe sei deswegen moralisch gerechtfertigt, weil man damit menschenunwürdige Zustände verhindern könnte. Auch dieser Argumentation kommt prima facie eine hohe Bedeutung zu, stellt doch der Wunsch nach einem menschenwürdigen Sterben ein durch und durch legitimes Anliegen dar. Doch auch hier finden sich Widersprüche. So gilt es zu bedenken, dass es vom menschlichen Sein her gesehen gar keinen menschenunwürdigen Zustand geben kann. Die Existenz an sich kann nicht menschenunwürdig sein. Menschenunwürdig können eben nicht die *Zustände*, sondern nur die *Umstände* der menschlichen Existenz sein (Pöltner 2006, S. 271). Kranksein und Sterben aber sind keine Umstände, sondern Zustände des Lebens, also Existenzweisen des Menschen. Es ist nicht der Zustand des Sterbens für sich genommen, der dem Menschen seine Würde raubt, sondern ein bestimmtes Denken und Handeln, das dieses Sterben umgibt. Es stirbt also nicht derjenige menschenunwürdig, dem eine verlangte Tötung verweigert wird, sondern derjenige, der in Zuständen gelassen wird, die dem Menschen als einem in sich wertvollen Wesen nicht gerecht werden. Menschenunwürdig wäre es z. B., einem Sterbenden den Sterbebeistand in all seinen Facetten vorzuenthalten oder jemanden mit seinen Schmerzen oder seiner Todesangst allein zu lassen. Menschenwürdiges Sterben setzt keine aktive Sterbehilfe voraus. Damit erweist sich das Argument des menschenwürdigen Sterbens als wenig geeignet, um die aktive Sterbehilfe zu rechtfertigen.

23.3.3
Argumente gegen die aktive Sterbehilfe

Töten als in sich schlechte Handlung (*intrinsece malum*)

Gegen aktive Sterbehilfe lässt sich als Erstes anführen, dass jedes Töten eine in sich schlechte Handlung ist, also eine Handlung, die unabhängig von Kontext, von Intention und weiteren Faktoren per se unmoralisch ist. Es wird also nicht mit dem Zustand des Patienten, sondern mit der Handlung als solcher argumentiert. Die Grundannahme hierbei ist, dass jede aktive Tötung als in sich unmoralisch zu bewerten ist, weshalb keine Willensäußerung und kein Umstand an dieser grundsätzlichen Verwerflichkeit des Tötens etwas ändern können. Gegen diese Argumentation könnten einige durchaus legitime Ausnahmen vom Tötungsverbot sprechen, unter anderen das Recht zur Notwehr. Trotz dieser singulären Ausnahmen ist das Tötungsverbot kulturell stark verankert. Ferner ist es fraglich, ob der autonome Wunsch in ähnlicher Weise wie die Notwehr eine Ausnahme begründen könnte. Hierin zeigt sich wieder die Unterschiedlichkeit der beiden ethischen Begründungstheorien, die wir vorgestellt haben. Während der Utilitarismus so etwas wie »in sich schlecht« (*intrinsece malum*) nicht kennt, geht die kantische Ethik im Gegenteil davon aus, dass es in sich schlechte Handlungen gibt – ganz gleich, ob sie gewünscht werden, und unabhängig davon, welche Folgen sie haben. Ob man also die Moralität einer Handlung erst aus der situativen Beschreibung heraus beurteilt oder aus der Beschreibung der Handlung an sich, hängt auch hier ausschließlich von der vertretenen ethischen Theorie ab.

Soziale Folgen der aktiven Sterbehilfe

Eine zweite Argumentationskette bedient sich einer konsequenzialistischen Begründung. Sie betont die möglichen negativen sozialen Folgen der Erfüllung eines Todeswunsches, sei es für die Ärzte, deren Berufsstand in Misskredit geraten könnte, sei es für die Gesellschaft, die ihr Vertrauen in die Integrität der Ärzteschaft verlieren könnte, sei es für zukünftige Patienten, die sich einem sozialen Druck zur Erbittung der aktiven Sterbehilfe ausgesetzt fühlen könnten. Vor allem dieser befürchtete soziale Druck auf zukünftige Patienten wird häufig als Argument verwendet. Sicher wäre es der denkbar schlechteste gesellschaftliche Zustand, sich in dieser Weise von schwachen Menschen zu entsolidarisieren. Allerdings stellt sich die Frage, ob diese Gefahr ein Spezifikum der aktiven Sterbehilfe ist. Man müsste fragen, ob nicht auch die schiere Möglichkeit, etwa durch Patientenverfügungen einen Therapieabbruch auch für Situationen außerhalb der Sterbephase zu verlangen, eine vergleichbare Gefahr darstellte. Schließlich könnte auch hier sozialer Druck entstehen – oder ist möglicherweise sogar schon entstanden –, aufgrund dessen sich Menschen subtil genötigt sehen, im Interesse der anderen auf ein Weiterleben zu verzichten. Gegen das Argument des drohenden Vertrauensverlustes in die Ärzteschaft ließe sich einwenden, dass rein empirisch ein solcher Vertrauensverlust in den Niederlanden, wo die aktive Sterbehilfe seit 1995 Praxis ist, bislang nicht nachgewiesen werden konnte. Dies zeigt auf, dass ein rein konsequenzialistisches Argument kaum ausreicht, um die aktive Sterbehilfe für strikt unmoralisch zu halten.

Autonomie des Arztes

Eine dritte Argumentation zielt auf den Konflikt zwischen Erfüllung des Patientenwillens und Respektierung der Autonomie des behandelnden Arztes ab. So kann der Arzt zu Recht verlangen, nicht gegen sein Gewissen zum Erfüllungsgehilfen des Patientenwillens gemacht zu werden. Und genau diese Instrumentalisierung des Arztes könnte im Fall einer Legalisierung der aktiven Sterbehilfe eintreten, weil diese dem Patienten suggerieren könnte, ein Anrecht auf aktive Sterbehilfe zu haben. Dies ist umso mehr zu befürchten, als die Vehemenz der aktuellen Sterbehilfe-Diskussion nicht zuletzt durch Patientenrechtsbewegungen verantwortet wird. In der Tat würde eine Institutionalisierung der Tötung auf Verlangen dem Arzt etwas zumuten, was mit dem tradierten ärztlichen Selbstverständnis unvereinbar ist. Aufgabe des Arztes ist vorrangig das Heilen. Wenn dies nicht mehr möglich ist, steht das Lindern von Schmerzen im Vordergrund, nicht aber das Töten. Der Düsseldorfer Philosoph Dieter Birnbacher wendet allerdings ein, das Beharren der Ärzteschaft auf dem Sinnziel ärztlichen Handelns sei Ausdruck von Konservatismus einer Standesethik, der seiner Ansicht nach »in Konflikt gerät mit dem Anspruch der Gesellschaft auf eine Neudefinition der ärztlichen Rolle, nach der der Arzt nicht mehr nur Heiler und Lebenserhalter, sondern auch Helfer ist, der seine Hilfe nicht nur nach selbst gesetzten, sondern auch nach den jeweils individuellen Maßstäben des Patienten bemisst« (Birnbacher 2000, nach Pöltner 2006). Birnbacher erklärt zu Recht den Rekurs auf ein bislang bewährtes Ethos als ethisches Argument für untauglich. Entscheidend ist jedoch, ob gesellschaftliche Ansprüche, nur weil sie geäußert werden, bereits schon berechtigte Ansprüche darstellen (Pöltner 2006). Daher muss kritisch überprüft werden, ob der gesellschaftliche Anspruch, die Medizin zur aktiven Sterbehilfe zu verpflichten, überhaupt gerechtfertigt sein kann.

Es ist sicher zu kurz gedacht, auf eine Postulierung des Rechts auf aktive Sterbehilfe nur deswegen verzichten zu müssen, weil eine solche als Pflicht nicht zu formulieren wäre. Durch eine Legalisierung der aktiven Sterbehilfe würde zwar die Pflicht eingeführt werden, diese Form der Sterbehilfe nicht zu verhindern. Ein Zwang für Ärzte, sich an aktiver Sterbehilfe zu beteiligen, wäre damit aber noch nicht automatisch verbunden. Obwohl beispielsweise im belgischen Sterbehilfe-Gesetz festgehalten ist, dass weder Ärzte noch Pflegepersonal oder medizinische Laien gezwungen werden dürfen, den Wunsch eines Kranken nach aktiver Sterbehilfe zu erfüllen, zeigen die Erfahrungen, dass sich auch ohne eine festgeschriebene Verpflichtung genügend Ärzte finden, die aktive Sterbehilfe freiwillig leisten. Die ärztliche Autonomie ist bei der persönlichen Entscheidung des Arztes ein starkes Argument zur individuellen Ablehnung der aktiven Sterbehilfe. Als Grundlage für ein generelles Verbot kann dieses Argument allerdings nicht überzeugen. Schließlich ist eine aktive Sterbehilfe mit freiwilliger Beteiligung von Ärzten in manchen Ländern schon Realität.

Aktive Sterbehilfe als Unwerturteil
Ein viertes Argument gegen die moralische Vertretbarkeit der aktiven Sterbehilfe bezieht sich darauf, dass die Fremdtötung ein Unwerturteil über den Zustand des Sterbewilligen impliziert. Der Arzt kann letztlich nur dann ärztlich tätig werden, wenn über den Willen des Kranken hinaus ärztliche Handlungen auch medizinisch indiziert sind oder wenn der Wunsch des Kranken für ihn nachvollziehbar ist. Tötet der Arzt einen Patienten, ist der symbolische Gehalt dieser Handlung schwerwiegend. Die Tötung durch den Arzt könnte nämlich als Signal dafür verstanden werden, dass der Arzt die Entscheidung des Patienten nachvollzieht und sie sich zu eigen macht, indem er sie mitträgt. Das wiederum könnte nahelegen, dass der jeweilige Zustand des Sterbewilligen immer auch eine Indi-

kation für ärztliches Töten darstelle. Ob diese Implikationskette allerdings wirklich so schwer wiegen kann, dass sie im Zweifelsfall eo ipso der Autonomie des Patienten Grenzen setzt, ist ein gesellschaftlich sehr kontrovers diskutierter Punkt.

All diese hier benannten Pro- und Contra-Argumente werden das ethische Grundproblem des angemessenen Umgangs mit Sterbenden nicht restlos klären, geschweige denn abschließend lösen können. Die gesamte Problematik ist erst dann in ihrer ganzen Tiefe erfasst, wenn die eigentliche Kernfrage nach der Reichweite der Verfügungsmacht des Menschen über sich selbst berührt wird. Ist das Leben sein je eigener Besitz, oder ist es grundsätzlich unverfügbar? Hier wird die Notwendigkeit deutlich, zur adäquaten Erfassung solcher medizinethischer Probleme deren anthropologische Grundvoraussetzungen zu betrachten (s. Kap. 24).

23.4
Epilog: Was könnte ein gutes Sterben sein?

Wir sind es heute weitgehend gewohnt, das Problemfeld der Sterbehilfe unter dem Gesichtspunkt der Autonomie zu betrachten. Dadurch läuft man aber Gefahr, die Respektierung der Autonomie als hinreichenden Bestandteil eines guten Sterbens anzusehen. Dem ist entgegenzuhalten, dass aus der Notwendigkeit der Respektierung der Autonomie nicht umstandslos gefolgert werden kann, dass ein gutes Sterben *nur* darin bestehen kann, der Autonomie Folge zu leisten. So ist man in einer liberalen Gesellschaft zwar gezwungen, Therapieverweigerungen jedweder Art zu respektieren. Gleichzeitig aber darf der Respekt vor der Autonomie des Patienten nicht dazu verleiten, das Sterben von Nichtsterbenden zu bagatellisieren und einer Banalisierung zuzuführen. Wenn ein Patient, der eigentlich noch weiterleben könnte, lieber sterben möchte, ist das aus ethischer Sicht zunächst einmal eine tragische Situation und nicht etwa eine gute Lösung, wenn nur der Wille autonom sei. Hier gilt es, näher darüber nachzudenken, wie es denn überhaupt dazu kommt, dass Menschen heute immer mehr dazu neigen, allein den Zustand des Angewiesenseins auf andere als ausreichenden Grund dafür zu nehmen, dieses Leben komplett abzulehnen. Es muss kritisch hinterfragt werden, ob es tatsächlich Teil einer humanen Gesellschaft sein kann, z. B. Patientenverfügungen zu propagieren, in denen eine Ablehnung eines Lebens formuliert wird, das nur mit Unterstützung Dritter gelebt werden kann. Wenn es nämlich zur Normalität wird, dass man über Verfügungen ein Leben nur deswegen komplett ablehnt, weil man auf Hilfe Dritter angewiesen ist, etabliert sich zunehmend eine Tendenz zur totalen Abwertung verzichtvollen Lebens, eine Tendenz zur Geringschätzung allen behinderten Lebens, eine Tendenz zur Abschaffung des gebrechlichen Lebens. Je mehr man solche Verfügungen für normal hält, desto mehr wird das Leben in Krankheit nicht als ein Leben betrachtet, das besonderer Zuwendung bedarf, sondern immer mehr als ein Leben, das eigentlich gar nicht sein müsste, wenn man nur der »Autonomie« des Patienten mehr Raum geben würde. Unter der Vorherrschaft einer einseitig verstandenen Autonomie wird Leben nur noch so lange geschätzt, wie der Einzelne ohne Abhängigkeit von der Hilfe Dritter bestehen kann; ab dem Moment, da der Einzelne gebrechlicher und angewiesen(er) auf andere wird, wird dieses Leben automatisch zum Unleben. Verbrämt hinter einer Autonomie-Diskussion findet eine Sichtweise auf den Menschen zunehmend Verbreitung, nach der allein der unabhängige, sich selbst versorgende Mensch ein wertvolles und sinnvolles Leben führen kann. Für alles andere Leben erscheint es der breiten Bevölkerung als nachvollziehbar, wenn der Tod dem gebrechlichen Leben vorgezogen wird.

Es wird von Autonomie gesprochen, aber im Grunde verwechselt man hier Autonomie mit Unabhängigkeit. Dahinter verbirgt sich nicht weniger als eine Ideologie der Unabhängigkeit. Mit der Ablehnung jeglicher Abhängigkeit wird nicht nur die Abhängigkeit, sondern der Mensch schlechthin abgelehnt, ist doch jeder Mensch von Grund auf ein angewiesenes Wesen, das das Signum der Angewiesenheit nicht aussuchen oder abstreifen kann. Eine solche verkürzte Auffassung von Autonomie verkennt grundlegend, dass wir immer schon in einem Verhältnis des Angewiesenseins leben. Diese Einsicht bleibt vielen Menschen heute versperrt, und sie rennen der fixen Illusion hinterher, diese conditio humana für sich abstreifen zu können. Abstreifenwollen scheint aber nicht der adäquate Umgang mit dem zu sein, was zum Menschsein unweigerlich dazugehört. Verkannt wird hierbei, dass man eben auch in den Stunden der größten Gebrechlichkeit seine Autonomie bewahren kann, indem man sich so oder so zu dieser Krankheit verhalten kann.

23.4.1
Zur Bedeutung der Gelassenheit am Ende des Lebens

Der moderne Mensch glaubt, das gesamte Leben vollkommen kontrollieren zu müssen, und das, was er nicht kontrollieren kann, lehnt er von vornherein ab. Dass sich der Mensch eine weitestgehende Autonomie bis zum Ende des Lebens wünscht, ist nachvollziehbar, aber wenn dieser Wunsch dazu führt, dass das Leben ab dem Moment, da diese autonome

Kontrolle nicht mehr möglich ist, automatisch als defizitär oder gar als »menschenunwürdig« betrachtet wird, wird der legitime Wunsch zur ideologischen Obsession. Jeder Mensch wird nicht anders können, als sich irgendwann in die helfende Hand eines anderen Menschen zu begeben. Wer diese Hand kategorisch ablehnt und das Leben lieber vorher abbrechen möchte, macht sich selbst zum Opfer eines lebensverneinenden Kontrollimperativs. So wird in den Debatten um die Patientenverfügung oft suggeriert, dass die Würde im Sterben nur dann gewahrt werden kann, wenn die Kontrolle über das Geschehen erhalten bleibt. Verkannt wird hierbei grundlegend, dass das Sterben eine Lebensphase ist, die gerade dadurch charakterisiert ist, dass sie sich der absoluten Kontrollierbarkeit entzieht. Nur wenn man sich von dem Bestreben freimacht, auch im Sterben alles unter Kontrolle zu halten, wird man befähigt sein, das Sterben als Teil des Lebens anzunehmen. Daher hat das Ansinnen vieler Menschen, auch im Sterben alles zu planen, etwas in sich Widersprüchliches.

Der moderne Mensch möchte alles im Griff haben, er möchte die Kontingenz vollkommen abschaffen, aber er verkennt, dass es zu einem adäquaten Umgang mit dem Sterben gehören kann, das Sterben selbst als Geschick zu betrachten, als eine Fügung, die gerade dadurch Sinn erhält, dass sie sich der absoluten Kontrolle durch den Menschen – glücklicherweise – entzieht. In vielen anderen Denkepochen hat man Art und Zeitpunkt des Sterbens als etwas angesehen, worauf der Mensch keinen Anspruch auf Mitgestaltung hat; heute wird nicht nur das Leben selbst, sondern auch das Sterben als etwas gesehen, das der Mensch nicht mehr in guter Hoffnung und Zuversicht erwartet, sondern das er selbst zu gestalten hat. Dies wird oft als Gewinn an Freiheit gedeutet und dabei außer Acht gelassen, dass dieser Wunsch zur Einflussnahme zugleich auch ein enormer Verlust sein kann.

Die Vorstellung, dass ein gutes Sterben nur ein durch Verfügungen kontrolliertes Sterben sein kann, ist Produkt einer Zeitströmung, die von dem Verlangen getragen ist, das gesamte Schicksal abzustreifen und nichts mehr als schicksalhaft zu akzeptieren. Mit einer solchen Grundeinstellung aber macht sich der Mensch zum Gefangenen seiner eigenen Ansprüche. Anstatt sein Schicksal zu beherrschen, macht sich der moderne Mensch gerade durch seinen Kontrollimperativ eigentlich zum Beherrschten. Dies zeigt sich schon an dem ängstlichen Gedanken, den viele ältere Menschen haben, wenn sie auf Patientenverfügungen angesprochen werden, sozusagen als Erinnerung daran, dass man doch nicht einfach so sterben könne, ohne vorher festgelegt zu haben, wie und wo und unter welchen Umständen dies zu geschehen habe. Der gegenwärtige Boom der Patientenverfügung ist zuweilen nicht nur ein Gewinn an Einflussmöglichkeiten, sondern zugleich ein Verlust an Lebenskunst, eine Überforderung für viele Menschen, ein symptomatisches Zeichen für den Verlust einer alten Tugend, ohne die kein Mensch gut leben kann, und das ist die Tugend der Gelassenheit, der Zuversicht auf das, was kommen wird. Der moderne Mensch ist kein Mensch der Zuversicht, sondern ein Mensch der Angst, gerade deswegen, weil er alles kontrollieren möchte und zugleich mit Bangen erahnt, dass es ihm nicht gelingen wird, die wesentlichen Inhalte des Lebens, wie gerade das Sterben, ganz im Griff zu haben.

23.4.2
Notwendigkeit einer Kultur der Angewiesenheit

Die Antwort der modernen Medizin auf die schleichende Angst vieler Menschen vor einem Ausgeliefertsein im Sterben kann unter dieser Perspektive nur darin bestehen, Vertrauen und Zuversicht zu spenden – eine Tugend, die weit von dem entfernt ist, was gegenwärtig in der Patientenverfügungsdebatte verhandelt wird. Daher ist es von besonderer Bedeutung, Patientenverfügungen immer und jederzeit sehr ernst zu nehmen, sie aber nicht wie Checklisten zu behandeln.

Das Sterben ist sehr viel vielschichtiger, als die solipsistische Insistierung auf der autonomen Kontrolle nahelegt. Daher wären alle sozialen Einrichtungen und nicht zuletzt die modernen Kliniken aufgerufen, dem Sterben eine tiefere Sinndeutung zu geben als nur den Hinweis auf die Gewährung einer autonomen Verfügung. Eine humane Medizin müsste letzten Endes eintreten für eine Kultur der Angewiesenheit, für eine Kultur, in der das Angewiesensein nicht als Defekt, sondern als Ausgangspunkt und Bestandteil einer humanen Medizin und Welt erfahren werden kann. Das Gleichsetzen von Angewiesensein auf andere und »gerechtfertigtem« Beenden von medizinischen Maßnahmen, wie sie in vielen Patientenverfügungen artikuliert wird, ist Anlass genug dafür, dass die Medizin – als eine soziale Errungenschaft – zukünftig mehr darum wirbt, dass auch dieses gebrechliche Leben ein in sich wertvolles Leben ist.

In all diesen Debatten werden Sterben und Tod nicht mehr als Weisen menschlichen Daseins begriffen. Man meint, in ihnen nur noch das Defizitäre zu erkennen, das dann auch gar nicht mehr sein soll. Das Sterben wird gerade nicht als Abrundung des Lebens betrachtet, sondern lediglich als Schwundstufe des Menschseins. Weil es irrtümlich so begriffen wird, wünscht man sich nicht nur den Tod, sondern auch das Sterben weg. In vielen Debatten geht es oft gar nicht um ein gutes Sterben, sondern um die Verbannung des Sterbens schlechthin. Weil das Sterben gar nicht so recht zum Leben dazugehören soll, sieht man auch gar nicht ein, dass man auf den

Tod warten soll; es wäre doch besser, den Tod selbst nach eigenen Vorgaben herbeizuführen, als auf ihn zu warten – so das Credo. Es wird allzu oft vergessen, dass am Ende vor allem die Haltung des Erwartens, des Abwartens, des Zulassens der angemessene Umgang mit dem Tod als Teil des Lebens sein kann. Das gemeinsame Warten auf den Tod, der Tod als Teil eines Gemeinsamen. Wenn wir den Tod hingegen nicht mehr als Teil des Gemeinsamen betrachten, sondern nur noch als »eigenen« Tod und damit zugleich als Tod des Eigenen, so haben wir den Tod herausgelöst aus den sozialen Beziehungen; er ist dann frei wählbar, gerade weil er nicht mehr als Teil einer Kultur betrachtet wird, sondern als Produkt des Meinigen (Fischer 2002). Wir können die Diskussion um die Sterbehilfe letztlich nicht verstehen, wenn wir sie nicht vor diesem Hintergrund zu begreifen versuchen.

Sowohl in der Patientenverfügungsdiskussion als auch in der Diskussion um die aktive Sterbehilfe wird auf den Tod als das Eigene abgehoben; beide Diskussionen reduzieren den Tod auf das, was wir selbst wählen können und sollen. Ja, mehr noch: Das gute Sterben wird damit in der modernen Medizin immer mehr so aufgefasst, als ginge es dabei um die Erfüllung von Wünschen. So der Umgang mit Patientenverfügungen, so der Umgang mit dem Plädoyerw für die aktive Sterbehilfe.

Zentrale Aufgabe der Gesellschaft und insbesondere der sozialen Einrichtungen müsste es sein, alle Anstrengungen zu unternehmen, damit niemand, der unter uns lebt, jemals das Gefühl haben muss, dass es besser ist zu sterben als weiterzuleben. Dass dieses Gefühl, lieber nicht mehr zu sein, bei so vielen modernen Menschen aufkommt, ist nicht zuletzt auch Ausdruck einer entsolidarisierten Gesellschaft. Die dringlichste gesellschaftliche Aufgabe wird darin bestehen, ein solches Gefühl zu vermeiden, durch eine Kultur des Sterbens, die übersät ist mit Trost und Zuversicht spendenden Mitmenschen, die in einer guten Beziehung mit dem Sterbenden stehen. Denn letztlich wird nur die Zuversicht des Menschen auf eine solidarische Gemeinschaft von Mitmenschen der beste Trost und damit die beste Grundlage für ein Sterben in Würde sein.

■ **Fazit:** Das Sterbenmüssen ist eine existenzielle Grunderfahrung des Menschen. Die Aussicht auf den Tod und die Vorstellung des Sterbens prägen das gesamte Leben, sie durchziehen das Bewusstsein durch die Zeit des Lebens. Daher ist es für Menschen wichtig, sich in Zuversicht auf das Sterben einstellen zu können. Je mehr aber die Medizin das Sterben technisiert und zuweilen sterbende Menschen am Sterben hindert, desto mehr prägt die Angst vor dem Sterben in der Klinik das Bewusstsein vieler Menschen. Daher wird es zu den Grundaufgaben der modernen Medizin gehören, die Grenze des Machbaren im Sterben früh genug zu erkennen und den Menschen das Gefühl zu geben, dass der Auftrag der Medizin nicht nur darin besteht, kranke Menschen zu heilen und Schmerzen zu lindern, sondern auch darin, sterbende Menschen zu begleiten und ihnen durch Zuwendung Trost zu spenden. Eine solche begleitende Beziehungsmedizin könnte vielen Menschen die Zuversicht zurückgeben, die in letzter Zeit verloren gegangen ist.

Literatur

Birnbacher, Dieter: Recht auf Sterbehilfe – Pflicht zur Sterbehilfe? In: Kurt Seelmann (Hrsg): Aktuelle Fragen der Rechtsphilosophie. Frankfurt a. M.: Peter Lang 2000; 131–143.

Engelhardt, Dietrich von: Medizin in der Literatur der Neuzeit. Hürtgenwald: Pressler 1991.

Fischer, Johannes: Medizin- und bioethische Perspektiven. Zürich: Theologischer Verlag 2002.

Holderegger, Adrian: Suizid – Leben und Tod im Widerstreit. Freiburg: Paulus 2002.

Kant, Immanuel: Die Metaphysik der Sitten. Werkausgabe, hrsg. v. Wilhelm Weischedel. Frankfurt a. M.: Suhrkamp 1991.

Maio, Giovanni: Verfügen über das Unverfügbare? Die Patientenverfügung als unvollkommene Antwort auf die ethische Herausforderung des Sterbens. Jahrbuch für Wissenschaft und Ethik 2010; 15: 211–220.

Pöltner, Günther: Grundkurs Medizin-Ethik. Wien: Facultas 2006.

Rehmann-Sutter, Christoph, Alberto Bondolfi, Johannes Fischer u. Margit Leuthold (Hrsg): Beihilfe zum Suizid in der Schweiz. Beiträge aus Ethik, Recht und Medizin. Frankfurt a. M.: Peter Lang 2006.

Sahm, Stephan: Sterbebegleitung und Patientenverfügung: Ärztliches Handeln an den Grenzen von Ethik und Recht. Frankfurt a. M.: Campus 2006.

Tolle, Susan W.: Characteristics and proportion of dying Oregonians who personally consider physician-assisted suicide. Journal of Clinical Ethics 2004; 15: 345–350.

Van den Beld, Anton: Töten oder Sterbenlassen – gibt es einen Unterschied? Zeitschrift für evangelische Ethik 1991; 35: 60–71.

Zimmermann-Acklin, Markus: Dem Sterben zuvorkommen? Ethische Überlegungen zur Beihilfe zum Suizid. Zeitschrift für medizinische Ethik 2009; 55: 221–233.

Weiterführende Literatur

Beckmann, Jan P.: Sterben und Tod aus der Sicht der Philosophie. Jahrbuch für Wissenschaft und Ethik 1997; 2: 181–195.

Beckmann, Jan P.: Zur Frage der ethischen Legitimation von Handeln und Unterlassen angesichts des Todes. In: Michael Mohr u. Dietrich Kettler (Hrsg): Ethik in der Notfallmedizin. Präklinische Herz-Lungen-Wiederbelebung. Berlin, Heidelberg: Springer 1997; 57–67.

Beckmann, Jan P.: Zu Grundlage und Umsetzung der gesetzlichen Regelung der Patientenverfügung aus ethischer Sicht. Jahrbuch für Wissenschaft und Ethik 2010; 15: 221–241.

Brudermüller, Gerd, Wolfgang Marx u. Konrad Schüttauf (Hrsg): Suizid und Sterbehilfe. Würzburg: Königshausen & Neumann 2003.

Engelhardt, Dietrich von: Euthanasie in historischer Perspektive. Zeitschrift für medizinische Ethik 1993; 39: 15–25.

Engelhardt, Dietrich von: Euthanasie in Geschichte und Gegenwart – im Spektrum zwischen Lebensbeendigung und Sterbebeistand. Acta Historica Leopoldina 2010; 55: 187–212.

Grimm, Carlo, u. Ingo Hillebrand: Sterbehilfe. Freiburg: Alber 2009.

Holderegger, Adrian (Hrsg): Das medizinisch assistierte Sterben. Zur Sterbehilfe aus medizinischer, ethischer, juristischer und theologischer Sicht. Freiburg: Universitätsverlag Freiburg 1999.

Junginger, Theodor, Axel Parnczky, Christian-Friedrich Vahl u. Christian Werner (Hrsg): Grenzsituationen in der Intensivmedizin. Entscheidungsgrundlagen. Berlin, Heidelberg: Springer 2008.

Kopelman, Loretta M., u. Kenneth A. De Ville: Physician-assisted suicide. What are the issues? Dordrecht: Kluwer 2001.

Salomon, Fred (Hrsg): Praxishandbuch Ethik in der Intensivmedizin. Berlin: Medizinisch Wissenschaftliche Verlagsgesellschaft 2009.

Sass, Hans-Martin, u. Arnd T. May (Hrsg): Behandlungsgebot oder Behandlungsverzicht. Klinisch-ethische Epikrisen zu ärztlichen Entscheidungskonflikten. Münster: Lit-Verlag 2004.

Schildmann, Jan, Uwe Fahr u. Jochen Vollmann (Hrsg): Entscheidungen am Lebensende in der modernen Medizin: Ethik, Recht, Ökonomie und Klinik. Münster: Lit-Verlag 2006.

Schumacher, Bernard N.: Der Tod in der Philosophie der Gegenwart. Darmstadt: Wissenschaftliche Buchgesellschaft 2004.

Thiele, Felix (Hrsg): Aktive und passive Sterbehilfe. Medizinische, rechtswissenschaftliche und philosophische Aspekte. München: Wilhelm Fink Verlag 2005.

Wittwer, Héctor, Daniel Schäfer u. Andreas Frewer (Hrsg): Sterben und Tod. Ein interdisziplinäres Handbuch. Stuttgart: Metzler 2010.

Zimmermann-Acklin, Markus: Euthanasie. Eine theologisch-ethische Untersuchung. Freiburg: Universitätsverlag Verlag Herder 1997.

VI. Abschluss

24 Das Menschenbild als Grundlage einer Ethik der Medizin

24.1	Beherrschende Menschenbilder in der modernen Medizin	376
24.1.1	Der Mensch als Mensch-Maschine	376
24.1.2	Der Mensch als souveräner Kunde	379
24.1.3	Der Mensch als atomistisches Einzelwesen	380
24.1.4	Der Mensch als das Machbare	381
24.2	**Gegenentwurf für eine zukunftsweisende Medizin**	**384**
24.2.1	Der vulnerable und angewiesene Mensch	384
24.2.2	Medizin als bedingungsloses Hilfeversprechen	386
24.2.3	Hilfe zur Annahme als Teil der Heilung	387
	Literatur	389
	Weiterführende Literatur	390

Insbesondere die ethische Auseinandersetzung mit der Sterbehilfe (Kap. 23) hat vor Augen geführt, dass nicht die unterschiedlichen Bewertungen einzelner Handlungen, sondern vielmehr das unterschiedliche Verständnis vom Menschsein die Ursache für bestehende Meinungsverschiedenheiten ist. Kant hat die Frage nach dem Menschen erst an die letzte Stelle der Grundfragen der Metaphysik gestellt, weil die drei vorausgehenden Fragen »Was kann ich wissen?«, »Was soll ich tun?«, »Was darf ich hoffen?« alle auf diese vierte entscheidende Frage verweisen. Deswegen kommt auch und gerade die Frage der Ethik (»Was soll ich tun?«) nicht ohne eine grundlegende Reflexion über den Menschen aus. Denn die Frage nach dem guten Handeln in der Medizin lässt sich nur beantworten, wenn man zuvor das Wesen des Menschen reflektiert und damit die Zielvorstellung formuliert hat, nach der das Handeln auszurichten ist.

Letztlich stellt die Benennung eines Menschenbildes nichts anderes dar als die Benennung eines Leitbildes, einer Ziel- und Idealvorstellung vom Menschen. In den meisten ethischen Debatten wird diese Vorstellung vom Wesen des Menschen implizit vorausgesetzt und deshalb nur selten kritisch reflektiert. Daher wird innerhalb der Medizinethik oft ein Dissens ausgefochten, der sich zwar durchaus an der moralischen Bewertung von Handlungen orientiert. Jedoch ist dieser Dissens nicht durch die unterschiedliche Bewertung der Handlung selbst erklärbar, sondern nur durch das der Bewertung zugrunde liegende unterschiedliche Menschenbild. Vor diesem Hintergrund sollen nun im Folgenden zunächst die Menschenbilder benannt werden, die in der gegenwärtigen Entwicklung der modernen Medizin besonders vorherrschend sind. Diese Benennung erfolgt in dem Bewusstsein, dass diese Menschenbilder durchaus ihre Berechtigung haben, weil sie auch zu einer Verbesserung der Medizin beigetragen haben. Allerdings erweisen sie sich bei genauer Betrachtung als zu einseitig, um der Medizin als soziale Praxis gerecht zu werden. Darüber wird im zweiten Teil des Kapitels zu sprechen sein.

24.1
Beherrschende Menschenbilder in der modernen Medizin

24.1.1
Der Mensch als Mensch-Maschine

Zwar findet sich in der Medizin eine ganze Reihe von Menschenbildern, die ihr zur Orientierung für ihr Handeln dienen. Gleichwohl sind die Erfolge der modernen Medizin einem ganz bestimmten Menschenbild zu verdanken, nämlich dem Bild des Menschen als Mechanismus, als Körpermaschine. Bei diesem mechanistischen Menschenbild wird der Mensch als ein Wesen betrachtet, das durch naturwissenschaftlich beschreibbare Gesetze bestimmt ist. Diese spezifische Vorstellung vom Menschen war häufig Voraussetzung für den Erfolg der modernen Medizin (s. Kap. 5); nur auf dem Boden dieser Vorstellung konnte der Mensch beobachtbar – und zugleich verfügbar – gemacht werden. Erst die Reduzierung des Menschen auf seine physiologischen Funktionen, erst dieser »methodische Reduktionismus« (Pöltner 1997, S. 122) machte es möglich, generalisierbare Aussagen über körperliche Abläufe des Menschen zu machen. Zugleich aber hatte dieser Reduktionismus zur Folge, dass all das, was den Menschen (sonst noch) als Menschen ausmacht, innerhalb naturwissenschaftlicher Forschung ausgeblendet wurde. Die Medizin, die sich angesichts dieses Menschenbildes zunehmend als »angewandte Naturwissenschaft« verstand, konnte zwar Krankheiten effektiver behandeln, aber sie behandelte nicht mehr den Menschen als Ganzen, weil der Mensch in seiner geistigen Dimension und in seiner Lebensweltlichkeit aus dem Blickwinkel dieses mechanistischen Menschenbildes nicht wahrgenommen werden konnte. Zwar trug das mechanistische Menschenbild im Hinblick auf die Generierung von Wissen zu einer äußerst erfolgreichen Entwicklung in der Bekämpfung von Krankheiten bei. Für das ärztliche Handeln jedoch erweist sich dieses Bild immer wieder als defizitär, weil die große Frage nach dem Guten auf die kleine Frage nach dem Funktionsfähigen und Zweckmäßigen reduziert wird.

Das mechanistische Menschenbild war nicht nur im streng naturwissenschaftlich orientierten ausgehenden 19. Jahrhundert prägend für die Medizin, sondern spielt auch heute noch – wenn auch nur implizit und meist verdeckt – in vielen Bereichen eine Rolle als Leitbild der Medizin. Das zeigt sich schon an der Gestaltung der modernen Krankenhäuser. Die heutige Allgegenwart medizinischer Technik bei Verdrängung der Sinnfrage aus dem Alltag der Medizin ist nur vor dem Hintergrund eines mechanistischen Menschenbildes denkbar. Krankenhäuser waren keineswegs schon immer Zentren der technischen Applikation. Im Mittelalter waren sie vielmehr Orte der Hospitalität und der spirituellen Fürsorge. Erst seit dem späten 18. Jahrhundert wurden mit dem Wandel des vorherrschenden Menschenbildes aus Hospizen zunehmend Orte medizinischer Technik. Heute droht sich diese Konnotation von Krankenhaus und technischer Hochburg durch die zunehmende Ökonomisierung der Medizin noch weiter zu verstärken. Durch die immer stärker werdende Orientierung der Medizin an den Regeln der Marktwirtschaft werden sämtliche Abläufe in der Klinik vornehmlich nach dem Gesichtspunkt der Effizienz ausgerichtet. Ein Beispiel hierfür ist die Umstellung auf das DRG- (*Diagnosis Related Groups*, deutsch: diagnosebezogene Fallgruppen) bzw. Fallpauschalen-Vergütungssystem. Dadurch kommt es zu einer weiteren Beschleunigung der Diagnose- und Behandlungsschritte, wodurch die Funktion des Krankenhauses als technischer Reparaturbetrieb noch offensichtlicher zutage tritt. Diese Orientierung der Medizin am Leitbild der Effizienz ist Ausdruck eines Menschenbildes, das den Menschen wieder in die Nähe des Mensch-Maschine-Bildes rückt. Der Grundüberzeugung, es bedürfe zur Heilung eines Menschen nur eines wohlgeordneten Ablaufs, und den damit verbundenen Anreizen für Ärzte, diese Abläufe so schnell wie möglich zu gestalten, liegt ein Menschenbild zugrunde, das den einzelnen Patienten mehr als zuvor nur als defekten Mechanismus betrachtet.

Kaum bedacht wird bei diesem Leitgedanken der modernen Medizin, dass Heilung viel mehr bedeutet als lediglich die Applikation bestimmter Therapieverfahren. Abgesehen von der Notwendigkeit einer ausreichenden Zuwendung zum Patienten wird dabei vor allem außer Acht gelassen, dass es zur Heilung von Menschen einer bestimmten Atmosphäre bedarf, die in einem allein auf Effizienz ausgerichteten Krankenhaus nachgerade systematisch vernachlässigt wird. Die Ausgestaltung der »Gesundheitsfabrik« Krankenhaus klammert all jene Aspekte des Menschseins aus, die nicht in ein durchrationalisiertes System hineinpassen. Dazu gehören sowohl alle Facetten, die die Einzigartigkeit eines jeden Menschen betreffen, als auch die Fragen nach dem eigentlichen Sinn des (Krank-)Seins. Im Mittelpunkt des Handelns in modernen Kliniken steht die Ausrichtung an den Funktionen von Organen, es bleiben jedoch kaum Zeit, Raum und Atmosphäre für die grundlegenden Fragen, die das Kranksein aufwirft. Moderne Kliniken funktionieren zwar vordergründig effektiv und reibungslos, doch nur um den Preis, dass eine Atmosphäre des umfassenden Heilens zwischen dem Kranken und dem Behandlungsteam strukturell nahezu unmöglich wird.

Das mechanistische Menschenbild kommt aber nicht nur in den Organisationsstrukturen moderner Krankenhäuser zum Ausdruck, sondern in vielen weiteren Bereichen der modernen Medizin. Beispiele sind die Brain-Machine-Interfaces, die Möglichkeiten, Computerchips ins Gehirn einzubauen, oder die Ansätze, neurologische und auch psychiatrische Krankheiten mithilfe der Tiefenhirnstimulation zu »heilen«. Es kann hier nicht darum gehen, diese Therapieformen einer pauschalen Kritik zu unterziehen. Das ist hier nicht die Fragestellung. Manche werden bis zu einem bestimmten Punkt ihre Berechtigung haben, aber es stellt sich die Frage, warum die Medizin überhaupt solche technischen Therapieverfahren wählt und nicht etwa andere, die z. B. mehr auf den Menschen als Beziehungswesen abheben. Dass man gerade auf solche Therapieformen gekommen ist, liegt eben daran, dass der Wahl einer solchen Therapie die Wahl des Bildes vom Menschen als einer Maschine vorausgegangen war. Exemplarisch hierfür ist die »medizinische« Behandlung der Unfruchtbarkeit (vgl. Kap. 16). Hier versucht man ein eher soziokulturelles und auch psychisches Problem rein technisch zu »lösen«, ohne jedoch das Problem selbst tatsächlich auch als psychosoziales Problem wahrzunehmen. So ist nur wenig darüber nachgedacht worden, wofür die weltweit zunehmende Unfruchtbarkeit ein Symptom sein kann. Das der Unfruchtbarkeit tatsächlich zugrunde liegende Problem ist ja kein technisches, sondern ein vornehmlich psychosoziales, das nur technisch umgangen wird, anstatt es von seinen Ursachen her zu begreifen. Ein mechanistischer Therapieansatz lässt nicht nur diese Ursachen unbehandelt, sondern ruft zudem viele Folgeprobleme hervor, die wiederum nur deshalb entstehen, weil die rein technische Lösung ohne einen größeren Blick für das Ganze propagiert und umgesetzt wird.

24.1.2
Der Mensch als souveräner Kunde

Neben dem mechanistischen Menschenbild ist auch das Bild vom Menschen als souveräner Kunde und Konsument für die moderne Medizin von Bedeutung. In weiten Teilen der Medizin ist in letzter Zeit an die Stelle des Hilfe suchenden und auf Vertrauen angewiesenen Leidenden immer mehr ein Leitbild vom Patienten als Kunden getreten. Dieses Leitbild entspricht dem eines freien, souveränen Menschen, der sich Leistungen nach eigenem Belieben »kaufen« kann und soll. Hierin ist eine ausgeprägte marktwirtschaftliche Orientierung der modernen Medizin zu erblicken, die so nur möglich wurde, weil die Medizin den Menschen als souveränes Wesen betrachtet bzw. gemäß dem modernen Krankenhausmanagement betrachten soll. Vor dem Hintergrund eines solchen Menschenbildes versteht sich der Arzt der Gegenwart immer weniger als reiner Leidenslinderer oder Behandler von Krankheiten, er wandelt sich immer mehr zu einem Dienstleister. Dieser Dienstleister stellt nun mit seinem Wissen und Können nicht mehr zugleich auch seine Person in den Dienst der Hilfe für in Not geratene Menschen. Vielmehr stellt er nur noch sein Wissen und sein technisches Können zur Verfügung, und zwar für die Wünsche seiner Patienten, ohne diese Wünsche weiter zu hinterfragen. Mit einer solchen Wunscherfüllung und einer solchen instrumentellen Dienstleistungslieferung geht der moderne Arzt nur noch eine zweckrationale Beziehung zum Patienten ein, bei der er als Person außen vor bleibt (Maio 2007c). Die gesamte wunscherfüllende Medizin (vgl. Kap. 22) wurde nur möglich, weil die moderne Medizin im Menschen einen grundsätzlich souveränen Kunden sehen soll, der keinen Helfer mehr, sondern nur noch einen Wunscherfüller braucht. Was der Arzt der Gegenwart im Zuge einer wunscherfüllenden Medizin zunehmend anbietet, ist kein unverwechselbarer Dienst am Menschen, sondern die Lieferung eines Produktes, bei dem es primär um dessen »Fehlerlosigkeit« und um die Garantie des reibungslosen Funktionierens geht. In einem solchen Dienstleistungsdenken spielt es keine Rolle mehr, ob die mit der Verwendung des Produktes verfolgten Ziele in einem universellen Sinne gute und vertretbare Ziele sind. Das souveräne Wesen allein befindet über die Richtigkeit der Ziele.

Am Beispiel der ästhetischen Chirurgie soll die Problematik einer Orientierung der Medizin am Leitbild des souveränen Menschen als einem Kunden verdeutlicht werden (s. auch Kap. 22). Weite Teile der ästhetischen Chirurgie betrachten einen Patienten, der beispielsweise Falten im Gesicht wegoperiert haben möchte, als Kunden und erfüllten ihm daher gegen Bezahlung diesen Wunsch. Ja, mehr noch, in manchen Bereichen der ästhetischen Chirurgie wird sogar versucht, durch mehr oder weniger verdeckte Werbung den Bedarf nach ästhetischen Maßnahmen erst zu schaffen und so Kunden anzuziehen (Maio 2007a). Das ist der herkömmliche Umgang von Dienstleistungsunternehmen mit potenziellen Kunden. Würde die ästhetische Chirurgie den Menschen, der einen kosmetischen Eingriff wünscht, nicht ausschließlich als Kunden, sondern vorrangig als Patienten, als Hilfe suchenden Leidenden betrachten, wäre ihre Aufgabe eine ganz andere als das Anbieten einer Operation. Sie könnte dann nämlich auch versuchen, dem Patienten umfassender zu helfen, d. h. ihn in ein gutes Verhältnis zu sich selbst als Mensch zu bringen, ihm dabei zu helfen, sich auch und gerade als alternden Menschen zu akzeptieren und sich auch im Altsein als wertvoll zu betrachten. Solange die moderne Medizin unreflektiert Wünsche erfüllt, kann sie dem begehrenden Menschen nur eine sehr partikulare »Hilfe« anbieten, die ihn zudem noch in der Kurzsichtigkeit seiner aktuellen Begehrlichkeiten bestärkt.

24.1.3
Der Mensch als atomistisches Einzelwesen

Ein drittes Menschenbild, das die moderne Medizin in ihrem Handeln prägt, ist das Bild des Menschen als atomistisches Individuum. Das individualistische Menschenbild findet seinen Ausdruck gerade im Siegeszug des Informed consent, der aufgeklärten Einwilligung des Kranken (s. Kap. 7). Der Einzelne ist es, der gefragt wird, der Einzelne ist es, von dem Antworten erwartet werden, der Einzelne ist es, dem unter Umständen weitreichende Entscheidungen auferlegt werden. Zu wenig berücksichtigt wurde bei der Durchsetzung des Informed consent jedoch, dass Menschen ihre Entscheidungen nur als soziale Wesen fällen können und dass diese Entscheidungen maßgeblich vom jeweiligen sozialen Beziehungsumfeld und nicht vom Individuum allein abhängig sind (vgl. Kap. 9). Schon diese Ausblendung des sozialen Umfeldes macht deutlich, dass die moderne Medizin implizit ein individualistisches Menschenbild zu einer ihrer Grundlagen erhoben hat. Vor allem im Umgang mit Sterbenden wird allzu oft davon ausgegangen, Kranke brauchten nur individuell festzulegen, wie sie jeweils sterben wollen, während die Medizin diesen Wünschen lediglich nachzukommen habe. Die zunehmende Zahl von Patientenverfügungen kann als Ausdruck eines solchen individualistischen Menschenbildes gedeutet werden. Es wird dem Einzelnen auferlegt, sich für diese oder jene Option des Sterbens zu entscheiden. Dadurch wird der Tod ausschließlich zur Sache des Individuums erklärt. Die Art des Sterbens wird damit nicht nur dem Wunsch des Einzelnen anheimgestellt, diese Entscheidung wird ihm zugleich auch aufgebürdet. Dabei wird aber nicht ausreichend berücksichtigt, dass das Sterben über Jahrhunderte hinweg eng in den Kontext von familiärer und gesellschaftlicher Gemeinschaft eingebettet war.

Das Bild des Menschen als Einzelwesen ist reduktionistisch, weil es nicht hinreichend berücksichtigt, dass jeder Mensch unausweichlich auf zwischenmenschliche Beziehungen angewiesen ist. Denn nicht zuletzt diese Beziehungen sind es, die die Präferenzen des Einzelnen bedingen und auch erklärbar machen. Es ist Aufgabe der Medizin, dem Rechnung zu tragen. Dieses Angewiesensein und die damit verbundene Hoffnung vieler Menschen, gerade angesichts des Todes nicht als moralisch Fremder, sondern als mit allen Menschen in seinem Menschsein verbundenes Wesen betrachtet zu werden, kann nicht erfüllt werden, wenn die Medizin stillschweigend davon ausgeht, es mit reinen Individuen zu tun zu haben.

24.1.4
Der Mensch als das Machbare

Das vierte für die moderne Medizin leitende Menschenbild ist das Bild des machbaren Menschen. Die Entwicklung von Klonierungstechniken, die Erfindung der Pränataldiagnostik, das genetische Testen von Embryonen schon vor der Einnistung, all dies war in seiner Gesamtheit nur deswegen möglich, weil die dahinter stehende Medizin implizit davon ausgeht, dass der Mensch nicht in die Welt »geworfen« ist, sondern ein machbares Produkt. Auch an dieser Stelle kann es nicht darum gehen, diese technischen Zugänge in pauschaler Weise zu kritisieren. Sie sind dazu zu heterogen. Die Problematik entsteht aber dort, wo der Mensch angesichts der technischen Erfolge zu der Annahme verleitet wird, dass alles machbar sein sollte und man sich daher mit nichts mehr abzufinden bzw. anzufreunden hätte. Der heutige Mensch verfällt in seinem Streben nach einer grundlegenden Emanzipation von allen Bedingungen des Lebens zuweilen dem Irrglauben, dass er nicht nur die äußeren Bedingungen des Lebens bestimmen, sondern auch die Ausgestaltungen des Lebens selbst »machen« und steuern könnte. In dieser Weltsicht werden sogar Krankheiten zu einem Ergebnis menschlichen Machens oder eben Unterlassens herabgestuft, womit ihnen jeglicher Charakter als schicksalhaftes Widerfahren abgesprochen wird. Indem Krankheit oder ihr Ausbleiben – nicht zuletzt bedingt durch die Verheißungen der modernen Gendiagnostik – immer mehr als Produkt menschlicher Vorentscheidungen gedeutet wird, verliert sie jegliche Schicksalhaftigkeit. So werden Krankheiten zu verhinderbaren, vorhersehbaren und von menschlicher Hand abhängigen Resultaten umgedeutet, die nicht mehr als etwas Anzunehmendes betrachtet, sondern lediglich als Ergebnisse menschlicher Entscheidungen aufgefasst werden. Leben und Krankwerden erscheinen in dieser Perspektive nicht mehr als Schicksal, zu dem man in ein positives Verhältnis treten kann. Krankheit erscheint nur noch als »Machsal« (Marquard 1986), für das der Mensch selbst Verantwortung trägt und dem er nur mit Verhinderung, Bekämpfung, Abwehr und – wenn all das nicht gelingt – mit Ablehnung begegnen kann.

Durch die Überbetonung der Machbarkeit glaubt sich der heutige Mensch zum eigenen Gestalter all seiner Lebensaspekte zu machen. Er glaubt die Zügel in der Hand zu halten und verliert dabei den Blick dafür, dass die Machbarkeit des eigenen Schicksals sich nur auf Marginalien begrenzt, verglichen mit all dem Unverfüg- und Unmachbaren, mit all den Vorbedingungen, in die man hineingeboren wird, und im Vergleich zu all den Widerfahrnissen, denen bestenfalls in »reflektierter Gelöstheit« (Kamlah 1973, S. 159) begegnet werden kann. Angesichts der Nicht-Machbarkeit einer Welt, die schon vor der eigenen Existenz bestand, erscheint der Anspruch des heutigen Menschen, sich zum Macher nicht nur seiner äußeren Lebensbedingungen, sondern auch seiner selbst zu erklären, als irrationale Selbstüberschätzung (Maio 2011). In der schwerwiegenden Folge dieser Selbstüberschätzung beraubt er sich der Chance, ein gutes Verhältnis zum Vorgegebenen und zu dem, was einem widerfährt, zu entwickeln. Damit nimmt der Mensch sich auch die Chance, dem Gegebensein der Welt und dem Geworfensein seiner eigenen Existenz etwas Positives, ja vielleicht Sinnstiftendes abzugewinnen (Maio 2010). Die problematische Seite der Vorstellung des Menschen als des Machbaren liegt also in der Totalisierung des Machbarkeitsdenkens und nicht in dem legitimen Bestreben der sinnvollen Emanzipation.

Die moderne Medizin nährt mit ihren Angeboten die Erwartung vieler Menschen, ihr Schicksal abwenden zu können. Sie berücksichtigt dabei nicht, dass sie mit diesem impliziten Versprechen der Befreiung vom Schicksal eine Einstellung zum Leben fördert, die auf einer problematischen Selbstdeutung, ja letztlich auf einer Selbstverleugnung des Menschen beruht. Ein solcher, vom Menschenbild der modernen Medizin beeinflusster Mensch ist keiner, der einfach nur sein darf. Nicht das Sein steht hier länger im Vordergrund der menschlichen Existenz, sondern das Machen. Der Mensch wird als zu machendes Wesen betrachtet. Dabei wird aber versäumt zu fragen, was der Mensch von seiner Essenz her eigentlich ist. Zudem setzt eine positive Bewertung des Machens unabdingbar voraus, zuvor die Zielrichtung dieses Machens festzulegen, damit man überhaupt von einem guten Machen sprechen kann. Wohin soll sich der »gemachte« Mensch entwickeln? Was ist das letzte Ziel des Machens in der Medizin? Viele Ärzte werden hierauf eine Antwort schuldig bleiben müssen, weil das Machen in der modernen Medizin oft keinem erkennbaren Ziel mehr folgt. Nicht selten handelt es sich sogar um ein zielloses Machen, weil es die Veränderung, die Machbarkeit, den (vermeintlichen) Fortschritt nicht im Hinblick auf ein bestimmtes Ziel definiert, sondern den Fortschritt im Sinne der Machbarkeit als Selbstzweck betrachtet. Nicht das durch die Machbarkeit anzustrebende Ziel ist der Wert eines solchen Machens, sondern die Machbarkeit wird als Wert an sich gesehen.

Die ganze Fragwürdigkeit eines solchen Menschenbildes lässt sich beispielsweise an den Biogerontologen erkennen, deren Ziel es ist, die menschliche Lebensspanne um viele Jahrzehnte zu verlängern. Ein solches Ziel kann nur verfolgen, wer den Menschen als grundsätzlich machbares Wesen betrachtet. Ein weiteres Beispiel ist die pränatale Diagnostik (Kap. 14). Allein schon die Vorstellung, vor der Geburt ein Kind auf genetische Defekte – auch ohne therapeutisches Ziel – untersuchen zu wollen, ist nur möglich, indem der Mensch als machbar betrachtet wird. Eine Medizin, die vorgeburtliches Leben nicht mehr aus medizinischer Indikation, sondern zunehmend nur auf Wunsch der Eltern routinemäßig durchmustert, lässt sich in die Vorstellungen einer machbarkeitsorientierten Gesellschaft verstricken, die geradezu verbissen versucht, jegliche Kontingenz abzustreifen. Dann ist es nicht mehr möglich, Schicksalhaftigkeit zu akzeptieren. Es ist dann auch nicht mehr möglich, sich in ein bestimmtes Schicksal einzufinden und es anzunehmen. Der Gedanke an so etwas wie Schicksal wird stattdessen von vornherein kategorisch abgelehnt (Rehbock 2005).

Ein weiteres sprechendes Beispiel für diese Machbarkeitsanthropologie bietet wiederum die ästhetische Chirurgie. Manche Ärzte versprechen, ein schönes Lächeln »machen« zu können. So banal dieser Anspruch auch klingen mag, ein solches Versprechen ist nur denkbar innerhalb der Vorstellung einer grundsätzlichen Machbarkeit. Gerade die Kopplung der Machbarkeitsanthropologie mit dem erwähnten mechanistischen Menschenbild führt am Ende zu der zumindest diskussionswürdigen Annahme, Menschen könnten gleich einer Maschine allein schon durch die Veränderung einer Körperform Schönheit erhalten (s. auch Kap. 22). Dabei wird übersehen, dass Schönheit nicht nur von äußeren Formen abhängt, sondern vielmehr von innerer Ausstrahlung. Ignoriert wird die Möglichkeit, dass Schönheit möglicherweise eine äußerlich nicht bestimmbare und damit machbare Qualität ist, sondern vielmehr eine »Weise, zu sein« (Böhme 2003).

24.2
Gegenentwurf für eine zukunftsweisende Medizin

24.2.1
Der vulnerable und angewiesene Mensch

> »Nur ein Schilfrohr, das zerbrechlichste in der Welt, ist der Mensch, aber ein Schilfrohr, das denkt. Nicht ist es nötig, dass sich das All wappne, um ihn zu vernichten: ein Windhauch, ein Wassertropfen reichen hin, um ihn zu töten. Aber, wenn das All ihn vernichten würde, so wäre der Mensch doch edler als das, was ihn zerstört, denn er weiß, dass er stirbt, und er kennt die Übermacht des Weltalls über ihn; das Weltall aber weiß nichts davon.«
>
> Blaise Pascal

Die Verbreitung der dargelegten Leitbilder des souveränen, autonomen, mechanistisch-leistungsfähigen und zuletzt auch machbaren Menschen hat zur Folge, dass Krankwerden, Schwachwerden, Gebrechlichwerden und Hilfsbedürftigwerden nicht als Manifestationen des Menschseins gesehen werden, sondern lediglich als bedauernswürdige Defiziterscheinungen und befremdliche Schwundstufen des »normalen«, des gesunden Menschen. In dieser Sichtweise wird jeder kranke Mensch und jeder nicht mehr heilbare Mensch zum »Störfall«, dem es mit der Aufwartung aller verfügbaren Technik entgegenzuwirken gilt.

Dieses Leitbild des stets leistungsfähigen Menschen stellt insofern eine problematische Ausgangslage für eine gute Medizin dar, als eine humane Medizin den kranken und angewiesenen Menschen gerade nicht als Störfall betrachten kann. Vielmehr wird der Arzt dem kranken Menschen nur dann wirklich helfen können, wenn Krankwerden als zum Menschen unweigerlich dazugehörend und als eine menschliche Existenzform anerkannt wird. Der katholische Theologe und Religionsphilosoph Romano Guardini (1885–1968) hat dies treffend formuliert:

> »Hinter den üblichen Aussagen über Gesundheit und Krankheit steht die Voraussetzung, der Mensch sei ein ›normales System‹; ein Gefüge von Kräften, Tendenzen, Regulativen, das ›in Ordnung‹ ist […]. Das ist aber nicht der Fall. Wie der Mensch ist, enthält er quasi-konstitutiv den Widerspruch. Er ist von vornherein nicht einfachhin ›gesund‹. Die Störung, die Krankheit kommt nicht nur von außen, sondern auch von innen. Sie ist dem Menschen endogen.« (Guardini 1993, S. 973)

Eine Medizin, die sich der Hilfe von in Not geratenen Menschen verschreibt, wird ein Menschenbild vorauszusetzen haben, das nicht den gesunden, autonomen, souveränen Menschen zum alles beherrschenden Leitbild macht, sondern das gerade menschliche Abhängigkeit, Hilfsbedürftigkeit und Angewiesenheit als entscheidende konstitutive Merkmale des Menschseins betrachtet. Nur wenn das Krankwerden als zum Menschsein zugehörig akzeptiert wird, ist es möglich, auf diese Existenzformen nicht mit blindem technischen Aktionismus, sondern von einer verstehenden Grundhaltung aus zu reagieren, von einer Grundhaltung, die das Sosein erst einmal als ein in sich wertvolles und von sich aus grundsätzlich zu bejahendes Sein stehen lassen kann. Erst diese Haltung des Stehenlassens und die Vermeidung eines ständigen Abgleichs der in sich schon wertvollen Wirklichkeit mit einem fiktiven Ideal ermöglichen es, dem Sosein einen Sinn abzugewinnen. Einen Sinn nämlich, der es dem Menschen ermöglicht, die neue Erfahrung des Krankseins in das eigene Leben zu integrieren. Diese Integration der körperlichen Veränderung durch Krankheit in das eigene Leben schließt eine sinnvolle medizinische Behandlung der Veränderungen mit ein. Aber es kann verhindern helfen, dass Behandlung und »Bekämpfung« der Krankheit zu einer Obsession werden, in deren Folge der krank gewordene Mensch übersieht, dass er auch als schwacher und angewiesener Mensch noch ein erfülltes Leben führen kann. Dieses erfüllte Leben in Krankheit verwehrt sich der moderne Mensch selbst, und zwar nicht durch die eigentliche Krankheit, sondern vor allem durch eine problematische Selbstdeutung, von der aus viele Menschen ihrem Krankwerden lediglich mit einer Haltung des »Bekämpfens« begegnen.

Hieraus lässt sich der Schluss ziehen, dass eine Medizin, die nicht den angewiesenen, vulnerablen sowie auf Krankheit und Sterben angelegten Menschen zum anthropologischen Ausgangspunkt ihres Handelns macht, vielen ihrer Patienten die letzte Chance nimmt, dem menschlichen Sein in all seinen Facetten einen Sinn abzugewinnen. Wie zentral dies für die grundsätzliche Annahme eines jeden menschlichen Seins sein kann, hat Romano Guardini auf den Punkt gebracht: »Der entscheidende Schritt zum Beginn echter Gesundheit ist die Annahme seiner selbst; seiner Geschichtlichkeit mitsamt ihrer Tragik.« (Guardini 1993, S. 972) Guardini macht hier deutlich, wie sehr das Gesundheitsverständnis des heutigen Menschen zu kurz greift. Mit dem Bild vom Menschen als eines grundsätzlich vulnerablen und angewiesenen Wesens würde auch Gesundheit in einem ganz anderen Licht erscheinen. Dann wäre Gesundheit nicht mehr nur die Fähigkeit, alles zu können, sondern vielmehr die Fähigkeit, sich in seinem Angewiesensein zu akzeptieren. Nach dieser Vorstellung wäre der Mensch gesund, der zu einem guten und akzeptierenden Verhältnis zu seinem Kranksein befähigt ist.

24.2.2
Medizin als bedingungsloses Hilfeversprechen

> »Warum schulde ich dem Arzt und dem Erzieher mehr als nur den Lohn? Weil der Arzt und der Erzieher uns zu Freunden werden und uns nicht durch die Dienstleistung verpflichten, die sie verkaufen, sondern durch ihr gütiges Wohlwollen wie einem Familienmitglied gegenüber.«
> Seneca

Wenn der vulnerable und angewiesene Mensch Ausgangspunkt und Grundlage allen medizinischen Handelns ist, erscheint nicht nur der Gesundheitsbegriff, sondern auch die Kernaufgabe der Medizin in einem anderen Licht (vgl. Maio 2007b; Maio et al. 2008). Für einen souveränen Menschen ist allein das gut, was der Souveränität dient; für einen angewiesenen Menschen ist das gut, was die Angewiesenheit zum Angelpunkt aller Handlungen macht. Angesichts dieser Angewiesenheit geht es dann vor allem darum, eine adäquate Antwort auf den Zustand des Angewiesenseins zu finden. Eine solche Antwort zu geben ist die Kernaufgabe der Medizin. Diese Antwort kann nur die absolute Zusicherung sein, das medizinische Wissen in den Dienst des notleidenden Menschen zu stellen. Demnach stellt der Patient für den Arzt wie für die Pflege ein moralisch verwandtes Gegenüber dar, ein Wesen, das allein durch sein Sein, durch seine Not, durch sein Leiden einen Behandlungsimperativ auslöst. Im Sinne einer responsiven Ethik, wie sie von Emmanuel Levinas (1905–1995) entworfen worden ist, ließe sich sagen, dass allein das Antlitz eines Kranken ausreichen muss, um in den Vertretern der heilenden Berufe die Motivation zur Hilfe auszulösen, ganz gleich, ob ein Vertrag, eine Versicherung, eine finanzielle Abdeckung vorliegt oder nicht.

Der Kern dessen, was Medizin ausmacht, liegt in der unerschütterlichen Selbstverständlichkeit, mit der die Medizin dem Erkrankten – ohne sich seiner zu bemächtigen – eine Hilfsantwort gibt (vgl. Maio 2007b). Da sich der Mensch in Not seinen Arzt nicht frei aussuchen kann, sondern darauf angewiesen ist, dass er, ganz gleich, wo er in Not gerät, einen Arzt findet, der ihm beisteht, darf das Hilfeversprechen nicht nur ein persönliches Versprechen eines einzelnen Arztes sein, sondern muss ein kollektives Versprechen sein, das jeder allein dadurch gibt, dass er sich als Arzt bezeichnet. Pellegrino (2005, S. 39) spricht hier von einem »öffentlichen Bekenntnisakt«, das vom Arztsein ausgeht. Das öffentliche Bekenntnis bezieht sich nicht darauf, den Kranken in jedem Fall zu heilen oder auf die Zusicherung, dass die ärztliche Behandlung auch glückt. Es ist nicht der Effekt der ärztlichen Handlung, die durch ein solches Hilfeversprechen zugesichert wird, sondern die Zusicherung bezieht sich allein auf die der ärztlichen Handlung zugrunde liegende Motivation zur Hilfe. Daher lässt sich sagen, dass das Wesen der Medizin sich nicht in der Anwendung der Mittel realisieren lässt, sondern dass der eigentliche Kern der Medizin in ihrer ganz spezifischen Zielgerichtetheit, in der Grunddisposition liegt, mit der sie vollzogen wird. Ab dem Moment, da das medizinische Handeln nicht mehr primär von der Motivation zur Hilfe getragen ist, hat sich die Medizin als Medizin aufgelöst.

24.2.3
Hilfe zur Annahme als Teil der Heilung

Das zentrale Element der Heilberufe ist nicht etwa das Machen von Gesundheit oder die Produktion der Heilung. Wäre dieses Machenkönnen das Eigentliche der Heilberufe, so wären sie dort und dann sinnlos, wenn sie die Heilung nicht mehr herbeiführen könnten. Wir erahnen aber, dass die Heilberufe auch dort und dann, wenn sie nicht heilen können, in sich einen Wert haben. Das unterscheidet die Medizin eben von der herstellenden Tätigkeit und macht sie zur Praxis mit eigenem Wert. Der Wert und der Kern der Heilberufe liegen eben nicht in dem Heilenkönnen, sondern vor allem darin, dass sich jemand eines anderen Menschen in seiner Not annimmt. Der Heilungsprozess wird nicht erzeugt und allein durch das Wollen herbeigeführt. Er stellt sich – zwar durch das menschliche Handeln unterstützt – aber eben doch aus tieferen Quellen des Patienten ein. Die Antike wusste das noch, als sie in den hippokratischen Schriften den Aphorismus »*Medicus curat natura sanat*« verankerte (s. Kap. 5.1). Wie viel die Anwendung, wie viel die Natur und wie viel der Patient selbst zu seiner Gesundung beiträgt, lässt sich nicht genau beziffern.

In einem ökonomisch-naturwissenschaftlichen Paradigma wird allzu oft der Gedanke vernachlässigt, dass das Heilsame der Therapie gerade in der dem therapeutischen Gespräch entspringenden Kraft des Patienten liegen kann, die Dinge der Welt, sein eigenes Leben anders zu sehen als zuvor. Tiefer gehende Therapie wäre demnach nicht nur die naturwissenschaftlich messbare Wirkung einer Methode, sondern ganze Therapie wird am Ende dadurch zur echten Lebensstütze, wo sie eine ganz andere Kraft erst hervorbringt, nämlich die Kraft, die aus einer akzeptierenden Grundhaltung zu sich und der Welt freigesetzt wird. Tiefe Therapie könnte man somit als Hilfe zur Annahme der eigenen Begrenztheit, zur Annahme der Welt in ihrem Sosein, zur Annahme seiner selbst betrachten. Je mehr aber vom Arzt und Therapeuten verlangt wird, dass er die Wirksamkeit seiner Therapie nachweist, desto mehr wird man das Augenmerk allein auf das

Messbare legen und dabei vergessen, dass der Kern der Heilung etwas anderes ist und etwas anderes sein muss als ein veränderter Messwert. Das Messenwollen, das Nachweisenwollen ist wichtig, um Medizin von der Scharlatanerie zu unterscheiden. Und man kann sich dem Messbaren nicht entziehen, wenn es Methoden des Messens wichtiger Eckpunkte gibt. Aber man macht einen Fehler, wenn man aus dem Messbaren schließt, dass es in der Medizin um die messbare Wegtherapierung eines Befundes geht. Innerhalb eines solchen Denkens verkümmert all das, was nicht messbar, aber doch von entscheidender Bedeutung ist.

Gerade an diesem Punkt lässt sich unschwer erkennen, welche engen Verbindungen bestehen zwischen der Identität der Medizin und dem tugendethischen Ansatz in der Philosophie. Arzt und Patient beggnen einander weniger als isolierte Subjekte mit ganz bestimmten Rechten und Pflichten als vielmehr als gleichermaßen durch eine natürliche wie geschichtliche Herkunft, aber auch durch Freiheit »Be-dingte« (Heidegger), die diesem Bedingtsein Rechnung zu tragen haben. Mit anderen Worten: Im Rahmen eines tugendethischen Ansatzes sind die anderen immer schon impliziert; das gelingende Handeln ist kein Einzelhandeln, sondern prinzipiell ein Zusammenhandeln. Dies schließt den größeren »Aufenthaltsort« des Menschen, das *êthos* (vgl. Held 2010), in den auch die Medizin als ein solches Hilfeversprechen eingebettet ist, ein. Tugenden entspringen nicht aus dem Nichts, sie sind auch nicht »machbar«, sondern das Resultat der (habitualisierten) Einsicht, dass das Handeln des Einzelnen von einem Zusammenhang des Ganzen ausgeht. Sofern sich der Mensch nicht als prinzipiell vereinzelt und souverän-machend, sondern immer zugleich als ein in Gemeinschaft geworfenes, verletzliches und angewiesenes Beziehungswesen erfährt, wird er danach streben, diesem Ganzen des Menschseins in seinem Handeln zu entsprechen. Und dies erst recht in den kritischen Situationen des Lebens wie dem Geborenwerden, Krankwerden und Sterben, zu denen die Medizin in ein besonderes Verhältnis tritt. Das »Gute« tun bedeutet aus dieser Perspektive nicht, diese Grenzsituationen als defizitäre Mitgift technisch zu meistern, sondern – nicht zuletzt um des individuellen Glücks willen! – je neu dafür Sorge zu tragen, dass das menschliche Leben, sein »Wohnen« im umfassenden Sinne, in seiner ganzen Komplexität und Versehrbarkeit im besten Sinne gelingen kann.

Es sollte deutlich werden, dass es zur Aufgabe einer weitsichtigen Ethik gehört, die Fragen nach den Grundbedingungen menschlichen Seins in den Mittelpunkt zu rücken. Andernfalls würde Ethik den weltanschaulichen Vorannahmen ihrer Zeit zum Opfer fallen, ohne dies zu merken. Die heute vorherrschende Denkweise ist ausgerichtet auf Effizienz, Individualität, Rationalität und Funktionalität. Solange sich die Medizin als Disziplin versteht, die Hilfe für in Not geratene Menschen leisten will, hat sie einen genuin moralischen Anspruch. Dieser moralische Anspruch fordert von der Medizin, die Erwartungen, die an sie herangetragen werden, und die Anforderungen, die an sie gestellt werden, kritisch daraufhin zu hinterfragen, ob sie auch langfristig gesehen Hilfe für die Kranken bedeuten, anstatt nur alle Erwartungen unreflektiert zu erfüllen. Die zu erwartende weitere Ökonomisierung und Entpersonalisierung des Gesundheitswesens macht es umso notwendiger, dass die Medizin sich auf ihre Grundidentität als Disziplin der Hilfe für in Not geratene Menschen neu besinnt.

Literatur

Böhme, Gernot: Leibsein als Aufgabe. Leibphilosophie in pragmatischer Hinsicht. Kusterdingen: Die Graue Edition 2003.

Guardini, Romano: Der Arzt und das Heilen. In: Ethik. Vorlesungen an der Universität München. Mainz: Matthias Grünewald 1993; 957–975.

Held, Klaus: Zur phänomenologischen Rehabilitierung des Ethos. In: Mirko Wischke u. Andrzej Przylebski (Hrsg): Recht ohne Gerechtigkeit? Hegel und die Grundlagen des Rechtsstaates. Würzburg: Königshausen & Neumann 2010; 101–112.

Kamlah, Wilhelm: Philosophische Anthropologie. Sprachkritische Grundlegung und Ethik. Mannheim: BI Wissenschaftsverlag 1973.

Maio, Giovanni: Die Präferenzorientierung der modernen Medizin als ethisches Problem. Ein Aufriss, am Beispiel der Anti-Aging-Medizin. Zeitschrift für medizinische Ethik 2006; 52: 339–354.

Maio, Giovanni: Ist die ästhetische Chirurgie überhaupt noch Medizin? Eine ethische Kritik. Handchirurgie, Mikrochirurgie, Plastische Chirurgie 2007a; 39: 189–194.

Maio, Giovanni: Medizin im Umbruch. Ethisch-anthropologische Grundfragen zu den Paradigmen der modernen Medizin. Zeitschrift für medizinische Ethik 2007b; 53: 229–254.

Maio, Giovanni: Die moderne Dienstleistungsmedizin auf ethischem Prüfstand. Schweizerische Ärztezeitung 2007c; 88(49): 774–779.

Maio, Giovanni: Zur Hilflosigkeit der modernen Medizin im Hinblick auf die Frage nach dem Sinn. Ethica 2010; 18: 3–9.

Maio, Giovanni (Hrsg): Abschaffung des Schicksals. Menschsein zwischen Gegebensein des Lebens und medizin-technischer Gestaltbarkeit. Freiburg: Herder 2011.

Maio, Giovanni, Jens Clausen u. Oliver Müller (Hrsg): Mensch ohne Maß? Freiburg: Alber 2008.

Marquard, Odo: Zur Diätetik der Sinnerwartung. Philosophische Bemerkungen. In: Apologie des Zufälligen. Stuttgart: Kohlhammer 1986; 33–53.

Pellegrino, Edmund D.: Bekenntnis zum Arztberuf – und was moralisch daraus folgt. Eine tugendorientierte Moralphilosophie des Berufs. In: Hans Thomas (Hrsg): Ärztliche Freiheit und Berufsethos. Dettelbach: J. H. Röll 2005; 17–60.

Pöltner, Günther: Was ist das – ein guter Arzt? Von der Unverzichtbarkeit der Philosophie für die Medizin. Selbstorganisation. Jahrbuch für Komplexität in den Natur-, Sozial- und Geisteswissenschaften. Berlin: Duncker & Humblot 1997; 119–130.

Rehbock, Theda: Personsein in Grenzsituationen. Zur Kritik der Ethik medizinischen Handelns. Paderborn: Mentis 2005.

Weiterführende Literatur

Beckmann, Jan P.: Die Verständigung auf ein gemeinsames Menschenbild ist unverzichtbar. Überlegungen zum Verhältnis von Wissenschaft und Gesellschaft. In: Wolfgang Beer, Peter Markus u. Katrin Platzer (Hrsg): »Technik ins Gerede bringen« – der bioethische und biopolitische Diskurs in Deutschland. Schwalbach/Taunus: Wochenschau-Verlag 2004; 45–62.

Engelhardt, Dietrich von: Mit der Krankheit leben. Heidelberg: Verlag für Medizin 1986.

Vossenkuhl, Wilhelm (Hrsg): Ecce homo! Menschenbild – Menschenbilder. Stuttgart: Kohlhammer 2009.

Schluss: Quo vadis, Medizin?

»Es werden auch wieder Zeiten kommen, in denen die Persönlichkeit den Sieg über Wissen und Können davonträgt.«
Theodor Billroth

Die moderne Medizin befindet sich in einer tiefen Identitätskrise. Sie verfügt selbst über keine Orientierung darüber, was sie eigentlich ist und worin ihre Kernaufgabe besteht – und darin spiegelt sie zweifellos in kondensierter Form eine grundsätzliche Verunsicherung der Gegenwart wider. Gerade weil die Medizin eine innere Reflexion über sich nicht kennt, wird sie anfällig für eine Vereinnahmung durch Denkweisen, die ihr von außen übergestülpt werden und damit ihren Kern letztlich aushöhlen.

Die größte Bedrohung der Kernidentität der Medizin geht vom gegenwärtigen Trend aus, die Medizin als Teil eines industriellen Unternehmens zu betrachten, das sich eben nach den Leitkategorien der Industrie und nicht nach Kriterien der Heilkunde orientiert. Es stellt sich hier die Frage, wie viel von dem eigentlichen sozialen Gedanken der Medizin bewahrt werden kann, wenn im Zeitalter des Homo oeconomicus alle Organisationsstrukturen der Medizin nur noch nach den Konzepten des Marktes aufgebaut werden. Wie viel Soziales ist noch wiederzufinden in den Einheiten, die das Soziale gar nicht mehr in ihrem Namen führen und statt des engagierten Dienstes am Menschen zunehmend ein perfekt organisiertes Dienstleistungsangebot machen? Einen Kundendienst auf Hochglanzbroschüren-Niveau, mit Marketing und Service. Aber ist das überhaupt noch Medizin? Es ist vor diesem Hintergrund von zentraler ethischer Bedeutung, darüber nachzudenken, wie sich die Medizin durch die ökonomische Infiltrierung nicht nur von außen, sondern vor allem von innen her verändert.

Industrialisierung der Medizin – Helfen nach Vorgaben

Es seien, stellvertretend für viele, nur zwei Implikationen unterstrichen, die eine fortdauernde Industrialisierung der modernen Medizin unweigerlich mit sich bringt. Erstens: Unter dem Diktat des Marktes werden die Abläufe in den Kliniken zunehmend so wie in der Industrie verstanden, nämlich als Produktionsprozesse, die in ihren Abläufen nach Effizienzgesichtspunkten optimiert werden können. Die Leitgedanken, nach denen solche Prozesse optimiert werden können, setzen voraus, dass das, was da im Zuge eines nach betriebswirtschaftlichen Kriterien bewerteten Prozesses hergestellt wird, ein Produkt ist, das auf seine Qualitätskriterien abgeklopft werden muss und in diesen äußerlich bestimmbaren Qualitätskriterien aufgeht. Nach dieser ökonomisch vermittelten Vorstellung wäre die ärztliche Behandlung eine Art Herstellungsprozess, eine *poiesis*, wie Aristoteles es definiert, und eben nicht das, was er als *praxis* beschrieben hat. Wenn nach diesem marktwirtschaftlichen Denken die Medizin nicht mehr *praxis*, sondern nur noch *poiesis*, also eine rein herstellende Tätigkeit ist, dann bleibt dies nicht ohne Folgen für die Bewertung dessen, was da hergestellt wird. Denn – so lernen wir es im Zeitalter des Qualitätsmanagements – das »Produkt« der ärztlichen Behandlung ist dann nichts Einzigartiges, das nur von einem persönlichen Arzt angemessen erfasst werden kann, sondern etwas Austauschbares, etwas vom einzelnen Arzt Unabhängiges, beliebig Wiederholbares, Kontrollierbares, ja etwas Garantierbares. Und so wird im Zuge der Industrialisierung der Medizin auch das Handeln des Arztes zu einem austauschbaren, ausschließlich objektiv beurteilbaren und prüfbaren technischen Herstellen, hinter dem nicht der einzelne persönliche Arzt steht, sondern ein Prozessmanagement, das sich an festgelegten Regeln orientiert. Das Resultat ist, analog zur Industrie, die Modularisierung und Standardisierung.

Man erkennt jedoch sofort, dass diese ökonomisch motivierten Standardisierungstendenzen, die zunehmend Eingang in die Kliniken finden, sich nur schlecht mit der Vorstellung vertragen, die Studierende noch haben, wenn sie sich für das Arztwerden entscheiden, nämlich dass das Krankwerden immer ein Geschehen, ja ein Geschick ist, das irreversible Spuren im Bewusstsein des Menschen hinterlässt und sich jeder standardisierten Behandlung widersetzt. Ebenso erkennen wir sofort, dass das handelnde Subjekt nicht austauschbar ist, dass sich kein Handeln am Menschen wiederholen und das Gelingen dieses Handelns nicht – wie in einem Produktionsprozess – garantieren lässt. Niemand hat dies treffender ausgedrückt als Karl Jaspers in seiner *Philosophie* von 1932: »Immer ist der Mensch in seiner Lage als ein einzelner vor die Aufgabe gestellt, mit seiner Krankheit in seiner Welt eine Lebensform zu finden, die nicht allgemein entworfen und nicht identisch wiederholt werden kann.« Die Situationen, in die der Patient gerät, sind stets einzigartige Situationen, Bestandteile eines Lebensvollzugs, die sich einer Standardisierung und Kategorialisierung vonseiten eines Managementsystems entziehen. Zwar lassen sich bestimmte ärztliche Tätigkeiten überprüfen, vergleichen, manchmal gar messen, aber man verliert dabei aus dem Blick, dass sich das Behandeln von Menschen, einschließlich ihrer Heilung, stets innerhalb einer Begegnung vollzieht und nicht allein als Produkt einer Anwendung von Verfahren betrachtet werden kann. Je mehr die Medizin den Kategorien der Betriebswirtschaft folgt, desto mehr wird sie ihr Augenmerk auf die Anwendung nachprüfbarer Prozeduren richten und vergessen, dass es zur Heilung mehr bedarf. Je mehr sich die Medizin den Kategorien der Marktwirtschaft beugt, desto mehr wird sie aus dem Blick verlieren, dass das, was Medizin anzubieten vermag, eben nicht Waren sind, die über einen Marktwert verfügen. Wäre es so, würde die Medizin nichts anderes leisten wollen als einen Kundendienst innerhalb eines perfekt organisierten Dienstleistungsunternehmens. Das aber ist nicht Medizin.

Und so kommen wir zur zweiten Folgewirkung ökonomischen Denkens in der Medizin: Die Ökonomie und mit ihr die Bestrebungen der Effizienzsteigerung zwingen unaufhaltsam zur Beschleunigung. Das Diktat des Marktes ist ein Diktat der Zeitökonomie; das heißt nichts anderes, als dass alle Abläufe in den Kliniken so beschleunigt werden, dass am Ende das wegrationalisiert wird, worauf es bei der Gesundung von Menschen zentral ankommt, nämlich die Zeit, die Zeit für die Zuwendung. Die Ökonomisierung der Medizin ist ein Zug in Richtung der Abschaffung der Zeit in der Klinik, ein Zug in Richtung der Wegrationalisierung der persönlichen Zuwendung zum Kranken, ein Zug in Richtung einer industriellen Betätigung, bei der die persönliche Zuwendung immer mehr als idealistisches Sahnehäubchen betrachtet wird, auf das man in unseren Zeiten auch verzichten kann, weil es eben Wesentlicheres gibt, nämlich die Einhaltung von Qualitätsstandards, zu denen die persönliche Zuwendung kaum zählen kann, weil sich diese schlecht messen lässt. Unter dem politisch verordneten Zeitdiktat verkümmert eine Kultur des Heilens, weil eine Grundhaltung Platz greift, von der aus die Behandlung von kranken Menschen als reine Handlung begriffen wird. Unter dem Marktsystem wird dem Handlungsaspekt ein enormer Wert beigemessen und damit zugleich die Haltung, mit der die Handlung vollzogen wird, für irrelevant erklärt. Und doch geht die ärztliche Behandlung gerade nicht darin auf, was getan wird, sondern die Güte einer ärztlichen Handlung bemisst sich gerade danach, mit welcher persönlichen Einstellung und Motivation, mit welchem Geist sie vollzogen wird. Dies gilt insbesondere für den Umgang mit schwerkranken und besonders vulnerablen Patienten. Gerade bei diesen Patienten ist es nicht ausreichend, die richtige Prozedur auszuführen oder das richtige Medikament zu verordnen. Hier ist es eben nicht die Technik, nicht die Applikation per se, die ihre Wirkung entfaltet, sondern die Wirkung wird davon abhängen, in welches Beziehungsgeschehen diese Maßnahme eingebettet ist. Das ökonomisierte System suggeriert in problematischer Weise, dass mit der Applikation des Richtigen die Behandlung erschöpft ist. Verschiedene Studien zeigen aber, dass die Behandler sich zunehmend unwohl dabei fühlen, auf die reine Applikation reduziert zu werden. Die ökonomisch verhängte Marginalisierung der Zeit führt dazu, dass genau das unterbewertet wird, was für viele Menschen der eigentliche Grund war, sich für den Helferberuf Arzt zu entscheiden, nämlich die persönliche Sorge um den Kranken. Mit dem ökonomisch durchgetrimmten System wird damit zunehmend aus dem sinnstiftenden Dienst am Menschen nicht mehr als eine »personennahe Dienstleistung« gemacht, nach ökonomisch-verwaltungstechnischen Vorgaben und nach Vorschrift. Dass aber schwerkranke Menschen durch einen bloßen Dienst nach Vorschrift sicher schlechter betreut sein werden als durch einen persönlichen Dienst des Helfens, wird viel zu wenig bedacht.

Das betriebswirtschaftliche Denken wird dann zu einer Gefahr für die Medizin, wenn dieses ökonomische Denken so beherrschend wird, dass die Medizin nicht mehr wiederzuerkennen ist als eine soziale Errungenschaft, der es um den Menschen in Not geht. Damit diese soziale Identität als Grundelement der Medizin wieder erkennbar wird, muss die moderne Medizin nicht nur in die Optimierung der Abläufe in den Kliniken und Praxen investieren, sondern sie muss vor allem in die Grundhaltungen investieren. Denn die Krise der Medizin ist keine Krise der Ressourcen, sondern eine Krise der Grundhaltungen. Eine Krise der Grundhaltungen bei den Patienten, die die Gesundheitsleistungen als Konsumgüter betrachten. Und es ist auch eine Krise der Grundhaltungen der Ärzte, die lernen müssen, sich vom Paradigma des Anbieters wieder zu lösen und zu dem zurückzukommen, was sie eigentlich ausmacht.

Medizin als authentische Sorge um den ganzen Menschen

Das Krankwerden stürzt den Menschen in eine Krise. Die Selbstverständlichkeit, mit der man bis dahin in Gesundheit lebte, wird gebrochen, alle bisherigen Perspektiven radikal in Frage gestellt. Krankwerden radikalisiert die Grunderfahrungen des Menschen und wirft letzte Fragen auf. Zu diesen Fragen gehören nicht zuletzt die Fragen nach dem Sinn: Fragen nach dem Sinn des Leidens, nach dem Sinn des Lebens, nach dem Sinn des Ganzen. Gerät dieser krank gewordene Mensch nun in die Hände der ökonomisierten Medizin, die sich zudem als angewandte Naturwissenschaft versteht, wird er sich unweigerlich einem Prozess der Verobjektivierung unterziehen müssen. Er wird gemessen, durchleuchtet, gerastert. Krisen aber lassen sich nicht allein durch Raster und nicht allein durch Objektivierungen lösen. Die Krisen des Menschen stellen Fragen, auf die man eben nicht nur mit Rezepten, sondern auch mit Antworten reagieren muss

(s. Kap. 9.3). Solange man die Lebenskrise mit der rein ökonomisch-naturwissenschaftlichen Lösung behandeln zu müssen glaubt, sitzt man genau dem auf, was ich in Anlehnung an Heidegger als die ökonomische Verstelltheit des Markt-Zeitalters bezeichnen würde. Durch die Orientierung an der Ökonomie und die einseitige Aufwartung von Schemata wird der Blick verstellt auf die viel grundlegendere Problematik, die das Kranksein aufwirft, nämlich die Existenzfrage schlechthin. In dieser Situation des Fragens und Suchens reagiert der moderne Arzt nicht mit Antworten, sondern mit Leitlinien, mit Schemata, mit evidenzbasierter Medizin, mit Qualitätsstandards – und lässt den Patienten durch den allzu verengten Blick in seiner Not alleine. In einer so entkernten Form von Medizin kann die Krise nicht bewältigt und können die innersten Probleme des Menschen nicht gelöst werden.

Die Behandlung eines kranken Menschen kann nicht als reiner Leistungsgegenstand betrachtet werden. Vielmehr kann diese Behandlung adäquat nur als ein umfassender Dienst am Menschen erfasst werden. Als ein umfassender Dienst von einem ganzen Menschen als Persönlichkeit für einen ganzen Menschen in all den vielfältigen Facetten seiner einzigartigen Lebensgeschichte. Daher ist die moderne Medizin aufgerufen, nochmals darüber nachzudenken, was sie ist und worin der Kern ihrer Identität besteht. In einer Ära des Verschwindens des Begegnungscharakters von Heilung ist die Medizin aufgerufen, sich neu zu besinnen und für das einzutreten, was für die gesamte Medizin in allen Bereichen von unabdingbarer Notwendigkeit ist: das Wiederentdecken der Sorge um den anderen. Dies ist der Kerngehalt dessen, was Medizin als Heilkunde ausmacht, weil es gerade diese Sorge ist, die das Heilsame der Therapie erst zur Entfaltung bringen kann.

Was unsere Zeit von einem guten Arzt verlangt, ist nicht das Selbstverständnis eines Ingenieurs für den Menschen, der sein Wissen für gute Produkte einsetzt. Sie verlangt das Selbstverständnis einer Persönlichkeit, die hinter die Gesetze der reinen Zweckmäßigkeit zu blicken und über ihr jeweiliges Fachwissen hinaus die Frage nach dem Ganzen zu stellen vermag. Dieses Ganze ist der ganze Mensch in seiner Stellung zur Welt, die ihn umgibt und die er zugleich ist. Die Krise der modernen Medizin kann daher nur überwunden werden, wenn dieser ganze Mensch wieder in den Mittelpunkt der Begegnung von Arzt und Patient gerückt wird.

Zitatnachweise

Wir danken den Verlagen für die Abdruckgenehmigungen der den Kapiteln oder Abschnitten vorangesetzten Zitate. Im Einzelnen stammen diese aus folgenden Werken:

Kapitel 6 (S. 120)
Karl Rahner, »In der Freiheit geht es immer ...«, aus: Ders., Grundkurs des Glaubens, Einführung in den Begriff des Christentums
© Verlag Herder GmbH, Freiburg im Breisgau, 2008, S. 43

Kapitel 9 (S. 165)
Martin Buber, Begegnung
© 2001, Gütersloher Verlagshaus, Gütersloh, in der Verlagsgruppe Random House GmbH

Kapitel 13 (S. 202)
Jürgen Moltmann, »Es gehört zum Menschen konstitutiv ...«, aus: Ders., Mensch
© KREUZ VERLAG in der Verlag Herder GmbH, Freiburg im Breisgau, 2009

Kapitel 14 (S. 221)
Hannah Arendt: Vita Activa oder Vom tätigen Leben
© der deutschsprachigen Ausgabe: 1967 Piper Verlag GmbH, München

Kapitel 15 (S. 231)
Karl Jaspers: Was ist Erziehung? Ein Lesebuch
© 1977 Piper Verlag GmbH, München

Kapitel 18 (S. 267)
Hans Jonas, Das Prinzip Verantwortung. Versuch einer Ethik für die technologische Zivilisation, S. 235. © Suhrkamp Verlag Frankfurt am Main 2003. Alle Rechte bei und vorbehalten durch Suhrkamp Verlag Berlin.

Personenverzeichnis

A

Ach, Johann S. 334
Ahrens, Jörn 220
Allert, Gert 173, 177
Al-Mutamid 257
Ameriks, Karl 140
Ammicht-Quinn, Regina 328, 333
Anselm, Reiner 9
Apostel Paulus 73
Arendt, Hannah 221
Aristipp von Kyrene 65
Aristoteles 45, 48, 58–63, 67, 81, 90, 107, 131, 132, 147, 202, 203, 207, 282, 327
Arn, Christof 9
Arnold, Klaus 115
Augustinus 203

B

Badura-Lotter, Gisela 219
Baer, Karl Ernst von 205
Barnard, Christiaan Neethling 282
Baumann-Hölzle, Ruth 230
Bayer, Vera 220
Beauchamp, Thomas L. 78, 80, 119, 120, 126, 127, 140, 144, 145, 149, 292, 304
Beckmann, Jan P. 9, 21, 123, 140, 149, 185, 197, 220, 264, 288, 371, 372, 390
Beckmann, Rainer 220
Beecher, Henry K. 282, 297
Beer, Wolfgang 390
Behring, Emil von 110
Bentham, Jeremy 38, 39, 41, 46
Benzenhöfer, Udo 93, 94, 103, 114
Bergdolt, Klaus 93, 94, 114
Bergmann, Ernst von 110
Bernard, Claude 295, 304
Bertram, Claus R. 264
Bickeböller, Ralf 288
Bingen, Hildegard von 89

Birnbacher, Dieter 14, 21, 29, 35, 40, 46, 140, 364, 365, 371
Bloch, Sidney 197
Bockenheimer-Lucius, Gisela 219
Böckle, Franz 250, 256
Böhme, Gernot 9, 81, 328, 329, 333, 383, 389
Boerhaave, Herman 106
Boldt, Joachim 288, 324, 326, 331, 333
Bondolfi, Alberto 371
Boos, Joachim 305
Bostom, Nick 334
Braga, Suzanne 230
Brand, Angela 140
Brandt, Hartwin 94, 114
Breyer, Friedrich 264
Brown, John 108
Brown, Louise 241
Brudermüller, Gerd 305, 372
Bruno, Giordano 105
Buber, Martin 165
Büchner, Franz 116
Burgio, Roberto G. 280

C

Charbonnier, Ralph 288
Childress, James F. 78, 80, 119, 120, 126, 127, 140, 144, 145, 149, 159, 163
Cicero 18, 21, 67, 72
Clausen, Jens 333, 389
Colli, Giorgio 81

D

Damschen, Gregor 220
Dederer, Hans-Georg 238
Dell, Mary Lynn 280
Demokrit 106
Descartes, René 106
De Ville, Kenneth A. 372
Diedrich, Klaus 246, 256
Diller, Hans 115

Diogenes Laertius 72, 73, 80
Dörner, Klaus 149
Dörries, Andrea 280
Donhauser, Karin 197
Douard, John W. 183, 184
Duden, Barbara 220
Düwell, Marcus 9, 81
Dworkin, Gerald 160, 163
Dyson, Anthony 219

E

Eberbach, Wolfram H. 224, 230, 259, 264
Edwards, Rem B. 184
Eichinger, Tobias 77, 80
Eisenmenger, Wolfgang 305
Elkeles, Barbara 121, 140, 296, 304
Empedokles 88
Engelhardt, Dietrich von 9, 102, 103, 104, 112, 115, 140, 141, 144, 146, 149, 220, 280, 305, 356, 357, 371, 372, 390
Epiktet 67
Epikur 64–67, 70, 72, 74, 80, 321
Ernst, Stephan 239

F

Faden, Ruth 145, 149
Fahr, Uwe 372
Fateh-Moghadam, Bijan 163
Feinberg, Joel 157, 158, 163, 273
Fenner, Dagmar 81
Feuerbach, Paul Johann Anselm von 206, 219
Fischer, Johannes 9, 81, 173, 174, 177, 371
Fischer, Peter 81
Forschner, Maximilian 19, 21, 80
Frank, Reiner 197, 280
Frankel, Lorry R. 280
Frewer, Andreas 181, 184, 265, 372
Frey, Christopher 9
Freyberger, Harald J. 197
Fröhlich, Günter 44, 46
Fuchs, Michael 305

G

Gadebusch, Mariacarla 325, 333
Gaebel, Wolfgang 197
Galen aus Pergamon 89, 91, 105, 204
Gehlen, Arnold 102
Genzel, Herbert 230
Gerhardt, Volker 35
Gerigk, Horst Jürgen 149
Gesang, Bernward 141, 334
Gethmann, Carl Friedrich 238
Gethmann-Siefert, Annemarie 319
Glick, Shimon M. 163
Goldworth, Amnon 280, 304
Graaf, Regnier de 205
Graber, Glenn C. 184
Green, Ronald Michael 218, 219
Green, Stephan A. 197
Gregor der Große 73
Gregor von Nyssa 94
Griesinger, Georg 246, 256
Grießler, Erich 265
Grimm, Carlo 372
Gruden, Stefan 81
Guardini, Romano 384, 385, 389
Guckes, Barbara 69, 80

H

Habermas, Jürgen 20
Hackethal, Julius 346
Häfner, Markus 115
Härle, Wilfried 82
Hahnemann, Samuel 108
Haker, Hille 238, 264
Haniel, Anja 116
Harris, John 219
Hartmann, Eduard von 171
Hartmann, Fritz 115
Harvey, William 105, 106, 205
Haslinger, Franz 220
Hauck, Max E. 305
Hauskeller, Christiane 212, 219
Hauskeller, Michael 82
Hegel, Georg Wilhelm Friedrich 80
Heidegger, Martin 244, 256, 332, 388, 395
Heilinger, Jan-Christoph 334
Heinemann, Thomas 220, 305

Heinrichs, Bert 305
Held, Klaus 48, 49, 80, 388, 389
Helmchen, Hanfried 187, 197, 305
Helmont, Johann Baptist von 101
Hepfer, Karl 82
Hepp, Hermann 223, 230
Herrmann, Beate 324, 333
Heyer, Martin 238
Hildt, Elisabeth 265
Hill, Thomas E. 123, 140
Hillebrand, Ingo 372
Hilpert, Konrad 220
Hippokrates 87, 89, 92, 95, 115, 119
Hirschberg, Irene 265
Höffe, Otfried 30, 35, 37, 39, 42, 44, 46
Hoff, Johannes 288
Hoff, Paul 197, 198
Hoffmann, Friedrich 106
Hoffmann, Thomas Sören 256
Hofheinz, Marco 256
Holderegger, Adrian 360, 371, 372
Holzem, Christoph 170
Honnefelder, Ludger 264, 265
Horn, Christoph 50, 81
Hornstein, Otto P. 256
Hübenthal, Christoph 81
Hühn, Lore 77, 81
Hürlimann, Denise C. 230
Hufeland, Christoph Wilhelm 108
Huster, Stefan 238
Hyman, David A. 324, 333

I

Iber, Christian 81
Illhardt, Franz Josef 170, 180, 184
Imhof, Esther 81
Inthorn, Julia 80
Irrgang, Bernhard 9, 188, 197

J

Jaspers, Karl 113, 115, 149, 231, 392
Jonas, Hans 267, 298, 299, 304
Jones, Hannah 272
Jütte, Robert 115
Junginger, Theodor 372
Just, Hanjörg 219

K

Kälin, Bernhard 58, 81
Kaiser Karl V. 204
Kalitzkus, Vera 289
Kamlah, Wilhelm 382, 389
Kant, Immanuel 16, 19, 23–35, 50, 51, 57, 63, 72, 121, 122, 123, 301, 303, 358, 363, 371, 375
Katz, Jay 124, 140
Kern, Bernd-Rüdiger 230
Kersten, Jens 220
Kettler, Dietrich 371
Kettner, Matthias 319
Kierkegaard, Sören 331, 337
Kind, Christian 230
Kindl, Manfred 230
Kirchenvater Ambrosius 53
Kirste, Günter 288
Klawitter, Jörg 197
Knoepffler, Nikolaus 116, 334
Koch, Roland 110
Körtner, Ulrich H. J. 9, 141, 220, 238
Kohler-Weiß, Christiane 230
Kollek, Regine 238
Kopelman, Loretta M. 372
Kopetzki, Christian 220
Koslowski, Peter 319
Krämer, Hans J. 81
Krehl, Ludolf von 120, 121, 129, 140
Kreß, Hartmut 141
Krupinski, Martin 197
Kunz, Matthias 188, 197

L

Labisch, Alfons 140
Lachmund, Jens 113, 115
Lantos, John D. 280
Laotse 168
Laube, Martin 288
Laufs, Adolf 182, 184, 227, 230
Lawler, Richard H. 281
Lederhilger, Severin J. 333
Leeuwenhoek, Antonie van 205
Lehmkuhl, Ulrike 197
Lenzen, Wolfgang 220
Lenzen-Schulte, Martina 250, 256
Leukipp 106

Leuthold, Margit 371
Levinas, Emmanuel 386
Levine, Robert J. 140
L'hoste, Sibylle H. 230
Lichtenthäler, Charles 99, 115
Liening, Paul 319
Lippert, Hans-Dieter 305
Lister, Joseph 110
Littig, Beate 265
Löhr, Mechthild 220
Lückert, Peter W. 305

M
MacIntyre, Alasdair 76
Maier, Barbara 230, 256
Maio, Giovanni 3, 9, 191, 197, 216, 219, 220, 248, 256, 295, 300, 304, 305, 315, 319, 324, 326, 329–334, 355, 371, 379, 380, 382, 386, 389
Marc Aurel 67
Marckmann, Georg 280, 304, 305, 319
Markus, Peter 390
Marquard, Odo 382, 389
Marx, Wolfgang 372
May, Arnd T. 372
McLachlan, Andrew J. 187, 197
Meslin, Eric M. 124, 140
Middel, Annette 239
Mielke, Fred 298, 305
Mieth, Dietmar 9
Mill, John Stuart 39, 41, 42, 46, 122, 140, 358
Miller, Geoffrey 280
Miller, Richard B. 280
Mitscherlich, Alexander 298, 305
Möller, Hans-Jürgen 197
Mohr, Michael 371
Moltmann, Jürgen 202
Monagle, John F. 184
Montinari, Mazzino 81
Moore, George Edward 42
Morris, Sir Peter 289
Müller, Hansjakob 230
Müller, Oliver 333, 389
Müller, Stephan E. 256
Mulder, Roger T. 187, 197

N
Nacke, Bernhard 239
Neißer, Albert 110, 295
Nida-Rümelin, Julian 149
Niethammer, Dietrich 280, 304, 305
Nietzsche, Friedrich 73, 81, 179

O
Oduncu, Fuat S. 220, 289
Offray de La Mettrie, Julien 106
Osler, Sir William 307

P
Panaitios 67
Papst Pius IX. 203
Paracelsus 101–107, 114, 115
Parneczky, Axel 372
Pascal, Blaise 384
Pasteur, Louis 110
Pauer-Studer, Herlinde 82
Peirce, Charles S. 139
Pellegrino, Edmund D. 77, 81, 386, 390
Pieper, Josef 53, 60, 81, 132, 140
Platon 50–57, 64, 67, 81, 96, 114, 185, 202, 281
Platzer, Katrin 390
Pöldinger, Walter 198
Pöltner, Günther 9, 141, 344, 362, 365, 371, 376, 390
Pohlenz, Max 70, 81
Pollmann, Arnd 334
Poseidonios 67
Pretty, Diane 357
Propping, Peter 264, 265
Przylebski, Andrzej 80, 389
Pythagoras 202

Q
Quante, Michael 35, 82, 283, 288, 289
Queisser-Luft, Annette 250, 256

R
Rahner, Karl 120, 140
Rahner, Nils 239
Rasmussen, Lisa 9
Ratajczak, Thomas 310, 319
Rauprich, Oliver 141
Rawls, John 134, 287, 288

Rehbock, Theda 163, 383, 390
Rehmann-Sutter, Christoph 349, 371
Reich, Warren T. 163, 184
Reil, Johann Christian 108
Reis, Burkhard 81
Rhonheimer, Martin 15, 21, 62, 75, 78, 81, 230
Ricken, Friedo 82
Rickert, Heinrich 19, 21, 81
Riemann, Rainer 264
Rippe, Klaus Peter 82
Ritschl, Dietrich 9, 198
Roelcke, Volker 305
Rössler, Wulf 197, 198
Rorty, Mary V. 280
Ross, Lainie Friedman 280
Roxin, Claus 141
Rütten, Thomas 95, 100, 115
Runkel, Thomas 334

S

Säfken, Christian 181, 184
Sahm, Stephan 355, 371
Salomon, Fred 372
Sandel, Michael 76
Sartorius, Norman 197
Sass, Hans-Martin 372
Savulesu, Julian 334
Schaber, Peter 82
Schaede, Stephan 115
Schäfer, Daniel 372
Scheler, Max 19, 76
Schelling, Friedrich Wilhelm Joseph 77, 81
Schiavo, Terry 343
Schildmann, Jan 372
Schipperges, Heinrich 9, 102, 103, 104, 109, 115, 116
Schlumbohm, Jürgen 220
Schmid-Tannwald, Ingolf 256
Schmitten, Jürgen in der 288
Schneider, Wolfgang 197
Schockenhoff, Eberhard 9, 75, 76, 81, 82, 141
Schöne-Seifert, Bettina 141, 147, 149, 334
Schönecker, Dieter 220
Schopenhauer, Arthur 13, 81

Schott, Heinz 103, 115
Schräer, Angela 239
Schreiber, Hans-Ludwig 288, 293, 305
Schroeter, François 32, 35
Schroth, Ulrich 141, 220, 289
Schubert, Charlotte 116
Schüttauf, Konrad 372
Schumacher, Bernard N. 372
Schuster, Josef 62, 81
Schweidler, Walter 256
Schweitzer, Albert 1, 9
Schwemmer, Oswald 35
Sébire, Chantal 360
Seelmann, Kurt 371
Seidler, Eduard 87, 115
Sellmaier, Stephan 163
Seneca 67, 386
Shannon, Thomas A. 9
Siep, Ludwig 260, 264
Silverman, William A. 280
Simmel, Georg 346
Simon, Alfred 140, 280
Singer, Peter 38, 39, 358
Sitter-Liver, Beat 289
Smith, David H. 280
Söderberg, Hjalmar 357
Sokrates 42, 51, 65, 97
Sophokles 143
Spaemann, Robert 17, 21, 81
Spiewak, Martin 242, 256
Spinoza, Baruch de 351
Spranger, Tade M. 305
Spree, Reinhard 140
Stahl, Georg Ernst 107
Steger, Florian 116, 141
Steidl, Sibylle 249
Steigleder, Klaus 9
Steinbock, Bonnie 212, 219
Steinke, Verena 239
Steinvorth, Ulrich 163, 188, 197
Stieglitz, Rolf-Dieter 197
Stöcker, Ralf 289
Stollberg, Gunnar 113, 115
Storm, Theodor 356
Strub, Jean-Daniel 81
Studer, Annina 230
Sturma, Dieter 140, 288

T

Talbot, Davinia 334
Tauer, Carol 208, 219
Taupitz, Jochen 220
Taylor, Charles 19, 20, 21, 76, 81
Thales von Milet 87
Thiele, Felix 319, 372
Thomas von Aquin 50, 63, 73–76, 81, 131
Thomas, Günter 115
Thomas, Hans 390
Thomasma, David C. 77, 81, 184
Toellner, Richard 113, 116, 149
Tolle, Susan W. 348, 371
Tugendhat, Ernst 48, 81

U

Uexküll, Thure von 113, 116, 170
Uhlenbruck, Wilhelm 182, 184, 230
Unterholzner, Bert 18, 21, 81

V

Vahl, Christian-Friedrich 372
Van den Beld, Anton 341, 371
VanDeVeer, Donald 163
Van Spyk, Benedikt 305
Veatch, Robert M. 280
Veit, Patrice 220
Vesal, Andreas 105
Vieth, Andreas 82
Virchow, Rudolf 101, 109
Volkmann, Richard von 110
Vollmann, Jochen 372
Vossenkuhl, Wilhelm 9, 82, 141, 163, 220, 289, 390

W

Wagner, Wolfgang 198, 289
Walter, James J. 9
Walzer, Michael 76, 319
Wehkamp, Karl-Heinz 140
Weidmann-Hügle, Tatjana 9
Weigl, Adrienne 220
Weischedel, Wilhelm 371
Weizsäcker, Viktor von 110
Werner, Christian 372
Wernstedt, Thela 230
Wesiack, Wolfgang 113, 116, 170
Westhofen, Martin 305
Wewetzer, Christa 230
Wiesemann, Claudia 280
Wiesing, Urban 34, 35, 141, 305, 319, 325, 334
Wijsbek, Henri 334
Wilmanns, Juliane 95, 96, 97, 99, 100, 116
Winslade, William J. 183, 184
Wischke, Mirko 80, 389
Wittgenstein, Ludwig 4, 9
Wittwer, Héctor 372
Wolbert, Werner 289
Wolff, Kaspar Friedrich 205
Wolfslast, Gabriele 280

Z

Zenon von Kition 49, 67, 70
Zimmermann-Acklin, Markus 348, 371, 372
Zimmermann, Mirjam 280
Zude, Heiko Ulrich 163

Sachverzeichnis

A

Abhängigkeit 139, 212, 271, 284, 300, 367, 385
Abstoßungsreaktionen
 (s. auch Organtransplantation) 281
Abtreibung
 (s. Schwangerschaftsabbruch)
Abwarten 137, 223, 370
Abwehrrecht 122, 144, 166, 167, 170, 173, 175, 190, 197, 253
Achtung 33, 123, 148, 185–190, 219, 269, 270, 271, 273, 277, 302, 366
– fürs Gesetz (nach Kant) 34
Aderlass 91
ADHS 309
Adoption 233, 234
Affekt 52, 53, 55, 56, 62, 65, 68–72
Affektenlehre (der Stoa) 68, 69, 70
Aid to Capacity Assessment (ACE) 146
Akzeptanz (s. Zulassen)
Alchemie 103, 104
Algorithmik 5, 39
Alkoholmissbrauch 191
Allokation 1, 131, 288, 307–319
Alter 5, 89, 96, 133, 187, 245, 268, 271, 278, 287, 302, 309, 312, 314, 323, 368, 380, 383
Altruismus 38
Alzheimer (s. Demenz)
Amniozentese (Fruchtwasseruntersuchung) 224, 231
Amputation 272
Amygdalotomie 195
amyotrophe Lateralsklerose 357, 361, 362
Anatomie 104, 105, 204, 294
Anenzephalie 207
Angewiesensein (Relationalität) 74, 76, 86, 112, 167, 169, 170, 180, 212, 270, 273, 276, 366, 367, 369, 381, 384, 385, 386, 388
Angina pectoris 355

Angst 52, 147, 257, 258, 262, 271, 324, 357, 363, 368, 369, 370
Animalculismus 205
Anorexia nervosa (Magersucht) 125
Anthropologie (s. auch Menschenbild) 1, 3, 9, 44, 45, 76, 81, 110, 202, 220, 238, 255, 288, 321, 326, 333, 334, 366, 375, 383, 385, 389
anthropologische Medizin 110, 113
Anthropotechnik 45
Anthropozentrismus 40
Anti-Aging-Medizin 323, 383
Antibiotikabehandlung 6, 34, 36, 110, 339, 354
Apathie 195, 196
– in der Stoa (*apatheia*) 70, 72
Apoplex (s. Hirninfarkt)
Aporie 228, 230, 247
Argument der Identität (s. auch Identität) 208
Argument der Kontinuität 209, 210
Argument der Potenzialität 206, 207, 212, 213
– aktive 206, 207, 213
– passive 206, 207, 213
Argument der schiefen Ebene 236, 237
Argument des Wertungswiderspruchs 216, 255
Arzt 5, 56, 57, 75, 94, 115, 116, 149, 170, 175, 185, 364, 386, 389, 390
– als Alleinentscheider (s. auch Paternalismus) 120, 121, 157
– als Anwalt des Patienten 316, 317
– als Berater 111, 112
– als Diener der Heilkunst 97, 99
– als Diener der Natur 90, 92, 387
– als Dienstleister 57, 166, 169, 317, 379
– als Helfer 99, 112, 166, 167, 190, 267, 269, 294, 315, 316, 318, 386, 394
– als Forscher 294–297, 299
– als Freund 112, 113

Arzt
- als Partner 114, 148
- als Schicksalsgefährte 113
- als Steuermann 90, 112
- als Techniker 73, 113, 115, 166, 168, 241, 243, 244, 330, 377, 379, 392, 395

Arztbild 111–114, 116, 149
Ärzteschule von Kos 97
ärztliche Integrität 78, 101, 112, 113, 175, 177, 364, 388
Arzt-Patient-Beziehung 47, 77, 113, 120, 143–149, 156, 157, 165, 166, 169, 179, 180, 267, 294, 296, 218, 387, 388, 395
- als Vertragsbeziehung 169
- als Vertrauensbeziehung 29, 48, 78, 98, 100, 112, 113, 121, 143, 144, 148, 163, 168, 169, 170, 179, 180, 183, 184, 196, 364, 379

Arztrolle 120, 316, 364, 365, 379
Ashley-Behandlung 277
Assistierter Suizid (Beihilfe zur Selbsttötung) 2, 96, 339, 346–349
Asthenie 108
Asthma 157
ataraxia (Seelenruhe) 65
Ateminsuffizienz 129
Ätiologie 87, 89, 102, 106–110, 182, 258, 286, 362, 378, 383
Atomismus 106
Aufklärung des Patienten 16, 114, 121, 143–147, 162, 168, 173, 250, 259, 260, 284, 292, 355
Aufklärungspflicht 143, 144, 168
Aufrichtigkeit 20, 61
Authentizität 148, 152, 153, 155, 159, 160, 162, 189, 193
Autoaggression (s. Selbstgefährdung)
Autonomie (s. auch Prinzip der Autonomie) 27, 35, 64, 74, 121, 122, 123, 140, 145, 148, 166–169, 171, 173, 174, 175, 177, 179, 185, 264, 358, 359, 367
- als Beziehungsgeschehen 162, 165, 167, 168, 170, 196, 367
- bei Kant 27, 32–35, 122, 123, 358
- des Kindes 186, 269, 278, 325

- liberalistische 33, 34, 122, 123, 167, 190, 331, 342, 358, 359, 360, 366, 367
- in der Psychiatrie 187, 188, 190, 196
- als Sich-ins-Verhältnis-Bringen 154, 162, 167
- in der Sterbehilfe 357–360, 364–376
- Wiederherstellung von 187, 190, 196

Autonomiefähigkeit 157, 185, 187, 269
- bei Minderjährigen 269

B

Bakteriologie 110
Bedingung, hinreichende/notwendige 341, 344, 345
bedingungslose Annahme 232, 238
Bedürftigkeit 131, 133, 134, 135, 317
Begegnung 47, 169, 267, 392, 395
Begründung 2, 20, 21, 23, 35, 37, 44, 45, 80, 120, 121, 122, 140, 198, 211, 219, 304, 363
- deontologische 21, 34, 44, 45, 148, 188, 215, 278
- konsequenzialistische 21, 34, 37, 44, 45, 213, 215, 364
- pragmatische 93
- utilitaristische 37, 38, 42, 277, 278, 303, 317, 359

Behandlungseinsicht, fehlende 192, 193, 194
- bei Minderjährigen 270, 271, 276

Behandlungspflicht 186, 193, 278, 279
Behinderung 234, 237, 274, 275, 277, 278, 279, 286, 287, 361, 367
Beihilfe zur Selbsttötung (s. Assistierter Suizid)
Belmont Report (1978) 130
Beratungspflicht 226, 227, 236, 259, 260
Berufsordnung 100, 229, 230, 279, 346
Bescheidenheit 58, 61
Beschleunigung (s. auch Zeitökonomie) 393
Beseeltheit des Embryos 203
Besonnenheit (*sophrosyne*) 42–54, 58, 61, 71

Betreuung 125, 128, 154, 193, 194, 195, 264, 270, 279, 338
Betreuungsgericht (Vormundschaftsgericht) 7, 277, 289
Betreuungsgesetz 7, 354, 356
Bevormundung (s. auch Paternalismus) 121, 128, 129, 148, 152, 154, 160, 166, 189, 324, 348, 360, 362
Beziehung 112, 114, 156, 162, 186, 188, 249, 270, 273, 277, 318, 370, 378, 381, 388, 393
– familiäre (s. auch Eltern-Kind-Beziehung) 168, 226, 249, 250, 251, 271, 277, 381, 388
– rechtlich-verträgliche 166, 169, 379
– soziale 131, 132, 139, 168, 380, 381, 388
Beziehungsfähigkeit 196
Beziehungsgefüge 165, 249, 273, 276, 286, 356, 367, 370, 380, 381, 388, 393
Beziehungsmedizin 156, 162, 354, 371, 378, 387, 388, 392, 393
Bilanzsuizid 137, 348
Biogerontologie 383
Blutstammzelltransplantation, autologe 291, 292
Blutung, intrazerebrale 275
Brain-Machine-Interfaces 378
Brownianismus 108
Brustkrebs (s. Mammakarzinom)
Bundesärztekammer 100, 287, 347
Bundesverfassungsgericht 225, 226
Bürgerrechtsbewegungen 166
Bypass, aortokoronarer 355

C

Chancengleichheit 132, 287, 288, 318
Chemotherapie 6, 116, 149, 161, 194, 228, 272, 276, 291
Chirurgie 90, 91, 92, 97, 110, 196, 281
– ästhetische 310, 322, 324, 325, 328, 329, 330, 334, 379, 380, 383, 389
– experimentelle 274, 275, 292
Chorea Huntington (Veitstanz) 262
Chorionzottenbiopsie 224

Chromosomenstörung 211
Cochlea-Implantat 172, 274
Compliance 192, 193, 288
Conditio humana 1, 4, 9, 57, 64, 73, 79, 86, 202, 232, 255, 337, 341, 343, 360, 363, 367–370, 381, 382, 384, 385, 387, 388, 389, 394
Corpus Hippocraticum 87, 92, 94, 387

D

Dankbarkeit 33, 58, 332, 333
Darmkrebs (s. Kolonkarzinom)
Demenz 145, 146, 154, 157, 297, 301, 354
Demut 58
Denkseele 59, 203
Deontologie (s. Begründung)
Dermatologie 323
Deutscher Ethikrat 339
Diagnose 8, 14, 191, 226, 260, 318, 337
Diagnosemitteilung 161, 224
Dialyse (Blutwäsche) 272, 285, 287, 339, 355, 356
Diätetik 90, 91, 98, 99, 111, 112
Dienstleistungsmedizin 56, 57, 322, 326, 389
Differenzprinzip (nach Rawls) 288
Diskriminierung 191, 264, 287, 323, 365
Diskursethik 20
Disziplinierung 189
DNA-Chip (Gentest) 258
Doping 323, 329
Doppelmoral 217
Dringlichkeit 287, 288
Drogenmissbrauch 191
Dyskrasie 89

E

Effektivität 133, 134, 310–313, 326, 376, 378, 386
Effizienz 133, 134, 136, 287, 311, 312, 313, 317, 321, 326, 330, 333, 377, 388, 391, 393
Effizienzmodell (s. auch Verteilungsgerechtigkeit) 133, 134, 136, 287

Effizienzsteigerung
- im Enhancement 330–333
- in der Ökonomie 393

Egalitarismus 132

Egoismus 39, 44

Egozentrik 39

Ehrfurcht vor dem Leben 9

Eigenverantwortung 133

Eileiterschwangerschaft
(s. Extrauteringravidität)

»Einbecker Empfehlungen« (1992) 275, 278

Einsichtsfähigkeit 157, 181, 263, 268, 298

Einwilligung (s. auch Vernunfteinwilligung) 143, 145, 172, 261, 270, 275, 282, 295–298, 300, 304
- freie 282, 283, 284, 298, 299, 300, 358
- mutmaßliche 288

Einwilligung, aufgeklärte (informed consent) 17, 123, 144, 145, 147, 148, 176, 185, 259, 264, 269, 278, 284, 298, 299, 304, 380

Einwilligungsfähigkeit 144, 176, 263, 269, 271, 298, 300, 301
- fehlende 146, 186, 194, 291, 300, 302, 354

Einwilligungsverweigerung 276, 279

Einzelfallentscheidung 279, 292, 293, 349

Einzigartigkeit der Krankheit 8, 47, 48, 64, 89, 168, 191, 392

Einzigartigkeit des Menschen
(s. Individualität)

Eizellen, befruchtete
- Herstellung auf Vorrat 244, 245
- Konservierung 245

Eizellspende 251–255

Eltern-Kind-Beziehung 248–251, 271, 273

Emanzipation 166, 381, 382

Embolisationstherapie 175

Embryo 1, 2, 41, 44, 202–214, 217, 219, 220, 232, 235, 238, 244–248, 255, 256, 381
- Auswahl nach Gütekriterien 246, 247
- extrakorporaler (pränidativer) 208, 209, 210, 212, 215, 216, 220, 235, 245, 256
- Gattungszugehörigkeit 207, 208
- in der Geschichte 202–206
- Herstellung auf Vorrat 245
- Identität 208, 209
- Individualität 208
- Kontinuität 209, 210
- als Mensch 106, 207, 208, 214, 245, 246, 247, 256
- als Nicht-Mensch 208, 210–214, 217, 246, 247
- Potenzialität 206, 207, 213
- »überzähliger« (»verwaister«) 214, 215, 216, 233, 245, 246, 247

Embryo-maternaler Dialog 212, 213, 226

Embryonenforschung (s. auch embryonale Stammzellforschung) 44, 213–216, 218, 219, 220, 238

Embryonenschutzgesetz (s. auch Schutzwürdigkeit) 217, 245, 248

Emotionalität 41, 44, 50, 57, 63, 64, 76, 237, 323, 327, 333, 370, 371

Empathie 78, 139, 166

Empirie 17, 19, 40, 43, 86, 87, 88, 105, 208, 262, 263, 282, 283, 294, 310, 313, 364

Endlichkeit des Menschen 341

Endoskopie 155

Engagement 72, 156, 182

Enhancement 45, 321–328, 330–333
- Ästhetische Chirurgie 328, 329, 330
- Authentizität 331, 332
- Beschleunigung 331
- Effizienzdenken 326, 330–333
- Glück 327
- Selbstbestimmung 323, 324, 325

Entelechie 107, 207

Entfremdung 330

Entpersonalisierung 389

Entscheidungslösung
(s. auch Organspende) 284

Entsolidarisierung 237, 261, 264, 364, 370, 389
Entwicklungsfähigkeit 270, 273, 276, 277
Entwicklungsretardierung 221, 222, 285, 286
Enzephalopathie 277
Epigenese-Theorie 205
Epilepsie 87, 285, 342
Erfolgsaussicht 246, 287, 310, 342
Erfüllungsanspruch 253
Erklärung, naturwissenschaftliche 4, 5, 8, 101, 103, 104, 105, 113, 114, 203, 211, 212, 213, 274, 283, 294, 309, 376, 377, 387, 395
Ethik 2, 3, 9, 16, 21, 35, 45, 48, 49, 64, 81, 82, 115, 116, 122, 141, 149, 183, 264, 314, 315, 318, 372, 375, 389, 390
– deontologische (s. Pflichtenethik)
– formalistische 19
– hedonistische (s. Hedonismus)
– kasuistische 139, 140
– konsequenzialistische (s. Konsequenzialismus)
– des Lebens 9
– narrative 138, 140
– responsive 386
– teleologische 37
– der Tugenden (s. Tugendethik)
– utilitaristische (s. Utilitarismus)
Ethikberatung 5–8, 125, 128, 129, 130, 135–138, 151–156, 161, 162, 171, 176, 191–194, 221, 222, 223, 227, 244, 250, 251, 268, 269, 274–277, 285, 286, 291, 292, 299, 300, 338, 342, 343, 350–353, 355, 356
Ethikkommission 236, 292, 297, 298, 304
Ethiktheorie 2, 9, 20, 21, 34, 35, 44, 45, 104, 122, 132, 138, 160, 188, 198, 215, 292, 293, 305, 362
Ethos (*êthos*) 48, 49, 60, 76, 347, 365, 388
Eudaimonie (s. Tugendethik)
Eukrasie 88

Europäischer Gerichtshof für Menschenrechte 357
Evidenzbasierte Medizin 395
Experiment (s. auch Forschung) 292–295, 298
Explantation (s. auch Transplantation) 282, 283, 284, 288
Exsikkose (Austrocknung) 129, 130
Extrauteringravidität 181, 245
Extubation 350, 351
– mit Todesfolge 338

F
Fairnessmodell (s. auch Verteilungsgerechtigkeit) 133, 134, 136
Fall Ashley 277
Fall Julius Hackethal 346
Fall Hannah Jones 272
Fall Diane Pretty 357
Fall Chantal Sébire 360
Fall Terry Shiavo 343
Fallpauschale 377
Familienplanung 252
Fatalismus 68, 260
Fehlgeburt (Abort) 210, 211, 217, 236, 242, 245
Fertilisation (s. auch Zeugung) 202, 203, 209, 210, 213, 231, 249
Fetozid 247, 248
Foetus 203, 204
Folgenorientierung (s. auch Konsequenzialismus) 24, 28, 29, 34, 37, 38, 42, 43, 213, 215, 219, 363, 364
Formel des Reiches der Zwecke (Kant) 27
Forschung am Menschen (Humanexperiment) 110, 131, 159, 258, 291–299, 301, 302, 304, 305, 376
– Definition 292
– Geschichte 294–298
– an Minderjährigen 44, 280, 291, 296, 300–305
– an nicht einwilligungsfähigen Patienten 300–303

Forschung vs. Heilversuch 292, 293
Fortpflanzungsmedizingesetz 256
Freiheit 40, 62, 66, 68, 120, 123, 171, 188, 189, 263, 278, 313, 331, 388
– ärztliche 166, 174
– bei Kant 27, 33, 34
– liberalistische 122, 133, 140, 324
– negative 21
– reproduktive 252, 253
– der Wahl (s. Wahlfreiheit)
Freiheitsmodell (s. auch Verteilungsgerechtigkeit) 133, 135
Freiheitsrecht 166, 253
Freiheitsträger 167, 269, 270
Freiwilligkeit 62, 145, 147, 152, 155, 159, 162, 173, 284, 288, 298, 299, 300, 331
Fremdgefährdung 122, 153, 183, 189
Freude 39, 41, 42, 53, 62–65, 70, 72, 286
Freundschaft (*philia*) 61
Frühgeburt 221, 222, 275
Funktionsfähigkeit 377, 379, 388
– physiologische 5, 106, 107, 124, 274, 275, 279, 283, 376, 377, 378, 388
Fürsorge (s. auch Prinzip der Fürsorge) 20, 39, 99, 126, 127, 152, 160, 161, 162, 165, 166, 249, 273, 303, 377
Fürsorgeethik (care ethics) 138, 139, 140
Fürsorgepflicht 276, 277

G

Ganze, Blick auf das 4, 48, 51, 52, 53, 57, 59, 63, 68, 70, 76, 78, 79, 131, 185, 231, 378, 388, 394, 395
Garantenpflicht 182, 268, 347
Gastroskopie 155, 161
Gattungszugehörigkeit 41, 207, 208
Geburt 1, 4, 5, 102, 202, 231, 238, 242, 243, 254, 262, 388
Gefängnisarzt 183
Gefängnisinsasse 300
Gefäßmissbildung 175, 176
Gehirntumor 228
Gehörlosigkeit 172, 274, 275
Gelassenheit 137, 256, 367, 368, 369

Gemeinschaft 19, 52, 64, 67, 72, 76, 96, 316, 370, 381, 388
Gemeinwohl 39, 40, 43, 44, 131, 132
Gendefekt 232–235, 238, 383
Gendiagnostik, prädiktive 224, 230, 257–264, 381
– BRCA1/2-Gen 257
– an Minderjährigen 261, 263
– mit unmittelbarer therapeutischer Konsequenz 258, 261
– ohne unmittelbare therapeutische Konsequenz 262
Gendiagnostikgesetz 224, 259, 260, 262, 263, 264
Genfer Ärztegelöbnis 100
Gentest (s. Gendiagnostik)
Gerechtigkeit (s. auch Prinzip der Gerechtigkeit) 20, 254, 288, 311
– ausgleichende (Tauschgerechtigkeit) 58, 61, 131, 132
– als Fairness 134, 136, 287
– Freiheitsmodell (Liberalismus) 133
– Gleichheitsmodell (Egalitarismus) 132, 133
– Individualgerechtigkeit vs. Sozialgerechtigkeit 131
– legale 58, 132
– zuteilende 58, 131, 132, 288
Gesamthirntod 282
Geschehenlassen 137, 340, 344
Gespräch 144, 148, 154, 162, 174, 180, 182, 183, 184, 195, 269, 277, 356, 387
Gesundheit 18, 24, 69, 95, 100, 115, 140, 174, 226, 229, 258, 313, 333, 384–387, 394
– in der antiken Medizin 69, 71, 88, 89, 91, 95, 112
– im Brownianismus 108
– als Eukrasie (Gleichgewicht) 88, 89
– »große« (bei Nietzsche) 73
– in der mittelalterlichen Medizin 73
– in der Neuzeit 108
Gesundheitsleistungen 57, 169, 279, 308, 315, 316, 318, 323, 394
– notwendige/nicht notwendige 279, 307–311, 313

Sachverzeichnis

Gesundheitswesen 1, 307, 308, 310, 389
Gewinnmaximierung 56, 57, 315
Gewissen 143, 176, 227, 246, 279, 284, 304, 347, 349, 364
Gewissenhaftigkeit 78, 100
Gleichgültigkeit 167, 193
Gleichheit 18, 30, 132, 133, 135, 287, 288, 319
Gleichheitsmodell (s. auch Verteilungsgerechtigkeit) 132
Gleichheitsprinzip (nach Rawls) 288
Glück 34, 41–44, 60, 63, 67, 70, 71, 73, 75, 79, 80, 81, 278, 286, 327, 328, 329
– als *apatheia* (Stoa) 70, 71, 72
– als *ataraxia* (Epikur) 65, 66
– als *beatitudo perfecta* (Thomas von Aquin) 75
– als *eudaimonia* (Aristoteles) 34, 48, 59, 327
– als Lust (s. Hedonismus)
Goldene Mitte (*mesotes*) 20, 60–64
Goldene Regel 20
Grenzen der Machbarkeit 21, 90, 97, 99, 101, 113, 244, 305, 329, 332, 370, 382, 388
Grenzsituation 1, 4, 278, 355, 372, 388, 390
Grundhaltung zum Sterben 341, 344, 346, 355
das Gute, Begriff des Guten 3, 4, 8, 9, 17, 21, 46, 49, 50, 51, 64, 74, 78, 79, 82, 326, 377, 379, 388
– in der Antike (s. auch Tugendethik) 17, 48, 50–53, 59, 60, 62, 63
– moralisch Gutes (s. auch Pflicht) 49
– prudenziell Gutes 48, 49
– bei Thomas von Aquin 74, 75
– im Utilitarismus 39, 41
Gynäkologie 223, 230, 235, 323

H

Halbseitenlähmung (Hemiparese) (s. Lähmung)
Haltung (s. auch Tugend) 3, 8, 15, 18, 45, 46, 48–51, 61, 62, 79, 94, 104, 112, 149, 190, 191, 344, 385, 393, 394
Hämangiom-Sprechstunde 177
Handlung 13–16, 48, 49, 50, 59, 80, 340, 393
– autonome 145, 148, 155, 173
– in Bezug auf gut und schlecht (s. auch Moralität) 15, 25, 363
– in Bezug auf richtig und falsch (s. auch Legalität) 15, 16, 25, 190
– aus Pflicht 24, 25, 26
– pflichtgemäße 24, 25, 26
– als *praxis* (Aristoteles) 48, 392
Handlungstheorie 214, 215
Haus der Medizin 103, 104
Hedonismus 38, 41, 42, 44, 65, 66, 67, 69, 71
Heilauftrag 279, 326, 364, 371, 387
Heilbehandlung (vs. Forschung) 293, 294, 296
Heilkult 87
Heilversuch (vs. Forschung) 291–294
Heimbeatmungsgerät 152, 153, 154
HELLP-Syndrom (Schwangerschaftsgestose) 221
Helsinki-Deklaration (1975) 297, 303
Herkunft 248, 249, 250, 252, 388
Herstellen, technisches 249, 255, 327, 379
– als *poiesis* (Aristoteles) 392
Herzamyloidose 291
Herzinsuffizienz 272, 291, 292
Herzkrankheit, koronare 355
Herz-Kreislauf-Stillstand 282, 355
Herzrhythmusstörungen 154
Herzschrittmacher 6
Herztransplantation 272, 281, 282
Heteronomie 34, 185
Highflow-AV-Malformation 175
Hilfspflicht 28, 31, 32, 33, 126, 128, 182, 213, 214, 217, 303, 311
Hippokratische Ärzteschule 87
Hippokratische Medizin 87, 94, 97, 99
Hippokratischer Eid 17, 94, 95, 96, 98, 99, 100, 115, 116, 179, 356

Hippokratischer Eid
- Entstehungsgeschichte 95
- Funktion 100, 101
Hirninfarkt 338, 351
Hirnschaden, hypoxischer 350
Hirnstamm-Implantation 274
Hirntodkonzept 279, 281–284, 288, 289
HIV-Therapie 192
Homo faber 113
Homo oeconomicus 391
Homöopathie 91, 108
Hospiz 7, 377
Humanexperiment
  (s. Forschung am Menschen)
Humangenetik 258, 259
Humangenetische Beratung 236, 259, 260, 262, 264
Humoralpathologie (Viersäftelehre) 88, 89, 101, 105, 106, 107, 109
Hydrozephalus 275
hypothetischer Imperativ (bei Kant) 26

I
Idealismus 40
Identität, personale 39, 196, 208, 209, 220, 250, 251, 252, 263, 273, 283, 289, 334
- Embryo 208, 209
- - Zwillingsbildung 209, 210
- Samenspende 250
Indikation
- embryopathische 226, 234, 235
- kriminologische 226, 228
- medizinische 5, 7, 176, 192, 216, 224, 227–230, 233, 236, 237, 243, 275, 279, 285, 366, 383
- psychische 229
- soziale 229
Individualismus 25, 39, 121, 122, 133, 165, 323, 358, 360, 367, 369, 380, 381, 388
Individualität (Einzigartigkeit) 47, 51, 64, 122, 129, 131, 168, 186, 191, 208, 209, 270, 330, 331, 378, 392, 395
Industrialisierung
  (s. Marktorientierung)
Infertilität (Unfruchtbarkeit) 97, 246, 253, 313, 317, 378

Inkommensurabilität 43
Inkontinenz 97
Inkubator 222
Innenohraplasie 274
Insemination, heterologe (donogene) 248–255
Instrumentalisierung (s. auch Mittel) 29–32, 34, 50, 123, 138, 215, 298, 299, 301, 302, 303, 331, 332
- des Arztes 364
- legitime 301, 302
Instrumentalisierungsverbot 31, 123, 301, 303
Integrität 364
- moralische 78, 101, 112, 113, 176, 264
- physische 124, 173, 264, 311
- psychische 124, 173, 264
Intensivmedizin (s. auch Maximaltherapie) 282, 372
Intensivstation 6, 135, 282, 317, 350
Intentionalität (Absicht) 14, 25, 29, 38, 59, 129, 147, 231, 246, 247, 255, 340, 341, 343–346, 363
Interessen 39, 124, 134, 216, 248, 288, 303
- Dritter 30, 43, 147, 180, 182, 184, 217, 303, 364
- gesellschaftliche 181, 303
- subjektive 30, 39, 42, 59, 128, 180, 183, 194, 195, 216, 246, 247, 248, 255, 295, 303
- wissenschaftliche 291, 293, 294, 303
Intubation 6, 7, 14, 137, 151–154, 338, 343, 355
Intubationsverzicht 6
Intuition 8, 139, 211
In-vitro-Fertilisation 242, 243, 245, 248, 256

J
Jugendhilfeeinrichtung 191

K
Kaiserschnitt (Sectio) 222
Kalkül 39, 233, 235, 237, 245, 247, 250, 252, 255, 277, 278, 317

Sachverzeichnis

Kardinaltugenden 53, 54, 71, 73, 75, 76, 78
kasuistische Medizinethik 139, 140
kategorischer Imperativ (bei Kant) 20, 26, 27, 28, 31, 35, 301
Kausalität
– indirekte Sterbehilfe 345
– passive Sterbehilfe 341
Keimblatttheorie 205
Keimzelle 206, 207, 255
Kinderlosigkeit, ungewollte 241–244, 246, 248, 256, 316, 317
Kindeswohl 259, 262, 270, 271, 272, 274–278, 303, 325, 349
kindorientierte Ethik 268, 269, 270, 273, 278
Kindsein 268–271, 273, 277
Kirchenrecht, kanonisches 203
Kleinhirnhypoplasie 286
Kleinwuchs 323
klinische Studie 159, 291, 292, 297–304
Klonen 220, 238, 253, 254, 381
Klugheit 15, 24, 25, 26, 39, 52, 58, 59, 60, 75, 90, 93, 97
Kolonkarzinom 6
Koloskopie 312
Kommerzialisierung 56, 57, 255, 285, 315, 349
Kommunikation 180
Kommunitarismus 76
Kompetenz (s. Urteilsfähigkeit)
Komplizenschaft 217, 218, 219
Konfliktsituation 139, 156, 184, 216, 230, 233, 234, 235
Konformitätsdruck (s. auch sozialer Druck) 122, 186, 189
Konsequenzialismus (s. auch Folgenorientierung) 21, 34, 37, 42–45, 47, 80, 213, 215, 219, 364
Konstitution 89, 91, 102, 192
Kontingenz 23, 47, 49, 79, 231, 368, 381, 383, 389
Kontraindikation 176
Kontrazeption 217, 268, 325
Konzept des guten Lebens 2, 5, 45, 48, 56, 57, 67, 68, 69, 70, 72, 74, 76, 79, 121, 324, 327, 330–333, 361, 362, 394

Konzept des guten Sterbens 77, 121, 366–369
Koronarangiographie 6
Körper/Leib 55, 88, 89, 96, 102, 106, 112, 278, 283, 296, 310, 333, 359, 385
– als Maschine (s. auch Mechanismus) 1, 34, 105, 106, 376, 377, 378, 383
– als Projekt 322, 323, 325, 328, 330, 333, 334, 383
Körper vs. Geist/Seele 104, 106, 107, 108, 185
Körperverletzung 338
Kosten
– medizinische Maßnahmen 317
– Verhältnismäßigkeit 311, 312, 313
Krankheit 1, 5, 8, 64, 72, 73, 88, 89, 115, 168, 185, 367, 381, 382, 384
– als Dyskrasie (Ungleichgewicht) 89, 90, 91
– als empirisch erklärbar 87
– als etwas Indifferentes (Stoa) 69, 71, 72
– als etwas je Individuelles 89
– als etwas Mystisches 87
– als mechanischer Defekt 106, 107, 196, 376
– als dem Menschen endogen 384
– als Produkt von Zellstörungen 109, 110
– als psychisch verursacht 107, 108
– als Reaktion des gesamten Organismus 101, 108, 110
Krankheitsbegriff 87, 140, 309, 325
Krankheitseinsicht, fehlende 186, 187, 192, 193, 194
Krankheitsursachen (s. Ätiologie)
Krankheitsverständnis
– holistisches 88, 89, 102, 108, 109, 110
– lokalistisches 109, 110
– mechanistisches 106, 107, 109, 113, 196, 376, 377, 381
– vitalistisches 107, 108
Kranksein 68, 69, 102, 115, 169, 362, 378, 385, 388, 392, 394, 395

Kriterium der Kausalität (Sterbehilfe) 341, 344, 345
künstliche Beatmung 6, 137, 151–154, 338, 339, 340, 343, 355, 356
künstliche Ernährung 129, 130, 154, 155, 277, 339, 343, 350, 353

L

Lähmung 144, 151, 152, 154, 194, 195, 350, 351
– Halbseitenlähmung 342
– Querschnittslähmung 151, 194, 350, 351
– Tetraplegie 351
Leben als Projekt (s. auch Machbarkeit) 153, 332, 333, 360, 361, 367, 368, 381, 382, 389
Leben, gutes (s. Konzept des guten Lebens)
Lebendspende 284, 285, 288
Lebensführung 64, 89, 90, 91, 98, 111, 112, 146, 186, 187, 332
Lebensgefahr 125, 128, 159, 175, 176, 181, 182, 193, 195, 228, 229, 245
Lebenskonzept, individuelles 75, 153, 155, 160, 187, 265, 324, 331, 332, 361, 362, 385, 387
Lebenskraft (s. auch Vitalismus) 101, 107, 108, 109
Lebenskunst 369
Lebensqualität 94, 129, 130, 287
Lebensrecht 225, 226, 232, 235, 246, 311, 357
Lebensrettung 14, 126, 181, 182, 278, 279, 309, 311, 347
Lebensschutz 206, 220, 230, 247, 278
Lebensverlängerung 278, 309, 312, 325, 338, 343, 352, 383
Lebenswelt 1, 250, 327, 376
Lebenswert 278, 361, 365
Leberzirrhose 135
Legalität (s. auch pflichtgemäßes Handeln) 15, 25, 254
Leibphänomenologie 9, 283, 333
leib-seelische Einheit 102, 104, 109, 196

Leid/Leiden 6, 148, 188, 191, 241, 243, 309, 325, 333, 346, 360, 361, 362, 379, 386, 394
– unerträgliches 361, 362
– unheilbares 7, 92, 187, 278, 285, 286, 355, 356, 359
Leidensbegriff 309, 361
Leidensfähigkeit 40, 41
Leidenslinderung 39, 92, 174, 278, 279, 309, 345, 361, 379
Leistungsgesellschaft 326, 328, 383
Leitlinien 395
Leukämie 272, 276
Lübecker Impfskandal 296
Lügen 28–31
Lungenentzündung (s. Pneumonie)
Lymphknotenkrebs (s. Lymphom)
Lymphom 152, 194

M

Machbarkeit 1, 90, 97, 99, 111, 231, 238, 305, 329, 332, 344, 360, 367, 368, 381, 382, 383, 387
Magenblutung 135
Magenkarzinom 161, 167
Magenspiegelung (s. Gastroskopie)
Magersucht (s. Anorexia nervosa)
Mammakarzinom 6, 257
Mammographie 312
Marketing 391
Marktorientierung 64, 100, 131, 133, 135, 249, 255, 307, 313, 315, 318, 319, 322, 377, 379, 391–395
Maschinenparadigma 101, 107
Maß 52, 53, 55, 56, 57, 61, 62, 70, 75, 76, 77, 216, 287, 321, 389
Maßlosigkeit 55, 56, 66, 67, 70, 77, 332, 333
Maßstab 2, 7, 16, 17, 37, 43, 47, 61, 64, 67, 132, 148, 160, 174, 274, 287, 358, 365
Maximaltherapie 135, 136, 137, 315, 339, 350
Maxime 49, 79, 96, 99, 123, 358
– bei Kant 25–31, 38, 123

mechanistisches Menschenbild 105, 106, 107, 109, 114, 196, 376, 377, 378, 383, 384, 387
medikamentöse Behandlung 91, 95, 97, 102, 104, 159, 193, 222
Medizin 2, 45, 57, 77, 86, 90, 111, 114, 168, 173, 317
– als angewandte Naturwissenschaft 3, 4, 376, 394
– als bedingungsloses Hilfeversprechen 77, 386, 388
– als Dienst am Menschen 3, 64, 166, 319, 379, 394, 395
– als experimentierende Wissenschaft (s. Forschung am Menschen)
– als Heilkunst 93, 294
– als praktische Wissenschaft 3, 4, 294
– als soziale Praxis 139, 315, 325, 376, 387, 394
medizinische Maßnahmen
– bedarfsorientierte 316
– Effektivität 310, 311, 313
– Effizienz 311, 313
– Kosten 317
– notwendige 309, 310, 311
– Zielsetzung 309, 310
– Zweckmäßigkeit 310, 311, 313
medizinische Technik 113, 115, 221, 318, 377, 393
Mensch 1–5, 8, 19, 27, 28, 30, 32, 35, 40, 41, 42, 47, 48, 55–58, 64, 68, 74, 76, 77, 86, 88, 104, 116, 120, 168, 202, 207–211, 213, 220, 238, 255, 264, 326, 362, 363, 375, 382, 388
– als angewiesenes Wesen 139, 167, 169, 212, 366, 367, 385, 386, 388
– als atomistisch-isoliertes Wesen 380, 388
– als autonom-souveränes Wesen 169, 359, 360, 367, 368, 379, 385, 386
– als Beziehungswesen 139, 156, 162, 165, 170, 186, 188, 196, 249, 270, 318, 378, 381, 388
– als dialogisches Wesen 165, 168
– als herkünftiges Wesen 249, 250
– als machbares Wesen 249, 330, 334, 381–384
– als Mängelwesen 102
– als Mikrokosmos 88, 89, 104
– als vulnerables Wesen 384, 386, 388
Menschenbild 1, 3, 44, 45, 56, 76, 86, 101, 114, 288, 313, 375, 376, 390
Menschenrechte 44, 220, 301, 303, 357
Menschenwürde 20, 27, 33, 35, 41, 116, 148, 162, 225, 226, 247, 248, 256, 301, 352, 362, 363, 368, 370
Menschheit 27, 30, 32, 100
Menschlichkeit (Humanität) 33, 38, 48, 254, 305, 348, 349, 356, 366, 369, 384
Messbarkeit 40, 43, 105, 106, 107, 113, 135, 310, 387, 388, 392, 393, 394
Mikrobiologie 5, 7
Minderjährige 97, 160, 191, 261, 263, 267–271, 273, 278, 296, 301, 302, 303, 305, 322–325
– ästhetische Interventionen 324, 325
– Entwicklungsfähigkeit, Schutz 273
– Forschung mit Minderjährigen 302, 303, 304
– Gendiagnostik 261–264
– Therapieverweigerung 270–273
Missbrauch 42, 96, 98, 189, 191, 192, 229, 297
Mitfühlen (s. Empathie)
Mittel (vs. Zweck) 29, 30, 32, 255, 297, 298, 299, 301
Modularisierung 392
Molekularbiologie 109
Moral 2, 13, 21, 46, 48, 49
– Moral vs. Ethos 48, 49
– Moralisierung von Krankheit 260, 261
– Moralität vs. Legalität (bei Kant) 15, 25, 26, 254
Moralphilosophie 8, 49, 141, 390
Moraltheologie (s. auch Theologie) 8
Motivation, innere 13, 15, 16, 37, 57, 63, 80, 104, 192, 260, 386, 387, 393
Mukoviszidose 264
Multiorganversagen 137
Mutter-Kind-Beziehung 226

Mutterschaft
- biologische 251, 252
- dissoziierte 251, 252, 253
- genetische 251, 252, 255
- soziale 251, 252, 255
Mystik 19, 87, 101, 103, 104, 107

N
Nächstenliebe (Caritas) 75, 77, 112, 139, 319
narrative Medizinethik 138, 140
Natalität 221
National Commission for the Protection of Human Subjects in Biomedical and Behavioral Research 130
Natur 28, 33, 34, 92, 210, 223, 262
- innere vs. äußere 102, 104
- als Kosmos (Antike) 68, 72, 80, 89, 102, 104
- als *physis* (Antike) 90, 387
naturalistischer Fehlschluss 210
Natur-Argument 210, 211
Naturgesetz 3, 90, 106, 213, 376
Naturgesetzformel (Kant) 27, 28, 29
Naturwissenschaften (s. auch Erklärung, naturwissenschaftliche) 1, 3, 4, 5, 21, 33, 34, 81, 109, 115, 203, 204, 206, 211, 212, 295, 304, 376, 394
Nebenwirkungen 159, 247, 300, 345, 346
Neigung (bei Kant) 23, 24, 25, 33
Neißer-Skandal 295, 296
Neonatologie 222, 275, 278, 279
Neugeborenes, schwerstgeschädigtes 275, 278, 279
Neuroblastom 360
Neurochirurgie 195, 196, 342, 378
Neuroenhancement 323, 324, 326, 327, 328, 330–333
Neuroethik 195, 196, 323, 324, 326, 327, 328, 330–334, 342, 378
Nicht-Schaden (s. Prinzip des Nicht-Schadens)
Nidation 209, 210, 217
Nidationshemmer 217

Niereninsuffizienz 355
Nierentransplantation 281
Nierenversagen, akutes 135
Norm 15–18, 20, 21, 77, 80, 116, 121, 256, 334, 344, 384
- gesellschaftliche 186, 189, 324
- universale 48, 49, 76, 358
Notaufnahme 6, 135
Notfallsituation 175, 279
Nötigung 147
notwendige Maßnahme 309, 310, 311
Nürnberger Kodex 297, 298, 304
Nutzen 38, 39, 44, 57
- für Dritte 214, 277, 291, 301, 303, 304
- gesellschaftlicher 43, 316
- individueller 44, 159, 218, 270, 302, 303, 304, 312, 327
- potenzieller 300, 301, 342
- therapeutischer 96, 98, 99, 136, 137, 159, 172, 176, 292, 312
- wissenschaftlicher 295, 303
Nutzen-Kosten-Abwägung (s. auch Effizienz) 133, 311, 312, 317
Nutzenmaximierung 134, 317, 318
Nutzen-Risiko-Abwägung 1, 176, 270, 277, 292, 297, 342

O
Objektivierung 5, 15, 31, 53, 113, 210, 212, 225, 247, 295, 298, 331, 394
Objektivität 15, 26, 34, 38, 40, 113, 124, 139, 169, 173, 273, 392
Ökonomie 8, 39, 77, 132, 133, 147, 243, 288, 307, 308, 313–319, 322, 349, 372, 387, 391–395
Ökonomisierung (Marktorientierung) 8, 64, 77, 147, 317, 318, 377, 379, 389, 391–395
Onkologie 159, 161, 228
Optimierung 73, 321, 323, 325, 330, 332, 333
- der Abläufe 318, 321, 391, 394
- des Menschen (s. Enhancement)
Organ 88, 89, 107, 109, 131, 137, 205, 272, 281–285, 378

Sachverzeichnis

Organismus 4, 101, 108, 110, 206, 209, 212, 213, 252
Organspender 131, 282–285, 288
Organtransplantation 272, 281–289
- Aufnahme in die Warteliste 285
- Einwilligung 284, 285
- - Entscheidungslösung 284
- - erweiterte Zustimmungslösung 284
- - Widerspruchslösung 284
- Hirntod 282, 283, 284
- Richtlinien der Bundesärztekammer 287
- Verteilung der Organe 285–288
Osteosarkom 272
Ovismus 205

P

Pädiatrie 267, 268, 275, 280, 304, 305
Palliativmedizin 7, 94, 137, 343, 345, 361, 362
Paternalismus 121, 122, 143, 148, 151, 156–163, 166, 324, 326, 348, 359, 362
- harter/milder 157, 158
- starker/schwacher 157, 158, 160, 162
Pathozentrismus 40
Patient
- hilfsbedürftiger 64, 86, 169, 170, 316, 321, 354, 362, 380, 385, 386, 394
- als konkretes Gegenüber 5, 8, 64, 79, 129, 138, 139, 146, 167, 187, 293, 392
- als Kunde 56, 57, 67, 169, 322, 333, 349, 379, 380, 391, 393
- mündiger 120, 121, 143, 148, 162, 165, 166, 170, 173, 185, 186, 350, 367
- nicht einwilligungsfähiger 146, 156, 186, 194, 300, 301, 302, 304
- als Träger objektiver Zeichen 113, 191, 294, 295, 377
Patientenautonomie 120, 121, 145, 148, 162, 163, 165, 166, 170, 173, 175, 179, 180, 270, 350, 367
- Grenzen der 171–177, 268

Patientenrechte 169, 364
Patientenverfügung 1, 6, 7, 152, 153, 268, 338, 350–356, 364, 366, 368–372, 380
Patientenwille 148, 151, 156, 160, 162, 171, 173, 185, 188, 193, 364
PEG-Sonde (s. künstliche Ernährung)
Person 20, 27, 32, 35, 101, 109, 112, 122, 131, 132, 138, 148, 186, 196, 208, 270, 271, 289, 298, 301, 379, 389, 390, 394, 395
Persönlichkeit 32, 64, 112, 130, 139, 166, 182, 183, 188, 189, 196, 208, 216, 263, 285, 298, 328, 329, 386, 391–395
Persönlichkeitsrecht 216, 263
Pflege 115, 153, 155, 277, 278, 279, 283, 351, 352, 353, 386
Pflicht
- gegen andere 30, 298
- gegen sich selbst 30, 358
- unvollkommene (weite oder positive; s. auch Tugendpflichten) 30, 31, 126, 214, 303
- vollkommene (auch enge, obligatorische oder negative; s. auch Unterlassungspflicht) 29, 30, 31, 123, 124, 126, 214, 217, 303
Pflichtenethik (auch Sollensethik) 23, 40, 42, 44, 46, 47, 48, 57, 63, 72, 76, 79, 80, 122, 303, 358, 363
Phänomenologie 80, 283
Phänomenologie-Argument 211, 212
Pharmakologie 5, 7, 102, 104, 327
- in der Antike 87, 90, 91
Philosophie 1, 2, 103, 106, 119, 139, 149, 198, 204, 206, 230, 281, 283, 303, 304, 327, 348, 372, 388, 389, 390, 392
phronesis 39, 59, 66, 67
Pietätsschutz 247
Placebo 299, 300, 304
Pluralismus 120, 229, 319
Pneumonie 5, 6, 14, 135
- Aspirationspneumonie 135
- Pneumocystis-jerovici-Pneumonie 192
Polyposis coli 262

Positivismus 212
Prädisposition 235, 258, 260, 261
Präformationstheorie 204, 205
Pragmatismus 1, 93, 94, 139, 220, 288, 333
Präimplantationsdiagnostik 1, 2, 206, 230–239, 381
Pränataldiagnostik 221–224, 231, 232, 233, 238, 381, 383
– genetische 224, 232, 233, 262, 381
premature mourning (auch vulnerable child syndrome) 262, 264
Primitivstreifen 209
Prinzip 20, 21
– formales 20
– inhaltliches 20
– mittlerer Reichweite 120, 140
Prinzip der Anerkennung 20
Prinzip der Autonomie 20, 99, 119–125, 137, 143, 145, 151, 152, 153, 155, 161, 162, 174, 181, 259, 264, 299, 300, 311
Prinzip der Fürsorge (beneficence) 20, 31, 99, 119, 125–130, 136, 137, 151, 155, 157, 159, 161, 162, 172, 181
Prinzip der Gerechtigkeit 20, 99, 119, 130, 131, 135, 136, 311
Prinzip des Nicht-Schadens (nonmaleficence) 20, 93, 96, 97, 99, 119, 123–127, 137, 172
Prinzip der Verantwortung 20, 37
Prinzipienethik 119–140
Prinzipienkollision 151, 152, 154, 156, 161, 172, 179, 180
Privatheit 179, 180, 183, 253, 263, 264, 268, 326, 361
Produkt 17, 56, 169, 186, 249, 255, 328, 331, 332, 348, 370, 379, 381, 391, 392, 395
Prognose (Prognoseunsicherheit) 8, 136, 154, 279, 351
– neurologische 6
Psychiatrie 156, 186, 188–195, 197, 198, 280, 301, 378
– anthroposophische 193
psychische Krankheit 186, 188, 191, 193, 196, 348, 378

Psychochirurgie 195, 196
Psychosomatik 102, 103, 107, 108, 125, 197, 229
Psychotherapie 197

Q

Qualitätsmanagement 63, 392, 395
Qualitätsprüfung 169, 232, 233, 238, 255, 322, 383, 392, 393, 395
Querschnittslähmung 151, 194, 350, 351

R

Rationalismus 40
Rationalitätskriterien 188
Rationierung 308, 312, 313, 314
– ethisch illegitime 314
– implizite 314
– unsystematische 314
– verdeckte 314
Reanimation 339, 355
Reanimationsverzicht 355
Recht auf Nichtwissen 259, 263, 264
Recht auf eine offene Zukunft 263, 270, 273, 276, 277
Recht auf physische Integrität 124, 173, 264
Recht auf psychische Integrität 124, 173, 264
Rechte Dritter 179, 183, 184, 189
Reduktionismus (Reduzierung) 4, 113, 166, 191, 329, 331, 370, 376, 377, 381
Regel der ärztlichen Kunst 173
Regelutilitarismus 42
Reparaturethik 237
Reproduktionsmedizin 206, 218, 241–246, 248, 249, 250, 255, 256, 316, 378
– Embryonenauswahl 246, 247
– Mehrlingsschwangerschaften 247, 248
– selektiver Fetozid 247, 248
Reprogrammierung (Stammzellen) 207
Respekt (s. Achtung)
Ressourcenallokation 1, 132, 134, 136, 137, 307, 312, 314, 315, 316, 318, 394

Richtlinien der Bundesärztekammer
    zur Organtransplantation 285, 286,
    287
Risiko 93, 160, 172, 175, 176, 231, 237,
    248, 257, 261, 263, 274, 275, 286,
    297, 302, 304
– minimales 304
romantische Medizin 108
Röntgenbild 7

S
Sachurteil (s. Urteil)
Samenspende
    (s. Insemination, heterologe)
Schädelbasiskonferenz 177
Schaden 93, 96, 124, 126, 127, 128,
    137, 159, 160, 172, 179, 183, 187,
    189, 190, 217, 270, 275, 277, 287
– objektiver 124, 173
– potenzieller 300
– sozialer 179, 184
– subjektiver 124
Schematismus 5, 45, 53, 64, 76, 148,
    168, 223, 395
Schicksal 68, 113, 191, 223, 233, 235,
    238, 245, 252, 260, 261, 334, 344,
    368, 381, 382, 383, 392
Schilddrüsenkarzinom, medulläres
    258, 261
Schizophrenie 192, 194
Schlaganfall (s. Hirninfarkt)
Schmerz 53, 65, 66, 68, 69, 73, 124,
    148, 174, 322, 345, 346, 363
Schmerzbegriff 124, 361
Schmerzlinderung (s. auch palliative
    Therapie) 94, 174, 325, 343, 345,
    361, 364, 371
Schönheit 18, 19, 112, 323, 324, 329,
    330, 333, 383
Schuldgefühl 223, 262, 284
– survivor guilt 262
Schutzpflicht 179, 180, 183, 214, 217,
    318
Schutzwürdigkeit 40, 203, 207–210,
    212, 214, 216, 217, 219, 223, 226,
    230, 245, 246
– abgestufte 203, 205, 245

Schwangerschaft 203, 217, 221, 223, 224,
    226, 227, 229, 230, 235, 245, 248, 252
– extrauterine 242, 245
– Mehrlingsschwangerschaft 245, 247
Schwangerschaftsabbruch 97, 98,
    203, 204, 216, 217, 221, 222, 223,
    225–235, 268
– Indikation
– – embryopathische 226, 234, 235
– – kriminologische 226
– – medizinische 226, 228, 229
– legitimer (nicht rechtswidriger) 235
– bei Minderjährigen 268
– psychische Belastungen 229
– rechtliche Grundlagen 226
– rechtswidriger 225–230, 233
– selektiver 233, 238
– Sicherstellungsauftrag 227
– Spätabbruch 226
– Standesethik 229
– straffreier 216, 225, 226, 227, 233
Schwangerschaftsgestose
    (s. HELLP-Syndrom)
Schwangerschaftskonfliktberatung 226,
    227, 233, 236
Schwangerschaftsverhütung
    (s. Kontrazeption)
Schweigepflicht 99, 179–184
Schweizerische Akademie der
    Medizinischen Wissenschaften 349
Sedierung 130, 195
Seele 50, 51, 53, 55, 56, 58, 66, 107,
    108, 202, 203
– bei Aristoteles 58, 59, 60
– – Denkseele 58, 59, 203
– – Empfindungsseele 58, 59, 60
– bei Platon 50, 51, 52
– – Gleichnis vom Seelentier 53
– – Gleichnis vom Seelenwagen 55
Seelenruhe (s. *ataraxia*)
Selbstachtung 33
Selbstannahme 385, 387
Selbstbestimmung (s. Autonomie)
Selbstbestimmung, informationelle 260
Selbstgefährdung 128, 181, 186, 192,
    195, 196
– bei psychisch Kranken 186

Selbstheilungskraft 102, 108
Selbstinstrumentalisierung 31, 331, 332
Selbstmitleid 68
Selbstverfügungsrecht 35
Selbstverständnis der Medizin 5, 86, 173, 174, 175
Selbstverständnis des Menschen 2, 19, 35, 249, 255, 260, 264
Selbstvertrauen 324
Selbstzweckformel (bei Kant) 27, 29, 30
Selbstzwecklichkeit des Menschen 27, 29, 30, 122, 123, 186, 298
Selektion 212, 232–235, 238, 246, 247
Sexualität 66, 96, 242, 268, 269, 277
Signaturenlehre 103, 104
Simultanbeseelung 204
Single-embryo-transfer 246, 347
Sinn/Sinnhaftigkeit 3, 4, 5, 136, 138, 243, 244, 286, 309, 361, 368, 369, 377, 382, 385, 389, 394
Sinnkrise 243, 244
Sinnlosigkeit 138, 340, 343
Sinnstiftung 244, 369
Sittliche, das (bei Kant) 15, 19, 23, 25, 26, 29, 30, 34
Solidargemeinschaft 261, 311, 313, 316, 317, 370
Solidarität 77, 104, 237, 311, 370
Sollensethik (s. Pflichtenethik)
Sorgerecht 192, 277
Souveränität 122, 169, 359, 360, 379, 384, 385, 386, 388
soziale Ausgrenzung 189, 197, 324, 327
sozialer Druck 62, 186, 189, 260, 261, 364
sozialer Kontext 5, 64, 96, 103, 132, 139, 146, 184, 187, 191, 197, 273, 283, 370, 380, 391
Sozialmoral 18, 253
Spätabbruch 226, 230, 231
Spenderorgan 131, 285, 287, 288
Spontanabort 210, 211
Stammzellen, embryonale 217, 218
Stammzellforschung, embryonale 202, 204, 206, 213, 214, 216, 218, 219, 220

Standardisierung 47, 64, 79, 292, 293, 294, 324, 330, 392, 393, 395
Standardtherapie 291, 294, 312
Standesethos 229, 347, 365, 390
Standesrecht (s. Berufsordnung)
Status des Embryos 202–213, 247
Stentimplantation 6
Sterbebegleitung 339, 347, 362, 363
– Grundsätze zur Sterbebegleitung (2011) 347
Sterbehilfe 14, 114, 337, 339, 370, 371, 372, 375
– aktive 42, 96, 98, 222, 338, 339, 341, 343, 347, 349, 356, 357, 359–362, 364, 365, 370
– in der Antike 92, 93, 94
– in Belgien 365
– indirekte 339, 344, 345, 349
– in den Niederlanden 359, 364
– passive 338–341, 344, 349, 358
– in der Schweiz 349, 371
Sterbehilfeorganisationen 349, 359
Sterbenlassen 7, 153, 214, 215, 223, 339, 341, 344, 371
Stereotaxie 195
Sterilisation 268
Sthenie 108
Stigmatisierung 179, 180, 191, 197
Stoa, die 18, 19, 41, 42, 49, 67–74, 80, 81, 90
Strahlentherapie 161, 228
Suizid (Selbsttötung) 28, 31, 32, 33, 114, 160, 347, 348, 358, 360
– Bilanzsuizid (s. dort)
– Fall Julius Hackethal 346, 347
– Verbot der Selbsttötung bei Kant 31, 32, 358
Suizidalität 135, 137, 153, 160, 162, 348, 360, 365
Sukzessivbeseelungstheorie (Aristoteles) 202, 203, 205, 206
Summenkalkulation 39
Syndrom, nephrotisches 285
Synkope 6
Syphilis-Studie von Tuskegee 297

Sachverzeichnis

T

»Tarasoff-Prinzip« 183
Täuschung 299, 300
Technik 244, 254, 330, 377, 381, 384
Technisierung 243, 249, 255
Tetraplegie (s. Lähmung)
Theologie 9, 73–76, 140, 198, 230, 238, 256
Theorie 2, 9, 20, 21, 34, 35, 44, 45, 104, 132, 138, 160, 188, 198, 292, 293, 305
Therapeutische Beziehung (s. auch Arzt-Patient-Beziehung) 166, 169, 170, 180, 267, 278, 318, 354, 356, 371, 378, 393
Therapie 5, 8, 90, 92, 103, 131, 167, 190, 191, 293, 294, 377
– in der Antike 90, 92, 94, 98, 111, 387
– antiretrovirale 192
– diätetische 91, 98, 111
– homöopathische 91, 102, 108
– hormonelle 242, 277, 323
– kognitive (Stoa, s. auch *apatheia*) 70
– magisch-kultische 87
– palliative 94, 137, 343, 345, 361
Therapieabbruch 339, 340, 341, 350, 351, 364, 366
Therapieansatz
– mechanistischer 105, 378, 387, 388
– umfassender/holistischer 378, 380, 387, 395
Therapiebegrenzung 137, 317, 339
Therapieentscheidung 99, 146, 180, 190, 194
Therapieeskalation 7
Therapieschema 8
Therapieverweigerung (s. auch fehlende Behandlungseinsicht) 194, 270, 271, 366
– beim Kind 270, 271, 272
Therapieverzicht 7, 193, 194, 275, 339, 340, 343, 350, 355, 358, 366
Therapievorenthalt 136, 193, 275, 276
Therapieziel 136, 137, 138, 313, 383
Tiefenhirnstimulation 378
Tinnitus 172, 173

Tod 1, 5, 14, 67, 92, 174, 222, 231, 255, 257, 279, 281, 282, 283, 287, 288, 337, 340, 341, 344
Todeszeitpunkt
– klinischer 282, 283, 288
– selbstbestimmter 358, 360, 361, 368, 369, 370
Totgeburt 236
Totipotenz 207
Tötung 43, 97, 101, 204, 223, 225, 227, 229, 230, 247, 279, 340, 363–366, 371, 384
– als in sich schlechte Handlung (*intrinsece malum*) 363
– auf Verlangen (s. auch aktive Sterbehilfe) 339, 340, 343, 358, 359, 360, 363, 365
Tracheotomie (Luftröhrenschnitt) 338, 355
Tragik 189, 190, 223, 366
Transplantation (s. auch Organtransplantation) 281, 283, 288
Transplantationsgesetz 282, 284, 287
Trauer 69, 72, 229
Traumatisierung 125, 128, 154, 161, 193
Trost 112, 346, 370, 371
Tugend 35, 48–52, 56, 58, 62, 64, 68, 75, 78, 104, 113, 388
– bei Aristoteles 58–63
– – dianoetische (Verstandestugenden) 58, 59, 60
– – ethische (Charaktertugenden) 58, 59, 60, 62
– Hilfstugend 58
– bei Platon 50–57, 81
– theologische (Glaube, Liebe, Hoffnung) 73–76
Tugend der Besonnenheit (s. Tugend des Maßes)
Tugend als Freude am Guten 62, 63, 64
Tugend der Gelassenheit 77, 256, 367, 369
Tugend der Gerechtigkeit 53, 63, 71, 80
Tugend der Großzügigkeit 127
Tugend des Maßes 52, 53, 56, 61, 65, 71, 77

Tugend als die »Mitte« 60, 61, 62, 64
Tugend des »Sich-Bescheidens« 65, 66, 97, 99
Tugend der Solidarität (s. Solidarität)
Tugend der Tapferkeit 52, 57, 71
Tugend der Weisheit 39, 51, 52, 54, 57, 59, 60, 68, 70, 71
Tugend des Wohlwollens 63, 70, 75, 76, 77, 386
Tugendethik 21, 34, 38, 45, 47, 48, 49, 56, 57, 62–65, 75–81, 92, 191, 388
Tugendlehre der Stoa 67–72
Tugendlehre des Thomas von Aquin 73–76, 81
Tugendpflicht 30, 126, 127
Tumorleiden 159

U

Übereinkommen über Menschenrechte und Biomedizin des Europarates 303
Überfluss 315
Ultima Ratio 217
Umgang mit der Krankheit 187, 355, 362, 367, 381, 382, 385, 392
unheilbares Leiden 6, 7, 93, 94, 112, 136, 137
Universalisierung (s. Verallgemeinerbarkeit)
Universalismus 34, 35, 39, 48, 49, 51, 76
Unterbringung (Psychiatrie) 192
Unterbringungsbeschluss 194
Unterlassen 14, 21, 38, 182, 261, 279, 340, 344, 371, 381
Unterlassungsanspruch 253
Unterlassungspflicht 30, 31, 124, 126, 173, 214, 217
Unverfügbarkeit 225, 226, 235, 269, 270, 271, 277, 278, 298, 304, 311, 359, 360, 366, 382
Unwerturteil 235, 365
Unzumutbarkeit 226, 229, 234, 235, 312
Urteil 15, 17, 59
– Sachurteil 16, 69, 70
– Werturteil 5, 6, 7, 15, 16, 17, 65, 68
– – deskriptives (beschreibendes; s. auch Norm) 16
– – präskriptives (verpflichtendes) 16
Urteilsfähigkeit 145, 146, 159, 160, 161, 185, 186
Urteilskraft 31, 39, 41, 78, 98, 99
Utilitarismus 28, 37–44, 46, 57, 65, 122, 134, 277, 278, 303, 317, 358, 359, 363
– Handlungsutilitarismus 42
– hedonistischer 38
– idealer 42
– Präferenzutilitarismus 38, 42, 358, 359
– qualitativer 42
– Regelutilitarismus 42, 43

V

Vaterschaft
– biologische 250
– genetische 248–252, 255
– soziale 255
Verallgemeinerbarkeit 16, 23, 26–29, 31, 123, 219, 293, 358
Verantwortung 20, 37, 74, 120, 133, 140, 215, 224, 229, 237, 238, 247, 250, 261, 275, 279, 298, 307, 315, 347, 354, 382
– elterliche 248, 254, 255
Verantwortungsethik 37
Verbindlichkeit 27, 32, 34, 49, 76, 80, 95, 121, 125, 301, 309, 310, 358
Verdinglichung des Menschen 298, 299, 394
Verfügbarkeit 35, 202, 225, 235, 275, 359, 366, 368, 371, 376
Verfügungsmacht 98, 235, 275, 366
Verhindern des Sterbeprozesses 137, 138, 156, 369, 370
Vernunft 43, 51, 62, 67, 76, 123, 148, 159, 160, 163, 171, 186, 189, 207, 307
– bei Aristoteles 59, 60, 61, 203
– bei Kant 23, 24, 27, 28, 30, 31, 33, 34, 35, 123
– bei Platon 51–56
– in der Stoa 67–70, 72
– bei Thomas von Aquin 74, 75

Vernunftbegabtheit 207, 208
Vernunfteinwilligung (rational consent) 159, 160
Vernünftigkeit 43, 62, 186, 189
Vernünftigkeitskontrolle 189
Verobjektivierung 212, 394
Verrechtlichung 168
Verschwendung 61, 62, 94, 134, 210, 318
Verstehen 64, 77, 145, 146, 149, 152–155, 159, 166, 167, 243, 298, 353, 354, 385
Verstümmelung 172, 174, 175, 176, 277
Versuchsperson 295–300, 302, 304
Verteilungsgerechtigkeit 131, 132, 133, 285, 287, 308, 314, 316
Vertragsbeziehung 131, 166, 169
Vertrauen 29, 48, 78, 98, 100, 112, 113, 121, 143, 144, 148, 163, 168, 169, 170, 179, 180, 183, 184, 196, 269, 364, 369, 379
Verunsicherung 156, 223
Verwahrlosung 125, 128, 190, 192
Verzicht auf Lebensrettung 14
Viersäftelehre (s. Humoralpathologie)
Vitalismus 101, 107, 108, 109
Vorkernembryonenstadium 244, 245
vormundschaftliche Genehmigung 194, 279
Vorsorge (Prävention) 112, 174, 192, 251, 258, 312, 322, 325
Vulnerabilität 270, 271, 273, 276, 325, 354, 384, 385, 386, 388, 393

W

Wachkoma (persistierendes vegetatives Syndrom) 351
Wachstumshormonsubstitution 323
Wahlfreiheit 133, 188, 233, 263, 360
Wahnvorstellungen 193
Wahrhaftigkeit 29, 149
Wahrheit 19, 33, 40, 55, 58, 149
Warteliste 285, 286, 287
Weisheit (s. Tugend der Weisheit)
Wert 2, 15, 17–20
– absoluter (s. Wert an sich)
– ästhetischer 18
– ethischer 18, 25
– Gebrauchswert 18
– immaterieller/geistiger 18
– individueller 40
– materieller 18
– moralischer 15
– objektiver 15, 40
– religiöser 18
– sekundärer 18
– sozialer 18
– subjektiver 40
Wert an sich 18, 27, 28, 30, 253
Wertekollision 216, 233, 255
Wertethik, materiale 19
Wertschätzung 77, 191
Wertungen, schwache/starke 19
Wertungswiderspruch (s. Argument des Wertungswiderspruchs)
Werturteil (s. Urteil)
Wettbewerbsgesellschaft 328
Widerfahrnis (s. auch Schicksal) 14
Widerspruchsfreiheit 26, 28–32, 253, 283, 361, 362
Widerspruchslösung 281, 284
Wille
– autonomer 34, 123, 145, 152, 153, 155, 156, 159, 162, 165, 171, 173, 188, 270, 324, 358, 359, 363
– der gute (bei Kant) 23, 24, 33, 34
– mutmaßlicher 129, 186, 270, 284, 342, 350, 351, 358
– nicht-autonomer 156, 165, 193
Willowbrook-Studie 297
Wirbelkörperfraktur 151
Wohl der Allgemeinheit 40, 131
Wohl des Kindes (s. Kindeswohl)
Wohl des Patienten 101, 157, 160, 161, 162, 166, 180, 181, 187, 189, 293
Wohlüberlegtheit (s. Authentizität)
Wohlwollen 63, 70, 75, 76, 77
wunscherfüllende Medizin 56, 57, 67, 77, 169, 224, 227, 242, 317, 322, 326, 333, 347, 379, 391, 393
Würde (s. Menschenwürde)
Würdeschutz 219, 256

Z

Zahnmedizin 323
Zehn Gebote 16
Zeitnot (s. auch Zeitökonomie) 153
Zeitökonomie 330, 331, 377, 393, 394
Zelle 109, 207
Zellularpathologie 101, 109, 110
zerebrale Schädigungen 41, 72, 195, 207, 275, 277, 285, 286, 338, 350, 352
Zeugung 249
– anonyme 248, 249, 250
– auf Probe 232, 233, 235, 238
Zeugungstheorie, dualistische 202
Ziele der Medizin 2, 173, 174, 175, 177, 242, 243, 315, 325, 361, 364, 365, 375
Zielgerichtetheit 292, 293
Zirkelschluss 214
Zulassen (Akzeptanz) 14, 90, 137, 138, 340, 341, 370
– der Unsicherheit 153, 154

Zustimmungslösung (s. auch Organtransplantation) 281, 284
– enge/weite 284
Zuversicht 58, 368–371
Zuwendung 130, 137, 139, 154, 196, 279, 367, 371, 377, 393
Zwang 122, 153, 156, 186, 187, 188, 190, 195, 197, 217, 226, 254, 263, 298, 360, 365
Zwangsbehandlung 122, 125, 128, 155, 186, 187, 189, 190, 191, 193, 194, 195
Zwangseinweisung 182, 190
Zwangsernährung 125
Zweck an sich selbst 27, 29, 30, 32, 123, 124, 188, 212, 270, 298, 301
Zweckmäßigkeit 37, 310–313, 315, 377, 395
Zweckrationalität 7, 8, 15, 16, 173, 379, 388
Zweiklassenmedizin 133
Zwillingsbildung 208

Ethik & Medizin bei Schattauer

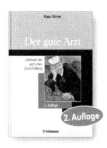

Dörner
Der gute Arzt
Lehrbuch der ärztlichen Grundhaltung

Welcher Arzt will nicht ein „guter Arzt" sein? Denken und Handeln jedes Arztes sind darauf ausgerichtet und von dieser unausgesprochenen Grundhaltung geprägt. Das Bestreben, ein guter Arzt zu sein, braucht man also wohl nicht zu lehren, doch kann man lernen, ein besserer Arzt zu werden. In diesem Sinne will das Buch ein Lehrbuch – eine Hilfe zum praktischen ärztlichen Handeln – sein, wohl erstmals übrigens mit Hilfe der Philosophie von Emmanuel Levinas.

Schriftenreihe der Akademie für Integrierte Medizin
2., überarb. Aufl. 2003. 380 Seiten, geb.
€ 39,95 (D) / € 41,10 (A) • ISBN 978-3-7945-2250-7

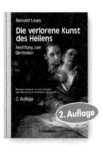

Lown
Die verlorene Kunst des Heilens
Anstiftung zum Umdenken

Mit diesem Buch ermutigt Lown die Ärzte, den Kampf für eine menschlichere Medizin nicht aufzugeben. Er stiftet seine Kollegen dazu an, sich wieder auf Werte, Fertigkeiten und Kenntnisse zu besinnen, die sie befähigen, nicht nur ihren Patienten gerecht, sondern auch zufriedener in ihrem eigenen Beruf zu werden. Lown erzählt packende, amüsante und bestürzende, stets nachdenklich machende Episoden aus seinem bewegten Leben als Arzt und Wissenschaftler, die deutlich machen, dass eine Medizin mit menschlichem Gesicht auch in Zeiten fragwürdiger Reformen und bürokratischer Fesseln möglich ist.

Geleitwort von Ulrich Gottstein • Deutsche Übersetzung von Helga Drews
2. Nachdr. 2012 der 2., erw. u. illustr. Aufl. 2004. 327 Seiten, 20 Abb., geb.
€ 39,95 (D) / € 41,10 (A) • ISBN 978-3-7945-2347-4

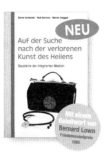

Hontschik, Bertram, Geigges (Hrsg.)
Auf der Suche nach der verlorenen Kunst des Heilens
Bausteine der Integrierten Medizin

Das Buch vereint die wegweisenden Ansätze für eine Theorie der Integrierten Medizin mit Berichten über praktische Erfahrungen mit diesem Modell des Denkens und des Handelns. Eine exzellente Fundgrube für alle, die verstanden haben, dass Humanmedizin etwas ganz anderes bedeutet als eine Reparaturwerkstatt für defekte Körper oder Seelen.

2012. 352 Seiten, 5 Abb., kart.
€ 29,95 (D) / € 30,80 (A) • ISBN 978-3-7945-2893-6

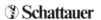

Schattauer   www.schattauer.de

Palliativmedizin & Psychoonkologie bei Schattauer

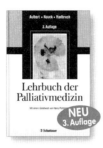

Aulbert, Nauck, Radbruch (Hrsg.)
Lehrbuch der Palliativmedizin

- Umfassendstes Referenzwerk zur Palliativmedizin im deutschsprachigen Raum
- Neu in der 3. Auflage: Besonderheiten bei palliativmedizinischen Notfällen

Mit einem Geleitwort von Helmut Pichlmaier
3., aktual. Aufl. 2012. 1388 Seiten, 226 Abb., 204 Tab., geb.
€ 134,– (D) / € 137,80 (A) • ISBN 978-3-7945-2666-6

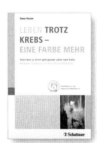

Reuter
Leben trotz Krebs – eine Farbe mehr
Interviews zu einem gelingenden Leben nach Krebs

- Interviews mit Betroffenen verdeutlichen die durchlebten Krisen bei Krebs
- Interviews mit dem Psychoonkologen informieren, ermutigen, lassen verstehen

Mit einem Geleitwort von Prof. Michael Wirsching
2010. 189 Seiten, kart.
€ 19,95 (D) / € 20,60 (A) • ISBN 978-3-7945-2753-3

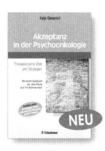

Geuenich
Akzeptanz in der Psychoonkologie
Therapeutische Ziele und Strategien

- Von A bis Z: Grundlagen, Besonderheiten und neueste Forschungsergebnisse aus dem Bereich Psychoonkologie

Mit einem Geleitwort von Jens Panse und Tim Brümmendorf
Zusätzlich online: Ausdruckbare Arbeitsmaterialien für Therapeuten und ihre Patienten
2012. 215 Seiten, 6 Abb., 3 Tab., kart.
€ 36,95 (D) / € 38,– (A) • ISBN 978-3-7945-2859-2

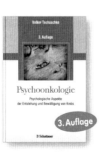

Tschuschke
Psychoonkologie
Psychologische Aspekte der Entstehung und Bewältigung von Krebs

- Mit den neuesten internationalen Forschungsergebnissen
- Einfluss von psychischen und sozialen Faktoren als Krankheitsauslöser
- Vergleich verschiedener Psychotherapie-Formen hinsichtlich ihrer Indikationen

3., vollst. überarb. und erw. Aufl. 2011. 384 Seiten, 28 Abb., 20 Tab., geb.
€ 44,95 (D) / € 46,30 (A) • ISBN 978-3-7945-2750-2

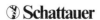

Schattauer   www.schattauer.de

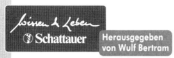

- Namhafte Autoren
- Anspruchsvolle Themen
- Unterhaltsame Wissenschaft

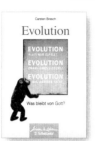

Bresch
Evolution
Was bleibt von Gott?

Der international renommierte Physiker und Genetiker Carsten Bresch fasst aus einem ebenso unkonventionellen wie fesselnden Blickwinkel die Grundfragen der heutigen Evolutionsforschung zusammen und untersucht sie im Spannungsbogen von Naturwissenschaft und Glauben.

2011. 306 Seiten, 124 Abb., kart.
€ 24,95 (D) / € 25,70 (A) • ISBN 978-3-7945-2757-1

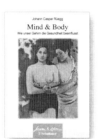

Rüegg
Mind & Body
Wie unser Gehirn die Gesundheit beeinflusst

Auf unterhaltsame und geistvolle Weise wagt Rüegg einen Blick in unser Gehirn und analysiert die Wechselwirkungen zwischen Psyche und Körper. Ein spannendes Lesevergnügen für alle, die wissen möchten, wie sich Denk- und Verhaltensweisen auf unser Wohlbefinden auswirken.

2. Nachdruck 2012 der 1. Aufl. 2010. 168 Seiten, 6 Abb., kart.
€ 16,95 (D) / € 17,50 (A) • ISBN 978-3-7945-2734-2

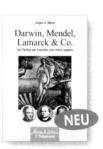

Meyer
Darwin, Mendel, Lamarck & Co.
Die Partitur der Evolution zum Homo sapiens

Das Evolutionsgeschehen wird von Jürgen Meyer anhand des Lebens und Wirkens der beteiligten Wissenschaftler bildhaft verdeutlicht und schlüssig erklärt – lebensnah, locker und amüsant zugleich.

2012. 288 Seiten, 10 Abb., kart.
€ 19,95 (D) / € 20,60 (A) • ISBN 978-3-7945-2911-7

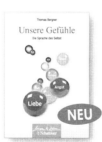

Bergner
Unsere Gefühle
Die Sprache des Selbst

Gefühle begleiten uns ununterbrochen. Unsere Gefühle sind die Botschaften und die Sprache unseres Selbst. Es geht darum, sie zu verstehen und wirkungsvoll einzusetzen. Thomas Bergner, Autor des Bestsellers „Burnout-Prävention", vermittelt wesentliche Einsichten dazu.

2012. 300 Seiten, 10 Abb., kart.
€ 19,95 (D) / € 20,60 (A) • ISBN 978-3-7945-2916-2

www.schattauer.de

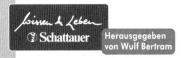

- **Namhafte Autoren**
- **Anspruchsvolle Themen**
- **Unterhaltsame Wissenschaft**

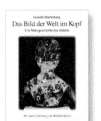

Braitenberg
Das Bild der Welt im Kopf
Eine Naturgeschichte des Geistes

Das menschliche Gehirn ist eine besonders eindrucksvolle Blüte am Baum der biologischen Vielfalt. Etwas, das sich in der Welt entwickelt hat und mit seinen Wurzeln tief in der Natur verankert ist. Wer aber – wenn nicht das Gehirn selber – erkennt die Gesetze der Natur und beobachtet die wundersame Entwicklung des Lebendigen?

2009. 223 Seiten, kart. • Mit einer Einführung von Manfred Spitzer
€ 16,95 (D) / € 17,50 (A) • ISBN 978-3-7945-2711-3

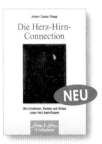

Rüegg
Die Herz-Hirn-Connection
Wie Emotionen, Denken und Stress unser Herz beeinflussen

Die neuesten wissenschaftlichen Erkenntnisse der Psycho(neuro)kardiologie zeigen eindrucksvoll, wie stark unser Denken und Fühlen die Gesundheit von Herz und Kreislauf beeinflussen können und was dabei im Gehirn passiert.

2012. 168 Seiten, 15 Abb., kart.
€ 19,95 (D) / € 20,60 (A) • ISBN 978-3-7945-2882-0

Lempp
Generation 2.0 und die Kinder von morgen
aus der Sicht eines Kinder- und Jugendpsychiaters

Reinhart Lempp resümiert die umwälzenden technischen und soziologischen Veränderungen der vergangenen Jahrzehnte und leitet daraus Prognosen und Desiderate für die Erziehung unserer Kinder und Enkel ab. Ein Ausblick mit viel Verständnis und Zuversicht.

2012. 190 Seiten, 11 Abb., kart.
€ 16,95 (D) / € 17,50 (A) • ISBN 978-3-7945-2877-6

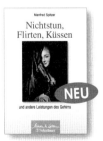

Spitzer
Nichtstun, Flirten, Küssen
und andere Leistungen des Gehirns

Das Gehirn schläft nie, sondern es lernt pausenlos – selbst im Schlaf. Aber was tut unser Gehirn, wenn wir nichts tun? In 21 neuen Beiträgen widmet sich Manfred Spitzer dem menschlichen Gehirn. Dabei spannt er den Bogen von der „Wissenschaft vom Flirten" bis zur „Gehirnforschung in der Fastenzeit".

2012. 348 Seiten, 77 Abb., 10 Tab., kart.
€ 19,95 (D) / € 20,60 (A) • ISBN 978-3-7945-2856-1

www.schattauer.de